中文翻译版

虚拟现实技术在心理和神经认知干预中的应用

Virtual Reality for Psychological and Neurocognitive Interventions

主　编　〔美〕阿尔伯特·斯基普·里佐（Albert "Skip" Rizzo）
　　　　〔加〕斯蒂芬·布查德（Stéphane Bouchard）
主　译　徐　勇　赵文涛

U0210042

科学出版社

北　京

图字：01-2023-1520 号

内 容 简 介

本书围绕当前虚拟现实技术在心理和神经认知干预中的应用，分析了不同疾病应用虚拟现实的技术特征、应用案例、临床效果及潜在优势与风险。第 1、2 章详细介绍了虚拟现实技术在心理和神经认知干预中具有巨大应用潜力的原因；第 3～17 章介绍了虚拟现实技术针对各类精神神经障碍的临床应用价值、应用现状及发展趋势。

本书为精神心理诊疗康复领域的从业人员提供了一个全新的临床诊疗与康复视角，可供精神科医师、心理咨询师、心理治疗师，以及精神医学、临床心理学研究生、教师及精神心理学相关从业人员阅读参考。

图书在版编目（CIP）数据

虚拟现实技术在心理和神经认知干预中的应用 /（美）阿尔伯特·斯基普·里佐，（加）斯蒂芬·布查德主编；徐勇，赵文涛主译. -- 北京：科学出版社，2024. 10. -- ISBN 978-7-03-079579-3

Ⅰ. R493-39

中国国家版本馆 CIP 数据核字第 2024B38N46 号

责任编辑：康丽涛 / 责任校对：张小霞
责任印制：肖 兴 / 封面设计：吴朝洪

科 学 出 版 社 出版
北京东黄城根北街16号
邮政编码：100717
http://www.sciencep.com
三河市骏杰印刷有限公司印刷
科学出版社发行 各地新华书店经销
*
2024年10月第 一 版 开本：720×1000 1/16
2024年10月第一次印刷 印张：24 1/2
字数：472 000
定价：**150.00元**
（如有印装质量问题，我社负责调换）

主 编 简 介

阿尔伯特·斯基普·里佐（Albert "Skip" Rizzo）

南加州大学戴维斯老龄学学院和南加州大学凯克医学院精神病学与行为科学系教授，南加州大学创新技术研究所医学虚拟现实实验室副主任。开展了一系列关于虚拟现实技术在认知康复、运动康复、临床诊疗教学等领域的转化研究。他关于使用虚拟现实暴露疗法治疗创伤后应激障碍的相关研究工作获得了 2010 年美国心理学会创伤治疗杰出贡献奖。

目前，担任麻省理工学院期刊 *Presence: Teleoperators and Virtual Environments* 高级编辑。同时担任 *Cognitive Technology*、*Journal of Computer Animation and Virtual Worlds*、*Media Psychology* 等多个涉及认知和计算机技术领域的学术期刊的编委。

斯蒂芬·布查德（Stéphane Bouchard）

加拿大临床网络心理学首席研究员，目前于魁北克大学奥塔瓦分校教授心理治疗和网络心理学。研究内容涉及难治性焦虑障碍及赌博成瘾的虚拟现实干预方案开发、虚拟现实暴露疗法针对心理健康障碍的临床随机对照研究及虚拟现实临床干预的影响因素研究等。

他获得的研究资助累计超过 1200 万美元，发表学术论文等 150 余篇，并在世界范围内进行了数百次学术交流。目前担任 Cliniques and Development In Virtuo 公司总裁。

主译简介

徐 勇

中山大学附属第八医院临床心理科主任，教授，博士生导师。教育部新世纪优秀人才，中山大学"百人计划"科研领军人才，第二届中国精神医学杰出青年医生，中国心理学会临床与咨询心理学注册督导师，首批中国心理卫生协会注册心理咨询师。中华医学会精神病学分会委员会委员，中国医师协会精神科医师分会委员会常务委员，中国心理卫生协会常务理事等。

赵文涛

应用心理学硕士研究生，精神障碍人工智能辅助诊疗山西省重点实验室研究员，山西医科大学第一医院精神卫生科心理治疗师。社会兼职：山西省心理学会医学心理学专业委员会常务委员。主要研究方向：虚拟化身心理治疗技术的临床转化研究。

译者名单

主　译　徐　勇　赵文涛

译　者　（按姓氏笔画排序）

于　菲　长治医学院附属和平医院

任　燕　山西省人民医院

李　月　山西医科大学第一医院

李　婧　山西医科大学第一医院

李忻蓉　山西医科大学第一医院

何　潇　山西医科大学

张　瑾　运城市中心医院

张小芊　北京市石景山区五里坨医院

陈　苗　山西省人民医院

陈桂芳　遵义医科大学附属医院

赵文涛　山西医科大学第一医院

姚冠群　山西医科大学第一医院

秦建星　北京大学第一医院太原医院

徐　勇　中山大学附属第八医院

崔晓红　山西白求恩医院

梁娜娜　深圳市康宁医院

董　燕　临汾市中心医院

Wadee Alhalabi Department of Computer Science, King Abdulaziz University, Jeddah, Saudi Arabia

Department of Computer Science, Effat University, Jeddah, Saudi Arabia

Philippe Allain LUNAM, Laboratoire de Psychologie des Pays de la Loire (EA 4638), Université d'Angers, Angers, France

Barbara Atzori Department of Health Sciences, University of Florence, Florence, Italy

Rosa M. Baños Universitat de Valencia, Valencia, Spain

CIBER Fisiopatología, Obesidad y Nutrición, Instituto Salud Carlos III, Girona, Spain

Jeremy N. Bailenson Stanford University, Stanford, CA, USA

Frédéric Banville Département des sciences infirmières, Université du Québec à Rimouski, Rimouski, Québec, Canada

Département de psychologie, Université de Montréal, Laval, Québec, Canada

Massil Benbouriche Centre de recherche de l'Institut National de Psychiatrie Légale Philippe-Pinel, Montreal, Canada

Université de Lille, Lille, France

Jérémy Besnard LUNAM, Laboratoire de Psychologie des Pays de la Loire (EA 4638), Université d'Angers, Angers, France

Jim Blascovich University of California, Santa Barbara, CA, USA

Patrick S. Bordnick Tulane School of Social Work, New Orleans, LA, USA

Cristina Botella Universitat Jaume I, Castellón, Spain

CIBER Fisiopatología, Obesidad y Nutrición, Instituto Salud Carlos III, Girona, Spain

Stéphane Bouchard Department of Psychoeducation and Psychology/Canada Research Chair in Clinical Cyberpsychology, University of Québec in Outaouais and CISSS of Outaouais, Gatineau, Canada

Willem-Paul Brinkman Interactive Intelligence Group, Delft University of Technology, Delft, The Netherlands

David J. Brown School of Science and Technology, Nottingham Trent University, Clifton Lane, Nottingham, UK

Georgina Cardenas-Lopez Faculty of Psychology, Universidad Nacional Autonoma de Mexico, Mexico, Mexico

Erin C. Connors The Laboratory for Visual Neuroplasticity, Department of Ophthalmology, Massachusetts Eye and Ear Infirmary, Medical School Boston, Harvard, MA, USA

Jessica Cornick University of California, Santa Barbara, CA, USA

Judith Cukor Weill Cornell Medicine/NewYork-Presbyterian, New York, NY, USA

Antonios Dakanalis University of Pavia, Pavia, Italy

University of Milan-Bicocca, Milan, Italy

JoAnn Difede Weill Cornell Medicine/NewYork-Presbyterian, New York, NY, USA

Sydney A. Drever Department of Rehabilitation Medicine, University of Washington, Seattle, WA, USA

Marta Ferrer-García University of Barcelona, Barcelona, Spain

Mark van der Gaag Parnassia Psychiatric Institute, The Hague, The Netherlands

Eynat Gal Deptartment of Occupational Therapy, University of Haifa, Haifa, Israel

Pedro Gamito Faculty of Psychology, Universidade Lusófona, Lisbon, Portugal

Mathieu Goyette Centre de recherche de l'Institut National de Psychiatrie Légale Philippe-Pinel, Montreal, Canada

Université de Sherbrooke, Longueuil, Québec, Canada

José Gutiérrez-Maldonado University of Barcelona, Barcelona, Spain

Rocio Herrero University Jaume, Castellón, Spain

University of Washington, Seattle, USA

Gabriella V. Hirsch The Laboratory for Visual Neuroplasticity, Department of Ophthalmology, Massachusetts Eye and Ear Infirmary, Medical School Boston, Harvard, MA, USA

Hunter G. Hoffman Human Photonics Lab, Department of Mechanical Engineering, University of Washington, Seattle, WA, USA

Mark P. Jensen Department of Rehabilitation Medicine, University of Washington, Seattle, WA, USA

Mylène Laforest Department of Psychoeducation and Psychology/Canada Research Chair in Clinical Cyberpsychology, University of Québec in Outaouais, Gatineau, Canada

Private Practice, Montréal, Canada

Brittany Mello City of Monrovia, Monrovia, CA, USA

Lotfi B. Merabet The Laboratory for Visual Neuroplasticity, Department of Ophthalmology, Massachusetts Eye and Ear Infirmary, Medical School Boston, Harvard, MA, USA

Walter J. Meyer III University of Texas Medical Branch and Shriners Children's Hospital, Galveston, TX, USA

Pierre Nolin Département de psychologie, Université du Québec à Trois-Rivières, Québec, Québec, Canada

Megan Olden Weill Cornell Medicine/New York-Presbyterian, New York, NY, USA

Thomas D. Parsons Computational Neuropsychology and Simulation (CNS) Laboratory, University of North Texas, Denton, TX, USA

Department of Psychology, University of North Texas, Denton, TX, USA

David R. Patterson Department of Rehabilitation Medicine, University of Washington, Seattle, WA, USA

Melissa Peskin Weill Cornell Medicine/New York-Presbyterian, New York, NY, USA

Roos Pot-Kolder Arkin BasisGGZ, Amsterdam, The Netherlands & VU University, Amsterdam, The Netherlands

Patrice Renaud Département de psychoéducation et de psychologie, Université du Québec en Outaouais, Gatineau, Québec, Canada

Centre de recherche de l'Institut National de Psychiatrie Légale Philippe-Pinel, Montreal, Canada

Todd L. Richards Department of Radiology, University of Washington, Seattle, WA, USA

Giuseppe Riva Università Cattolica del Sacro Cuore, Milan, Italy

Istituto Auxologico Italiano, Milan, Italy

Thaïna Rosinvil Laboratoire Angevin de Recherche en Ingénierie des Systèmes (EA 73115), Université d'Angers, Angers, France

Joanne-Lucine Rouleau Université de Montréal, Montreal, Canada

William S. Ryan University of California, Santa Barbara, CA, USA

Jaime Sánchez Department of Computer Science and Center for Advanced Research in Education (CARE), University of Chile, Santiago, Chile

Berenice Serrano Universitat Jaume I, Castellón, Spain

Sam R. Sharar Department of Anesthesiology, University of Washington Harborview Medical Center, Seattle, WA, USA

Albert (Skip) Rizzo University of Southern California, Institute for Creative Technologies, Marina del Rey, CA, USA

Maryam Soltani Department of Rehabilitation Medicine, University of Washington, Seattle, WA, USA

P. J. Standen Division of Rehabilitation and Ageing, University of Nottingham, Medical School, QMC, Nottingham, UK

Thomas Talbot University of Southern California Institute for Creative Technologies, Los Angeles, CA, USA

Dominique Trottier Département de psychoéducation et de psychologie, Université du Québec en Outaouais, Gatineau, Québec, Canada

Laboratory for the study of delinquency and sexuality, Université du Québec en Outaouais, Gatineau, Canada

Centre de recherche de l'Institut National de Psychiatrie Légale Philippe-Pinel, Montreal, Canada

Wim Veling Department of Psychiatry, University Medical Center Groningen, University of Groningen, Groningen, The Netherlands

Eulalie Verhulst Département de psychologie, Université de Montréal, Laval, Québec, Canada

Micki Washburn Center for Addiction and Recovery Studies, University of Texas Arlington School of Social Work, Arlington, TX, USA

P. L. (Tamar) Weiss Deptartment of Occupational Therapy, University of Haifa, Haifa, Israel

Brenda K. Wiederhold Virtual Reality Medical Center, San Diego, CA, USA

Virtual Reality Medical Institute, Brussels, Belgium

Lindsay A. Yazzolino The Laboratory for Visual Neuroplasticity, Department of Ophthalmology, Massachusetts Eye and Ear Infirmary, Medical School Boston, Harvard, MA, USA

Massimo Zancanero i3 Research Unit, Fondazione Bruno Kessler, Trento, Italy

译 者 序

Virtual Reality for Psychological and Neurocognitive Interventions 是一本关于虚拟现实技术在心理学和神经认知领域中的应用的重要著作，由国际知名专家阿尔伯特·斯基普·里佐（Albert "Skip" Rizzo）和斯蒂芬·布查德（Stéphane Bouchard）共同撰写，涵盖了虚拟现实技术在治疗和干预方面的最新进展和研究成果。作为该书的译者，我深感荣幸能够将这些宝贵的知识和经验介绍给国内读者，希望本书能够对我国心理学和神经认知学领域的发展起到一定的促进作用。

虚拟现实既是一场科技探险，也是一场文化盛宴。虚拟现实技术作为一种新兴的治疗手段，已经在临床实践中得到了广泛的应用。它不仅可以帮助患者更好地理解和处理自己的心理问题，还可以在神经认知方面进行干预和训练。本书系统介绍了虚拟现实技术在治疗焦虑、抑郁、创伤后应激障碍等心理问题，以及认知训练、神经康复等方面的应用。本书共 17 章，第 1 章介绍了虚拟现实技术在临床心理学和临床认知神经科学中的应用。第 2 章详细介绍了虚拟现实技术的基本原理和特点。第 3 章探讨了虚拟现实技术在焦虑障碍治疗中的有效性和应用。第 4 章讨论了虚拟现实技术在创伤后应激障碍治疗中的实际应用效果和应用场景。第 5 章介绍了虚拟现实技术在强迫及相关障碍治疗中的应用。第 6 章探讨了虚拟现实技术在物质滥用中的应用和效果评估。第 7 章介绍了虚拟现实技术在评估和治疗与肥胖相关疾病中的应用。第 8 章讨论了虚拟现实技术能够分散注意力帮助控制医疗过程中的急性疼痛。第 9 章介绍了虚拟现实技术在评估儿童性取向与性犯罪中的异常性取向的应用。第 10 章探讨了将虚拟现实技术作为孤独症谱系障碍儿童治疗和教育的工具。第 11 章介绍了虚拟现实技术在神经发育障碍中的应用和研究成果。

第 12 章讨论了虚拟现实技术在发育障碍和学习障碍中的应用。第 13 章介绍了虚拟现实技术在精神障碍中的应用，包括评估及治疗。第 14 章介绍了脑卒中后使用虚拟现实技术进行评估和康复的文献综述。第 15 章介绍了基于虚拟现实技术的创伤性脑损伤评估与康复，并回顾与探讨了人机交互系统。第 16 章讨论了虚拟环境在盲人认知技能获得与发展中的作用和重要性。第 17 章主要介绍了用于临床培训的标准化虚拟患者。通过对本书的学习，读者可以更加全面地了解虚拟现实技术在心理和神经认知干预中的应用现状和未来发展趋势。

在翻译本书的过程中，我们尽最大努力保持原著的风格，力求准确地传达原著者的观点和研究成果。同时，我们也对一些术语和案例进行了本土化的处理，以便更好地适应国内读者的阅读习惯和实际需求。希望读者能够通过阅读本书，对虚拟现实技术在心理和神经认知干预中的应用有更深入的了解，为我国心理和神经认知领域的临床实践和科研工作提供有益的参考和启发。

感谢所有支持和帮助我们完成本书翻译工作的人员。希望本书的出版能够为我国心理学和神经认知学领域的发展做出一定的贡献。

译者尽量使译文忠实于原文，对于原文中的个别印刷错误也做了修改，如果译文中有不当之处，望广大读者批判指正。

徐　勇

2024 年 1 月 2 日

目　　录

第1章
虚拟现实技术在临床心理学和临床认知神经科学中的应用

Stéphane Bouchard，Albert "Skip" Rizzo

仿真技术在航空航天、军事训练、工程设计及外科手术规划等领域的发展具有悠久历史，为这些相关产业带来了巨大的市场前景和应用价值。而在临床医学领域，特别是临床心理学领域，仿真技术似乎同样具有巨大的应用潜力。Norcross等（2013）对70名临床医学专家进行了一项有趣的调查研究，旨在预测未来10年最有可能迅速发展并具有临床前景的干预技术。其中，在45个备选项中，虚拟现实（virtual reality，VR）技术排名第四位，而其他由计算机驱动的干预方法则在前五名中占据另外4个位置。近年来，VR在新闻传播、社交媒体、线上会议等领域的应用颇受欢迎，并且得到了不少创新驱动型企业的关注，正因如此，普通人难免会把VR与新科技联系在一起，并给VR打上新事物的标签。然而，正如上文所言，VR在多个行业和领域的应用具有悠久历史，从技术角度来讲，我们很难将它视为新兴科技。早在20世纪60年代，Heilig就提出了一种被称为"感官影院"（sensorama）的多感官沉浸式体验的概念，这可能是VR技术最早的应用理念。Sutherland和Sproull很快将这个概念转化为现实，创造出立体声头戴式显示器（head mounted display，HMD）（Berryman 2012；Srivastava et al. 2014）。30多年前，Jaron Lanier正式提出"VR"这个专业术语。到今天，这个术语已经得到了广泛普及，我们已经非常习惯使用"VR"一词来描述仿真技术在多个领域的各种应用。紧随其后，VR率先以游戏为载体，用户为普通民众的商业模式得到了最初的普及与推广。1989年，美国玩具公司率先向公众发布了商业游戏PowerGlove™。1995年，任天堂发布Virtual Boy™，但这款游戏由于种种原因，并未达到预期的商业价值。不同于游戏产业，人们似乎对VR在医疗领域中的应用持有更为严谨的态度。20世纪90年代，在VR游戏产品已经蓬勃发展的年代，以Lamson、Pugneti、Rothbaum、Riva、Rizzo、Weiss和Wiederhold

S. Bouchard Department of Psychoeducation and Psychology/Canada Research Chair in Clinical；Cyberpsychology, University of Québec in Outaouais and CISSS of Outaouais, Gatineau, Canada；e-mail: Stephane.Bouchard@uqo.ca.

A. Rizzo University of Southern California Institute for Creative Technologies, Los Angeles, USA e-mail: rizzo@ict.usc.edu

等为代表的学者开始逐步关注到VR在医疗领域的应用场景和临床潜力。此后的十几年中,一些以VR技术为主题的科学期刊、学术会议和工具手册不断地报道VR与临床研究的相关科学发现。

如今全球科技创新已进入空前密集的活跃时期。以廉价成本构建虚拟环境所需要的软件及硬件设备已不再是大型科技公司的专利。"产业技术平民化"的发展趋势似乎让人们误以为,只要有好的想法,任何人都能在医疗领域研发、制造或销售相关产品,从而分享科技创新的红利。然而,缺乏专业知识,尤其是临床专业知识的指导,开发出的"VR医疗产品"在大多数情况下无法在临床实践中得到应用,甚至会导致反向的临床结果,严重干扰甚至破坏正常的临床诊疗规范与标准(Rizzo et al. 2004)。一方面,鉴于当前精神卫生的临床工作迫切需要VR技术的介入、融合与移植;另一方面,不规范的VR技术可能会造成不良的临床后果,因此本书旨在为读者提供由临床VR领域的资深专家对VR技术在心理健康和神经心理学领域的适用对象及临床诊疗条件的建议,介绍该领域的相关研究内容及目前得到的有效的临床科学证据。本章的主要内容包括:①从当前科学文献的角度对VR的使用背景进行深入浅出的描述;②为读者提供有助于阅读本书的基本信息,对于部分专业性概念给出科学的定义;③将本书不同部分所呈现给读者的信息串联在一起,以帮助读者对全书的内容进行概括性的认识。

关于VR应用的理解,我们可以将其概括为一个连续体的概念。这个连续体的起点是物理现实,终点则是VR。在连续体的中间,是一系列不同技术实现的VR,包括增强现实和增强虚拟(参见2014年Baus和Bouchard的视觉插图)。VR并非基于或受限于一套特定的技术,Fuchs团队(2011)曾赋予VR一个有趣的定义:VR是用户使用计算机和前端界面来模拟三维实体的行为,这些实体彼此间可以进行实时的交互,同时通过感觉运动通道作用于用户,使用户获得沉浸体验并进一步促使用户进行交互(本书第二章将提供更详细的示例)。此外,为了更加了解VR的特点,我们需要了解混合现实(mixed reality,MR)的概念。混合现实是指将物理和虚拟刺激整合在一个共同的感觉运动通道中,简单来说,就是将物理世界中的事物和计算机生成的虚拟环境中的事物叠加混合在一起,并通过显示器或者头盔等介质进行呈现。在增强现实中,用户所感受到的是虚拟刺激与现实世界的结合,并能够与真实的物理环境进行交互,这种交互模式通常依靠用户的视觉功能,允许三维图形叠加在现实世界的感知之中。简而言之,增强现实就是将虚拟化的视觉刺激尽可能地带到真实世界中。相比之下,增强虚拟则更多地强调将真实世界中的刺激带入虚拟世界,使用户在虚拟世界中能够感受到和真实世界类似甚至是毫无差别的感受,这样用户就可以与虚拟世界中被追踪与渲染的物理对象进行互动。因此,我们可以将增强虚拟理解为将真实的刺激感受代入到虚拟世界的过程。了解增强现实和增强虚拟的本质,对于我们可能面临的某些临床情境具有重要的意义。例如，我们常听到的"虚拟治疗"可能是一个名词误用，它误导我们认为治疗过程是虚拟的。事实并非如此，"虚拟治疗"中的"虚拟"一词仅指在治疗过程中可能会用到的视觉感官上的刺激物（这些刺激物往往是计算机图形技术合成的），而不代表治疗本身。了解了增强现实和增强虚拟的本质后，我们能够更好地根据疾病的特征来选择相应的技术，借此发挥技术独特且最大的优势。在增强现实中，用户感受到的大多数刺激来源于真实的物理环境。例如，针对可能患有蜘蛛恐惧症（一种对特定物体的恐惧症）的用户，可以采用增强现实将虚拟蜘蛛呈现在智能手机的屏幕上。在这一过程中，智能手机的摄像头位置实际上可以视为用户真实的手，计算机合成的图像此时给用户的印象就好像是蜘蛛在用户的手上一样。在增强虚拟中，大多数刺激都是虚拟的（对于用户自身来讲，尽管这些刺激是虚拟的，但是可以使用户产生真实体验），添加这些刺激的目的是增加用户的沉浸感。例如，用户在佩戴 VR 头盔后，可以看到虚拟环境（客厅）的窗户开着，窗帘被风轻轻地拂起。当他靠近窗户后，此时可以在物理环境中使用风扇吹向用户（为了模拟匹配虚拟环境中的风）。尽管用户看到的窗户是虚拟的，但是他却能感觉到清风拂过面庞。

　　另一个有趣的问题是：视频游戏能否被视为 VR？鉴于 VR 并不是简单地由系统沉浸式特性所定义的，而视频游戏在某些方面确实满足了 VR 的部分特征。然而，在平板电脑的显示器或智能手机上进行交互式 3D 游戏，可能比直接使用HMD 缺少一些在合成图像刺激中的沉浸感。这里的沉浸感并非一种心理体验，它是对 VR 系统属性的一种描述。想象一下你将手伸入水中，你的手掌和手背都被水包围，而沉浸感就是在 VR 中被一系列虚拟刺激包围。在佩戴好 HMD 后，随着用户头部的移动，计算机会实时根据用户头部的位置渲染并更新虚拟内容，保证用户对虚拟环境的实时感知。这一过程远比电脑显示器所呈现的数字图像更具沉浸感。在此基础上，在建立多感官模式的刺激通道（视觉、听觉、嗅觉、触觉）后，VR 系统将进一步地加深用户的沉浸式体验。然而，在部分情境中，过分地强调沉浸感可能会适得其反。例如，在竞技类游戏过程中，用户可能会表现得非常专注，进而体验到非常强烈的情绪情感，此时的沉浸感就变得不是那么重要了。此外，如果 VR 构建的内容不良，或者 VR 呈现的内容无法激发用户的兴趣，那么沉浸感只会徒增用户的无聊情绪。

　　如今，我们很容易在市场上或者网络上购置一台属于个人的 VR 设备。然而VR 时代的到来并不是一个简单的线性发展过程。回顾 VR 技术的发展史，在过去的 30 年中，的确有部分技术曾引起临床科研人员或临床医生的兴趣。20 世纪90 年代早期，当时的 VR 设备体积由于硬件技术有限而设计得十分庞大，因此需要非常昂贵的计算机来支持。用户的体验感也十分不好。因此，在很长的一段时间里，人们都认为超大型的沉浸式房间是 VR 发展的未来。正是在这一想法的基础上，CAVE技术应运而生。CAVE的核心技术是将立体图像通过投影设备投影到房间的墙上，使用运动追踪器根据用户的位置和与墙壁的距离来实时调整图像。CAVE的词源十分有趣，其中AVE是"automated virtual environment"的英文缩写，而字母C则是借鉴了古希腊哲学家柏拉图所提出的"洞穴"之喻。长时间以来，CAVE及其相关技术被认为是实现沉浸式VR的理想技术，因为它可以提供几乎和真实世界一样的立体图像。CAVE是一项"欺骗视觉"的技术，在CAVE环境中，用户对墙壁和墙壁之间缝隙的感知在光影技术影响下逐渐消失，因此用户甚至可以看到物体飘浮在空中。当物理墙壁从用户的感知中消失时，他们就可以与自己所看到的虚拟刺激产生互动。如果有足够的物理空间和资金预算，CAVE装置甚至可以将虚拟刺激投射在地板和天花板上，提供360°的全方位图像投影，从而诱导患者产生强烈的沉浸感。然而，尽管这项技术将人类视觉错觉和计算机图像投影技术利用到了极致，并且在对复杂数据进行可视化方面具有较大的应用价值，但其缺点也十分明显。首先，CAVE需要较大的物理空间，而对于空间的规范也有一定的要求（房间布置等）。其次，该技术的构建和维护成本极高，需要大量的高端影音和图像设备才能够实现。此外，熟练使用CAVE对操作人员提出了较高的操作要求，因此存在较高的使用门槛。本书之后的内容表明，使用HMD或仅使用一台立体投影仪来实现VR更具经济优势，并且能够产生接近甚至等同于CAVE的效果。

个人用户能够负担得起的CAVE替代品是HMD。HMD所产生的沉浸式VR允许用户能够在计算机生成的模拟环境中操作，模拟环境随用户头部和身体的运动以自然的、直观的方式发生变化。使用HMD时，头盔会遮挡住用户外部世界的视野，头盔内置的运动追踪器可以实时感知用户的位置和运动，并将空间信息发送至后台计算机。计算机根据这些数据，近乎实时地更新HMD中给用户呈现的感官刺激。与如今的通用HMD不同，早期系统的视觉呈现质量不足（如分辨率低、帧率低、视野有限等），这主要是因为早期系统在硬件和软件集成兼容上存在技术要求很高的问题。长期以来，大多数情况下的HMD和检测头部运动的运动追踪传感设备是分开制造与销售的，因此在早期的HMD使用过程中，需要额外配备可穿戴的运动追踪设备及各种外围支持性设备，这使得用户的体验感十分不好。这种用户使用层面上的冗余导致公众对HMD所产生的VR的评价在20世纪90年代中期跌入低谷。当时，公众普遍不看好这项技术，主流的论调认为VR是一种失败的技术。其中的主要原因来自当时商业公司对VR理想愿景的过度吹捧和对公众不切实际体验需求的承诺，在实际的推广应用过程中，因VR技术不成熟所带来的不良体验给用户带来了强烈的心理落差。但幸运的是，这种负面评价仅局限在商业领域，致力于将VR技术进行临床推广的先驱们始终致力于探索和挖掘VR的技术潜力，这也为后续大多数研究奠定了坚实的基础。仅仅在过去的 10 年间，VR 迎来了井喷式的技术革新，软硬件集成兼容层面的创新使得 VR 逐渐追赶上了医疗健康领域发展的脚步，重拾了人们对 VR 临床应用转化的信心和希望。近年来，HMD 软硬件技术创新等相关领域得到了大量的社会财政投入和市场融资，直接推动了用于实现增强现实及增强虚拟的 HMD 的价格"平民化"。当前市场上大部分 HMD 具有内置的运动追踪、高保真视频显示功能。我们可以很容易地通过线下的电子数码产品商店或者线上的电子商城购买一款用于实现 VR 的心仪的 HMD。虽然绝大多数 HMD 仍然需要和计算机进行连接，但随着技术的推陈出新，目前独立的或通过无线网络进行连接的 HMD 早已能够满足诸多虚拟场景的正常运行。通过板载计算或智能手机芯片对虚拟环境进行处理和渲染，并提供存储或流媒体内容，极大释放了传统 HMD 在 VR 实践中的潜力。这将是未来 VR 实现的新兴趋势。这些源于技术层面的迭代速度令人叹为观止，但它们的发展也为研究人员和临床医生带来了一个无法回避的严峻挑战：如何适应日新月异的技术，并发挥它们最大的临床潜力和价值？

从 CAVE 到 HMD，再到如今我们能够负担得起的个人 VR 硬件设备，技术的迭代同样让我们得到了一些经验和教训，其中一个就是用户定位。以娱乐为主的普通用户和心理健康专业从业人员及患者，他们对于 VR 的需求存在着天壤之别。在娱乐行业，吸引观众的注意力并提升用户体验质量至关重要，因此 VR 的现实性对这类用户群体来说至关重要。然而，对于临床 VR，并不过分强调现实性。此外，高水平的逼真度是以牺牲硬件能力和软件开发成本为代价的。当然，高保真且逼真的虚拟环境对于用户来讲更具吸引力，互动更有趣，并且具有更可靠的生态效度。但我们需要思考这样一个问题：为了实现一个特定的临床目标，有多少现实性是必要的呢？图像的真实性是否比用户沉浸其中的虚拟环境的内容真实性或互动反应更重要呢？例如，在训练飞行员的航空模拟器中，当飞越城镇时，一个渲染精美且逼真的视觉效果远不如与飞行本身相关的互动真实性和保真度重要，这些指标可能表明飞机正经历机械故障、燃油不足、机场环境，或者可能与另一架飞机处于碰撞的紧急避险中。在真实参数下操作这种 VR 训练系统对于技能的获得至关重要，而在飞机驾驶舱中观看到日落景象的真实感则是次要的。如果一个沉浸在 VR 环境中的用户仅仅想体验胡夫金字塔令人叹为观止的壮丽景色，并由衷发出赞叹，那么 VR 的高度逼真的细节设计和还原度是必要的。要想实现这种身临其境的体验，不仅需要考虑金字塔的模型构建，还要设计出令人印象深刻的虚拟空间中的声音呈现、温度变化（取决于太阳在虚拟情境中的位置）及周围空气中嗅觉气味线索的设置。使用这样高度逼真的虚拟情境对学生进行"古代七大奇迹"的教学，势必会取得良好的教学效果。然而，在针对恐惧症的暴露治疗中，我们可以摒弃许多不必要的细节特征。例如，使用 VR 帮助患者克服毒蛇的恐惧，有时候我们仅告知患者虚拟环境中可能存在一条毒蛇（实际上并不真实存在毒蛇）就足以对患者的情绪情感产生重要的影响（Bouchard et al. 2008）。此外，在用于疼痛管理的VR程序中，如果VR的虚拟环境用于分散患者对疼痛刺激的注意力（如本书第8章所述），那么患者注意力的分散与否取决于是否能够良好地沉浸于VR环境中的互动游戏之中。这时候，游戏内容的好坏就决定了疼痛管理的效果，这比在VR中体验真实感更为重要。虽然当前技术已经赋予我们在VR中创造超越现实内容的能力，但开发人员仍需要进行高质量的临床研究，以指导他们的决策，从而开发出更专业的临床VR场景。这样可以合理地分配资源给场景中的各个系统组件，并最大限度地与临床应用相结合，从而提高临床评估干预的效果。

不同于传统建模，球形或360°摄像机同样可以构筑VR场景。采用这种方法设计出的虚拟场景，其优势在于成本低廉，易于使用，并且支持创建高度逼真的使人身临其境的真实物理环境的图像或视频，可以轻松地在HMD中渲染。因此这样的VR场景目前在市场上很常见。球形或360°摄像机对真实物理世界的建模方式极大降低了3D图形建模的成本，但这种建模是以牺牲用户交互性为代价的，因为在这种场景中，用户除了基本的头部转向之外，无法随意地探索环境，更无法与场景中的事物进行交互。对于临床研究人员而言，关键问题在于用户在场景中的交互及对场景中事物的控制对临床本身而言是否具有价值，此外临床研究人员同样会考虑高度逼真的3D图形建模的成本和收益问题。总之，VR系统真实性、互动性和成本之间的权衡，首先应该取决于医生和患者对具体临床问题的目标导向式需求。

VR展现出很多具体技术特征，对于创造出科学合理的临床应用程序具有极大的价值（Rizzo and Koenig 2017）。本书的其他章为读者描述了广泛的基于VR的临床诊疗干预手段。首先，VR的重要附加价值是可以创造出标准化刺激环境，我们甚至可以根据研究方案定制特殊的虚拟刺激环境。这些虚拟刺激环境可以应用于情绪唤起性质的临床治疗当中（本书第3～7章将详细论述）。此外，在某些特殊情况下，虚拟情境的沉浸式体验可以通过更为经济且可控的方式来实现（本书第10、11和13章将详细论述），在这些场景中，用户同样可以随意地与虚拟事物进行复杂的互动，这些复杂的互动模式甚至可以被计算机以多媒体形式加以记录、复制和保存（参照本书第10章和第17章相关论述）。在此基础上，VR整合多感官通道的技术优势极大促进了用户学习能力和技能迁移能力的提高，对于部分特殊用户而言，这比传统心理治疗中的行为训练更具吸引力（参考本书第3～5章相关论述）。VR的另一个技术优势是在用户虚拟实时交互的过程中，传感器可以精确地追踪、记录和分析用户的肢体动作，这为研究自然情景下的人类行为特征提供了极大的便利（参考本书第10～13章相关论述）。如上文所言，用户的情绪可以通过VR刺激诱发，并进一步改善其既往的情绪状态。同样地，用户的认知功能同样可以进行类似的训练，借助 VR，我们可以通过设计专业的测试和训练来调控用户大脑特定信息加工区域的功能活动，以期改善患者的认知功能（参考本书第 11、12、14～16 章相关论述）。伴随着用户技能的熟练与提高，我们同时可以通过操控 VR 中的环境参数来提高训练程序的难度，对用户的行为塑造形成难度递增的强化程序（参照本书第 3、5、12、16 章相关论述）。另外，正如本书第 17 章所述，VR 与另一项前沿技术——人工智能技术，在临床医学领域的强强联合，极大加快了当前 VR 临床转化应用前进的步伐。人工智能技术可以在 VR 的临床评估与干预过程中整合大量实时信息并给予虚拟场景及时的反馈，以一种智能化的方式进一步帮助心理健康专业人员从事评估与干预工作。更重要的是，对于那些不易控制且存在风险的真实场景，VR 可以轻而易举地通过虚拟场景来进行模拟。例如，针对外科医生的手术实训，在实际手术场景中一旦出现失误，可能会对患者和医生造成难以预料的影响，而虚拟场景则完全不用担心有这样的风险。因此，VR 在模拟测试、培训、教学、认知和情感治疗、感知运动过程等虚拟情境中能够记录或监测用户的真实数据，而这些数据在真实世界中或因无法控制的情境条件，或因不易传递的信息通道而导致无法被获取（参照本书第 9 章的相关论述）。

无论构建虚拟场景的技术如何，VR 的核心目标始终都是创造出用户"身临其境"的错觉，这种对身体的错误感知被称为存在感（Heeter 1992）。存在感的描述方式来源于早期关于远程操作系统的相关文献（Minsky 1980）。具体而言，VR 带给用户的感觉就好像是远程操作人员真的在计算机面前。人们曾提出许多理论来解释用户在 VR 中所产生的存在感，然而关于这种存在感的定义、测量方式、附加价值及其与临床应用之间的关联性，学术界到目前为止仍然未能达成简单的共识。Slater 曾在 2009 年提出了一种关于存在感的描述性定义：用户可以感觉到似是而非的错觉和空间错觉。前者是指虚拟的刺激带给用户的感觉和真实的刺激是一致的，后者则是指用户感受到自己正处于虚拟空间中的某个位置，而非处于物理空间中。这两种错觉的产生是多个感知，即运动通道整合的结果，因此存在感是一种感知错觉，这种错觉使用户无法意识到刺激是由媒体技术产生的（Lombard and Ditton 1997；Riva et al. 2014）。总之，VR 沉浸感的关键在于使用虚拟环境代替用户对现实环境的感知能力，以心理学的方式帮助用户参与到模拟的数字内容之中，以创造出独特的用户体验。

虽然 VR 极为巧妙地利用人类错觉现象，诱导用户产生强烈的存在感，但正如上文所言，在实际的临床工作中，这种存在感并不是必要条件。当 VR 的目标导向为技能训练时，我们往往更加关注虚拟环境是否能够提供正确的目标和充分的训练。例如，在一项 VR 认知功能训练中，用户被要求必须与场景中不断发生空间位移的物体进行互动，以训练其视空间定向能力。在这种情况下，虚拟场景的具体形象无论是海滩、山顶还是办公室，与提高用户技能的目标相比就不那么重要了。同样的，在用户必须重新学习行走技能的运动康复训练中，对跑步机的设计，或者在跑步机前方的宽屏显示器上进行真实图像投影以提高用户的存在感远不如直接帮助用户参加训练活动有效。在这项训练活动中，我们的主要目的是创建一套能够支持和鼓励用户正确练习行走、保持步态和避免障碍的系统。当然，在其他案例中，如果用户已经具备了在挑战性情境下进行技能训练的勇气与潜力，那么提高用户的存在感则会使整个训练过程更具临床意义。比如，要求情绪紧张的用户在虚拟工作场景中或者休闲场景中与虚拟人物互动（参照第11～16章相关论述），不同的存在感会影响用户真实的表现。在使用VR治疗焦虑症的心理治疗过程中，治疗的核心观念是需要患者积极参与并感受情绪化体验，以便来访者对焦虑的刺激源形成新的心理表征，最终减少来访者将刺激源与威胁进行连接的心理过程（Bouchard et al. 2012）。虽然在治疗过程中，治疗的具体目标并非让患者体验到存在感，但缺乏存在感可能会导致来访者无法对虚拟化的刺激源产生情绪体验。在这种情况下，情绪体验的强度不是治疗成功与否的关键因素，它仅仅是一个指标，表明来访者的抑制性或消退性学习可能正在发生，而真正解决焦虑症的关键治疗机制是发展出来访者对刺激源，即安全感新的心理连接。来访者的存在感、焦虑水平和其他心理因素都是影响治疗结果的不可靠因素，但它们仍然是整个治疗的必要条件（Tardif et al. 2019）。此外，焦虑和存在感之间可能并非线性关系（Bouchard et al. 2012）。如图1.1所示，在VR环境中，焦虑和存在感之间的关系可能呈现为一种类似"倒S形"曲线函数的关系，当存在感较低时，轻微地增加存在感就会诱发用户强烈的焦虑情绪。但随着存在感的增强，它的增量对焦虑增量的影响越来越小。增加存在感意味着更大的经济与人力成本，因此对临床医生来说，VR的设计存在感适度即可。

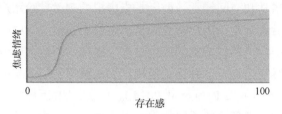

图1.1　数字虚拟环境中的社会影响阈值模型

上文我们讨论的核心内容都聚焦在VR场景，事实上，VR带给用户的创造性体验同样适用于虚拟人物（参照本书第2、13和17章的相关论述）。虚拟人物是对一系列虚拟角色的统称，泛指在VR中的人物。它包括以下内容。

虚拟化身（avatar）：可以理解为替身，是用户在虚拟世界中所使用的身体，使用这个数字化的身体，用户就可以在数字环境中与事物进行交互（虚拟化身可以是人，也可以是虚拟的其他生物）。

自主人物（autonomous agent）：是由计算机程序和算法预设控制的虚拟角色。根据使用VR的用户报告来看，用户与这些数字化身进行互动时会产生社交的感觉；Blascovich、Bailenson和其他学者就VR环境中的社交属性进行了大量研究，结果表明在人类物理世界中建立的社会心理学原则在虚拟世界中的数字角色互动中同样适用。用户与虚拟角色的交互行为模式与他们日常生活中的行为非常一致（本书第9章提供了一个生动的案例）。实际的临床诊疗工作往往会涉及社会互动、社会神经科学、社会技能训练、性别问题、性偏好、偏执、同理心等一系列复杂的社会心理行为，因此临床医生可以创造性地利用VR的沉浸感来解决问题。目前，研究人员已经可以通过收集用户的眼动轨迹、心率和脑电图等生理心理数据来分析用户在长期的社交活动中养成的行为习惯与模式。一些极具创造性和想象力的虚拟化身甚至可以模拟和复刻出精神疾病患者的幻觉体验（Blanke 2012）。例如，有3条手臂的幻象（Stevenson Won et al. 2015），或者是复现暴力行为受害者的种种经历（Slater et al. 2010）。VR场景中自主人物的存在往往可以增强用户在VR中的存在感。例如，用户在没有自主人物设计的虚拟环境中可能会感到强烈的孤独感，而自主人物对用户行为的自然反馈（如视觉注视）可以促进用户移情的发生。同样地，自主人物因目标导向式的程序设计而与用户不愉快的目光交流，同样能够引起用户对自身形象不满的强烈情绪反应（参见本书第7章的相关论述）。在某些情况下，自主人物甚至可以代替临床医生的职能，系统通过情绪识别软件和心理生理数据的采集和分析，在强大的人工智能算法支持下，可以为患者在康复练习过程中提供指导，对患者提出的问题可以提供有限的咨询服务。同时，系统可以为患者提供合适的自助式心理治疗课程。而在以培训为目的导向的VR系统中，自主人物甚至可以作为虚拟患者，以供初级卫生专业人员临床实践操作（参见本书第17章的相关论述）。部分临床医生可能会质疑虚拟化身或自主人物的临床功能。事实上，在某些缺乏医疗资源或无法提供特定循证治疗的极端场景下（如长时间的太空飞行、战区等），虚拟角色提供的自动化临床干预功能可以使患者获得额外的照料。同样，医生的临床诊疗也可以结合虚拟化身技术，如患者因特殊原因，其康复训练只能在家中进行。或者结合自主人物后台人工智能算法的输出来提高临床效率，如心理治疗师在治疗过程中，可以借鉴增强现实中虚拟治疗师的建议，最终给予患者更好的治疗方案。最后，相比一些自助式心理干预，我们更需要深入挖掘的是如何体现虚拟化身或自主人物作为心理治疗过程中的主体所展现出的治疗和应用价值。对于许多精神障碍，自助式阅读（Gualano et al. 2017）或自助式计算机心理治疗已被证明是切实有效的（Andrews et al. 2018）。但是，就自助式治疗而言，虽然仅加入一小部分的人际接触，就可以提高整体治疗的临床效果。但自助式治疗方法的临床疗效是有限的，考虑到治疗复杂性和不同人群的治疗动机，在实际临床干预中，自助式治疗对于部分患者可能无效（Baumeister et al. 2014；Haug et al. 2012）。

当然，目前的VR临床应用同样存在缺陷，因此不应将这项技术视为临床的"万金油"。VR沉浸式体验带来的最大负面作用就是我们常说的"3D眩晕"。这种眩晕副作用与晕动症十分类似，可能是视觉、内耳和本体感觉信息不协调引起的，也可能是头部运动与VR中相应的视觉场景匹配延迟或滞后造成的，还有可能是因操作人员失误导致HMD绑得太紧，或者用户沉浸时间过长导致视神经过度紧张所致。通常情况下，由专业人员进行调试的VR设备能够尽可能减轻用户眩晕感，但大多数用户还是会报告轻微和短暂的"晕机"感受。幸运的是，很少有用户会表现出强烈的眩晕反应。当然，也有少数用户报告完全没感受到3D眩晕。在VR使用前，专业人员能够排除眩晕高敏感的用户，并在沉浸全过程中始终关注用户的行为表现，严格遵循标准的沉浸后程序，这样就可以轻松地控制用户的"晕机"体验。现阶段关于沉浸式VR诱发有害作用的文献依然存在争议。研究显示，用户在VR沉浸之前会报告更多的负性症状，或者在完全不涉及压力任务的VR沉浸中报告负性症状（Bouchard et al. 2011；Reger et al. 2018年）。有趣的是，与眩晕相关的症状与焦虑及压力状态下所表现出的症状是一致的。因此，"晕机"的感受可能源自VR中的任务设计，而非VR本身。

VR的另一个潜在副作用是成瘾风险。恐惧症或精神分裂症患者在VR中逐渐克服了他们的恐惧和妄想，他们是否会对VR中的虚拟刺激上瘾呢？此外，一些VR用户可能更喜欢与虚拟人物建立亲密关系，尤其是随着VR网站和远程计算机外围设备的日益普及。与其他前沿科技工具一样，我们需要对技术的使用规范和标准进行深入研究，记录工具在指导人类生产活动过程中的副作用及不可控的意外后果，旨在科学地管理技术应用，以促进效率，同时保障用户的安全。

临床医学发展到今天，学者们总结出一个深刻道理：临床医生不应该"仅仅因为可以做到"而盲目地进行VR和增强现实的临床转化。技术在迭代过程中同样有着所谓的"流行周期"，当前沉浸式VR技术正处于流行周期的风口浪尖。一项能够被临床所接纳的技术必须有坚实的理论基础，同时还需要来自临床医学专家、临床从业人员的需求评估和调研，以及来自患者和用户的体验和反馈。

目前还没有评估临床VR应用的监管部门和相应的行业规范标准。借鉴以往行业内新药开发所遵循的顺序，首先从非人类受试者的临床前工作和了解药物药代动力学的临床0期研究开始。随后，开展Ⅰ期临床试验，对大样本的健康志愿者进行药物测试，以证明药物使用的安全性。这一阶段的研究内容如果与VR

临床研究进行对标，那么这一阶段的 VR 研究应该关注其本身沉浸感引发的系列效果。例如，如何使用 HMD 或制订最优的实践指南来改善和提高用户的健康和安全问题（Fuchs 2017）。真正的"临床测试"从 II 期临床试验开始，这一阶段，大量被诊断为特定疾病的参与者会进行临床疗效的初步测试。该阶段可以容忍较弱的试验设计。随后是 III 期临床试验，包括随机对照试验（randomized controlled trial，RCT）。该阶段将数百名参与者随机分配进行试验性治疗和对照治疗（如按照强度递增顺序、留在等待名单上、接受安慰剂、接受常规治疗或接受当前的金标准治疗等），并进行后续评估，对潜在的偏移进行若干控制，报告副作用等。为了验证临床效果，必须在完全相同的多个独立试验中重复研究结果。这些试验应遵循并符合最高的研究标准，如 CONSORT 指南中的临床试验、非药物干预、非劣质性和等效性试验等（http://www.consort-statement.org）。最后，IV 期临床试验可以用来记录有效性，更好地了解治疗机制，并对药物干预后的临床预测进行相应的研究，或者探索 III 期试验未涉及的创新性想法。对于临床评估工具，要求满足传统心理测量工具的特性，还需要提供评估工具的信度、敏感度、特异度、结构效度、收敛效度及相应的规范化数据。从理论上来讲，VR 理应比传统临床工具具有更大的生态效度，但前提是研究人员已在实验设计阶段排除了相关的影响因素（如老人在 VR 记忆任务中的表现比年轻人差，这与对 VR 技术焦虑或者缺乏 VR 使用经验无关）。各国的药品监管机构，如美国食品药品监督管理局、欧洲药品监督管理局、加拿大保健品和食品监管部门及澳大利亚的治疗商品管理局，通常会根据上述标准来审查新的临床工具。但 VR 的临床应用并未遵循传统的发展路径，因为上述程序中的部分规则在 VR 临床应用中并不适用。例如，药品是基于严格的配方，完全不能改变，并且受到相关法律法规的保护，不能被复制。但 VR 的应用程序性能可能随软硬件技术的发展迭代更新，视觉内容也会随着软件的更新而不断改进。此外，虚拟环境完全可以从技术角度进行复制、借鉴和模拟，而这种行为并未造成太多的法律后果和影响。另外，与特定障碍的药物适应证不同，为一种精神障碍所开发出的 VR 环境同样可以应用于临床类似障碍的患者，甚至也可以应用于其他谱系的精神障碍。例如，在治疗社交恐惧症时所用到的 VR 社交酒吧场景，可以用于对患有强迫症（obsessive compulsive disorder，OCD）而害怕触摸酒吧啤酒杯受到细菌污染的患者的暴露治疗中，同样可以使用虚拟酒吧中的啤酒杯来诱发物质滥用患者的需求。

　　正如当今社会，智能手机的应用程序遍地开花，随着功能更为细分且廉价的 VR 场景解决方案的出现，临床医生在 VR 临床转化的实践过程中也变得困惑不解。因此建议在评估 VR 工具时使用一些指导原则。希望以下建议能够鼓励并引导业界制订可供相关从业人员、研究人员、商业公司和监管机构应用的共识。VR 临床工具的使用可以考虑以下 11 个维度，它们的重要性按照降序排列如下。

（1）在开发或使用该 VR 场景或工具时，应具备相关具有指导意义的理论知识或理论的适用性。

（2）该 VR 场景或工具应具有详细的说明，能够明确其功能性和实用性。

（3）能够提供 II 期或 III 期临床研究的实证结果（如果无法获得，应参考相关的 VR 场景或工具，同时综合考虑两者相似性和差异性）。

（4）该 VR 场景或工具临床效果的验证样本是否能够代表当前的目标人群及所涉及的文化背景。

（5）该 VR 场景或工具的安全性资料，明确其可能造成的临床副作用。

（6）该 VR 场景或工具是否具有良好的可操作性和易用性。

（7）该 VR 场景或工具的使用过程是否存在造成用户数据泄露的风险，软件是否对用户的数据进行保护。

（8）VR 场景及工具的稳定性和可靠性。

（9）是否附带支持性材料（如治疗手册等）。

（10）VR 场景及工具的美观度。

（11）软件版本更新后的新功能及影响。

对于临床医生或研究人员，一旦临床需求或研究需求明确后，就需要仔细地进行文献回顾，以避免对该领域一知半解。有时候，我们可能会在专业的学术会议或公共论坛中看到一些专家宣讲伟大的"新技术"，并引用复杂且华丽的图表进行论证。然而，对于那些熟悉领域的研究，或者接触过本书内容的读者来讲，专家们提出的"新技术"很有可能在 10 年前就有了相同的研究发现，或者公开的数据库中已经有数 10 篇的对照研究在相关领域的学术杂志上发表，这些对照研究甚至已经足够我们针对某一主题开展 Meta 分析。我们还可能会在新闻报道中看到，某科技公司的首席执行官信誓旦旦地引用他们"即将发表"的研究成果，大谈特谈用户在使用 VR 产品后"脑电波"的改变及自我报告的满意度提升。遗憾的是，近几十年的研究表明，上述宣传中的想法、研究设计或观测指标并不比安慰剂更为有效，且缺乏长期稳定效果。然而，大量的文献证据支持精心设计、理论丰富的 VR 应用程序对用户的身心健康具有积极影响（Rizzo and Koenig 2017）。最后，本书的内容旨在向读者介绍 VR 临床应用的相关背景知识，在更新最新研究成果的同时，希望激励一线精神心理从业人员，基于现有文献报告与知识的基础上，创造性地推动 VR 的临床转化与技术创新。

（崔晓红 赵文涛 徐 勇 译）

参 考 文 献

Andrews, G., Basu, A., Cuijpers, P., Craske, M. G., McEvoy, P., English, C. L., & Newby, J. M. (2018). Computer therapy for the anxiety and depression disorders is effective, acceptable and practical health care: An updated meta-analysis. *Journal of Anxiety Disorders, 55*, 70–78. https://doi.org/10.1016/j.janxdis.2018.01.001.

Baumeister, H., Reichler, L., Munzinger, M., & Lin, J. (2014). The impact of guidance on internet-based mental health interventions – A systematic review. *Internet Interventions, 1*(4), 205–215. https://doi.org/10.1016/j.invent.2014.08.003.

Baus, O., & Bouchard, S. (2014). Moving from virtual reality exposure-based therapy to augmented reality exposure-based therapy: A review. *Frontiers in Human Neuroscience, 8*(112), 1–15. https://doi.org/10.3389/fnhum.2014.00112.

Berryman, D. R. (2012). Augmented reality: A review. *Medical Reference Services Quarterly, 31*, 212–218. https://doi.org/10.1080/02763869.2012.670604.

Blanke, O. (2012). Multisensory brain mechanisms of bodily self-consciousness. *Nature Reviews Neuroscience, 13*(8), 556–571.

Bouchard, S., Robillard, G., Larouche, S., & Loranger, C. (2012). Description of a treatment manual for in virtuo exposure with specific phobia. In C. Eichenberg (Ed.), *Virtual reality in psychological, medical and pedagogical applications* (pp. 82–108). Rijeka (Croatia): InTech. ISBN 978-953-51-0732-3.

Bouchard, S., Robillard, G., Renaud, P., & Bernier, F. (2011). Exploring new dimensions in the assessment of virtual reality induced side effects. *Journal of Computer and Information Technology, 1*(3), 20–32.

Bouchard, S., St-Jacques, J., Robillard, G., & Renaud, P. (2008). Anxiety increases the sense of presence in virtual reality. *Presence: Teleoperators and Virtual Environments*, (4, 1), 376–391.

Cruz-Neira, C., Sandin, D. J., DeFanti, T. A., Kenyon, R. V., & Hart, J. (1992). The cave: Audio visual experience automatic virtual environment. *Communications of the ACM, 35*(6), 64–72. https://doi.org/10.1145/129888.129892.

Fuchs, P. (2017). *Virtual reality headsets: A theorical and pragmatic approach* (p. 200). Leiden: CRC Press. ISBN 9781138632356.

Fuchs, P., Moreau, G., & Guitton, P. (2011). *Virtual reality: Concepts and technologies* (1st ed.). Leiden: CRC Press.

Freeman, D., Haselton, P., Freeman, J., Spanlang, B., Kishore, S., Albery, E., et al. (2018). Automated psychological therapy using immersive virtual reality for treatment of fear of heights: A single-blind, parallel-group, randomised controlled trial. *Lancet Psychiatry, 5*, 625–632. https://doi.org/10.1016/S2215-0366(18)30226-8.

Gualano, M. R., Bert, F., Martorana, M., Voglino, G., Andriolo, V., Thomas, et al. (2017). The long-term effects of bibliotherapy in depression treatment: Systematic review of randomized clinical trials. *Clinical Psychology Review, 58*, 49–58. https://doi.org/10.1016/j.cpr.2017.09.006.

Haug, T., Nordgreen, T., Ost, L. G., & Havik, O. E. (2012). Self-help treatment of anxiety disorders: A meta-analysis and meta-regression of effects and potential moderators. *Clinical Psychology Review, 32*(5), 425–445.

Heeter, C. (1992). Being there: The subjective experience of presence. *Presence (Camb.), 1*, 262–271.

Lombard, M., & Ditton, T. (1997). At the heart of it all: The concept of presence. *Journal of Computer-Mediated Communication, 3*(2).

Milgram, P., & Kishino, F. (1994). A taxonomy of mixed reality visual displays. *IEICE Transactions on Information Systems, E77-D*(12), 1321–1329.

Minsky, M. (1980, June). Telepresence. *OMNI magazine*, 45–52.

Norcross, J. C., Pfund, R. A., & Prochaska, J. O. (2013). Psychotherapy in 2022: A delphi poll on its future. *Professional Psychology: Research and Practice. American Psychological Association, 44*(5), 363–370. https://doi.org/10.1037/a003/4633.

Reger, G. M., Smolenski, D., Edwards-Stewart, A., Skopp, N. A., Rizzo, A. A., & Norr, A. (2018). Does virtual reality increase simulator sickness during VR exposure therapy for PTSD? Telemedicine and eHealth. https://doi.org/10.1089/tmj.2018.0175.

Riva, G., Mantovani, F.Bouchard, S. (2014). Presence. Dans B. K. Wiederhold et S. Bouchard (dir.), *Advances in virtual reality and anxiety disorders* (p. 9–4). New York: Springer US.

Rizzo, A. S., & Koenig, S. T. (2017). Is clinical virtual reality ready for primetime? *Neuropsychology, 31*(8), 877–899. https://doi.org/10.1037/neu0000405.

Rizzo, A. S., Strickland, D., & Bouchard, S. (2004). The challenge of using virtual reality in telerehabilitation. *Telemedicine Journal and E-Health, 10*(2), 184–195.

Sharples, S., Cobb, S., & Burnett, G. (2014). Sickness in virtual reality. In B. K. Wiederhold & S. Bouchard (Eds.), *Advances in virtual reality and anxiety disorders (Ch. 3)* (pp. 35–62). London: Springer.

Slater, M. (2009). Place illusion and plausibility can lead to realistic behaviour in immersive virtual environments. *Philantropical Transactions of the Royal Society – B Biological Sciences, 364*(1535), 3549–3557. https://doi.org/10.1098/rstb.2009.0138.

Slater, M., Spanlang, B., Sanchez-Vives, M. V., & Blanke, O. (2010). First person experience of body transfer in virtual reality. *PLoS One, 5*(5), e10564. https://doi.org/10.1371/journal.pone.0010564.

Srivastava, K., Das, R. C., & Chaudhury, S. (2014). Virtual reality applications in mental health: Challenges and perspectives. *Industrial Psychiatry Journal, 23*(2), 83–85. https://doi.org/10.4103/0972-6748.151666.

Stevenson Won, A., Bailenson, J., Lee, J., & Lanier, J. (2015). Homuncular flexibility in virtual reality. *Journal of Computer-Mediated Communication, 20*(3), 241–259. https://doi.org/10.1111/jcc4.12107.

Tardif, N., Therrien, C.-H., & Bouchard, S. (2019). Re-examining psychological mechanisms underlying virtual reality-based exposure for spider phobia. *Cyberpsychology, Behavior and Social Networking, 22*(1), 39–45.

第2章
虚拟现实：从何来，怎样来，为何来

William S.Ryan，Jessica Cornick，Jim Blascovich，Jeremy N. Bailenson

一、虚拟现实的由来

20世纪90年代"虚拟现实"（VR）一词让人们联想到包含科学幻想的未来场景元素。威廉·吉布森的《神经漫游者》（Gibson1984）等书籍，以及沃卓斯基兄弟的《黑客帝国》等电影将科幻的抽象概念以极为通俗和具象化的方式传播给大众。人类总会怀揣对未来世界的憧憬和向往，却又受限于当下时代背景的科学技术发展瓶颈。因此这些经典科幻作品无一例外指向了人们对尚未被发明创造出的复杂科学设施的美好期望，而基于数字三维感官的沉浸式设备也当属其中。

从那时起，领域内的关键创新技术研发就已萌芽。如今，人们对数字虚拟环境中人类行为和社会互动本质的科学理解早已突破实验室阶段，如软硬件集成和设计由专业知识驱动的数字化沉浸式虚拟环境早已商业化。科学和工程领域内的计算机和行为科学家的VR研究成果，不仅广泛地发表在专业学术期刊中，还会通过传统媒体（如新闻、报纸等）及新兴的互联网工具（如论坛、公众号等）以线下和线上相结合的方式进行更为广泛的传播（Oh et al. 2018）

虽然当前的VR数字媒体技术已经十分成熟，但VR的发展理念绝不拘泥于对标当下流行的数字影像的技术特征（Blascovich and Bailenson 2011）。事实上，VR环境根本不需要数字渲染，甚至不需要图形渲染。书面和口头文字就可以用来创造合成世界上最具效果的三维环境。基于数字化的VR是一项相对较新的技术，但VR的概念和技术并不仅限于20世纪末和21世纪初的一项发明。换言之，我们并不是在技术发展的当下才有了关于VR的体验，这种体验或对VR的理解可以追溯至人类先天感知体验上。例如，睡眠状态下脑海中感受到的梦境，或者是发呆时的白日梦经历。这种体验也可以来源于外部，如听到引人入胜的神话故事或看到阿尔塔米拉洞穴壁画后的浮想联翩。

当今媒体技术的进步，让我们足不出户就可以"云浏览"任何想去的地方。而媒体正是那个连接我们和虚拟世界之间的接口。今天的平板电脑、手机正为我

W. S. Ryan, J. Cornick, J. Blascovich　University of California, Santa Barbara, CA, USA.

J. N. Bailenson　Stanford University, Stanford, CA, USA

们提供眼花缭乱的数字虚拟体验。仿佛一夜之间，新媒体已经成为我们精神世界的全部。但不用担心，传统的媒体形式依然在以自己的方式蓬勃发展。例如，新晋父母依然在向孩子讲述那些脍炙人口且代代相传的童话故事，艺术馆门口始终不乏熙熙攘攘的文艺青年。人们还是会在聚会时选择看一场电影，在独处时戴上耳机聆听一首音乐或翻阅一本杂志。这一切仿佛和多年前一样，并没有什么改变。无论新媒体发展如何，人类始终无法摒弃自然且根深蒂固的社会性，我们希望参加各种社交活动来满足我们融入群体的天性。当然，满足社交的形式可以借助新媒体的技术优势，如通过虚拟化身来完成。

当我们已经逐渐习惯沉浸在VR环境时，我们在虚拟世界中所表现出的行为就会越来越自然。因此，基于VR的大型网络社交平台或者类似大型多人互动在线游戏（massive multiplayer online，MMO），为人们提供了新式的社交方法。在这些平台上，人们可以自由定制和选择能够代表自身的虚拟化身（avatar）。通常情况下，大部分人会选择将化身制作成自己或者其他人的样子（如一个女孩可能会将自己的虚拟化身定制成一个自己崇拜的男性角色）。无论虚拟化身的形象是否真实反映定制者对自己或其他人的看法，在定制者看来，它们就是真实存在于虚拟世界中的个体。

设想一下，你正在用手机和自己的父母通话，你听到的声音真的就是你父母的声音吗？仔细想想，耳机中的声音仅仅是数字化模拟信号，但你不会认为你在和数字模拟信号交流。在这个过程中，我们几乎没有认识到电话所发挥的中介作用，这背后的通信技术远比想象的要复杂得多。首先电话本身需要通过各种方法将数字模拟信号还原出你父母的声音特征，以实现对音频信号的高保真还原。此外，通信服务商也在信号的传递过程中尽可能地过滤掉大部分噪声频谱。这一切的一切，最终目的是让你无法将耳机中的数字模拟信号和你父母的真实声音做出有意识的区分（Zahorik et al. 1996）。

随着数字技术的不断进步，将作用于人类其他感官上的数字模拟信号进行高保真还原，这样的未来已经不远了，尤其是在视觉功能上。技术的进步不可避免地改变了人与人互动的方式，同样也改变了我们研究这种互动的方式。

（一）何为现实

正如上文所述，早在史前时代，人们就已经能够通过幻想或者讲故事的方式间接地享受大脑思维所带来的虚拟世界。因此，人类也一直在寻找虚幻的对立面——到底是什么构成了所谓的“现实”？我们给现实贴上的标签通常都是依据客观事实，即我们能够切实体验和感受到的客观物质世界。但是，世界上并不存在两片相同的雪花。心理学知识告诉我们，任何两个个体对同一事物或刺激的感受，都不可能是相同的。因此，客观现实对于每个个体的主观现实而言都是不一样的。心理学中的种种视觉错觉实验已经很好地论证了这一命题。

对于大多数人而言，询问"何为真实"的问题似乎显得愚蠢。一个现实是否存在，是非常容易判断的。但是，要准确定义这个现实，却是非常困难的。哲学家也好，物理学家也好，或是数字媒体的从业人员，都很难就一个客观现实的定义达成统一的意见。我们甚至无法确定标准的颜色、气味或声音在不同个体中是否具有相同的感受。例如，香菜对某些人而言是绝佳的调味料，但另一部分人而言却是避之不及的存在。正所谓"饿咽糟糠甜似蜜，饱饫烹宰也无香"，同样的刺激在不同时间段，带给人的主观体验也不尽相同。主观感觉也是一套极其复杂的系统。感觉与感觉之间甚至存在相互作用，这种心理学现象被称为联觉现象。当一条感觉通路受到刺激后，另一条感觉通路被激活，在这一过程中，个体可能会把原本表征字母或数字的信息自动地联系到特异性颜色表征或空间位置上，导致个体在对单纯字母或数字的感知中，体验到了颜色和空间的信息。

另外，人类的感知功能是存在限制的。譬如，我们只能听到音频在16～20 000Hz的声音，但我们能说次声波和超声波是不真实的吗？在我们所处的环境中，通过感觉器官所感知的"现实"仅仅是刺激频谱中的一小部分，对于我们无法感知到的紫外线、二氧化碳并不因为我们能否感知而存在。

回到本节的主题，Blascovich和Bailenson（2011）认为，对于人类而言，"什么是真实？什么是虚拟？"可能涉及一个"心理相对性"原理。这个原理的运行机制可以解释为：人们对客观事物的主观感知总是存在差异性，因此人们在区分真实和虚拟时，总是依据自己的经验而做出相对的判断，这种判断有时候是非理性且随意的。这与我们在物理学中对相对运动的理解是类似的。

总而言之，VR仿佛镜花水月，假作真时真亦假，真作假时假亦真。生活中，我们也时常遇见无法区分真假的境遇。然而，在学术研究领域，特别是涉及行为科学的研究中，明确何为现实，何为虚拟的问题绝不是无关紧要的小事。例如，在传统的行为学实验室环境中，研究者会针对个体的知觉、认知、临床表现及社会互动等真实行为与体验进行相关的实验设计。而VR技术的定位，则是作为一套较高信效度的检验工具，以协助上述传统行为实验的开展与验证。到目前为止，以VR为代表的新数字技术正致力于形成辅助科学研究的标准量化工具。从本质上来讲，VR的技术价值在于使用数字技术营造"真实"的实验环境，这与多年前"斯坦福监狱实验"（Haney et al. 1973）或者"米尔格拉姆服从实验"（Milgram 1965）所营造出真实研究条件的目的基本是一致的。

（二）虚拟现实的定义

对"VR"这一概念最好的解释之一来自Jaron Lanier（2018）撰写的*The Dawn of the New Everything*一书。在该书中，他对"VR"这一术语提出了超过50种释义。本章我们采用相对论的思维方式来定义VR。使用"基础现实"一词来指代人们对客观刺激进行知觉整合后，判断为真实或自然的情况；使用"VR"一词来指代人们对经由数字信号等中介过程所产生的，作用于感知觉器官的刺激，或多或少感受到的非自然的情况。如上所述，虚拟环境不仅仅是一种视觉作用，同时可以通过任何感官模态（包括听觉、嗅觉、触觉等，以及它们的交互）为个体所感知。因此，使用"沉浸式虚拟环境"指代那些虚拟感官刺激，足以使人们产生物理感觉的情况。

VR和沉浸式虚拟环境不一定是通过数字渲染技术实现的，也可以通过原始的"锤子"和"钉子"方式实现，我们在游乐园体验过的"鬼屋"就是最好的例子。不过，在这里，我们只探讨数字渲染成的三维VR或虚拟环境。我们将围绕这项技术，进一步讨论它在诸多科学研究及实验室环境中是如何从0到1，最终实现设计与操作。

（三）创造沉浸感

第一步是创造沉浸感。当我们参观一个围绕VR技术开发的实验室时，首先会佩戴HMD，虚拟的三维世界就是通过这个设备进行呈现的。它的原理是通过向每只眼睛呈现两种不同的双目偏移图像，就像我们在日常生活中使用眼睛时的习惯，进而使我们产生深度知觉。同时，各种类型的传感器会追踪记录我们的头部、双手甚至是双腿的位置信息和旋转信息。这些信息会实时发送至计算机后台，计算机根据这些反馈回来的参数进行图像渲染，并将渲染完成的图像反馈至HMD，保证从HMD中看到的图像会根据我们当前的位置不断更新。HMD的另一个作用是可以追踪眼球运动信息。不过大多数时候，研究者不会考虑使用用户的眼动信息。佩戴HMD会限制用户的视角，所以通常情况下，用户的视角集中在视野中心鼻尖的方向。

HMD和传感器等所有硬件组成了一套VR系统，在这个系统中每一个组件都在与计算机进行信息通信，以维持虚拟的数字化环境的呈现。这台计算机安装了驱动系统硬件的所有程序和脚本，保证了VR画面的呈现及沉浸式虚拟环境中的各类事件流。目前，大部分系统中的组件（包括传感器、渲染器等）都集成在HMD上。

创造出身临其境的沉浸式虚拟环境在很大程度上依赖于硬件与软件的高度集

成。适配的软硬件保证了系统能够根据用户在虚拟世界中的位置进行画面的实时渲染和变化。这一复杂流程需要在极短的时间内完成。为了使画面真实、自然，一套典型的 VR 系统需要在 1 分钟内刷新 90 次以上。如果画面过于复杂，则需要更多的渲染时间。这可能导致系统无法快速刷新，造成画面呈现延迟，给用户最直观的体验就是画面滞后感。当身体的动作与画面脱节，最严重的后果就是造成用户眩晕（运动幻觉或运动错觉，是患者对于空间关系的定向感觉障碍或平衡感觉障碍）。因此，有时候研究者需要在复杂的渲染图形和用户的自由度之间做出合理的权衡。不过，随着技术的优化与迭代，这种权衡的天平也逐渐开始向复杂渲染的方向倾斜。越来越多的研究在硬件性能的加持下，在保证丰富的视觉纹理的前提下，允许用户自然地进行快速移动。

二、心理学的优势与应用

长久以来，心理学家及行为学家致力于对虚拟环境的创造，努力让受试者沉浸在他们所设想或者假设的情景中。历史上许多著名的心理学实验都依赖于"人造设计"。就像上文提及的"斯坦福监狱实验"，菲利普·津巴多教授和他的同事们在斯坦福大学的一个地下室搭建了一个物理意义上的"监狱"，并招募了 24 名大学生志愿者进行了为期 2 周的实验。

在心理学研究中，受试者在实验条件下的高沉浸度是无偏性评估受试者心理变量及观察它们之间交互关系的基本前提。越真实的实验条件，受试者才越有可能做出接近于自然环境中的行为反应。对研究结果的外部推论取决于实验室环境中的实验条件是否能够真实反映实验室以外的真实经验和互动。

因此，心理学实验中使用沉浸式 VR 技术所带来的研究收益远大于技术本身的成本和复杂性。这项技术为研究者提供了在不影响实验控制的情况下极大提高实验生态效度的可能。因此沉浸式 VR 技术设计出的实验范式比传统的桌面纸笔测试更加具有现实性、互动性和新颖性。在具体的实验过程中，受试者摆脱了过去通过想象来参与实验的尴尬处境，以真实的感受沉浸在虚拟环境中。虽然在传统的心理学研究中，研究者可以通过人为的设计来尽量提高研究的生态性，但引入人为控制是以牺牲研究的无偏性为代价的。我们很难保证研究者以完全相同的方式对每一次实验条件进行控制，或者无偏倚地对待每一位受试者。不过依托技术，我们已经可以通过程序创造出一个数字"研究者"来代替真实的研究者，在不引入额外误差来源的情况下，最大限度地获得研究所需要的理想状态的真实感。

最后，VR 技术为部分研究者，特别是社会心理学家带来了意想不到的研究收益。得益于 VR 系统的硬件，研究者能够采集到各类"隐性数据"，包括时间、运动、近距和凝视等数据。这些被动采集的数据很大程度上保留了受试者的真实行为，进一步拓展了研究本身的价值。

三、数字虚拟环境中的社会影响阈值模型

在传统社会和认知心理学领域，使用VR技术开展探索人类社会行为的相关研究一般是由理论驱动的。20世纪，社会心理学领域发展出两种社会影响理论用来解释人类的社会行为。一种立足于个体取向，旨在理解和解释个体内部的社会心理过程，如信仰、态度和价值观；另一种则立足于社会取向，旨在解释个体之间的社会心理过程，即社会影响过程。对于后一种理论，在20世纪后半叶出现了较为重要的方法学层面的变化。对于人类社会互动和影响过程，研究者从最初关注宏大且普适性的人际关系理论逐渐转向研究社会互动中的细节，并以此发展出了更为具体的理论和概念，如人际吸引、刻板印象等。

在最初关于VR的研究工作中，研究者的实验目的是验证关于个体空间理论中的种种假设，从空间邻近理论（如人际距离和个人空间）到群体交互理论。然而，在这些涉及VR的社会心理学研究中，研究者深刻体会到Kurt Lewin的格言——"真理是最具实践价值的"的含义。围绕这一含义，研究者在不断实践的基础上深化了对社会影响过程的整体理解，这种理解不单单局限于虚拟数字环境层面。

因此，研究者发展了一套"因素理论"来指导社会影响过程的研究。因素理论的最初结构是"双因素模型"（Blascovich et al. 2002），之后被拓展为"五因素模型"（Blascovich 2013）。最近，研究者在前期工作的基础上，发展出更精细化的因素理论，这也是研究者第一次在公共出版物（即原著作）提及新的研究内容。这一新理论的结构是由3个独立因素和2个调节因素组成的混合模型。

上文多次提及人类的精神活动会在某些情况下脱离现实环境。例如，梦境状态就是最好的VR。我们每晚做梦的频次在4～6次。而在白天，我们同样会出现短暂的"思维漫游"状态（白日梦），无论是内源性的还是外源性的，这种状态在每个人身上都会频繁出现，我们每天思维漫游的经历甚至高达2000次以上（Smallwood and Schooler 2006）。这种走神是不需要借助任何工具即可实现的能力，当然，我们也可以借助工具来实现更加真实的思维漫游。

研究者的工作重点是创造出虚拟世界，以帮助人们进行"数字化旅游"体验，其中还包括在虚拟世界中创造出不属于任何现实世界的数字化身的过程。在体验过程中，个体会与这些数字化身进行真实的社会互动，这种互动和现实世界一样，包含了意识层面（显性）和无意识层面（隐性）的心理过程。有趣的是，在VR中的社会互动过程，数字化身本身的属性决定了其对个体产生的社会影响是多层次的。例如，一部分数字化身有可能来自某个真实人类的"投影"，在虚

拟的社会互动中，数字化身表现出与人物原型相似的行为特征。而另一部分数字化身，可能仅仅是计算机模拟出的视觉和听觉信号，类似于游戏世界中的非玩家角色（non player character，NPC）。那么试想一下，当人们在虚拟世界中和上述两种数字化身发生社会交互，哪一种数字化身会对个体产生更多的社会影响？答案不言而喻。

再回到"社会影响阈值模型"。虚拟环境中的影响（threshold model of social influence in virtual environments，TMSI）涉及 3 个独立因素和 2 个调节因素之间的相互作用。3 个独立因素分别是代理感（agency）、沟通真实性（communicative realism）和系统响应水平（response system level）。2 个调节因素分别是自我相关性（self relevance）和情境（context）。尽管未来还有继续探讨潜在调节因素的空间，不过为了简单起见，研究者将所有的关于理论的描述定位在独立个体的视角之上。

（一）独立因素

1. 代理感

是指用户在 VR 中对其他可能的个体（数字化身）表现出的心理理论。换句话说，代理感是真实个体在虚拟世界中对其他虚拟个体（数字化身）表征意识度（如意识、自由意志、动机）的感知程度。个体的代理感分布在无感知水平到完全感知水平的两个坐标轴之间，并不断变化。个体可以基于先验知识对虚拟个体进行先验感知，也可以通过观察虚拟个体表征行为来进行推论感知。

如图 2.1 所示，X 轴代表代理感或心理理论的水平，从自主人物（agent）逐渐变化到虚拟化身（avatar）（本书第一章已经为大家介绍了这两个概念）。后者的极端情况为虚拟世界中一个真实人类的存在，而前者的极端情况则是虚拟世界中完全的计算机人工智能算法。而在两者之间，则是人和计算机相互配合的数字产物，称之为"数字化身"（cyborg），意为受控制的计算机模拟物（Bailenson 和 Blascovich 在 2004 年对这个概念做出定义，Fox 等在 2015 年的一项荟萃分析中论述了这种人与计算机交互融合的工具在社会互动研究中的益处）。

2. 沟通真实性

如图 2.1 所示，Y 轴代表了用户与虚拟环境的沟通真实性，这种真实性受 VR 图形建模质量的影响，随着图形建模质量的变化，用户感受到数字虚拟环境的真实感由高至低发生相应变化。当用户明确所沟通交流的对象是虚拟化身时，沟通真实性并不那么重要。但当用户不知道与之交流的对象是虚拟化身或由计算机算法驱动的自主人物时，沟通真实性就变得十分重要。无论沟通的对象是虚拟化身还是由计算机算法驱动的自主人物，沟通真实性都严重影响用户社会交互中的无意识信息加工。也就是说，即使用户可能意识到和他沟通的对象是虚拟化身或由计算机算法驱动的自主人物，但是在沟通中的自动化或无意识过程会在一定程度上削弱这种印象。这与我们看恐怖片有异曲同工之处，明知道电影里的鬼怪是假的，但我们还是无法摆脱各种画面带来的恐惧感。

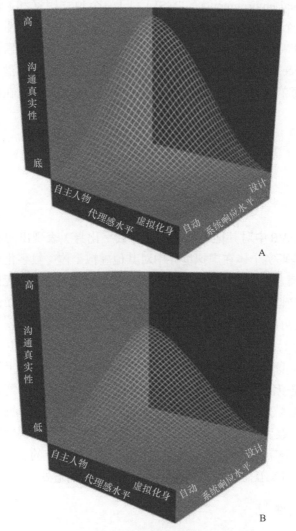

图 2.1　数字虚拟环境中的社会影响阈值模型
A. 3 个独立因素之间的相互关系；B. 纳入 2 个调节因素后，3 个独立因素之间的相互关系

彩图

此外，在社会影响阈值模型中，沟通真实性是一个潜变量，它本身由 3 个层次明确的显变量（图形真实性、人体真实性和运动真实性）来表征。出乎意料的

是，真正决定沟通真实性的变量既非图形真实性，也非人体真实性，而是运动真实性，即VR中数字化身所表现出的与真实人类相似的运动方式，包括头部运动的方向、语言表达（数字化身虽然没有声带，但发声时仍然可以通过动画形式使用户能够观察到声带振动）、手势、保持适当的人际距离等。

影响沟通真实性的次要显变量是人体真实性。因为特定的身体部位在表达某些社交信息的过程中是不可或缺的。例如，数字化身必须有一只手臂和一只手才能对用户做出招手的动作，有嘴唇才能表现出飞吻的动作，有眼睛才能表现出注视的动作。最后，图形真实性对于沟通真实性而言可能同样重要，但它仅仅用来表示数字化身的个体身份，有时候甚至不需要那么逼真。就像漫画人物一样，我们不会仔细考究漫画人物是否是写实的，因为这不影响我们阅读故事内容。事实上，图形越逼真，沟通真实性可能会越弱，这种过于逼真的数字化身形象可能会使我们产生"恐怖谷"效应。

关于上述运动真实性的论点，可以从神经科学领域的研究中得到论证。个体在观察他人身体运动时会激活镜像神经元系统，这些神经元投射至大脑的部分重要区域，从而使个体将发出动作的"他人"，甚至是机器人或者动物视为具有感知的存在。当然，这种过程通常是无意识的（Rizzolatti and Sinigaglia 2010）。在研究者看来，虚拟化身或由计算机算法驱动的自主人物的运动真实性比人体真实性和图形真实性更为重要，这也是漫画界人士及卡通粉丝群体在过去十几年来一直认可的观点。

3. 系统响应水平

如图2.1所示，Z轴代表了系统响应水平从自动水平到设计水平的变化过程。社会影响产生的途径包括对无意识或自发行为的影响，以及对有意识自主行为的影响。正如上文所提及的，社会心理学家注意到内隐或自动化的社会影响效应十分强大且无处不在。无论是在现实世界还是虚拟世界，这种社会影响始终存在。研究者认为，在虚拟世界中，个体受无意识的社会影响作用与现实世界是类似的。如果数字化身模拟真实的人类，那么用户就会和现实中一样，对这种模仿产生积极的回应（Bailenson and Yee 2005）。如果数字化身突然大声地发出噪声，用户也会表现出和现实中一样的恐惧反应。

（二）调节因素

1. 自我相关性

是模型中重要的调节因素，表示特定虚拟环境中社会交互对用户的价值及重要性。在虚拟环境中，用户根据既往经验和价值观来决定所发生的虚拟社会互动。这些互动可能是相对随意的非正式互动，也可能是非常重要的正式互动。对于那些可能影响他人对我们品格进行喜恶判断的社会互动情境，我们会尽可能表现好自己，这对我们来讲就是比较重要或正式的互动情境，尽管这种情境是在虚拟世界中进行的。仔细想想，这与现实生活中的社会互动是高度一致的。是和他人进行一场简单电子游戏具有性价比，还是和他人谈一场轰轰烈烈的恋爱更具自我价值感，我想你大概已经有了自己的答案吧。

2. 情境

虚拟环境中重要的情境因素包括生态复杂度和行动抉择。这两个因素共同决定了在虚拟环境中用户进行的任何社会互动的性质和复杂程度，从而进一步影响沟通真实性。以 VR 游戏为例，由于重点是游戏互动而非社会互动，因此至少对人体真实性和图形真实性而言，较低的沟通真实性并不会影响用户的代理感，玩家依然能够乐在其中。

为了进一步说明这一点，想象一下：

一个人进入一个数字虚拟的房间，就像进入一个有四面墙、地板和天花板的娱乐室一样。在这个房间里，有一个数字化身，准备和你一起玩"热与冷"的游戏。这个数字化身告诉你，她心里想着房间里的某个物品，并解释说你不能说话或提问。于是，你四处移动，努力找到她心里想着的物品。很快，数字化身会告诉你，你离目标越来越"暖"，"更暖"，"热"，或者"冷"，"更冷"，"冰冷"。最终，当你找到她心里想着的物品时，她会告诉你找到了。

在以上情境中，数字化身所提供的言语反馈信息对玩家而言是不明确的。因为情境本身和对反馈的内容选择都是有限的。但是，当虚拟环境更为复杂，如进行学位论文答辩或者面试时，根据当前人工智能的技术水平（特别是以 ChatGPT 为代表的高性能语言模型），用户很难通过数字化身的外观或行为分辨出是虚拟化身还是由计算机算法驱动的自主人物。

图 2.1B 描绘了数字沉浸式虚拟环境中代理感、沟通真实性和系统响应水平（独立因素）在数字环境中的高、中、低值与自我相关性和情境（调节因素）的关系。这一曲线图形反映了社会影响阈值模型的理论本质是 3 个独立因素与社会影响的概率函数，即不同的因素相互作用导致社会影响发生的概率不同。在曲线上方，代表社会影响可能发生，而在曲线下方，则意味着社会影响不太可能发生。

举例说明，一方面，如果代理感很高（意味着更容易将数字化身视为虚拟化身），那么不需要很高的沟通真实性或设计性，社会影响也很容易产生。因此，虚拟化身仅做出简单的皱眉或苦脸动作，就可以引发用户的负性情绪，从而用户会出现下意识（自动化）的行为，如回之以皱眉。当然，相反的情绪表现（微笑等积极表情）也可以诱发用户的自主行为，如微笑等积极的表情，用户可能会对虚拟化身表现出的善意回之以"谢谢"。

另一方面，如果代理感较低（意味着更容易将数字化身视为由计算机算法驱动的自主人物），那么社会影响的结果取决于沟通真实性（如数字化身是否会以人类的行为方式行动），即交互过程中数字化身的反馈。特别是在意识水平的社会交互过程中，沟通真实性尤为重要。不过，在无意识水平或自动化的社会交互中，这一点对社会影响的作用就变得不是那么重要了（图2.1）。

四、理论的应用

根据上述理论，数字沉浸式VR技术是一种有效的研究工具，可以帮助研究和评估人与人之间、人与计算机程序之间一对一的社会影响效应，也可以研究由虚拟化身逐渐变化为自主人物过程中，人与数字化身的社会影响效应。总而言之，数字沉浸式VR已在全球多个行为实验室和研究机构进行应用。理论模型的转化应用为心理学、社会心理学和其他行为科学的研究提供了巨大的便利。如今，VR的相关研究涉及人际沟通、社会心理、教育、医学等多个领域和产业。其不仅提高了研究的内部和外部效度，同时激发了更多的研究方向和可能性。

例如，研究人员可以利用沉浸式虚拟环境来控制或限制在传统的实验室环境中可能出现的潜在干扰变量（Blascovich et al. 2002），或者创建在真实环境中难以制作的、成本高昂或危险的环境（Fox et al. 2009; Lanier 1992; Biocca and Delaney 1995）。

随着硬件技术升级迭代，HMD（如Oculus Rift）和跟踪系统（如微软XBOX Kinect）变得更加廉价，因此VR相关的研究数量也在逐年增加（Blascovich and Bailenson 2011）。正如Fox在2009年所言，新现实已然以第三方工具的形式成为科学研究过程中的一个重要过程。首先，虚拟环境本身就是研究对象。研究人员需要探索和了解它们如何用于引发个体心理或社会心理活动与反应，同时探讨VR中的人类体验与现实中的相似或不同之处。其次，它们已经在非实验室的应用环境中被广泛使用。例如，医学生使用VR模拟来练习医疗过程（Burdea and Coiffet 2003）。最后，VR也被用于研究各种社会心理现象，如少数民族群体在与其他外部群体互动时的反应（Groom et al. 2009; Dotsch and Wigboldus 2008; Eastwick and Gardner 2009; Peck et al. 2013）。鉴于VR环境的多面性，越来越多科学领域的研究人员正在积极探索它的潜在用途和转化应用。

有2种常见的沉浸式虚拟环境形式需要特别强调，分别是"真实环境仿真"（true to life simulations，TLF）和"转换社会互动"（transformed social interactions, TSI）。前者试图在虚拟环境中复制遵循自然法则的现实环境，以此观察和测量个体的日常行为（Bailenson et al. 2004）；后者则允许研究者操纵或控制现实中的种种约束，如研究者通过计算机程序改变数字化身的外貌或者行为（Bailenson and Segovia 2010; Bailenson and Yee 2005），并在很大程度上使用户远离那些充斥负性刺激的环境。

截至目前，大部分研究使用的数字化身形式以计算机算法驱动的自主人物为主，而虚拟化身的设计和使用较少（Bailenson and Blascovich 2004）。不过，在最近的20年中，计算机算力的突破为动作数据追踪和实时数据呈现奠定了基础，这使得数字虚拟环境研究中的虚拟化身使用频率逐渐提高。这也从侧面反映出底层的计算机技术发展是VR研究的"催化剂"。

五、真实自然的仿真与模拟

数字虚拟环境的性质决定了其非常适合模拟现实生活及人们每天遇到的真实情况和挑战。我们甚至可以在5个完全不同的研究领域找到这种真实且自然仿真模拟的实例，包括精神健康、身体健康、社会规范制订与管理、人力资源、信息传播。虽然隔行如隔山，但这些不同领域之间巨大的鸿沟也证明沉浸式环境技术的影响力有多么深远。

（一）精神与心理健康

VR技术的使用极大拓宽了精神与心理健康从业人员的业务能力。具体来讲，它赋予专业人员创造出可控的、多感官的、具有互动性的沉浸式环境的能力。在这种环境中，患者的服务对象的行为功能失调可以被轻易地诱发、观察和记录。这种研究方法是无法在现实中进行复刻的。

此外，VR技术特别适用于精神心理障碍的研究与治疗。因为在沉浸式环境中，实验人员或心理治疗师可以根据研究或治疗的目的，对环境中的各种因素进行完全控制。例如，他们可以控制环境中数字化身对患者的目光、对患者诉说的内容，也可以直接控制数字化身的人数、性别、年龄、注意力程度等。通过操作环境中的任意变量，研究者或治疗师可以根据患者的实际临床情况，设计、创造和测试个体化的研究或治疗情境。

（二）恐惧症

当患者在相对安全的实验室或心理治疗室时，可以根据患者恐怖的内容创造相应的 VR，以引发患者的恐惧症。在针对恐惧症的治疗中，虚拟环境的临床潜能尤为强大。因为不同于现实中不可控的环境，医生或治疗师可以保证对恐惧场景各项参数的可控性。对于恐惧刺激，自然也可以根据患者的反应进行及时调节，通过增加或减少恐惧刺激的强度，配合患者的治疗进程与需求。沉浸式虚拟环境已被用于研究和治疗多种恐惧症（Côté and Bouchard 2008），包括恐高症（Coelho et al. 2006）、广场恐惧症（Botella et al. 2007）、蜘蛛恐惧症（Coté and Bouchard 2005）、飞行恐惧症（Rothbaum et al. 2000）、公众演讲焦虑（Harris et al. 2002；Safir et al. 2012）、惊恐障碍（Botella et al. 2007）、社交恐惧症（Roy et al. 2003）等。

（三）焦虑障碍

沉浸式虚拟环境也被用于评估和治疗其他形式的焦虑和恐惧障碍，如公众演讲焦虑。Slater 等在 2006 年使用沉浸式虚拟环境研究高自信水平和高恐惧水平群体与焦虑的关系。实验要求两类受试者对空房间或数字化身观众发表公开演讲。高恐惧水平的演讲者在人群密集的房间里明显表现出更高的焦虑水平。通过进一步反复接触非语言消极式听众或不感兴趣的听众，他们逐渐学习到相应的工具性行为来应对他们的焦虑（North et al. 1998；Slater et al. 1999）。

（四）创伤后应激障碍

使用数字沉浸式环境同样有助于解决创伤后应激障碍（posttraumatic stress disorder，PTSD）的症状。其使用遵循心理治疗中的脱敏技术，或通过反复暴露来减缓患者的焦虑反应，直到患者可以逐渐开始适应引起焦虑的刺激（Wople 1968）。医生或治疗师可以逐步在虚拟环境中添加一些刺激物（行为、物体和声音等），从而更接近患者所害怕的真实环境。通过这种方式，医生或治疗师可以帮助患者识别焦虑源，或焦虑情景中较为重要的且能够引起患者不适的方面。

2011 年 Rizzo 和他的同事指出，基于认知行为疗法（cognitive behavior therapy，CBT）的长期暴露治疗对于 PTSD 可能是最为有效的治疗方法。目前，针对 PTSD 的沉浸式环境研究主要集中在现役和退伍军人群体（Ready et al. 2010；Riva et al. 2010；Kramer et al. 2010；Reger et al. 2011；McLay et al. 2011；Baños et al. 2011）。

（五）饮食失调

近期，沉浸式虚拟环境被用于解决进食障碍等饮食健康问题。通过让患者沉浸在高度焦虑的环境中（如有食物供给的社交场景或自助餐餐厅），密切监测他们的注意力方向，从而可以评估他们注意的对象和相关的情绪反应，更有助于个体化治疗的开展（Gutiérrez-Maldonado et al. 2006；Aimé et al. 2009；Gorini et al. 2010）。已有研究证实虚拟餐厅对于糖尿病患者的疾病管理具有积极作用（Johnson et al. 2014；Vorderstrasse et al. 2014）。此外，这种数字沉浸式环境特别适合与食物相关的研究，因为受试者的眼动和注意力数据是可以被追踪和记录的。这使得治疗师能够分析患者在虚拟环境中对某些特定食物的关注程度。有了这些信息，治疗师就可以甄别和筛选可能导致患者做出不良选择的具体刺激物。

（六）成瘾问题

同样地，虚拟环境也可被应用于成瘾问题。Cho等（2008）使用数字线索来刺激受试者对酒精的渴望。Baumann和Sayette（2006）使用类似的程序来刺激雪茄爱好者对尼古丁的欲望。通过评估对线索的反应和受试者主观的欲望等级，可以进一步评估治疗计划的有效性，然后根据患者的个性化需求调整治疗方案（Kaganoff et al. 2012；Traylor et al. 2011）。

（七）疼痛

无论受试者使用HMD还是CAVE式交互环境，数字虚拟环境对疼痛刺激的主观感知都存在显著影响。这个发现是通过获取受试者将手浸入冰水时的主观疼痛评分所得到的。随后，数字虚拟环境又被应用在经历严重疼痛，如烧伤和骨折患者的疼痛测量中。除了进行疼痛的主观评分应用，相关研究还发现，当患者处于VR环境中，其负责疼痛并发出疼痛信号的大脑区域活动减弱（Hoffman et al. 2011）。可能的解释是，受试者主观报告疼痛减少及疼痛敏感区域大脑神经元活动减弱来自虚拟环境对注意力的分散作用，在一定程度上削弱了认知资源，阻碍了来自疼痛受体的神经元信号处理。

（八）物理治疗

分散注意力对帮助老人或体弱者坚持完成身体康复训练有着非常好的作用。人们通过轶事和案例研究分析来了解使用基于互动练习式电子游戏对个体身体、心理和情感的益处（Wollersheim et al. 2010；Pigford 2010；Jung et al. 2009）。这些研究提示，身体受限或疾病情况下的受试者对这种互动式虚拟情境的评价较高，他们认为在参与互动的过程中，能够保持自己的身体活跃，同时提高自己对社会群体的归属感。

（九）脑卒中

其他研究聚焦于将视频游戏作为神经损伤患者的康复工具。任天堂出品的 Wii 主机适合脑卒中患者的康复训练，它的主板提供了生物视觉反馈功能。有研究者在该主机上改编了一款软件，该软件可以帮助脑卒中患者进行负重转移和平衡运动。脑卒中患者可以将负重转移到受损的肢体上来进行游戏，以提高站立和行走时重心的偏转能力。该游戏已被证实可以改善脑卒中患者神经损伤后的平衡、行动和步态功能康复（Lange et al. 2010）。de Silva Cameirao 等（2011）对急性脑卒中患者康复游戏系统 RGS 进行了类似的研究，通过集合多个患者的康复经验来制订个性化康复训练目标。他们的临床研究表明，与对照组相比，使用 RGS 的患者在特定身体运动方面的表现显著改善，并且康复速度也显著高于对照组。

（十）临床技能训练

医务工作者也可以从 VR 中受益。他们可以利用数字虚拟环境来学习和训练自己的临床实践技能，从而提高专业技能的成功率、效率和准确率（Spicer and Apuzzo 2003；Seymour et al. 2002）。例如，急救人员可以模拟虚拟的临床情境，包括繁忙的急诊室、自然灾害地区和特殊的紧急情况，以帮助他们学习如何分类患者，考虑诊疗优先级，同时学习如何评估自己的医疗风险及患者的临床风险。外科医生也可以使用 VR 来积累自己的临床诊断经验，并通过虚拟手术提高自己的手术技能。这样训练的好处在于能够复刻现实中的小概率情境，以提高医务人员应对特殊情况的经验和技能，为将来可能解决的罕见特殊医疗情况提供资源（Andreatta et al. 2010）。

（十一）教育

随着培训行业的发展，许多教育工作者意识到使用数字沉浸式环境进行教育教学活动的价值。Markowitz 等研究者在 2018 年对 VR 与学习进行了最新的实证性综述。相比传统的教学环境，学习者在数字环境中更具心理上的存在感（Kafai 2006；Kafai et al. 1998）。此外，使用沉浸式虚拟环境进行教学能够消除传统教学中时间和空间的限制，使学习可以随时随地地进行。当然，这种新式教学环境也存在争议，它的存在是以一对一的方式开展，这可能潜在地剥夺了学生在班集体中接受互动教育的社会经验（Wegner 1998）。有研究人员发现，接受集体互动教育（传统班级教育）的学生往往比接受一对一教学的学生具有更好的表现，他们能够记住更多的学习内容。不过，随着 VR 的发展，现有的技术已经突破了一对一的教学模式，现有的VR在线平台已经可以让更多的学生同时参与到相同的虚拟教学环境中，并进行教学互动（Kim and Baylor 2006；Bailenson et al. 2008a）。

虽然有些观点认为，对于课题的数字化图形渲染可能无法复现和真实教室相同的课堂氛围感，但有研究发现，人们对数字化"同学"与对真实课堂中同学的反应是相似的（Reeves and Nass 1996；Blascovich et al. 2002）。在成绩表现较差的学校开展的研究发现，数字沉浸式虚拟环境和其他VR程序有助于缩小高、低水平学生之间的差距，特别是测试成绩上的表现（Dede 2009）。

像River City（Dede 2009）、Quest Atlantis（Barab et al. 2007）和Whyville（Neulight et al. 2007）这样的虚拟世界是面向青少年用户开放的VR教育程序，它们通过经常性提供反思和信息综合的方式来帮助用户参与学习。这些数字虚拟环境最强大的优势在于要求用户采取多元的视角来解决问题。例如，在River City中，学生们需要共同努力来确定小镇上人们生病的原因。为了解开这个谜团，他们必须将自己置身于小镇居民的视角中，同时又像城市游客一样进行思考。

数字沉浸式虚拟环境是一种成功的教学工具，因为它可以通过模拟物理世界来增强学习迁移（Schank 2005；Zyda 2005）。当学习到的知识或技能能够主动或被动地应用于另一种情境中，迁移就会发生，它让个体在后续的相关情境或任务中表现得更好（Mestre 2002）。数字虚拟环境增加了学生练习的次数，学生更容易产生学习迁移和巩固知识与技能。

虽然传统教育主要是在个体儿童期的学校环境中进行，并可能持续到大学，但学习是一个终身过程，在这个过程中，个体通过大脑编码新经验对既往知识体系进行同化重组。Rogers等（1977）提出，自我参照编码（self-reference encoding，SRE）比其他类型的编码具有更好的回忆效果，这表明当信息与自我相关时，个体学习和记忆的效果更好。这对于数字虚拟环境具有重要意义，因为研究者可以以各种可能的方式呈现学习者所需的虚拟化身。虚拟化身与学习者的相似性可以从身体特征、性格变量、共同价值观等多个维度进行定制。

研究发现，当教师与学生在性别（Andsager et al. 2006）、种族（Ito et al. 2008；Baylor and Kim 2003）、技能水平（Meichengaum 1971）、观点（Hilmert et al. 2006）或行为（Andsager et al. 2006；Baylor 2009）等方面相似时，学习的可能性增加。而在虚拟环境中，学习者必须感知到虚拟化身与自己是相似的，才能通过替代性的方式获得相同的学习结果。更具体地讲，他们必须对虚拟化身产生认同感。传统的非沉浸式虚拟环境研究表明，对他人的认同增加了学习行为发生的可能性（Bandura 2001；Bandura and houston 1961）。例如，在戒烟的虚拟情景中，受试者和虚拟化身的相似性将增加他们戒烟的可能性。同样地，在虚拟环境中，要求帮派成员与他们敌对的其他帮派成员一同工作，共同完成某项任务，可能会对现实情况产生积极的影响。在这个方向上的创新是无穷无尽的。

（十二）社会影响

根据上面论述的社会影响阈值模型，社会影响的形式是多元的，其在VR中对个体产生的作用和在现实世界中一样强大。事实上，Reeves和Nass（1996）的研究表明，人们对数字虚拟化身的交际方式与他们对其他人的交际方式是一致的。通过反复的沉浸体验，研究者可以施加各类影响，同时也可以隐式测量或者操纵虚拟情境中的社会规范和角色。例如，对受试者注视和空间距离的分析。空间距离是指人们根据文化差异而保持适当的人际交往距离及物理距离（Blascovich and Bailenson 2011；Hall 1963）。Dotsch和Wigboldus（2008）进行了一项实验，让来自荷兰的参与者置身于一个数字沉浸环境中。

经数据分析后得到的空间距离数据显示，荷兰人会与摩洛哥人保持更远的人际距离。这一发现也与受试者在内隐联想测试中的得分相匹配，表明他们保持个人距离是对于摩洛哥群体的无意识信念的反映。同样，Eastwick和Gardner（2009）发现对于种族的既有经验和信仰也会延伸到虚拟环境中。在他们的实验中，黑种人的虚拟化身使用"以退为进"策略的成功率比白种人的虚拟化身要低。

此外，数字沉浸式虚拟环境中的"偏见效应"并不局限于种族背景。Hoyt和Blascovich（2007）使用其中一个情境激活性别的刻板印象和领导力，结果发现领导效能水平较高的女性会经历积极的激发反应，超过了领导效能较低的女性。在类似的情境中，Fox和Bailenson（2009）发现受试者与一个符合刻板印象的虚拟女性互动后会表现出更多的性别歧视和反女权态度，而与非刻板印象的虚拟女性互动后的参与者则没有这种情况发生。

逼真的数字沉浸式环境也被用来记录亲社会行为。Gilliath等（2008）使用相关技术研究亲社会行为，受试者在虚拟情境中为虚拟化身提供援助或表达关切的比例与真实情境相同。Slater等（2000）比较了经历真实情境和虚拟情境中的两个小组的表现，发现在两个场景中均出现了"领导力涌现"和尴尬的情况。Hoyt和Blascovich（2003）研究了虚拟情境中小组的领导风格，发现参与者小组所出现的凝聚力与现实世界中从事相同活动的群体是一致的。

Jabon和他的同事使用虚拟驾驶游戏研究了能够预测交通事故的面部特征。他们的研究表明，在事故发生前最多4秒，驾驶员的面部会显示出交通事故的预测信号（Jabon et al. 2011）。这种信息在降低青少年驾驶事故率或为新汽车研发自动纠正车辆的安全算法方面极具价值。

上述研究仅展示了使用数字沉浸式虚拟环境技术进行研究的一小部分。尽管这些应用是在相同领域，但它们展示了数字环境的应用价值与影响力。随着更多领域对VR研究的探索，越来越多天马行空的VR应用转化从不可能变成了现实。

六、转换社会互动

尽管对真实世界的数字模拟有许多实际用途，但研究人员通常关注操纵或测量那些在现实生活中不太可能发生的变量。在这种情况下，研究者可以利用"转换社会互动"（targeted sentiment index，TSI）。顾名思义，在转换社会互动过程中，部分现实中的因素被转换或被去除，以允许在虚拟环境中发生现实中不太可能出现的情境，其本质是依靠虚拟环境创造出新的现实。通过数字沉浸式虚拟环境技术，研究者通常操控自我表征、感知能力和情境背景三个因素来转换社会互动。每个因素都可以与其他因素结合或独立操控，用于产生目标数字环境（Bailenson et al. 2008b）。

根据Goffman对身份的解释，自我的呈现就是需要在社交中不断表演。人们总是选择独特的手势、举止和行为来引起他人对自己期望的印象（Goffman 1959）。例如，表现出愉快或讨人喜爱以获得社交优势（Jones 1964；Jones and Pitman 1982）。在用积极的方式呈现自我的同时，平衡受欢迎程度和真诚十分重要（Schlenker 1980）。

早在Goffman之前50多年，Cooley（1902）将"镜像自我"描述为一种人们想象自己的外表会被他人如何判断，以及他人的感受会与这种判断相关联的推论。虽然Cooley以镜子来类比自我表征，但这种做法在今天看来已经过时了。数字VR技术允许个体与个体映射出的虚拟形象（虚拟化身或自主人物）进行三维空间内的实时互动。对于参与者，他们最感兴趣的莫过于虚拟的自我形象是什么样子的？在大多数情况下，他们的虚拟形象或行为至少在某些方面看起来与参与者相似。在某些方面，与虚拟形象互动，就像照镜子，特别是当这个数字化身是通过主体的形象特征制作出来的（Bailenson et al. 2001；Biocca 1997；Nass et al. 1998）。

不过，在研究者进行转换社会互动后，对于受试者而言，虚拟化身所表征的自我与镜像自我还是有很大的不同（Bailenson et al. 2004）。例如，受试者的虚拟化身可以在研究者的控制下进行独立移动，因此其所观察到的虚拟化身的动作可能与自己并不同步。另外，受试者还可以以第三人称的方式观察自我的虚拟化身（以旁观者的角度观察自己），从客体的角度收获新的知识经验。人们对于自我虚拟化身的感受是非常微妙的，有时会认为虚拟形象与真实自我是完全一致的，有时却又完全认不出自己的虚拟形象（Bailenson et al. 2008b）。事实上，研究者会特别关注受试者在经历转换社会互动操作后，对自己虚拟形象的看法发生了怎样的变化，以及这种变化对他们行为的影响。

Bem（1972）的自我感知理论认为，个体通过观察自身行为来形成态度，而态度又进一步影响行为。而情绪的产生也可以通过类似途径获得（Bailenson and Segovia 2010）。例如，研究者可以通过控制受试者的外显行为诱导喜欢、厌恶、快乐、愤怒等情绪的产生（Larid 2007）。

一项经典且有趣的研究也观察到了上述现象。Cacioppo 和他的同事们让参与研究的学生用嘴唇或者牙齿咬住一支笔。牙齿咬住笔的肌肉活动状态与微笑是一致的，如预期所料，相对于嘴唇咬笔，使用牙齿咬笔的学生在随后的漫画阅读过程中感受到了更大的乐趣（Cacioppo et al. 1986）。总而言之，自我感知理论对沉浸式虚拟环境技术研究产生了巨大的影响，研究人员基于这套理论可以根据研究假设对虚拟情境或数字化身进行有目的的控制。

七、自我表征的转换

在 VR 中改变虚拟化身的外观很容易实现。根据自我感知理论，当人们通过观察化身的外表和行为来推断自己预期的行为和态度时，就会出现"普罗透斯效应"（Yee and Bailenson 2007）。普罗透斯效应是指当个体被赋予不同的角色时，自身的行为会表现得与角色特点相一致的现象。在虚拟环境中，通常会设置一个"虚拟镜子"，以便第一人称视角的用户能够看到自己虚拟化身的样子（Blascovich et al. 2002）。在虚拟环境中，用户可以通过"虚拟镜子"来实现使用不同的视角观察世界和对象，因此所看到的内容，在其他人看来可能完全是另一个样子。虽然一般情况下，研究者不会经常性地切换或改变用户的视角，不过这种能够实现主客体转换的方式却是 VR 研究的众多优势之一。

有研究者在虚拟环境中设置了"虚拟镜子"，要求参与其中的受试者通过"虚拟镜子"来观察自己。随后又要求他们与虚拟环境中的其他数字化身进行交流。结果发现，参与者的自我距离（与"虚拟镜子"的距离）和与他人保持的人际距离与现实世界是一致的（Bailenson et al. 2003）。这个现象也进一步论证了我们一直在强调的观点：个体在虚拟环境中对数字化身的表现与现实生活是一样的。

也正是基于这样的背景，上文提到的个体态度与行为的交互影响过程可以通过技术手段进行解析。研究者在观察和操控虚拟环境变量时，通常可以引入更为内隐的测量手段。例如，使用眼动或肢体动作捕捉技术，或者是记录参与者的自我报告等。这些数据能够更加客观地反映参与者行为与态度的动态变化过程。研究者通过改变数字化身的形象或行为，借助内隐测量手段，就可以观察到由变量控制所引发的受试者态度和行为变化的过程。

一项生动且有趣的研究反映了VR中变量操控的研究价值。在这项研究中，受试者被告知需要在虚拟环境中与一个虚拟化身分享一定数量的钱财。在研究人员对虚拟化身进行控制的过程中出现了一些有趣的现象。当虚拟化身的身高比受试者矮15cm时，受试者为了自身获利，更愿意进行对自己有利的不公平划分。而当虚拟化身的身高比受试者高15cm时，受试者则普遍愿意接受虚拟化身所提出的不利于自己的金钱划分方案（Yee et al. 2009）。这一研究结果也支持了过去研究者对身高与自尊的看法，即自尊水平与身高水平呈正相关关系（Judge and Cable 2004）。

在另一项研究中，参与者被要求随机与面容姣好或长相一般的虚拟化身进行沟通互动。结果发现，参与者在面对面容姣好的虚拟化身时，会透露更多关于个人的信息（Yee et al. 2009）。另外，在其他研究中，研究者发现受试者无论何种性别，在选择关于自身虚拟化身形象时，那些有意或无意地选择男性虚拟化身的受试者，在虚拟环境中会表现出更多的男性化的姿态（Jung and McLaughlin 2008）。

对受试者自我虚拟化身形象进行变量控制时，也会引起本体行为和态度的变化。有研究发现，虚拟环境中穿黑色服装的受试者比穿白色服装者更易表现出反社会欲望（Merola et al. 2006）。而在体育心理学研究领域，研究者发现，运动员在观看自我虚拟化身在虚拟环境中通过锻炼以增加或减轻体重后，会增加他们在现实情境中参与锻炼的主观意识。相比那些在虚拟环境中闲逛的受试者，参与虚拟跑步训练的受试者在接下来的24小时中会更为积极的参加体育锻炼（Fox and Bailenson 2009b）。综上所述，这些研究表明，VR的参与者认同他们在虚拟环境中的自我，并能自然地沉浸在与其他虚拟化身的社会互动氛围当中。这与现实世界的社会交互是一样的。

普罗透斯效应在VR研究中的另一个重要延伸是，虚拟环境和虚拟化身的设置会对受试者背后的内隐群体认知产生影响。例如，不管受试者是何种族，在虚拟环境中，那些虚拟化身是黑种人的受试者表现出更高水平的内隐种族偏见，他们的立场更倾向于白种人。而相比之下，虚拟化身为白种人的受试者则表现得更为中立（Groom et al. 2009）。这说明在数字虚拟环境，即使是通过自己的虚拟化身来扮演其他种族群体的成员，也会加深内隐种族偏见。如果鼓励受试者在虚拟环境中探索，并增加与那些被赋予污名化群体的成员相互交流的机会，就可能会减少内隐种族偏见，这符合Allport在1954年提出的人际接触理论。

虽然，在虚拟环境中增加与种族以外的成员交流的机会以增进好感度是自我表征转换的积极尝试，但这种数字虚拟环境技术所表现出的潜力远不止如此。通过在虚拟环境中控制自我表征转换，极易成为一种能够说服个体的工具，而在这一过程中，个体甚至没有意识到自己被潜移默化的影响。利用数字转换，研究者（或者潜在的广告商业公司）能够捕捉到人类倾向于偏好与自己相似面孔的特征（Bailenson et al. 2006）。此外，研究者还发现，两个人的身体相似性会提升彼此间的信任感和利他主义，并且可能成为衡量两者利益和价值观是否一致的标准。Bailenson 及其同事（2006）的一项研究在受试者不知情的情况下，将受试者的面孔与一个虚拟候选人的面孔进行融合。结果显示，男性受试者会认为这位候选人更具吸引力、更积极且热情，就算将候选人的面孔（融合了受试者的面孔）进行扭曲后，他们也有更大的概率将选票投给这位虚拟候选人。这似乎说明，当选民对候选人缺乏实质性了解时，视觉情感线索可能会成为他们最终做出选择的主要依据。

研究者还尝试使用自我表征转化来增加受试者退休后的储蓄行为。当受试者在虚拟环境中接触到老年的自我虚拟化身，他们随后会将更多的钱进行储蓄，并且表现出延迟货币激励的行为趋势（Hershfield et al. 2011）。类似地，个体在商场的购物决策也可以通过使用自我表征转化来加以影响。Ahn 和 Bailenson（2011）围绕购物决策开展了多项实验研究。在他们的研究中，受试者被要求与一个能够自我表征转换的虚拟化身进行互动。他们发现，当虚拟化身的形象看起来与受试者相似时，受试者的购买意愿及对品牌的积极感受均会增加。目前规模较大的公司也在有意识地创造更加科学、复杂的方法，通过互联网追踪客户的消费习惯。而借助 VR 中自我表征转化的相关研究，可以根据目标用户的个人特征，创造更有针对性的个性化广告。不过，这种极具商业化味道的变量控制是否符合伦理，目前还有待商榷。

Segovia 和 Bailenson（2009）在一项研究中探讨了控制沉浸式环境对受试者说服作用的局限性。他们关注是否能够通过沉浸式环境向儿童灌输错误的记忆。在实验中，研究者向学龄前儿童和学龄期儿童讲述和两只虎鲸一起游泳的故事。接下来，儿童被分配到 4 种实验条件中：①要求儿童无所事事地静坐；②要求儿童想象自己和鲸鱼一起游泳的场景；③在虚拟沉浸环境中，儿童能看到其他的虚拟儿童和两只虎鲸一起游泳的场景；④在虚拟沉浸环境中，儿童看到自己的虚拟化身和两只虎鲸一起游泳。在随后的访谈中，研究者发现所有学龄前儿童都将他们所处的故事条件进行了记忆错构。然而，在学龄期儿童中，想象条件及通过自我形象参与虚拟游泳场景的儿童比其他实验条件导致了更多的记忆错构。可能的解释是，与无所事事地静坐和其他虚拟状态相比，在这些条件下参与图像记忆的丰富度增加了。

增加用户的虚拟化身与自身物理相似性可能会对用户本身的思想和行为产生重大影响。但同样需要注意的是，研究者同样可以增加其他数字化身与用户的相似度，通过控制虚拟环境中的数字化身模仿用户的非语言行为，从而创造出所谓的"数字伪装"（Bailenson and Yee 2005）。事实上，在姿势、说话方式、语言、手势和情绪等方面有意或无意地模仿对方，是促进社会关系和个体间社会连接的重要机制（Lakin et al. 2003；van Baaren et al. 2003；Chartrand and Bargh 1999；Lakin and Chartrand 2003）。

另一项能够论证"数字模仿"的研究来自 Bailenson 和 Yee 在 2005 年开展的实验。在实验中，一部分受试者会听到一个有关虚拟化身的有说服性的演讲，这个虚拟化身的头部动作实际上来自其他受试者头动的回放动画。而另一部分受试者也会看到虚拟化身的演讲，但他们所看到的虚拟化身的头部动作是来自他们自己在实验过程中的头动动画（延迟 4 秒，虚拟化身的头动是录制了受试者 4 秒前的头动动画，这就是所谓的"数字模仿"）。研究结果发现，与"数字模仿"互动的参与者更容易被演讲说服，并且更喜欢虚拟化身，同时实验过程中还会有更多的眼神注视。奇妙的是，受试者很少察觉到这种模仿，这表明通过"数字模仿"来增强人际关系的过程是高度自动化的。

另一个影响说服力和喜爱程度的非语言行为是凝视的时间。在现实中，主体对客体的凝视往往是"零和"的。所谓"零和"就是指凝视往往是一对一的模式。例如，要求参与者 B 凝视参与者 A，那么他就不可能同时凝视参与者 C。在沉浸式虚拟环境中，受试者所佩戴的头盔在每秒内都可以多次跟踪采集用户的头部滚动、俯仰和偏航。因此，参与者这种"零和"状态的凝视，其频率和空间参数非常容易计算出来。

对于研究者或者观察者的虚拟化身而言，"零和"的凝视并不总是必要的。在由多个受试者共同构成的沉浸式虚拟环境中，他们可能需要关注每一个受试者的情况，同时又必须保证每一个受试者感受到交谈的对象（研究者的虚拟化身）的凝视始终是集中在自己身上的。这样看来，"零和"的凝视状态和研究者的视角始终是矛盾的。前者要求一对一的模式，后者则要求一对多。而 VR 恰恰解决了这种"零和"或"非零和"的冲突。研究者可以同时控制场景中所有和受试者产生对话的虚拟化身，根据受试者的表现实时渲染化身的运动。这样，所有的受试者都会感觉到与之交流的虚拟化身时刻都在和自己进行 100% 的眼神交流（图 2.2）。这就是所谓的"非零和"凝视。这种效果的实现得益于数字环境为每个受试者单独呈现信息。因此，对参与者 B 而言，在他凝视参与者 A 和参与者 C 之前，参与者 A 和参与者 C 在头盔上的信息就已经接受了处理，使得他们的凝视完全集中在参与者 B 身上。"非零和"凝视是可逆的，使沉浸式环境中的所有用户同时相信他们正从虚拟发言者那里得到 100% 的眼神交流。

对沟通者而言，目光是一种非常有价值的交流工具。它可以吸引注意力，增强说服力，并提供行为指导（Segrin 1993）。多项研究已经证实，当一个有说服力的虚拟化身演讲者同时使用非零和凝视与每个受试者进行坚定的直接目光接触时，受试者更有回眸的可能性。此外，受试者很少能够察觉到这种凝视是不自然的，女性受试者（比男性更多）更容易被说话者说服（Bailenson et al. 2005）。这些发现具有重大的意义，特别是在教育领域。随着在线教育和远程教育的普及，越来越多的学生通过在线平台与教师互动。如果学生在数字沉浸式环境中与教师面对面，并感到他们得到了教师的全部的关注，就有提高注意力水平，巩固学习效果的可能性（Blascovich and Bailenson 2011）。

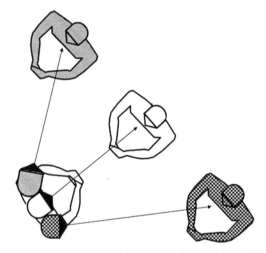

图 2.2　沉浸式虚拟环境中的多用户的"非零和"凝视

八、感官能力的变换

虽然操控自我表征因素最有可能促成用户的行为转变，但在数字虚拟环境中变换用户的感官，同样可能对行为产生巨大的影响。感官能力的变换会增强个体的感知力。举一个现实生活中非常普遍的例子，大家在生活中总会说："换个角度，你会看到不一样的世界。"在沉浸式数字虚拟环境中，参与者不仅可以从自己的角度看待环境，还可以从环境中任何其他参与者角度或不同位置观察环境（图2.3）。这个新视角可以是一个弹窗，也可以完全占据整个屏幕（Bailenson et al. 2004）。目前，这种感官能力变换的技巧可以在互联网平台上的许多视频游戏，或者一些在线网络聊天工具（如SKYPE）中用到。

另一种感官增强提供给参与者的是他们无法自己汇总综合信息。这种变换被称为"隐形顾问"。在沉浸式环境中，"隐形顾问"只对特定个体可见。它们可以是算法或人类的虚拟化身，能够接收来自环境中所有参与者的全部感知信息。这些顾问可以基于已为每个参与者收集的跟踪信息，为参与者实时提供有关其他参与者关注或位移的摘要信息。也可以仔细研究参与者自身的行为，然后汇总这些数据，同时在参与者身上出现表征其当前状态（或被编程使用）的行为标志，即在虚拟化身身上弹出有关口头或非口头行为的总结信息的标识。这些行为包括点头/摇头、面部表情、凝视（在沉浸式虚拟环境中的参与者注视的点）和说话频率等（Bailenson et al. 2008a）。

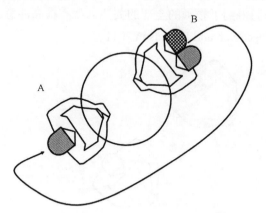

图 2.3　沉浸式虚拟环境中用户的多视角

随着在线课程和社交平台数量的增加，每个人都难免将更多的时间花在虚拟环境的互动上。教师可以利用这些"隐形顾问"和行为标志来确保所有学生在课堂上始终保持专注力（Bailenson et al. 2008a）。

感官能力的转变也被认为是治疗孤独症儿童的一种方法。孤独症儿童的一个典型行为问题是他们很难与他人进行眼神交流。研究者创建了一个沉浸式大型虚拟环境，其中包括了一个沉浸在孤独症儿童中的观众。当一个孩子说话时，如果长时间没有与某个对象进行眼神交流，虚拟的观众形象就会慢慢消失。在整个研究过程中，研究者发现，虚拟形象消退是孤独症儿童的一个重要线索，当虚拟形象开始消退时，他们会增加与未受影响儿童的眼神接触量（Bailenson et al. 2008a；Jarrold et al. 2013）。

九、情境背景的变换

三个被控制因素的最后一个是情境背景变换。这种变换改变了沉浸式虚拟环境的空间或时间结构。这在教育领域有很多应用。教师的教学可以改变呈现"实时"的进程，在某种意义上使用"倒退"和"快进"功能以增加学生对知识的理解。教师也可以通过空间变换来控制物体移动时的视角，让学生在非抽象的角度直观地体验、分析物体的大小、距离和运动。数字虚拟世界还可以在空间上进行增强，以实现最佳配置。在不同的环境下，每个学生都会觉得自己坐在老师的正前方，而其他学生则坐在更远的地方（Bailenson et al. 2008a；Blascovich et al. 2002）。上文已经探讨了这种技术实现的可能性和优势，因为数字环境是为每个个体单独呈现的（可以理解为个性化的服务），更改座位位置仅需要一个简单的计算机指令即可完成。

十、总　　结

使用数字沉浸式虚拟环境来研究行为，为研究人员提供了远比其他方法更多的实验控制。通过控制三个因素：自我表征、感官能力和情境背景，研究人员可以创造出一种与现实中所能获得的任何体验都不尽相同的体验。然而，可能有人认为，与物理现实相比，转变后的社会互动模式可能削弱了现实主义，从而扭曲了社会影响阈值模型。但需要强调的是，因为转变后的社会互动是超越个人的，它们会比自然动作或环境产生更强的说服力。个性化的虚拟化身和参数设置已经变得非常灵活，甚至比人与人面对面的设置更为真实（Walther 1996）。随着人们上网时间越来越长，用户在互联网上会上传更多的个人信息，而为了迎合用户而创造出的专业化定制虚拟化身也越来越具有价值，并远远超过了物理现实的界限。因此，问题就变成了：虚拟世界的边界应该在哪里呢？

十一、结　　论

数字沉浸式虚拟环境研究在20世纪90年代就已经埋下伏笔，随着计算成本的降低，以及算力的提高，为更多实验室的更多研究人员提供了利用三维跟踪和实时渲染进行研究的机会。虽然以临床医学为代表的外科和精神科是VR成果发布最多的领域，但社会科学也不甘落后（Oh et al. 2018）。事实上，科学家正在继续使用沉浸式虚拟环境技术寻找新的研究问题。

特别是，数字沉浸式虚拟环境技术为行为和社会科学家提供了一种新的工具，用于研究先前已被观察到，但知之甚少的社会心理现象。此外，该技术为分析社会互动提供了一种新的范式。一般来说，研究者基于可测试的假设建立理论。然而，利用数字虚拟技术，研究者可以开始逐渐移除社会互动中不重要的成分，直至剩下社会互动中真正关键的部分。通过这种方法，他们的工作更像是工程师，寻找到底是什么决定了机器的运行。虽然在过去的几十年里，逻辑实证主义一直是主导社会心理学领域的基础逻辑，但或许沉浸式虚拟环境将提供一种新的范式方法，从而为社会心理学领域带来颠覆性的革命。

（张　瑾　赵文涛　徐　勇　译）

参 考 文 献

Ahn, S. J., & Bailenson, J. N. (2011). Self-endorsing versus other-endorsing in virtual environments: The effect on brand attitude and purchase intention. *Journal of Advertising, 40*(2), 93–106.

Aimé, A., Cotton, K., & Bouchard, S. (2009). Reactivity to virtual reality immersions in a subclinical sample of women concerned with their weight and shape. *Journal of Cybertherapy and Rehabilitation, 2*, 115–126.

Allport, G. W. (1954). The historical background of modern social psychology. *Handbook of Social Psychology, 1*, 3–56.

Andreatta, P., Maslowski, E., Petty, S., Shim, W., Marsh, M., Hall, T., Stern, S., & Frankel, J. (2010). Virtual reality triage training provides a viable solution for disaster preparedness. *Academic Emergency Medicine, 17*(8), 870–876.

Andsager, J. L., Bemker, V., Choi, H. L., & Torwel, V. (2006). Perceived similarity of exemplar traits and behavior: Effects on message evaluation. *Communication Research, 33*, 3–18.

Bailenson, J. N., & Blascovich, J. (2004). Avatars. In *Encyclopedia of human-computer interaction*. Great Barrington: Berkshire Publishing Group.

Bailenson, J. N., & Segovia, K. Y. (2010). Virtual doppelgangers: Psychological effects of avatars who ignore their owners. In W. S. Bainbridge (Ed.), *Online worlds: Convergence of the real and the virtual* (pp. 175–186). New York: Springer.

Bailenson, J. N., & Yee, N. (2005). Digital chameleons: Automatic assimilation of nonverbal gestures in immersive virtual environments. *Psychological Science, 16*, 814–819.

Bailenson, J. N., Beall, A. C., Blascovich, J., Weisbuch, M., & Raimmundo, R. (2001). Intelligent agents who wear your face: Users' reactions to the virtual self. *Lecture Notes in Artificial Intelligence, 2190*, 86–99.

Bailenson, J. N., Blascovich, J., Beall, A. C., & Loomis, J. M. (2003). Interpersonal distance in immersive virtual environments. *Personality and Social Psychology Bulletin, 29*, 1–15.

Bailenson, J. N., Beall, A. C., Loomis, J., Blascovich, J., & Turk, M. (2004). Transformed social interaction: Decoupling representation from behavior and form in collaborative virtual environments. *PRESENCE: Teleoperators and Virtual Environments, 13*(4), 428–441.

Bailenson, J. N., Beall, A. C., Blascovich, J., Loomis, J., & Turk, M. (2005). Transformed social interaction, augmented gaze, and social influence in immersive virtual environments. *Human Communication Research, 31*, 511–537.

Bailenson, J. N., Garland, P., Iyengar, S., & Yee, N. (2006). Transformed facial similarity as a political cue: A preliminary investigation. *Political Psychology, 27*, 373–386.

Bailenson, J. N., Yee, N., Blascovich, J., Beall, A. C., Lundblad, N., & Jin, M. (2008a). The use of immersive virtual reality in the learning sciences: Digital transformations of teachers, students, and social context. *Journal of the Learning Sciences, 17*(1), 102–141.

Bailenson, J. N., Yee, N., Blascovich, J., & Guadagno, R. E. (2008b). Transformed social interaction in mediated interpersonal communication. In E. Konijn, M. Tanis, S. Utz, & A. Linden (Eds.), *Mediated interpersonal communication* (pp. 77–99). New Jersey: Lawrence Erlbaum Associates.

Bandura, A. (2001). Social cognitive theory of mass communication. *Media Psychology, 3*, 265–299.

Bandura, A., & Huston, A. C. (1961). Identification as a process of incidental learning. *Journal of Abnormal & Social Psychology, 63*, 311–318.

Baños, R. M., Guillen, V., Quero, S., García-Palacios, A., Alcaniz, M., & Botella, C. (2011). A virtual reality system for the treatment of stress-related disorders: A preliminary analysis of efficacy compared to a standard cognitive behavioral program. *International Journal of Human-Computer Studies, 69*(9), 602–613.

Barab, S. A., Sadler, T. D., Heiselt, D., Hickey, D., & Zuiker, S. (2007). Relating narrative, inquiry, and inscriptions: Supporting consequential play. *Journal of Science Education and Technology, 16*(1), 59–82.

Baumann, S. B., & Sayette, M. A. (2006). Smoking cues in a virtual world provoke craving in cigarette smokers. *Psychology of Addictive Behaviors, 20*, 484–489.

Baylor, A. L. (2009). Promoting motivation with virtual agents and avatars: Role of visual presence and appearance. *Philosophical Transactions of the Royal Society B: Biological Sciences, 364*(1535), 3559–3565.

Baylor, A., & Kim, Y. (2003). The role of gender and ethnicity in pedagogical agent perception. In *World conference on E-learning in corporate, government, healthcare, and higher education* (pp. 1503–1506). Norfolk: Association for the Advancement of Computing in Education.

Bem, D. (1972). Self perception theory. In L. Berkowitz (Ed.), *Advances in experimental social psychology* (Vol. 6). New York: Academic.

Biocca, F. (1997). *The cyborg's dilemma: Progressive embodiment in virtual environments.* Retrieved April 1, 2012, from www.ascusc.org/jcmc/vol3/issue2/biocca2.html#ref92.

Biocca, F., & Delaney, B. (1995). Immersive virtual reality technology. In F. Biocca & M. R. Levy (Eds.), *Communication in the age of virtual reality* (pp. 57–124). Hillsdale: Erlbaum.

Blascovich, J. (2013). Challenge and threat. In A. J. Elliot (Ed.), *Handbook of approach and avoidance motivation* (pp. 431–445). New York: Taylor & Francis.

Blascovich, J., & Bailenson, J. (2011). *Infinite reality: Avatars, eternal life, new worlds and the dawn of the virtual revolution.* New York: HarperCollins Publishers.

Blascovich, J., Loomis, J., Beall, A. C., Swinth, K. R., Hoyt, C. L., & Bailenson, J. (2002). Immersive virtual environment technology as a methodological tool for social psychology. *Psychological Inquiry, 13*(2), 103–124.

Botella, C., García-Palacios, A., Villa, H., Baños, R. M., Quero, S., Alcañiz, M., et al. (2007). Virtual reality exposure in the treatment of panic disorder and agoraphobia: A controlled study. *Clinical Psychology & Psychotherapy, 14*, 164–175.

Burdea, G. C., & Coiffet, P. (2003). *Virtual reality technology* (Vol. 12, 2nd ed., pp. 663–664). New York: Wiley.

Cacioppo, J. T., Petty, R. P., Losch, M. E., & Kim, H. S. (1986). Electromyographic activity over facial muscle regions can differentiate the valence and intensity of affective reactions. *Journal of Personality and Social Psychology, 50*, 260–268.

Chartrand, T. L., & Bargh, J. A. (1999). The chameleon effect: The perception-behavior link and social interaction. *Journal of Personality and Social Psychology, 76*, 893–910.

Cho, S., Ku, J., Park, J., Han, K., Lee, H., Choi, Y. K., et al. (2008). Development and verification of an alcohol-craving induction tool using virtual reality: Craving characteristics in a social pressure situation. *CyberPsychology and Behavior, 11*, 302–309.

Coelho, C. M., Santos, J. A., Silvério, J., & Silva, C. F. (2006). Virtual reality and acrophobia: One-year follow-up and case study. *CyberPsychology and Behavior, 9*, 336–341.

Cooley, C. H. (1902). *Human nature and the social order.* New York: Scribner's.

Coté, S., & Bouchard, S. (2005). Documenting the efficacy of virtual reality exposure with psychophysiological and information processing measures. *Applied Psychophysiology & Biofeedback, 30*, 217–232.

Côté, S., & Bouchard, S. (2008). Virtual reality exposure for phobias: A critical review. *Journal of CyberTherapy & Rehabilitation, 1*(1), 75–91.

de Silva Cameirao, M., Badia, S. B., Duarte, E., & Verschure, P. F. (2011). Virtual reality based rehabilitation speeds up functional recovery of the upper extremities after stroke. A randomized controlled pilot study in the acute phase of stroke using the rehabilitation gaming system. *Restorative Neurology and Neuroscience, 29*, 287–298.

DeBruine, L. M. (2002). Facial resemblance enhances trust. *Proceedings of the Royal Society of London B, 269*, 1307–1312.

Dede, C. (2009). Immersive interfaces for engagement and learning. *Science, 323*, 66–70.

Dotsch, R., & Wigboldus, D. H. J. (2008). Virtual prejudice. *Journal of Experimental Social Psychology, 44*, 1194–1198.

Eastwick, P. W., & Gardner, W. L. (2009). Is it a game? Evidence for social influence in the virtual world. *Social Influence, 4*, 18–32.

Fox, J., & Bailenson, J. N. (2009a). Virtual virgins and vamps: The effects of exposure to female characters' sexualized appearance and gaze in an immersive virtual environment. *Sex Roles, 61*, 147–157.

Fox, J., & Bailenson, J. N. (2009b). Virtual self-modeling: The effects of vicarious reinforcement and identification on exercise behaviors. *Media Psychology, 12*, 1–25.

Fox, J., Arena, D., & Bailenson, J. N. (2009). Virtual reality: A survival guide for the social scientist. *Journal of Media Psychology, 21*(3), 95–113.

Fox, J., Ahn, S. J., Janssen, J., Yeykelis, L., Segovia, K., & Bailenson, J. N. (2015). Avatars versus agents: A meta-analysis quantifying the effect of agency. *Human-Computer Interaction, 30*(5), 401–432.

Gaertner, S. L., & Dovidio, J. F. (1977). The subtlety of white racism, arousal and helping behavior. *Journal of Personality and Social Psychology, 35*, 691–707.

Gibson, W. (1984). *Neuromancer*. New York: Ace Books.

Gilliath, O., McCall, C., Shaver, P. R., & Blascovich, J. (2008). What can virtual reality teach us about prosocial tendencies in real and virtual environments? *Media Psychology, 11*, 259–282.

Goffman, E. (1959). *The presentation of self in everyday life*. New York: Anchor Books.

Gordon, N. S., Merchant, J., Zanbaka, C., Hodges, L. F., & Goolkasian, P. (2011). Interactive gaming reduces experimental *pain* with or without a head mounted display. *Computers in Human Behavior, 27*(6), 2123–2128. z.

Gorini, A., Griez, E., Petrova, A., & Riva, G. (2010). Assessment of the emotional responses produced by exposure to real food, virtual food and photographs of food in patients affected by eating disorders. *Annals of General Psychiatry, 9*(1), 30.

Groom, V., Bailenson, J. N., & Nass, C. (2009). The influence of racial embodiment on racial bias in immersive virtual environments. *Social Influence, 4*, 231–248.

Gutiérrez-Maldonado, J., Ferrer-García, M., Caqueo-Urizar, A., & Letosa-Porta, A. (2006). Assessment of emotional reactivity produced by exposure to virtual environments in patients with eating disorders. *CyberPsychology and Behavior, 9*, 507–513.

Hall, E. T. (1963). System for the notation of proxemic behavior. *American Anthropologist, 65*, 1003–1026.

Haney, C., Banks, W. C., & Zimbardo, P. G. (1973). Study of prisoners and guards in a simulated prison. *Naval Research Reviews, 9*, 1–17.

Harris, S. R., Kemmerling, R. L., & North, M. M. (2002). Brief virtual reality therapy for public speaking anxiety. *CyberPsychology and Behavior, 5*, 543–550.

Hershfield, H. E., Goldstein, D. G., Sharpe, W. F., Fox, J., Yeykelis, L., Carstensen, L. L., & Bailenson, J. N. (2011). Increasing saving behavior through age-progressed renderings of the future self. *Journal of Marketing Research, 48*, S23–S37.

Hilmert, C. J., Kulik, J. A., & Christenfeld, N. J. S. (2006). Positive and negative opinion modeling: The influence of another's similarity and dissimilarity. *Journal of Personality & Social Psychology, 90*, 440–452.

Hoffman, H. G., Chambers, G. T., Meyer, W. J., Arceneaux, L. L., Russell, W. J., Seibel, E. J., Richards, T. L., Sharar, S. R., & Patterson, D. R. (2011). Virtual reality as an adjunctive non-pharmacologic analgesic for acute burn pain during medical procedures. *Annals of Behavioral Medicine, 41*(2), 183–191.

Hoyt, C. L., & Blascovich, J. (2003). Transformational and transactional leadership in virtual and physical environments. *Small Group Research, 34*, 678–715.

Hoyt, C. L., & Blascovich, J. (2007). Leadership efficacy and women leaders' responses to stereotype activation. *Group Processes and Intergroup Relations, 10*, 595–616.

Ito, K. E., Kalyanaraman, S., Brown, J. D., & Miller, W. C. (2008). Factors affecting avatar use in a STI prevention CD-ROM. *Journal of Adolescent Health, 42*, S19.

Jabon, M. E., Bailenson, J. N., Pontikakis, E. D., Takayama, L., & Nass, C. (2011). Facial expression analysis for predicting unsafe driving behavior. *IEEE Pervasive Computing, 10*(4), 84–95.

Jarrold, W., Mundy, P., Gwaltney, M., Bailenson, J. N., Hatt, N., McInyre, N., Kim, K., Solomon, M., Novotny, S., & Swain, L. (2013). Social attention in a virtual public speaking task in higher functioning children with autism. *Autism Research, 6*(5), 393–410.

Johnson, D., Johnson, R., & Skon, L. (1979). Student achievement on different types of tasks under cooperative, competitive, and individualistic conditions. *Contemporary Educational Psychology, 4*, 99–106.

Johnson, C., Feinglos, M., Pereira, K., Hassell, N., Blascovich, J., Nicollerati, J., Beresford, H. F., Levy, J., & Vorderstrasse, A. (2014). Feasibility and preliminary effects of a virtual environment for adults with type 2 diabetes: Pilot study. *JMIR Research Protocols, 3*(2), 23–42.

Jones, E. E. (1964). *Ingratiation*. New York: Irvington.

Jones, E. E., & Pitman, T. S. (1982). Toward a general theory of strategic self-presentation. In J. Suls (Ed.), *Psychological perspectives on the Self* (Vol. 1, pp. 231–262). Hlllsdale: General Learning Press.

Judge, T. A., & Cable, D. M. (2004). The effect of physical height on workplace success and income: Preliminary test of a theoretical model. *Journal of Applied Psychology, 89*, 428–441.

Jung, Y., & McLaughlin, M. (2008). *Role enactment based on gender stereotypes in interactive media: Effects of role play on the management of self-concept and physical distance in virtual reality environments*. Presented at the 58th annual international communication association conference, May 22–26, Montreal.

Jung, Y., Li, K.J., Janissa, N.G., Gladys, W.L., & Lee, K.M. (2009). *Games for a better life: Effects of playing Wii games on the well-being of seniors in a long-term care facility*. Proceedings in IE'2009 proceedings of the sixth Australian conference on interactive entertainment. ACM.

Kafai, Y. B. (2006). Playing and making games for learning: Instructionist and constructionist perspectives for game studies. *Games and Culture, 1*(1), 36–40.

Kafai, Y. B., Franke, M., Ching, C., & Shih, J. (1998). Game design as an interactive learning environment fostering students' and teachers' mathematical inquiry. *International Journal of Computers for Mathematical Learning, 3*(2), 149–184.

Kaganoff, E., Bordnick, P. S., & Carter, B. L. (2012). Feasibility of using virtual reality to assess *nicotine* cue reactivity during treatment. *Research on Social Work Practice, 22*(2), 159–165.

Kim, Y., & Baylor, A. L. (2006). A social-cognitive framework for pedagogical agents as learning companions. *Educational Technology Research and Development, 54*(6), 569–596.

Kramer, T. L., Pyne, J. M., Kimbrell, T. A., Savary, P. E., Smith, J. L., & Jegley, S. M. (2010). Clinician perceptions of virtual reality to assess and treat returning veterans. *Psychiatric Services, 61*(11), 1153–1156.

Lakin, J. L., & Chartrand, T. L. (2003). Using nonconscious behavioral mimicry to create affiliation and rapport. *Psychological Science, 14*, 334–339.

Lakin, J. L., Jefferis, V. E., Cheng, C. M., & Chartrand, T. L. (2003). The chameleon effect as social glue: Evidence for the evolutionary significance of nonconscious mimicry. *Journal of Nonverbal Behavior, 27*, 145–162.

Lange, B., Flynn, S., Proffitt, R., Chang, C., & Rizzo, A. (2010). Development of an interactive game-based rehabilitation tool for dynamic balance training. *Topics in Stroke Rehabilitation., 17*(5), 345–352.

Lanier, J. (1992). Virtual reality: The promise of the future. *Inter- active Learning International, 8*, 275–279.

Lanier, J. (2018). *Dawn of the new everything: Encounters with reality and virtual reality*. New York: Henry Holt and, Inc.

Larid, J. D. (2007). *Feelings: The perception of self*. New York: Oxford University Press.

Law, E. F., Dahlquist, L. M., Sil, S., Weiss, K. E., Herbert, L. J., Wohlheiter, K., & Horn, S. B. (2011). Videogame distraction using virtual reality technology for children experiencing cold pressor pain; the role of cognitive processing. *Journal of Pediatric Psychology, 36*(1), 84–94.

Markowitz, D. M., Laha, R., Perone, B. P., Pea, R. D., & Bailenson, J. N. (2018). Immersive virtual reality field trips facilitate learning about climate change. *Frontiers in Psychology, 9.* https://doi.org/10.3389/fpsyg.2018.02364.

McLay, R. N., Wood, D. P., Webb-Murphy, J. A., Spira, J. L., Wiederhold, M. D., Pyne, J. M., & Wiederhold, B. K. (2011). A randomized, controlled trial of virtual reality-graded exposure therapy for post-traumatic stress disorder in active duty service members with combat-related post-traumatic stress disorder. *Cyberpsychology, Behavior and Social Networking, 14*(4), 223–229.

Meichengaum, D. H. (1971). Examination of model characteristics in reducing avoidance behavior. *Journal of Personality & Social Psychology, 17,* 298–307.

Merola, N., Pena, J., & Hancock, J. (2006). *Avatar color and social identity effects: On attitudes and group dynamics in virtual realities.* Presented at the 56th annual international communication association conference, June 19–23, Dresden.

Mestre, J. (2002). *Transfer of learning: Issues and a research agenda.* Retrieved from: www.nsf.gov/pubs/2003/nsf03212/start.htm.

Milgram, S. (1965). Some conditions of obedience and disobedience to authority. *Human Relations, 18*(1), 57–76.

Morrow, A. J. (1977, c1969). *The practical theorist; the life and work of Kurt Lewin.* New York: Teachers College Press. HM251.M286.

Nass, C., Kim, E., & Lee, E. (1998). *When my face is the interface: Experimental comparison of interacting with one's own face or someone else's face.* In Proceedings of the international conference on human factors in computing systems (CHI '98, pp. 148–154). New York: ACM Press.

Neulight, N., Kafai, Y. B., Kao, L., Foley, B., & Galas, C. (2007). Children's participation in a virtual epidemic in the science classroom: Making connections to natural infectious diseases. *Journal of Science Education and Technology, 16*(1), 47–58.

North, M. M., North, S. M., & Coble, J. R. (1998). Virtual reality therapy; an effective treatment for the fear of public speaking. *International Journal of Virtual Reality, 3*(2), 2–6.

Oh, S. Y., Bailenson, J. N., & Welch, G. F. (2018). A systematic review of social presence: Definition, antecedents, and implications. *Frontiers in Robotics and AI, 5*(14), 1–34. https://doi.org/10.3389/frobt.2018.00114.

Peck, T. C., Seinfeld, S., Aglioti, S. M., & Slater, M. (2013). Putting yourself in the skin of a black avatar reduces implicit racial bias. *Consciousness and Cognition, 22*(3), 779–787.

Pigford, T. (2010). Feasibility and benefit of using the Nintendo Wii fit for balance rehabilitation in an elderly patient experiencing recurrent falls. *Journal of Student Physical Therapy Research, 2*(1), 12–20.

Ready, D. J., Gerardi, R. J., Backscheider, A. G., Mascaro, N., & Rothbaum, B. O. (2010). Comparing virtual reality exposure therapy to present-centered therapy with 11 U.S. Vietnam veterans with *PTSD. Cyberpsychology, Behavior, and Social Networking. Special Issue: Posttraumatic stress disorder, 13*(1), 49–54.

Reeves, B., & Nass, C. (1996). *The media equation: How people treat computers, television and new media like real people and places.* New York: Stanford University, Center for the Study of Language and Information.

Reger, G. M., Holloway, K. M., Candy, C., Rothbaum, B. O., Difede, J., Rizzo, A. A., & Gahm, G. A. (2011). Effectiveness of virtual reality exposure therapy for active duty soldiers in a military mental health clinic. *Journal of Traumatic Stress., 24*(1), 93–96.

Riva, G., Raspelli, S., Algeri, D., Pallavicini, F., Gorini, A., Wiederhold, B. K., & Gaggioli, A. (2010). Interreality in practice: Bridging virtual and real worlds in the treatment of posttraumatic stress disorders. *Cyberpsychology, Behavior, and Social Networking. Special Issue: Posttraumatic stress disorder, 13*(1), 55–65.

Rizzo, A., Parsons, T. D., Lange, B., Kenny, P., Buckwalter, J. G., Rothbaum, B., Difede, J., Frazier, J., Newman, B., Williams, J., & Reger, G. (2011). Virtual reality goes to war: A brief review of the future of military behavioral healthcare. *Journal of Clinical Psychology in Medical Settings, 18*(2), 176–187.

Rizzolatti, G., & Sinigaglia, C. (2010). The functional role of the parieto-frontal mirror circuit: Interpretations and misinterpretations. *Nature Reviews Neuroscience, 11*(4), 264–274.

Rogers, T. B., Kuiper, N. A., & Kirker, S. (1977). Self-reference and the encoding of personal information. *Journal of Personality and Social Psychology, 35*, 677–688.

Rothbaum, B. O., Hodges, L., Smith, S., Lee, J. H., & Price, L. (2000). A controlled study of virtual reality exposure therapy for the fear of flying. *Journal of Consulting and Clinical Psychology, 68*(6), 1020–1026.

Roy, S., Klinger, E., Legeron, P., Lauer, F., Chemin, I., & Nugues, P. (2003). Definition of a VR-based protocol to treat social phobia. *CyberPsychology and Behavior, 6*, 411–420.

Safir, M. P., Wallach, H. S., & Bar-Zvi, M. (2012). Virtual reality cognitive-behavior therapy for public speaking anxiety: One-year follow-up. *Behavior Modification, 36*(2), 235–246.

Schank, R. C. (2005). *Lessons in learning, e-learning, and training.* San Francisco: Pfeiffer.

Schlenker, B. R. (1980). *Impression management: The self-concept, social identity, and interpersonal relations.* Monterey: Brooks/Cole Publishing Company.

Segovia, K. Y., & Bailenson, J. N. (2009). Virtually true: Children's acquisition of false memories in virtual reality. *Media Psychology, 12*, 371–393.

Segrin, C. (1993). The effects of nonverbal behavior on outcomes of compliance gaining attempts. *Communication Studies, 44*, 169–187.

Seymour, N., Gallagher, A., Roman, S., O'Brien, M., Bansal, V., Andersen, D., & Satava, R. (2002). Virtual reality training improves operating room performance. *Annals of Surgery, 236*(4), 458–464.

Slater, M., Pertaub, D.-P., & Steed, A. (1999). Public speaking in virtual reality: Facing an audience of avatars. *Computer Graphics and Application, IEEE, 19*(2), 6–9.

Slater, M., Sadagic, A., Usoh, M., & Schroeder, R. (2000). Small-group behavior in a virtual and real environment: A comparative study. *Presence: Teleoperators and virtual environments, 9*(1), 37–51.

Slater, M., Pertaub, D.-P., Baker, C., & Clark, D. M. (2006). An experimental study on fear of public speaking using a virtual environment. *CyberPsychology and Behavior, 9*, 627–633.

Smallwood, J., & Schooler, J. W. (2006). The restless mind. *Psychological Bulletin, 132*(6), 946–958.

Spicer, M., & Apuzzo, M. (2003). Virtual reality surgery: Neurosurgery and the contemporary landscape. *Neurosurgery, 52*(3), 489–498.

Stotland, E. (1969). Exploratory investigations of empathy. In L. Berkowitz (Ed.), *Advances in experimental social psychology* (pp. 274–314). New York: Academic.

Teeley, A. M., Soltani, M., Wiechman, S. A., Jensen, M. P., Sharar, S. R., & Patterson, D. R. (2012). Virtual reality hypnosis *pain* control in the treatment of multiple fractures: A case series. *American Journal of Clinical Hypnosis, 54*(3), 184–194.

Traylor, A. C., Parrish, D. E., Copp, H. L., & Bordnick, P. S. (2011). Using virtual reality to investigate complex and contextual cue reactivity in *nicotine* dependent problem drinkers. *Addictive Behaviors, 36*(11), 1068–1075.

van Baaren, R. B., Holland, R. W., Steenaert, B., & van Knippenberg, A. (2003). Mimicry for money: Behavioral consequences of imitation. *Journal of Experimental Social Psychology, 39*(4), 393–398.

Vorderstrasse, A., Shaw, R. J., Blascovich, J., & Johnson, C. M. (2014). A theoretical framework for a virtual diabetes self-management community intervention. *Western Journal of Nursing*

Research, 1–16.

Walther, J. B. (1996). Computer-mediated communication: Impersonal, interpersonal, and hyper-personal interaction. *Communication Research, 23*(1), 3–43.

Wegner, E. (1998). *Communities of practice: Learning, meaning, and identity.* Cambridge: Cambridge University Press.

Wollersheim, D., Merkes, M., Shields, N., Liamputtong, P., Wallis, L., Reynolds, F., & Koh, L. (2010). Physical and psychosocial effects of Wii video game use among older women. *International Journal of Emerging Technologies and Society, 8*(2), 85–98.

Wood, E., Willoughby, T., Reilly, S., Elliot, S., & Ducharme, M. (1995). Evaluating students' acquisition of factual material when studying independently or with a partner. *British Journal of Educational Psychology, 65*, 237–247.

Wople, J. (1968). Psychotherapy by reciprocal inhibition. *Integrative Physiological and Behavioral Sciences, 3*(4), 234–240.

Yee, N., & Bailenson, J. N. (2007). The Proteus effect: Self transformations in virtual reality. *Human Communication Research, 33*, 271–290.

Yee, N., Bailenson, J. N., & Ducheneaut, N. (2009). The Proteus effect: Implications of trans-formed digital self-representation of online and offline behavior. *Communication Research, 36*(2), 285–312.

Zahorik, P., Wightman, F. L., & Kistler, D. J. (1996). The fidelity of virtual auditory displays. *The Journal of the Acoustical Society of America, 99*(4), 2596–2603.

Zajonc, R. B., Adelmann, P. K., Murphy, S. T., & Niendenthal, P. M. (1987). Convergence in the physical appearance of spouses. *Motivation and Emotion, 11*, 335–346.

Zyda, M. (2005). From visual simulation to virtual reality to games. *Computer, 38*(9), 25–32.

第3章

虚拟现实技术与焦虑障碍治疗：进化与未来的视角

Berenice Serrano，Cristina Botella，Brenda K. Wiederhold，Rosa M. Baños

焦虑是人的一种自然反应，也是一种必要的预警适应机制。当焦虑过度且无法控制时，即使没有特殊的外部刺激，个体也会表现出一系列躯体情感症状及认知行为的改变，这表明焦虑已经成为一种病理性障碍。《精神障碍诊断与统计手册》第5版（DSM-5）对焦虑障碍的分类和诊断标准进行了几项修改，特别是针对特定恐惧症、社交焦虑障碍和广场恐惧症。美国心理学会（American Psychological Association，APA）将焦虑障碍定义为"具有过度恐惧、焦虑和相关行为障碍特征的疾病。不同焦虑障碍出现恐惧、焦虑、逃避行为的诱发对象（或情景）是不同的，相关认知概念也是不同的"。DSM-5中对焦虑障碍的新分类包括分离焦虑障碍、选择性缄默症、特定恐惧症（动物型、自然环境型、血液-注射-损伤型、情境型、其他）、社交焦虑障碍（social anxiety disorder，SAD）、惊恐障碍、广场恐惧症、广泛性焦虑障碍（generalized anxiety disorder，GAD）、由其他躯体疾病所致的焦虑障碍、其他特定的焦虑障碍和未特定的焦虑障碍。本章重点关注基于VR的暴露行为治疗（virtual reality exposure behavioral therapy，VR-EBT）在焦虑障碍治疗中的实验性证据。焦虑障碍的新分类不再包括OCD、PTSD和急性应激障碍，因此它们不包括在本章的讨论范围中。

（一）虚拟现实技术在焦虑障碍治疗中的应用

VR是一种通过计算机生成三维环境，以模拟不同现实情境的技术。用户可以与环境进行交互，就像他们在现实世界中一样。VR作为一种暴露技术具有治疗焦虑障碍的临床潜力，因为VR环境中的物体与真实物体有相似的特征，这使

B. Serrano　Universitat Jaume I, Castellón, Spain.

C. Botella　Universitat Jaume I, Castellón, Spain；CIBER Fisiopatología, Obesidad y Nutrición, Instituto Salud Carlos III, Girona, Spain.

B. K. Wiederhold　Virtual Reality Medical Center, San Diego, CA, USA；Virtual Reality Medical Institute, Brussels, Belgium.

R. M. Baños　Universitat de Valencia, Valencia, Spain；CIBER Fisiopatología, Obesidad y Nutrición, Instituto Salud Carlos III, Girona, Spain.

得用户可以沉浸其中并产生仿佛置身真实世界的错觉。自VR-EBT出现以来，已有一些研究证明它在治疗几种心理障碍方面的有效性，其中大部分研究集中于焦虑障碍。这些研究特别强调了VR-EBT的有效性，因为它允许患者直面与焦虑障碍相关的不同焦虑源或重要因素（Botella et al. 2004b）。自20世纪90年代第一个VR系统出现以来，这些系统越来越便宜，实用性也越来越强，到今天为止，VR已经被广泛应用在焦虑障碍的评估与治疗中。然而，未来的研究有必要报告关于用户存在感、沉浸感、焦虑持续时间和人口统计资料等标准且详细的信息（Parsons and Rizzo 2008）。

增强现实（augmented reality，AR）技术也开始被用于治疗特定恐惧症。它是VR技术的一种变体，能够将现实世界的物体与虚拟物体结合起来，使用计算机图形技术将虚拟事物实时地渲染进真实世界（参见第1章）。用户看到的画面是通过虚拟成像"增强"后的现实世界，也就是说，AR试图补充或完善现实，而不是取代现实。AR的一个核心理念是通过虚拟成像为现实世界的物理细节添加相关的和有用的信息（Azuma 1997）。Milgram和Kishino（1994）分析了VR和AR系统从现实环境到虚拟环境连续性的质量。在VR系统中，用户完全沉浸在数字合成的虚拟环境中。而在AR系统中，用户看到的是真实世界和虚拟成像融合在一起的图像。Baus和Bouchard（2014）发表的一项综述强调，增强现实暴露疗法（augmented reality exposure behavioral therapy，AR-EBT）已然证明了其工具性价值，它可以让有特定恐惧症的患者安全地暴露在恐惧对象中，而无须浪费巨大的成本进行完整的虚拟环境建模。

目前已有多项研究为VR-EBT和AR-EBT在焦虑障碍治疗中的临床应用提供了重要参考，这些研究总结了它们在治疗焦虑障碍中的临床应用与价值，为焦虑障碍的疗效提供了客观工具支持。在一项荟萃分析（Powers and Emmelkamp 2008）中，研究者比较了使用VR-EBT的暴露治疗组和对照组临床干预后的差异。这项工作主要集中在VR-EBT作为单独治疗方法的研究上，并排除了其他将VR-EBT与CBT结合的研究。研究者推论，与真实暴露相比，VR-EBT同样有效。不过鉴于独立使用VR-EBT的对照研究较少，因此尚不允许将结果推论到所有焦虑障碍中。随后的一项荟萃分析（Opriș et al. 2012）将VR-EBT与循证干预进行了比较，得出以下6个关于VR-EBT在焦虑障碍治疗中的有趣结论。

❖ VR-EBT的临床效果远优于对照组。

❖ 干预后结果显示，结合VR-EBT的行为干预及认知行为干预与非VR-EBT循证干预效果相似。

❖ VR-EBT具有强大的现实影响效果，类似于经典的循证治疗。

❖ VR-EBT具有良好且稳定的预后，与经典循证治疗相似。

❖ VR-EBT存在剂量-效应关系。

❖ VR-EBT 与真实暴露的脱落率无差异。

同样，文献报道 VR-EBT 在治疗焦虑障碍方面存在以下几方面优势。

❖ VR-EBT 的主要优势是治疗师对焦虑对象或情境的高度控制。这种控制可能会鼓励患者开始接受暴露治疗，因为它可以防止不可预测事件的发生（真实暴露中可能会有不可控事件发生）。该方法最受好评的地方在于能够让患者接触到刺激及真实暴露情境中很难到达的地方（如飞机、高楼等）。

❖ VR-EBT 是一种有效治疗焦虑障碍的方法。

❖ VR-EBT 可以实现真实暴露效果的最优化。

❖ VR-EBT 为那些厌恶真实暴露的患者提供了一种替代性方案。

❖ VR-EBT 提供了比真实暴露更私密的设置，最大限度地保护了患者隐私。患者的暴露治疗是在心理治疗师办公室内进行的。

❖ VR-EBT 是具有吸引力的，因为相对于真实暴露，VR-EBT 更为经济和简单。

❖ VR-EBT 是一种灵活的工具，可以复制不同的物理环境以治疗不同的焦虑障碍。

当前，VR-EBT 研究正在世界各地开展。相关研究集中在美国、西班牙、加拿大、意大利、荷兰、英国、德国、澳大利亚、法国、比利时、韩国、瑞士、以色列、卢森堡、奥地利、巴西、墨西哥、南非、智利、瑞典、匈牙利、印度、葡萄牙、罗马尼亚、新加坡等国家。虽然 VR-EBT 已经证明了其疗效和诸多优势，但在心理治疗中使用 VR-EBT 仍有一定的局限性。过去的问题主要集中在 VR-EBT 成本较高，以及治疗师对开展 VR-EBT 存在技术门槛。然而，正如上文所述（Parsons and Rizzo 2008），在过去的十年，VR-EBT 的开发成本已经显著降低，同时治疗师也可以接受广泛的 VR-EBT 专业心理治疗理论的相关培训，这无疑促进了 VR-EBT 在全球各地的临床应用。

（二）虚拟现实软件的开发

全球范围内的几所大学已经开展了近 20 年的 VR-EBT 心理治疗临床应用研究。如今，这些努力没有白费，部分心理健康机构已经开展了面向普通人群的 VR-EBT 治疗。部分 VR 环境应用甚至进行了商业化，用于治疗若干种心理障碍。这些 VR 环境已经被证明在循证治疗不同焦虑障碍方面具有临床有效性。例如，PreviSL（http://www.previsl.com）提供的 VR 环境在西班牙裔人群的临床疗效中得到验证，可用于治疗幽闭恐惧症、恐飞症、广场恐惧症和恐高症。虚拟现实医疗中心（Virtual Reality Medical Center，VRMC，http://www.vrphobia.com）和虚拟现实医学研究所（Virtual Reality Medical Institute，VRMI，http：//www.vrpho-
bia.eu）提供了针对英语、西班牙语和德语人群经临床验证的VR环境，用于治
疗PTSD、慢性和急性疼痛、恐飞症、恐高症、蜘蛛恐惧症和其他特定恐惧症。
"优化虚拟"平台（Virtually Better，http：//www.virtuallybetter.com）则提供了针
对英语人群经临床验证的VR环境，用于治疗恐高症、风暴恐惧症、社交焦虑障
碍、公众演讲焦虑和恐飞症。该中心还为用户提供安装、培训和问题解决的支持
性服务。CleVR（http：//clevr.net）为治疗恐飞症和恐高症提供了相应的VR环境。
Cliniques and Development in Virtuo（www.invirtuo.com）为治疗特定恐惧症、
GAD、SAD、OCD和PTSD提供了VR环境。

　　一些VR环境也提供免费使用服务，条件是必须拥有保证其正常运行所需的
合法许可证。当然，这些免费的工具不提供安装、培训或解决问题等支持性服
务。魁北克大学渥太华分校网络心理学实验室的Cyberpsy平台（http：//w3.uqo.
ca/cyberpsy/en/index_en.htm）免费分享了3种为治疗蜘蛛恐惧症、恐高症和幽闭
恐惧症而设计的VR环境。NeuroVR（http：//www.neurovr.org）是一款基于开源软
件的免费VR平台，同样提供了许多可配置的VR场景，如办公室、班级、公寓、
游泳池、餐厅、湖泊、山坡、公园、山谷、瀑布、海滩、沙漠、凉亭、岛屿、波
浪、超市、礼堂、电影院、广场、绿洲、医院、车站等。

　　然而，大多数通过商业途径获得VR环境的渠道是有限的。这始终无法满足
工业化国家和发展中国家在公共和私立精神卫生服务机构对VR辅助心理治疗的
迫切需要。但好消息是尽管存在诸多限制，依然有越来越多的精神卫生医疗供应
商向全世界各地的普通人群提供VR-EBT进行经验验证性治疗课程。表3.1列出
了能够提供VR-EBT或AR-EBT服务的主要私人心理健康中心。

表3.1　提供VR-EBT或AR-EBT服务的主要私人心理健康中心

国家	网址	疾病类型
西班牙	http://www.previsl.com	特定恐惧症（飞机旅行、高空旅行、封闭空间、蜘蛛、蟑螂）
	http://www.labpsitec.es	广场恐惧症
		惊恐障碍
		表演焦虑（害怕公开演讲）
		创伤后应激障碍
		适应障碍
		病理性赌博
		纤维肌痛
		进食障碍

续表

国家	网址	疾病类型
美国	http://www.virtuallybetter.com	特定恐惧症（恐高、风暴、飞机旅行、学校）
		社交焦虑、表演焦虑（害怕公开演讲）
		创伤后应激障碍
		疼痛管理
		毒品和酒精成瘾
	http://www.vrphobia.com	特定恐惧症（封闭空间、开车、乘飞机旅行、高度、针和血、蜘蛛、暴风雨、学校）
		广场恐惧症
		惊恐障碍
		社交焦虑、表演焦虑（害怕公开演讲）
		注意缺陷多动障碍
		慢性疼痛
		创伤后应激障碍
比利时	http://www.vrphobia.eu	特定恐惧症（飞机旅行、高空旅行、封闭空间、犬、猫、昆虫）
		广场恐惧症
		惊恐障碍
		社交焦虑障碍、表演焦虑（害怕公开演讲）
		注意缺陷多动障碍
		慢性疼痛
		创伤后应激障碍
加拿大	http://invirtuo.com	特定恐惧症（飞机旅行、高空旅行、封闭空间、犬、猫、昆虫）
		广场恐惧症
		惊恐障碍
		社交焦虑障碍、表演焦虑（害怕公开演讲）
		广泛性焦虑障碍
		强迫症
		创伤后应激障碍
墨西哥	http://www.solucionesvirtuales.com.mx	飞行恐惧
		广场恐惧症
		惊恐障碍
		强迫症
		创伤后应激障碍

一、虚拟现实技术和特定恐惧症

根据DSM-5,存在特定恐惧症的人表现为害怕或焦虑,或回避限定的对象或情况。与其他焦虑障碍不同,这种障碍不具有特定的认知概念。恐惧、焦虑或逃避几乎总是即刻由恐惧情境所诱发,并在一定程度上持续存在,且与实际风险不成比例。特定恐惧症类型各式各样,主要包括动物型、自然环境、血液-注射-损伤、情境性及其他情况。一个人存在多种特定恐惧症也是很常见的,患有特定恐惧症的人一般会害怕3种物体或情境。据统计,约75%的特定恐惧症患者会害怕不止一种物体或情境。在美国,特定恐惧症的12个月社区患病率为7%~9%。欧洲国家的患病率与美国相似,约为6%。但在亚洲、非洲和拉丁美洲国家的患病率普遍较低(2%~4%)。儿童的患病率约为5%,13~17岁青少年的患病率约为16%。而老人的患病率较低,为3%~5%,这可能反映了老年人群患病严重程度降低到亚临床水平(American Psychiatric Association 2013)。

(一)虚拟现实技术在特定恐惧症治疗中的效果

在心理治疗方面,使用VR环境治疗特定恐惧症一直是研究最为集中的领域。1995~2017年,已有超过80项研究论证了VR的有效性、优势与局限性。研究者开展了一系列关于VR-EBT对各种特定恐惧症实用性与有效性的临床研究,其中包括恐飞症、蜘蛛恐惧症、幽闭恐惧症、恐高症、驾车恐惧、暴风恐惧、学校恐惧、蟑螂恐惧、血液-注射-损伤恐惧和小动物恐惧等。治疗方案已经从最初的1次疗程发展到目前平均的12次疗程。

首先,第一个案例研究是由Rothbaum等(1995)开展的,该研究探索了VR-EBT对特定恐惧症中恐高症的临床效果。该研究被视为该领域研究的起点之一,也是VR-EBT在治疗特定恐惧症中的实用性和有效性的起点之一。后续的大部分研究均发现了阳性结果,证实了VR-EBT对特定恐惧症的有效性。

1. VR-EBT治疗恐高症

恐高症的特征是患者暴露在高处时会出现明显的焦虑、躲避,并因此对患者的正常身心功能产生影响。VR-EBT技术最早被应用于恐高症的心理治疗中。Rothbaum等(1995)进行了一项RCT,对20名受试者进行了VR-EBT的疗效评估。治疗条件是对患者进行为期8周的临床干预,以证明其有效性。研究结果发现,VR-EBT组结局指标与对照组存在显著差异。因此,Rothbaum等得出结论:VR-EBT在减少恐高症方面是成功的。另一项RCT设置2种治疗条件(VR-EBT

和真实暴露治疗），纳入33名恐高症受试者，同样证实了VR-EBT的有效性（Emmelkamp et al. 2002）。经3次治疗后，研究者观察到VR-EBT与真实暴露的治疗效果一样，能够减轻恐高症症状。此外，6个月的随访表明，VR-EBT的疗效持续存在。Coelho等（2008）进行的另一项研究也发现了类似阳性结果，研究表明，当受试者面对真实的高处环境时，他们的焦虑和回避行为明显改善。且在治疗后随访1年的结果表明，疗效持续存在。一项纳入26名受试者的研究探讨了认知自我陈述在VR-EBT中的作用（Krijn et al. 2007b）。研究者假设，治疗中使用认知自我陈述策略可以提高VR-EBT的有效性。结果显示，不管是否使用认知自我陈述策略，受试者的情况都会有所改善。具体来说，VR-EBT与自我陈述策略的使用减少了受试者对高度的焦虑及对高度情境的回避，改善了受试者对高度的认知。然而，这些阳性结果在6个月的随访中并未维持。

许多课题组已经认识到在VR治疗方案中纳入客观生理测量的重要性。Wilhelm等（2005）将20名无恐惧症的受试者置于虚拟电梯中，同时监测他们的心率和皮肤电导，以确定VR是否能够同时激活行为激活系统（behavior activating system，BAS）和行为抑制系统（behavioral inhibition system，BIS）。高焦虑组和低焦虑组在心率（BAS的激活指标）上无显著统计学差异，但在皮肤电导（BIS的激活指标）上存在显著差异。而当个体暴露在真实情境时，两个系统都被激活。随着VR系统在性能和生态效度上的进步，如果受试者在VR中行为激活和抑制系统能够同时激活，可能会进一步提高VR-EBT的效果。

除了外周生理测量，了解VR-EBT所涉及的神经生理过程也十分重要。de Quervain等（2011）研究了糖皮质激素对40名恐高症患者的影响。受试者在3次接受VR-EBT治疗前1小时会服用皮质醇或安慰剂。除其他措施外，在治疗前和治疗后（即最后一次治疗后3～5天）和随访1个月分别进行恐高症问卷调查。结果显示，与安慰剂组相比，接受VR-EBT联合皮质醇治疗的恐高症患者在治疗后和随访中恐惧减轻程度更大。

相关文献也报告了VR-EBT和AR-EBT系统具有不同的沉浸感体验和特点。两者均显示出在治疗恐高症方面的潜在医疗用途（Ibrahim et al. 2008；Jang et al. 2002；Juan et al. 2006）。一项使用HMD或CAVE系统（Krijn et al. 2004）评价用户存在感差异的研究发现，VR-EBT治疗恐高症在治疗后和随访6个月均显示存在疗效。但在使用HMD和CAVE的VR-EBT结果之间，并未观察到有效性方面的显著差异。后续研究也支持上述结果，从而揭示了使用VR治疗这种特定恐惧症的有效性（Coelho et al. 2014；Levy et al. 2015）。

除了上述研究，还需要强调的是，目前VR已经成功地从实验室过渡到个性化临床环境中。例如，在加利福尼亚、比利时和中国的VR医疗中心，VR-EBT治疗特定恐惧症的成功率约为92%。在这些临床机构中，治疗的设置与上述许多研究非常相似。同时，VR-EBT可以与其他形式的治疗相结合，为来访者创造更加个性化的治疗，以提高治疗的成功率。

2. VR-EBT 治疗蜘蛛恐惧症

蜘蛛恐惧症是一种对蜘蛛的持续恐惧，当患者暴露在蜘蛛面前会即刻出现焦虑反应，并有回避蜘蛛的行为。这些症状会干扰患者正常的社会生活和人际关系，使患者因恐惧而产生主观痛苦。患者通常能够意识到他所产生的恐惧是过度且不合理的，但却无法抑制。

第一个使用VR-EBT治疗蜘蛛恐惧症的案例（Carlin et al. 1997）证明了VR-EBT结合触觉增强技术（参与者不仅可以在VR-EBT治疗过程中看见经计算机图形渲染出的蜘蛛图像，还可以借助增强程序进行触摸）的有效性。研究者共开展12次治疗，每次治疗包括5个持续5分钟的实验，实验间隙受试者可以休息2～3分钟。在实验过程中，受试者有时候会被鼓励用电脑中的手抓起蜘蛛或蜘蛛网，并把它放在最容易引起焦虑的位置上。蜘蛛被放置在一个结满蜘蛛网的橱柜里，被触摸后会随机地在天花板和虚拟厨房的地板之间攀爬和跳跃，受试者需要触摸、握住和控制蜘蛛。结果表明，VR-EBT可以有效减少受试者对真实蜘蛛的焦虑感和回避行为。另外，在一项纳入23例样本、为期4次的单一治疗条件的RCT中，研究者比较了VR-EBT与对照组之间的疗效（García-Palacios et al. 2002）。研究者认为，完成治疗的标志是参与者必须能够达到最终的暴露目标，即参与者在报告低焦虑水平的同时，手中可以拿着一个有触觉反馈且足够大的虚拟蜘蛛。然后当受试者伸出他们的虚拟手去探索虚拟蜘蛛时，他们真实的手同时再去摸索一个蜘蛛玩具。经上述暴露治疗，结果表明VR-EBT治疗蜘蛛恐惧症是有效的。研究者发现，使用VR-EBT和触觉增强可显著减少受试者对蜘蛛的恐惧感和回避行为。之后的RCT进一步证实了触觉增强可改善沉浸式VR-EBT结果的临床假设，因为它为VR-EBT添加了物理线索和力学反馈线索（Hoffman et al. 2003）。

触觉增强是一种简单、安全、低成本的交互技术，用于向虚拟对象添加物理纹理和力学反馈线索。另一项类似研究的目的是让受试者产生触摸虚拟蜘蛛的错觉，并评估这一技术是否增强了治疗效果。在具体研究中，8名蜘蛛恐惧症患者被随机分配至无治疗组、VR-EBT组和VR-EBT结合触觉增强组。在VR-EBT联合触觉增强组，研究者使用了一个物理上"可触摸的"虚拟蜘蛛（玩具蜘蛛）。经3次治疗后，带有触觉增强的VR-EBT组在行为回避和主观恐惧评分方面进步最大。

Bouchard等（2006）在一项公开试验中测试了一种改进过的用于治疗蜘蛛恐惧症的VR-EBT低成本程序。VR-EBT系统是使用改进的3D游戏开发的，能够提供逐步分级的恐惧刺激。在10名受试者接受了5次治疗后，他们的回避、恐惧信念和自我效能感均有显著改善。研究者认为，基于VR-EBT治疗方案改进后的电脑游戏对蜘蛛恐惧症的治疗是有价值和市场前景的。随后一项为期3个月、涉及2种治疗条件的RCT（Michaliszyn et al. 2010），比较了VR-EBT和真实暴露组及对照组的疗效。共有32名受试者完成了这项研究。在接受8次治疗后，VR-EBT和真实暴露组症状均有临床和统计学方面的显著改善，但两组间无显著差异。该研究证实了真实暴露治疗和VR-EBT都是治疗蜘蛛恐惧症的有效方法。

Kleim等（2013）研究了暴露治疗后睡眠对记忆巩固的增强作用。这项研究招募了80名受试者，其中符合纳入标准的50人接受了一次VR-EBT治疗。治疗方案类似于该课题组之前所做的一项恐高症研究（De Quervain et al. 2011）。经暴露后，受试者被随机分配到清醒状态（看一部电影）或允许小憩两种实验条件。随后，所有受试者需要完成行为回避测试（the Behavioral Avoidance Test，BAT），并在1周后完成第二次BAT。结果发现，那些经暴露后处于睡眠状态的人在焦虑方面有更大限度地减少。这种方法可以为那些最初没有从暴露中获益或恐惧复发患者提供更有效的VR-EBT（Craske and Mystkowski 2006）。

3. VR-EBT治疗幽闭恐惧症

Botella团队（1998）开发并验证了第一个治疗幽闭恐惧症的VR-EBT。第一例使用VR-EBT的病例研究显示良好的效果，并在1个月后的随访中得以维持。后来的一项研究（Botella et al. 1999）表明，同样的VR-EBT对患者其他未治疗的特定症状也有效果。研究者由此推论，VR-EBT在减少封闭空间中的恐惧，在幽闭恐惧环境中提高自我效能，以及改善其他未经特别治疗的症状方面是有效的。此外，VR-EBT的疗效在3个月的随访中得以维持。随后一项随访为期3个月的公开实验进一步证明了VR-EBT治疗幽闭恐惧症的有效性（Botella et al. 2000）。在这项研究中，4名受试者参与了8次治疗，VR-EBT每次持续35～45分钟。治疗师在VR-EBT疗程中的指导语与在常规真实暴露治疗中使用的指导语相似，他们鼓励受试者与VR-EBT环境互动足够长的时间，使他们的焦虑减轻。结果显示VR-EBT对治疗幽闭恐惧症有效。此外，在为期3个月的随访中疗效同样得以维持。研究者认为VR-EBT在减少封闭空间中的恐惧和逃避，以及在幽闭恐惧环境中提高自我效能方面是有效的。随后的一项研究（Botella et al. 2002）再次观察到这些阳性结果。

4. VR-EBT治疗飞行恐惧症

飞行恐惧是一种特殊的情境恐惧症。它的特点是对乘坐飞机飞行或任何相关情境产生过度、非理性的恐惧。患者往往产生极大的焦虑来回避或忍受这种情况。既往使用VR-EBT的研究已经证明了它对治疗这种特定恐惧症的有效性。

Wiederhold团队开展了第一项关于飞行恐惧症的RCT，探索VR-EBT和生理监测治疗特定恐惧症患者的临床疗效（Wiederhold et al. 1998）。他们首先评估了1名有飞行恐惧的人和1名没有飞行恐惧的人表现出的生理症状的差异。在5分钟闭眼基线期、20分钟虚拟飞行和5分钟闭眼恢复期分别测量两人的心率、外周皮肤温度、呼吸频率、汗腺活动和脑电活动。结果发现2名参与者的生理反应有所不同。研究者认为，在VR-EBT环境中，基于生物反馈的生理监测对整个治疗似乎是有帮助的，它能够记录脱敏过程中的客观数据。随后的一项RCT（Wiederhold et al. 2002）评估了VR-EBT和想象暴露疗法的疗效。30名受试者参与了该研究，他们被随机分配到3组（VR-EBT组、VR-EBT结合生物反馈组、想象暴露疗法组），进行为期6周、每周1次的治疗。结果发现，3组受试者的自我报告指标均有所改善，但VR-EBT结合生物反馈组的所有（100%）受试者在治疗后的随访期间，能够在不服药的情况下进行飞行，而单独使用VR-EBT的受试者仅有80%。此外，对生理反应的分析表明，两组VR-EBT组比想象暴露疗法组有更高的生理唤起。研究者认为VR-EBT可能有助于适应性过程。1年后，研究者分析了3年随访治疗的数据（Wiederhold and Wiederhold 2003）。结果显示，所有接受VR-EBT结合生物反馈的受试者在治疗3年后都克服了飞行恐惧，而仅接受VR-EBT的受试者存在部分复发情况。研究者认为，通过生理信号的视觉反馈来学习自我控制有助于提高治疗的初始成功率，并可能有助于在长期随访中保持治疗效果。

Rothbaum团队也开展了VR-EBT治疗飞行恐惧症的疗效研究。在他们的第一项工作（Rothbaum et al. 2000）中，使用之前研究中描述的VR-EBT环境（Hodges et al. 1996；一项随访6个月的RCT）。研究纳入49名受试者，随机分配到VR-EBT组、传统暴露疗法组或等待组，经8次治疗后完成实验。结果表明，VR-EBT组和传统暴露疗法组均优于等待组，VR-EBT与传统暴露疗法效果无差异。随访6个月，VR-EBT治疗效果保持不变。随后，他们又报道了12个月的随访数据（Rothbaum et al. 2002），发现所有受试者仍然保持良好的治疗效果。其中有92%接受VR-EBT的受试者和91%接受传统暴露疗法的受试者都曾乘坐飞机旅行。2006年，他们开展了一项涉及更大样本（83名受试者）的RCT（Rothbaum et al. 2006），对VR-EBT进行了为期6个月和12个月的随访，并将其与传统暴露疗法组和等待组进行比较。经过8次焦虑管理训练的干预治疗后，要求受试者在机场接触虚拟飞机或真实飞机。结果表明，VR-EBT组效果优于等待组。然而，他们发现VR-EBT和传统暴露疗法之间没有显著差异。随访6个月和12个月，治疗效果保持不变。

另一项RCT（Tortella-Feliu et al. 2011）探讨了VR-EBT、治疗师协同下的计

算机辅助暴露和单纯计算机辅助暴露3种治疗飞行恐惧暴露疗法的临床效果。60名飞行恐惧的受试者被随机分配到其中一组。结果表明，3种治疗方法均能有效降低飞行恐惧，并在随访1年中维持疗效。在治疗后和随访中，研究者在3种治疗条件下都观察到较大的组内效应值。研究者认为，在基于计算机的治疗过程中，治疗师的参与性可能会被弱化，无论是否有治疗师的帮助，基于自我管理的计算机辅助暴露在减少飞行恐惧方面与VR-EBT同样有效。

　　Russ-Calafell与其同事（2013）进行的RCT比较了VR-EBT与想象力暴露疗法的临床有效性。15名飞行恐惧者被随机分配到VR-EBT组或想象暴露疗法组，接受6次暴露治疗。结果显示，2种治疗在减少与飞行恐惧相关的临床症状方面是没有差异的。不过，接受VR-EBT的受试者在治疗后的真实飞行中感到更低的焦虑水平。随访6个月，接受VR-EBT的受试者的危险预期和飞行焦虑持续下降，一些参与者至少会比之前多一次飞行经历。这一结果与Wiederhol等（2002）在VR-EBT与图像暴露治疗的有效性研究中的发现是一致的。

　　Botella团队也围绕飞行恐惧展开了若干项研究。首先，一项案例研究（Baños et al. 2001）和一项有4名受试者参与的系列研究（Baños et al. 2002）证明了VR-EBT的有效性。在随后随访1年的公开试验（Botella et al. 2004a）中，研究人员评估了VR-EBT的短期和长期疗效。这项研究纳入了9名参与者，采用多基线设计（1～3周）。治疗包括1次关于焦虑、飞行和暴露的教育治疗，以及6次VR-EBT治疗。治疗后和随访1年的结果支持VR-EBT治疗飞行恐惧的良好效果。治疗结束后，所有受试者都敢于乘坐飞机。本研究支持了VR-EBT可以作为飞行恐惧治疗特异性干预方式的假设。另外，有研究者在墨西哥人群中对VR-EBT效果进行了跨文化验证（Cárdenas et al. 2009），5名受试者参与了这项研究。结果表明VR-EBT对墨西哥人群的飞行恐惧具备较好的治疗效果。受试者在回避和恐惧方面均取得了明显改善，他们能够控制自己的焦虑水平。所有受试者都能在治疗后的3个月内乘坐飞机。此外，该研究也为VR-EBT治疗方案的跨文化验证提供了支持，表明VR-EBT治疗方案在文化特异性、语言和理论效度三个维度上的平均一致性均有较高的百分比，而在语境维度上，平均得分也在90%以上。研究者建议，VR-EBT的开展需要考虑对问题的情感感知及语言表达，以适应目标人群的文化和社会背景。

　　另一项由加拿大魁北克省的Bouchard诊所和美国加利福尼亚的Wiederhold诊所合作进行的研究（Robillard et al. 2004）共纳入53名飞行恐惧症患者，对其进行8～10次VR-EBT治疗。结果显示，飞行恐惧和飞行态度两项问卷的得分在统计学上均有显著降低，且均有较大的效应量（＞0.60）。

　　在其他方面，如VR-EBT治疗时间、环境设置及治疗成分，也有学者进行了相关研究。Mühlberger团队（2001）首先通过研究验证了他们开发的VR-EBT

环境是治疗飞行恐惧的有效工具。随后，他们对45名受试者进行了为期6个月的VR-EBT疗效评估（Mühlberger et al. 2003）。受试者被随机分配到带有运动模拟功能的VR-EBT、单纯VR-EBT或单独的认知治疗条件组中。结果显示，只有单纯VR-EBT组的治疗减少了受试者对飞行的恐惧。对带有运动模拟功能的VR-EBT的运动组件进行拆卸，发现视觉和听觉刺激是VR-EBT起效的主要成分，运动模拟功能作为VR-EBT暴露的一部分似乎并没有进一步增强治疗效果。

有研究对比了VR-EBT、CBT和阅读疗法（没有治疗师介入）的临床效果（Krijn et al. 2007）。86名受试者参与了该研究，其中VR-EBT每4周进行一次。结果表明，VR-EBT或CBT治疗效果优于阅读疗法，但VR-EBT与CBT之间无显著统计学差异。对于临床效果，VR-EBT作为一种单独的治疗方式，在减轻恐惧症状方面有效性差。因此，研究者认为VR-EBT或CBT均有望用于治疗飞行恐惧。该研究表明，暴露治疗结合认知训练，受试者的焦虑可得到最大限度的缓解。因此，研究者也建议将CBT与暴露技术进行结合。

自1998年以来，研究支持VR-EBT在治疗飞行恐惧中的疗效。表3.2列出了5项飞行恐惧的VR-EBT治疗方案中治疗措施的比较。最近的研究也支持了上述结果，从而揭示了VR技术在治疗飞行恐惧中的有效性（Boyd and Hart 2016；Czerniak et al. 2016；Ferrand et al. 2015）。

表3.2　5项飞行恐惧的VR-EBT治疗方案中治疗措施的比较

	心理教育	认知重建	呼吸训练	VR暴露	内在感受暴露	放松训练
Wiederhold et al.(2002)			X	X		
Rothbaum et al.(2000, 2002, 2006)	X	X	X	X	X	
Botella et al.(2004a)	X			X		
Mühlberger et al.(2001)	X	X		X		
Maltby et al.(2002)	X	X		X		X

5. VR-EBT治疗驾驶恐惧症

驾驶恐惧症被定义为一种特定的恐惧症。它是一种情境恐惧，是5种特定恐惧症（动物、自然环境、血液、注射损伤、情境）之一。与其他特定恐惧症相比，关于VR-EBT治疗驾驶恐惧症的临床疗效，初步研究较少。一项案例研究（Wald and Taylor 2000）评估了VR-EBT对长期驾驶恐惧症的治疗效果。受试者接受VR-EBT治疗，设计包括7天的基线期，随后采用标准化治疗方案进行3次治疗。结果显示，与治疗前相比，恐惧症状有所减轻，并在治疗后1个月和7个月的随访评估中保持了疗效。

Walshe等（2003）评估了2种计算机生成的环境技术（一种驾驶游戏和一种

VR-EBT环境）对治疗驾驶恐惧症的有效性，实验的样本是14名在机动车事故后被诊断为驾驶恐惧症的受试者。治疗最多进行12次。除了暴露治疗，治疗内容还包括自我监控、认知重评、生理反馈、腹式呼吸。测量方法包括生理反应、主观痛苦评分、驾驶恐惧症的严重程度、创伤后应激、抑郁和目标行为的实现。治疗后，研究结果支持VR-EBT和电脑游戏在治疗驾驶恐惧症方面的效用，即使受试者存在PTSD和抑郁障碍共病的情况，治疗依然有效。

　　VR-EBT治疗驾驶恐惧症的疗效也在另一项为期1年的随访公开实验中得到证实（Wald 2004），5名受试者参与了8次治疗。结果显示，在随访1年的5名受试者中，有3名受试者恐惧和回避症状显著减轻。然而，VR-EBT并没有提高任何受试者的驾驶频率。研究者认为，相比单独干预，VR-EBT作为真实暴露的辅助程序或备用干预方案是最有用的。

　　尽管这些使用VR-EBT治疗驾驶恐惧症的研究是初步研究，但结果提示该治疗方法在驾驶恐惧症中的应用价值，因此我们需要更进一步地研究VR-EBT对这种特定恐惧症的临床疗效。VR-EBT治疗驾驶恐惧症的主要潜在优势在于它能够提供安全、可控和标准化的驾驶体验与实践。对于部分人群，这可能是一种比真实暴露更容易接受，且威胁性更低的治疗媒介。然而，目前关于驾驶恐惧症的对照治疗结果相对较少，迄今为止仍未有标准的对照研究来检验VR-EBT对驾驶恐惧症的疗效（Wald 2004）。

　　此外，VR提供的环境也可以用于测试用户的驾驶能力。例如，2002年在圣地亚哥的虚拟现实医学中心（Virtual Reality Medical Center，VRMC）进行的一项测试抗组胺药物（非索非那定、氯雷他定和西替利嗪）对驾驶过程中受试者认知能力影响的研究（Wiederhold and Wiederhold 2013），就是利用VR技术营造出的虚拟驾驶环境来对用户的驾驶能力进行评估。

6. AR-EBT系统治疗蟑螂恐惧症和蜘蛛恐惧症

　　首项详细描述AR-EBT系统（Botella et al. 2005）对蟑螂恐惧症干预的研究只进行了一次治疗。不过结果是非常令人鼓舞的，该系统能够使受试者产生焦虑情绪，并且通过干预，他们的焦虑和回避水平均有所下降。同时期关于VR-EBT治疗蟑螂恐惧症和蜘蛛恐惧症的研究也为AR-EBT系统激活蟑螂恐惧症或蜘蛛恐惧症受试者的焦虑能力提供了数据参考。

　　在一项公开实验中，包含6名蟑螂恐惧症受试者（Bretón-López et al. 2010），研究者探索了AR-EBT系统包含的恐惧刺激对于激活受试者恐惧结构元素的能力。该研究的主要目的是探讨AR-EBT系统所包含的各种刺激物能否诱发受试者的焦虑。结果支持了AR在诱发所有受试者焦虑方面具有优势。这项研究的结果也支持之前研究（Botella et al. 2005；Juan et al. 2005）所得到的关于AR-EBT系统诱导用户存在感和现实判断能力的结论。由Botella开发的AR系统在后续AR-EBT系统治疗蟑螂恐惧症有效性的实验中得到验证（Botella et al. 2010）。在这项研究中，AR-EBT系统采用单次治疗方式，此外还包括建模、强化练习和认知挑战。研究结果表明，AR-EBT系统治疗蟑螂恐惧症是有效的。受试者在治疗后的所有结局指标上均有显著改善。而在治疗后3个月、6个月和12个月的随访评估中，治疗效果保持不变。

文献中报道了唯一一个基于AR-EBT系统使用手机严肃游戏（以应用为目的的游戏）作为治疗蟑螂恐惧症的工具性价值（图3.1）。该工具已经在案例研究中进行了有效性测试（Botella et al. 2011）。根据现有的暴露疗法基本理论，该工具系统遵循一系列的临床治疗指征：①包含对恐惧刺激的不同分级，以便能够建立一个实现分级暴露的层次；②让玩家在游戏中循序渐进，增强玩家在蟑螂出没的地方的掌控感和自我效能感；③使用不附加任何情感的中立语境；④不包含任何与污垢相关的内容，以便用户克服与此相关的非理性认知；⑤包含与游戏和挑战相关的元素；⑥包含某些奖励机制。结果表明，使用手机进行严肃游戏降低了用户的恐惧和回避程度。受试者发现使用此款严肃游戏对克服蟑螂恐惧非常有帮助，他们也愿意在AR-EBT系统后继续使用该系统作为家庭作业。研究者认为，虽然案例研究的结果得到的结论是有限的，但严肃游戏可能是治疗特定恐惧症的一个新兴研究方向，且具有很好的疗效。

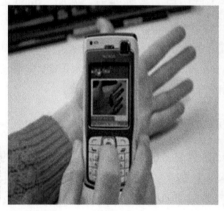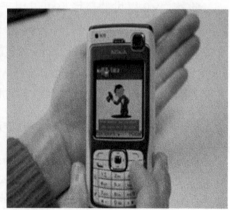

彩图

图 3.1　Botella 团队治疗蟑螂恐惧症的 AR 手机系统

另一个有趣的工具是"治疗灯"，它是一套基于交互式投影的AR-EBT系统，用于治疗蟑螂恐惧症和蜘蛛恐惧症（Wrzesien et al. 2013）。这是一个桌面系统，集成了用户的手、咖啡杯、纸板箱、苍蝇拍、手指和物体检测，以及能够在平面（桌子或地板）上实现对物体的跟踪。系统针对小动物恐惧症进行开发，分别模拟了从小到中等尺寸的恐惧刺激，包括狼蛛（蜘蛛恐惧症）。该系统在亚临床人群样本中进行了测试，结果表明这种干预方式似乎对治疗蟑螂恐惧症和蜘蛛恐惧症是有效且适合的工具。

7. VR-EBT 治疗风暴恐惧症

有一款无HMD的多功能VR-EBT应用被用于治疗风暴恐惧症（Botella et al. 2006b）。针对该应用的一项案例研究提示它能够减轻用户的恐惧体验。在这个临床案例中，受试先后接受真实情境暴露和VR-EBT模拟风暴环境下的暴露。在虚拟环境中，受试者会站在一个虚拟的草地场景中，感受到不同时间（早晨到晚上）、不同强度的暴风雨。共进行7次治疗，包括2次心理教育，3次真实情境暴露治疗和2次强化VR-EBT治疗。结果显示，受试者的恐惧症状明显改善。在治疗结束时，受试者能够面对与风暴相关的情境。随访6个月，疗效持续存在。此外，受试者还报告了高度的沉浸感。因此，研究者认为VR-EBT在治疗风暴恐惧症方面具有较高的潜力。图3.2显示了一些VR-EBT环境用于治疗特定恐惧症的例子。

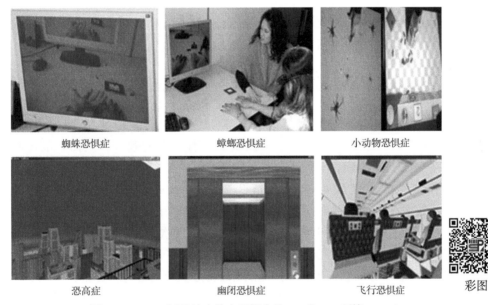

蜘蛛恐惧症　　　　　　　蟑螂恐惧症　　　　　　　小动物恐惧症

恐高症　　　　　　　幽闭恐惧症　　　　　　　飞行恐惧症　　　　彩图

图 3.2　Botella 团队治疗特定恐惧症的 VR 和 AR 环境

最后要重点说明的是，关于VR-EBT治疗特定恐惧症的研究主要集中在成人群体中。在过去的几年里，研究者开始针对儿童人群的特定恐惧症展开VR-EBT的相关研究，例如，有研究通过VR-EBT程序治疗儿童的小动物恐惧症或蜘蛛恐惧症（Botella et al. 2006a; Bouchard, 2011; Bouchard et al. 2007; Quero et al. 2014a; St-Jacques et al. 2010），或用于治疗学龄期儿童的学校恐惧（Gutiérrez Maldonado et al. 2009）。鉴于儿童特定恐惧症的高患病率，这也是一个值得重视的研究领域。

（二）社交焦虑障碍

根据DSM-5的诊断标准，患有社交焦虑障碍（SAD）的个体对社交互动和在可能被关注的情境中感到恐惧、焦虑或逃避。这一过程主要发生在社交互动过程中，如与不熟悉的人见面。在社交互动中，个体可能会被互动对象观察到吃饭或喝水，以及在他人面前表现自己的情况。此时个体的歪曲认知信念会导致其产生焦虑感。认知信念是担心被他人负面评价而感到尴尬，也包括被羞辱、被拒绝或冒犯他人。在美国，SAD的12个月患病率约为7%。在使用同一诊断标准的全世界大部分地区，12个月患病率估计值较低，集中在0.5%~2.0%，欧洲地区的患病率中位数为2.3%。老人12个月患病率为2%~5%。在美国，与非西班牙裔白种人相比，印第安人患病率较高，亚洲人、拉丁裔、非洲裔美国人和非洲裔加勒比人后裔患病率较低。此外，SAD与较高的辍学率有关，与幸福感、就业率、工作效率、社会经济地位和生活质量下降有关。SAD还与单身、未婚、离异及没有孩子有关，尤其是男性（APA，2013）。

（三）虚拟现实技术在社交焦虑障碍和公众演讲恐惧治疗中的效果

在已经发表的部分关于VR-EBT治疗SAD或公众演讲恐惧（fear of public speaking，FPS）的疗效研究中，结果提示治疗有一定的效果，然而，该技术在此类疾病中的应用还很有限。在大多数研究中，VR-EBT环境是面对观众的场景，受试者必须讲话（Anderson et al. 2005；Harris et al. 2002；Pertaub et al. 2002）。场景中观众的表现与反馈体现了对受试者不同的态度，使其产生焦虑体验。治疗次数为1~12次，平均为5次。频率是每周1次或多次密集治疗（Anderson et al. 2003）。一部分研究还测试了其他场景，如在地铁、酒吧、咖啡店或工作面试场景中参与者的恐惧体验，使受试者暴露在典型的焦虑状态中，即处于缺乏自信、互动、亲密或担心他人评价的状态下工作（Grillon et al. 2006；James et al. 2003；Klinger et al. 2005；Roy et al. 2003；Wallach et al. 2009）。

首个研究VR-EBT治疗FPS有效性的研究（North et al. 1998）对比了有社交焦虑情境与无社交焦虑情境的VR-EBT环境的干预模式。该研究纳入16名受试者，治疗分5周开展。结果发现患者经2个情境的治疗后，症状均有显著改善。另一项类似的研究（Slater et al. 1999）测量了当受试者接触到一个似乎专注和感兴趣的虚拟观众，或当观众看起来充满敌意和不感兴趣时的情绪反应。研究者发现，受试者对前者产生了积极的反应，对后者则产生了消极的反应，即使是在虚拟场景中，负面观众也会引发高度焦虑。这一结果在随后涵盖 40 名受试者的研究中得到了验证（Pertaub et al. 2002）。相关研究进一步评估了存在 SAD 的受试者对 VR 环境的反应（Slater et al. 2006），这些研究的主要贡献是证明了 VR-EBT 在 SAD 和 FPS 治疗中的有效性，以及 VR-EBT 营造真实社交环境的能力。

　　Harris 等（2002）进行的 RCT 开展了关于 VR-EBT 治疗 FPS 的临床效果研究。该研究由 14 名受试者组成，他们被随机分配至 VR-EBT 组和治疗等待组，分别接受 4 次约 15 分钟的单独暴露治疗。结果表明，4 次 VR-EBT 疗程对减轻 FPS 症状有效。2003 年，一项由 2 名受试者参与的案例研究（Anderson et al. 2003）评估了 VR-EBT 在疗程为期 10 周（1 次/周）或强化疗程 6 次（3 天）的临床效果。受试者符合 SAD 和 FPS 的诊断标准，并与虚拟观众接触交互。VR-EBT 环境由嵌入虚拟教室的视频组成，这个虚拟环境已被证实在减少社交焦虑障碍症状方面是有效的。在案例研究中，FPS 受试者的所有结局指标得分都有所下降，提示 VR-EBT 可能是 SAD 和 FPS 治疗的有效工具。在随后的研究中，研究者对 10 名被诊断为 FPS 的受试者使用 VR-EBT 治疗 8 次，结果显示 80% 的患者在 VR-EBT 治疗后症状明显改善，75% 的患者在 3 个月的随访中保持了治疗效果。

　　首个使用 VR-EBT 治疗 SAD 的 RCT 证明了其相比传统 CBT 及治疗等待具有更好的临床效果（Roy et al. 2003）。在这项研究中，共有 10 名受试者参与研究，他们被暴露在 4 种 VR-EBT 环境中，这些环境可以唤起受试者的表现、亲密、审视和自信。每个受试者均参与 12 节关于 VR-EBT 的课程。随后的一项 RCT 中，研究者对 36 名被诊断为 SAD 的受试者进行了 VR-EBT 和 CBT 的对比研究（Klinger et al. 2005）。结果显示，2 种治疗方法均有统计学层面和临床层面的症状改善，提示 VR-EBT 和 CBT 对减少社交焦虑和社交回避非常有效，且疗效无显著性差异。在这 2 项研究中，VR-EBT 的 VR 环境的设计主要考虑社交过程中的用户可能出现的恐惧体验，而非针对公众演讲恐惧。

　　另一项样本量稍大的由 88 名受试者参与的 RCT 同样对比了 VR-EBT 与 CBT 和治疗等待的临床效果。经 12 次治疗后，VR-EBT 和 CBT 治疗对受试者焦虑缓解有较大的效应量。因此，研究者认为 VR-EBT 和 CBT 都是治疗 FPS 的有效方法。此外，研究发现使用 VR-EBT 干预的受试者，其辍学率低于使用 CBT 者，这意味着 VR-EBT 对受试者最具吸引力。随后一项包括 1 年随访的研究（Safir et al. 2012）发现，积极的 VR-EBT 治疗对焦虑障碍的治疗效果能够维持 1 年以上。不过，研究指出，VR-EBT 治疗有助于将受试者逃避行为降低至非临床水平，而恐惧水平却未降低至非临床水平。因此，研究者认为，如果需要维持治疗效果，至少需要 12 次治疗计划。

Anderson等（2013）进行了为期12个月的RCT，评估了VR-EBT与真实暴露疗法和治疗等待的疗效。有97名被诊断为SAD的受试者参与了8次治疗。结果显示，VR-EBT组和真实暴露组除了一项指标（演讲时长和对恐惧的负面评价）外，其他指标均有显著改善。在12个月的随访中，受试者在所有指标上均较治疗前有显著改善，且2种暴露方法之间没有差异。因此，研究者认为VR-EBT与暴露治疗同样有效。

在一项RCT中，Bouchard等（2017）针对改善SAD的研究目标招募了59名确诊为SAD的成人，将他们随机分为CBT结合暴露治疗组、CBT结合VR-EBT组和治疗等待组。前2种积极治疗条件下的受试者接受14次（1次/周）CBT个体治疗，其中暴露治疗只在真实情境或虚拟环境中进行。评估内容包括焦虑量表、自我报告问卷（如社交焦虑障碍量表、惧怕否定评价量表、贝克抑郁量表-Ⅱ）和行为回避测试（BAT）。研究者进行了以下组间分析：①经典统计推论检验，找出2种有效治疗方法之间的统计学差异；②非劣效性检验，基于统计检验证明2种有效积极治疗之间没有差异。

最终的统计结果及随访数据发现，2种治疗方法均比未治疗条件更为有效，且疗效相同。Bouchard等（2017）就这一结果进行了更加深入的分析，他们详细研究了治疗师在暴露治疗中的作用。结果发现虚拟环境的暴露治疗比真实暴露治疗更具优势。虚拟环境的暴露治疗比真实暴露治疗在诱导刺激设置、持续时间、准备方式、保密性及成本方面均显示出更加灵活且方便的优势。表3.3列出了上述部分RCT研究的治疗方案摘要。

表3.3　社交焦虑障碍和公众演讲恐惧的VR-EBT治疗计划

	Roy et al.（2003）	Wallach et al.（2009）	Anderson et al.（2013）
课程1	治疗介绍和心理教育	治疗介绍和心理教育	治疗介绍和心理教育
课程2	VRET（表现环境）	练习识别自动思维	VRET，包括自我关注
课程3	VRET（表现环境）	认知重建	对自我和他人的认知
课程4	VRET（亲密环境）	VRET	对情感控制的认知
		认知重建	反思
课程5	VRET（亲密环境）	VRET	为社会情境设定现实目标
		认知重建	
课程6	VRET（审视环境）	VRET	
		认知重建	
课程7	VRET（审视环境）	VRET	
		认知重建	

续表

	Roy et al.（2003）	Wallach et al.（2009）	Anderson et al.（2013）
课程 8	VRET（自信环境）	VRET	预防复发
		认知重建	
课程 9	VRET（自信环境）	VRET	
		认知重建	
课程 10	VRET（环境由患者选择）	VRET	
		认知重建	
课程 11	VRET（环境由患者选择）	VRET	
		认知重建	
课程 12	VRET（环境由患者选择）	预防复发	

　　SAD 的另一个重要影响因素是目光接触回避，已有研究者使用眼球追踪系统对这一现象进行了相关研究（Grillon et al. 2006）。在该研究中，研究者对 8 名 SAD 受试者使用 VR-EBT 进行治疗。结果表明，治疗后受试者的焦虑程度明显改善，且焦虑程度的降低与眼神回避的减少呈正相关；治疗后眼神接触回避减少。

　　除上述研究外，需要注意的是 VR-EBT 治疗 SAD 过程中仍有许多值得研究的问题。例如，与虚拟化身开展自由对话的研究相对较少，因为大多数研究主要集中在创造社交环境（如酒吧、商店、晚宴等）或虚拟形象的非语言情景（如专注、无聊或厌倦）。Brinkman 等（2012）的研究评估了基于语音对话的 VR-EBT 治疗。治疗师可以根据治疗情境选择计算机预置好的虚拟化身所说的句子（句子数量有限），或者他们可以通过麦克风来创造虚拟化身的声音。这样，研究者就可以通过虚拟化身与受试者展开自由对话。此外，研究者还建议，采取这种形式开展的治疗可以使用远程设置，即治疗师和受试者可以不在同一空间位置，而是使用互联网相互交流。这种新型心理治疗模式被称为虚拟化身心理治疗。这种心理治疗模式需要使用支持远程治疗 VR 平台，通过互联网连接治疗师和患者。

　　另一个研究较少的问题是在 VR-EBT 环境中用户与虚拟角色的实时互动。Powers 等（2013）的研究探索了虚拟化身与患者实时互动和交谈的可能性。这与虚拟化身心理治疗的核心理念是一致的，即允许治疗师在 VR-EBT 中直接控制虚拟角色（包括说话）。他们的研究结果表明，VR-EBT 环境下受试者与虚拟化身的对话提高了他们的恐惧评分。然而，与 VR-EBT 环境相比，受试者普遍认为在现实环境中的对话更为真实。研究者认为 VR-EBT 环境下的实时交互或对话可能在未来的研究中被进一步用于治疗 SAD。最近的研究确实支持了这样的假设，而且还有有趣的发现，使 VR 技术在治疗这类疾病方面更有效（Anderson et al. 2017；Kim et al. 2017；Parrish et al. 2016）。

二、惊恐障碍和广场恐惧症

DSM-5将惊恐障碍和广场恐惧症分为两种不同的障碍。从这个角度来看，患有惊恐障碍的人会反复经历意想不到的恐慌。他们总是担心会有更多的惊恐发作，或者因为惊恐发作而以不恰当的方式改变自身行为。惊恐发作是指强烈恐惧或强烈不适感的突然爆发，在几分钟内达到峰值，并伴有身体和认知方面的症状。惊恐发作可以是意料之中的，如对一个典型的令人恐惧的物体或状况的反应，也可以是无任何诱因的。美国和一些欧洲国家的成年人群和青少年人群惊恐障碍的12个月流调数据估值在2%～3%。在美国，与非拉丁裔白种人相比，拉丁裔、非洲裔美国人、加勒比裔黑种人和亚洲裔美国人惊恐障碍的发生率明显较低。相比之下，印第安人的发病率要高得多。亚洲、非洲和拉丁美洲国家的发病率较低，为0.1%～0.8%。惊恐障碍与较高的社会地位、职业、身体残疾、较大的经济支出、频繁的就医次数有关。患有惊恐障碍的人可能经常旷工或旷课去看医生或看急诊，这可能导致其失业或辍学（APA 2013）。

DSM-5对广场恐惧症的概念性描述是人们对以下2种或2种以上的情况感到恐惧与焦虑：乘坐公共交通工具、处于开放的空间（如停车场、集市等）、处于封闭的空间（如商店、剧院、电影院等）、排队或处于人群当中、独自离家。患者往往认为在上述环境中出现恐惧症状或其他令人尴尬的处境是无法逃避的，也无法获得有效帮助。

每年有约1.7%的青少年和成人被诊断为广场恐惧症。广场恐惧症与角色功能、工作效率、社会功能等方面的严重损害有关。广场恐惧症的严重程度是社会功能残疾的一个重要决定因素，与是否存在共病性惊恐障碍、惊恐发作和其他合并性条件无关。有超过1/3的广场恐惧症患者完全待在家里，无法工作（APA 2013）。

虚拟现实技术在惊恐障碍和（或）广场恐惧症治疗中的效果

惊恐障碍和广场恐惧症在网络心理学（应用心理学的分支）领域受到了广泛关注。自1996年以来，一些研究已经证明VR-EBT在治疗这些疾病中的有效性。最早的一项研究评估了VR-EBT在惊恐障碍和广场恐惧症治疗中的潜在用途（Moore et al. 2002），研究报告提示VR-EBT环境激活了非恐惧症受试者的焦虑状态。这项研究探讨了没有被诊断为惊恐障碍、广场恐惧症的受试者被暴露在4种VR-EBT环境（电梯、超市、城市广场和海滩）中的生理反应。

第一项评估VR-EBT治疗惊恐障碍和广场恐惧症疗效的RCT（Vincelli et al.

2003）纳入了12名被诊断为惊恐障碍和（或）广场恐惧症的患者，比较了VR-EBT组、CBT组和治疗等待组的临床疗效。其中，VR-EBT组患者参与8次治疗，CBT组患者参与1次治疗。此外，受试者还需要进行几次支持治疗。结果表明，CBT和VR-EBT均能显著改善受试者惊恐发作的次数。然而，VR-EBT获得相同结果所使用的治疗程序比CBT少33%。这一结果表明，VR-EBT在治疗广场恐惧症和（或）惊恐障碍的成本效益可能优于CBT，同时证明了VR-EBT设备在治疗惊恐障碍和（或）广场恐惧症方面是有帮助的。

　　另一项由Botella等（2007b）发起的，拥有更大样本量且包含随访12个月的RCT，同样评估了VR-EBT治疗惊恐障碍和（或）广场恐惧症的疗效。该研究纳入37名被诊断为惊恐障碍和（或）广场恐惧症的受试者，实验分组与上述研究相同。该研究的VR-EBT环境设置包括一些预期诱发焦虑的对象（如一个有留言的答录机、一段购物中心的广播或一段令人焦虑的对话）。这些对象所诱发的焦虑水平大小可以由治疗师进行调节（如人数、模拟意外事件、行为表现的持续时间等）。同时，它们提供可以触发身体内感受性的元素（包括诱发受试者心跳加快、呼吸加快，隧道式视觉体验、模糊视觉和复视体验等）。该研究是唯一一项旨在区分传统认知行为治疗中的真实环境内感受暴露（CBT技术的一种，核心是引发患者恐惧与焦虑的身体感受，然后帮助患者了解恐慌症状并不危险，最终适应这种恐惧与焦虑）与VR内感受暴露的研究。由Botella团队（2004c）开发的VR环境（图3.3）不仅是VR-EBT系统，同时具备传递VR内感受暴露的能力。当受试者暴露在虚拟的诱发广场恐惧症的情境（如客厅）中，他们同时可以通过VR内感受暴露技术增强对身体感觉的感知（如心跳加快）。当然，也可以借助传统内感受暴露（如暴露在VR-EBT环境中引发过度换气）。本研究还证实了VR-EBT对惊恐障碍和（或）广场恐惧症的治疗效果，并发现在VR-EBT环境中使用多种CBT技术将受试者暴露于厌恶物体或情境的干预方式效果优于治疗等待组，并且这种干预效果与传统CBT的多种暴露技术的效果基本一致。随访12个月，受试者的治疗效果得以维持，他们对VR-EBT中的治疗设置也表现出很高的满意度。

　　很少有研究关注VR-EBT对仅诊断为广场恐惧症个体的影响。Penate等（2008）进行的一项RCT发现，对于广场恐惧症患者，使用VR-EBT与传统CBT一样有效。这项研究纳入28名患有慢性广场恐惧症的受试者（接受精神活性药物治疗2年或2年以上），接受为期11周（1次/周）的治疗。研究结果显示，2组患者在认知、身体感知、焦虑水平和抑郁症状方面均有明显改善。随访3个月，这种改善仍然存在。研究者报告，VR-EBT组的临床效果稍逊于CBT组。此外，从治疗结束到随访3个月，受试者的药物使用发生了变化，23.10%接受CBT治疗的受试者和40%接受VR-EBT治疗的受试者停用药物。不过，这项研究受限于所有受试者均接受了心理和药物的联合治疗，因此不能确定 VR-EBT 和 CBT 对患者病情改善的实际效果。

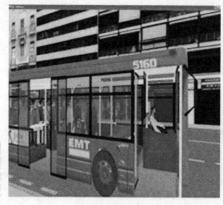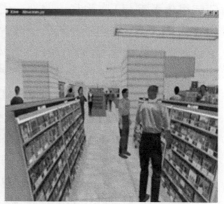

彩图 　　图 3.3　惊恐障碍和广场恐惧症治疗的虚拟现实环境（Botella et al. 2007b）

　　Meyerbroeker 等（2013）开展的 RCT 也在 55 名受试者样本中评估了 VR-EBT 对广场恐惧症症状的改善情况。所有参与者都被确诊为惊恐障碍和广场恐惧症。研究者同样将 VR-EBT 组、CBT 组与治疗等待组进行比较。具体的治疗包括 4 次认知行为治疗和 6 次虚拟或真实暴露治疗。在广场恐惧症症状方面，VR-EBT 与 CBT 的结果并无显著差异，与治疗等待组相比，2 种治疗均有效。对于惊恐症状，CBT 效果优于 VR-EBT。研究者假设，在认知加工阶段，广场恐惧症患者认知的初始变化预示了其之后广场恐惧症回避行为的变化。此外，研究者还发现 VR-EBT 或 CBT 往往比其他治疗方法具有更大的效应量。

　　还有部分研究关注疾病不同方面的临床治疗差异。有 2 篇论文研究了 VR 内感受暴露在惊恐障碍和广场恐惧症治疗中实现的可能性。研究结果发现 VR 内感受暴露与传统的内感受暴露是同样有效的。此外，VR 内感受暴露技术被广泛接受，受试者的期望和满意度表现良好。第一项区分 VR 内感受暴露和传统内感受暴露的临床研究（Pérez-Ara et al. 2010）评估了 2 种技术的临床效果。有 29 名被确诊惊恐障碍和（或）广场恐惧症的受试者接受了 VR 内感受暴露，他们暴露在 VR 视觉和音频效果（心跳加快、呼吸加快、隧道视觉、模糊视觉或复视）中，同时他们所处的 VR 环境也在之前的研究中得到了论证（图 3.3）（Botella et al. 2004c，2007b）。与之相反，接受传统内感受暴露的受试者首先暴露在 VR 环境中，然后接受传统内感受活动（如体育锻炼、过度换气或旋转），以引发身体感觉。图 3.4 展示了 VR 内感受暴露和传统内感受刺激的一个案例。结果显示，VR 内感受暴露与传统内感受暴露效果无显著差异，2 种治疗方法对减轻惊恐障碍和广场恐惧症相关症状同样有效。此外，在 3 个月的随访评估中疗效持续存在。然而，研究者报告VR内感受暴露相对于传统内感受暴露更具优势，例如，前者可以随时控制和激发一些身体感觉，如隧道视觉、模糊视觉或复视，这些感觉是传统内感受暴露难以激发的。Quero等（2014b）研究了受试者对VR内感受暴露与传统内感受暴露的可接受性。此外，研究者探讨了受试者的治疗期望值和满意度与临床疗效显著性变化的关系。结果表明，受试者对VR内感受暴露（如心跳加快、呼吸加快、隧道视觉、模糊视觉或复视）和传统内感受暴露（如过度换气、跑步、旋转、用较窄的吸管呼吸、快速摇头）的接受程度都处于较高的水平。在治疗前后和3个月的随访中，受试者对内感受暴露条件的预期和满意度评价均为良好。研究结果还表明，通过与传统内感受暴露（如过度换气）即时结合，VR内感受暴露可能会产生更强烈的整体内感受体验。

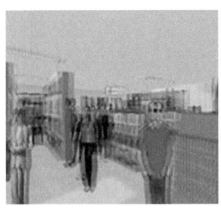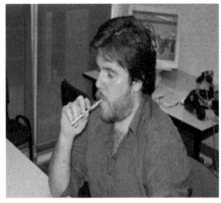

图3.4　虚拟现实内感受暴露与传统内感受暴露（Pérez-Ara et al. 2010）　　彩图

Meyerbröker等（2011）的一项研究评估了不同表现形式（HMD或CAVE）对治疗结果和沉浸感的影响。该研究包括11名被确诊为惊恐障碍和（或）广场恐惧症的受试者，他们被分配到HMD或CAVE治疗组，与治疗等待组进行比较。受试者接受VR-EBT治疗程序，包括10次聚焦于心理教育、认知重构、内感受暴露和VR-EBT的治疗。结果显示VR-EBT治疗比不治疗更有效。结果还表明，沉浸感和治疗结果之间没有明确关系，研究者也没有观察到HMD和CAVE疗效方面的差异。Meyerbroeker等（2013）的一项研究再次证明了VR-EBT在广场恐惧症和惊恐障碍治疗中的有效性。

Malbos等（2013）招募了18名广场恐惧症患者进行了一项公开试验，评估了VR-EBT结合认知重构与不结合认知重构两组之间的治疗有效性。治疗方案包括10周的治疗，每周1次，每次持续90分钟。结果显示，增加认知疗法对广场恐惧症的治疗没有显著的额外帮助。无认知重组的VR-EBT的影响在3个月的随访中保持不变。研究者认为，增加认知疗法并不能提供显著的长期改善。而在之前的一项研究（Malbos et al. 2011）中，研究者在10名广场恐惧症样本人群中也发现了类似的结果。

这些研究探索了VR-EBT用于惊恐障碍和（或）广场恐惧症的治疗，已经证明使用VR-EBT在治疗这些障碍方面与使用CBT一样有效。他们还发现了一些优于传统治疗方法的优点，而且可以长期保持效果。表3.4列出了一些对照研究评估方案中包含的措施，还显示了Vincelli和Botellas方案对惊恐障碍和广场恐惧症的治疗程序。

表3.4 VRET治疗惊恐障碍和广场恐惧症的程序

	Vincelli et al.（2003）	Botella et al.（2007b）
课程 1	心理教育	心理教育
	建立 VRET 等级制度	
家庭作业	记录惊恐情况	灾难化解读记录
		记录惊恐情况
课程 2	认知评估	缓慢呼吸训练
	调适在体自我暴露程度	认知重建
家庭作业	记录惊恐情况	练习缓慢呼吸
	在体自我暴露	记录惊恐情况
课程 3	认知重建	VRET
	VRET	VR 内感受暴露
家庭作业	记录惊恐情况	记录惊恐情况
	在体自我暴露	
课程 4	VRET	VRET
	认知重建	VR 内感受暴露
		认知重建
家庭作业	记录惊恐情况	记录惊恐情况
	在体自我暴露	
课程 5	VRET	VRET
	内感受性暴露	VR 内感受暴露
		认知重建
家庭作业	记录惊恐情况	记录惊恐情况
	在体自我暴露	
课程 6	VRET	VRET
	内感受性暴露	VR 内感受暴露
	认知重建	认知重建

续表

	Vincelli et al.（2003）	Botella et al.（2007b）
家庭作业	记录惊恐情况	记录惊恐情况
	在体自我暴露	
课程 7	VRET	VRET
	内感受性暴露	VR 内感受暴露
	认知重建	认知重建
家庭作业	记录惊恐情况	记录惊恐情况
	在体自我暴露	
课程 8	认知重建	VRET
	预防复发	VR 内感受暴露
		认知重建
家庭作业	记录惊恐情况	记录惊恐情况
	在体自我暴露	
课程 9	—	预防复发

如本部分所述，现有证据已经证实 VR-EBT 在治疗惊恐障碍和广场恐惧症方面的有效性。然而，当前仍然有必要开展更多的对照研究以评价各个治疗内容的作用，并确定排除或纳入哪些治疗内容，或者确定必要的治疗次数，最终形成最优的临床治疗方案。例如，针对 VR 环境设置的特点，虚拟环境中非常重要的是强调虚拟形象的作用，因为广场恐惧症的一个特点就是患者与他人的互动会产生焦虑反应。因此，虚拟角色的存在对于创造更真实的情境是十分必要的（Penate et al. 2008）。也有研究者认为，有必要确定每种治疗成分或内容在广场恐惧症患者具体案例中的效果（Malbos et al. 2011，2013；Meyerbroeker et al. 2013；Meyerbröker et al. 2011；Peñate et al. 2008）。最近的研究（Breuninger et al. 2017；Pitti et al. 2015；Quero et al. 2014b）重复了上述研究的结果，进一步证明了该技术对这 2 种疾病治疗的有效性。

三、广泛性焦虑障碍

DSM-5 将广泛性焦虑障碍（generalized anxiety disorder，GAD）描述为持续的、过度的焦虑及对诸多事件的担忧，包括对功能工作和学习表现出难以控制的担忧。此外，患者往往会伴有躯体症状，包括坐立不安、情绪紧张或激动，容易疲劳，难以集中注意力或大脑一片空白，易激惹，肌肉紧张和睡眠障碍。无论是在家里还是在工作中，患者会过度担忧自己工作能力的损害，过分担心耗费时间和精力。相关症状还包括肌肉紧张、情绪紧张、疲劳、难以集中注意力和睡眠紊乱，这些都是造成患者社会功能损伤的原因。更麻烦的是，过度的担忧可能会损害GAD患者鼓励孩子信心的能力。在美国的普通社区中，青少年人群GAD的12个月患病率为0.9%，成年人群则为2.9%。在其他国家，该疾病12个月的患病率为0.4%～3.6%。在美国，因GAD导致无法正常工作与生活的总时间超过1.1亿天/年（APA 2013）。

虚拟现实技术在广泛性焦虑障碍治疗中的效果

很少有研究探讨VR技术在GAD治疗中的实用性和有效性（Gorini and Riva，2008；Pallavicini et al. 2009；Repetto et al. 2013），能够找到的相关文献支持仅包含2008年以后的研究。第一个近似GAD的VR治疗方案是利用VR技术，通过呈现关键的视觉放松图像来促进个体放松过程，最终帮助患者学会焦虑管理的技能（Gorini and Riva 2008）。这项放松技术包含14次课程，研究者认为，为焦虑患者呈现虚拟的平静、祥和的视觉场景可以让受试者练习和掌握放松技术，这比使用想象和记忆创造的放松体验更生动和真实，并且可以在体验过程中触发由高度沉浸感引起的赋权过程。

一项纳入了12名受试者的公开研究提出了使用生物反馈VR系统改进GAD的治疗。该系统旨在帮助用户掌握焦虑管理技能（Pallavicini et al. 2009），并能够在手机上使用，受试者可以将手机作为媒介进行VR体验。在研究中，受试者被分配到带有生物反馈的VR干预或单纯的VR干预条件中。这种生物反馈是通过生理数据控制场景中海浪的运动。例如，参与者生理激活的减少也会减少海浪的运动（直到海洋变得完全平静）。另一种治疗是在没有生物反馈的条件下进行的，这2种治疗都与一个治疗等待组进行比较。结果发现，接受VR生物反馈干预的受试者在治疗后焦虑得分下降更多。对于受试者的生理反应，研究者发现他们的心率（heart rate，HR）和皮肤电反应（galvanic skin response，GSR）有下降趋势。这一结果表明，生物反馈与VR结合使用，能够提高治疗效果，帮助用户更好地控制他们的生理反应，并以更有效的方式评估治疗成功率。

针对VR系统无法在患者的现实生活环境中使用的问题，研究者建议使用手机进行技术层面的解决。在另一项较大样本量（25名受试者）的公开实验中，这一建议得到了研究结果的证实（Repetto et al. 2013）。该研究同样论证了VR作为GAD主要治疗内容的可能性，并提倡在临床治疗时使用支持VR的手机来完成治疗过程中涉及家庭会话练习的部分。受试者认为手机能够帮助他们在没有治疗师的情况下巩固放松训练。研究者认为焦虑障碍治疗中VR使用的一个关键问题是，在现实环境中，VR系统缺乏实用性，因此患者无法巩固练习在治疗过程中学到的内容。从这个角度来看，医疗机构以外的 VR 平台的适用性对于加快患者学习进程及快速取得临床疗效至关重要。

总之，关于 VR 在广泛性焦虑障碍治疗中的应用研究数量十分有限，这表明需要进一步的研究来探索使用该技术治疗 GAD 的临床有效性。除了放松训练和掌握焦虑管理技能外，研究 VR 在 GAD 治疗过程中的关键起效内容（如对不确定性的耐受性）也非常重要。因此，对于 VR 在 GAD 治疗研究的转化与应用，还需要更大样本量的 RCT 试验来提供进一步的循证医学证据。

四、结论和未来方向

在过去 20 年中，已有足够的循证医学证据来支持 VR-EBT 程序对焦虑障碍的临床效果，这种治疗可以是结合认知行为流派的综合性治疗，也可以是单纯的 VR 暴露治疗。当前针对具体治疗成分（如 VR 内感受暴露对惊恐障碍和广场恐惧症治疗的影响作用）、治疗成分的可接受性、疗效差异、VR-EBT 与其他技术（如手机）结合等方面积累了较为丰富的研究基础。此外，在部分研究中，研究者证实 VR 与药物联合治疗的临床效果也是有效的（Rothbaum　2009；Wiederhold and Wiederhold　2013）。

总而言之，VR-EBT 在治疗焦虑障碍上是有效的，并且该治疗技术结合了传统 CBT 诸多的优势。对患者而言，VR-EBT 相比传统心理治疗具有更少的厌恶感和更高的普适性。虽然大多数研究发现 VR-EBT 与 CBT 的疗效无显著差异，但目前大多数研究的样本量较小。有学者认为，通过更大样本量及使用更为客观的焦虑测量工具，可能会发现更有利于 VR-EBT 的临床证据（Klinger et al. 2005）。

虚拟现实技术治疗的未来方向

Botella 等（2007a）认为，随着 21 世纪各领域技术的创新与突破，VR 将迎来新的发展契机，并与以下领域产生深度融合。

1. 智能穿戴：随着互联网和智能传感器发展，可以捕捉用户生理/心理和环境信息。

2. 劝导运算：计算机生成的智能化交互内容可以进一步改变或增强用户的行为。

3. 普适计算：使用户能够随时随地在多种信息与通信技术（ICT）支持下访问 VR/AR 的治疗接口。

然而，这也需要临床研究者更加规范地使用 VR，并制订统一的行业标准，进一步推动技术的落地应用。目前来讲，VR 技术依然是复杂且昂贵的，用户能够接收并将它们融入日常生活的可能性依然很低（Botella et al. 2006c）。

对于VR系统的未来发展，特别是VR-EBT的治疗方案和相关研究，研究者建议可以从以下几个角度进一步探索和研究。

1.相比传统量表测试，生理测量可以作为VR-EBT治疗过程客观测量的主要内容。因此，在未来，促进标准化的生理测量纳入临床疗效评价方案可能是非常有价值的。例如，通过心率变异性、呼吸频率、皮肤电导或血压等客观数据能够进一步了解焦虑障碍患者躯体的变化（Wiederhold and Wiederhold 2003）。同时，建议在之后的VR-EBT前测与后测评估方案中将BAT作为常规测试内容。

2.目前VR-EBT心理治疗方案的有效性已被证实。然而，其有效性和整合性（Rothbaum 2009）却很少被研究（Mühlberger et al. 2008；Wald et al. 2000）。因此，VR-EBT应该纳入更多的评估方法，如磁共振成像（Clemente et al. 2010，2013）。

3.应探索将VR-EBT整合到互联网的可能性（Rothbaum 2009），以便在任何时间、任何地点为更多的人提供心理治疗（如有长期广场恐惧症、难以离家的人将尤为受益）。通过这种方式，有一项试点研究（Yuen et al. 2013）调查了通过"第二人生"（一款VR游戏）对SAD患者实施在线VR治疗的有效性和可行性。结果显示，该程序对社交焦虑症状的后续治疗有显著改善。受试者和治疗师均认为治疗方案是可接受且可行的，尽管在实际过程中经常遇到技术性困难。

4.紧跟心理治疗发展趋势，确立新的治疗理念与治疗方案，指导CBT和VR-EBT或其他技术（如增强现实或移动系统）来进行循证医学的研究。例如，AR-EBT系统或严肃游戏已被用于治疗蟑螂恐惧症（Botella et al. 2010；Bretón-López et al. 2010；Wrzesien et al. 2013）。

5.移动设备在推动暴露疗法治疗蟑螂恐惧症（Botella et al. 2011）和广泛性焦虑障碍（Pallavicini et al. 2009；Repetto et al. 2013）方面已显示其治疗有效性，然而很少有研究关注这些可能性，因此这是一个应该继续研究的问题。此外，VR-EBT在其他移动技术中的应用也值得我们继续关注。

6.开发可以向患者提供反馈的开放且灵活的VR环境（如添加图片、视频、声音录制、音乐或特定的声音），并使其适应每个患者的特质和需求。

7.研究VR-EBT治疗过程（如金钱、时间、情感投入）与VR-EBT结果之间存在的成本-收益比具有重要意义。

8.为了促进治疗结果的推广，需要更多的跨文化研究。例如，一些用于西班牙人群治疗的VR环境已用于墨西哥人群，并证明了有效性（Cárdenas et al. 2009）。Wallach等的研究（2009）表明，与文化相适应的VR环境可以增加沉浸感，从而提高VR-EBT的有效性。

9.在实际研究过程中，最为重要的是将VR虚拟环境中的临床体验与真实世界产生联系。在一个结合了用户文化、身体和认知方面的高度灵活环境中，用户才能体验到高度存在感，并遵循现实世界的方法进行认知判断。

10.尽管已有部分研究，但关于存在感水平、恐惧/焦虑水平和治疗结果之间的关系尚无定论。因此，有必要进一步探讨这个问题。

11.为了评估VR-EBT疗效的维持情况，后续研究需要进行更多的长期（如6个月或12个月）随访研究。

12.VR-EBT在治疗各类焦虑障碍中均有理想的效果，然而大部分研究的样本集中在成年群体中。鲜有专门针对儿童焦虑障碍的VR-EBT临床研究，仅有少部分相关研究关注到儿童特殊恐惧症（Botella et al. 2006a；Bouchard et al. 2007；Gutiérrez-Maldonado et al. 2009；Miller et al. 2012；Quero et al. 2014a；St Jacques et al. 2010）。Bouchard（2011）指出，必须将VR-EBT拓展到儿童群体，以及更为复杂的焦虑障碍（如OCD和PTSD）研究（López-Soler et al. 2011）中。因此，这个问题值得进一步探讨。

此外，当前VR治疗特定恐惧症被视为一种暴露疗法，可以用于支持经验验证的治疗方案，以提高传统治疗的效率或提高传统治疗的接受度。同时，部分研究者建议拓展VR技术在其他领域的应用和进一步研究，以改善传统心理治疗，促进人类健康和生活质量。Riva等（2009）提出VR技术不仅是提供暴露和脱敏的工具，还可以是个人赋权（指无权的个体通过意识觉醒、知识学习和技能掌握获得自身发展的能力）的临床工具。Botella等（2009）强调，VR的独特性与其在临床心理学中的应用非常适配，与此同时，它可能会引发一些伦理问题，因此研究模糊现实世界和虚拟世界之间的区别对弱势群体可能产生的影响是很有必要的。Carvalho等（2010）认为，尽管VR技术在心理治疗中的应用已经取得了很大的进步，但仍有巨大的临床应用潜力，因此需要进一步创新VR环境，并进行相关的临床对照验证。在整个研究过程中，用户对VR技术创造的虚拟环境的临床体验必须是灵活的，且要与现实世界存在联系。一般来说，虚拟环境需要考虑用户自身的文化背景、身体和认知水平等多个方面。此外，VR技术的落地应用也需要依靠互联网平台的快速传播，从而减少开发人员在VR系统研发阶段的试错成本。

基于本章内容，VR-EBT在焦虑障碍治疗与应用方面还有以下几个问题需要进一步探索。

——是否有必要创造更高水平的沉浸感来获得更好的治疗结果？

——完全沉浸式VR系统（如CAVE）一定会产生更高层次的沉浸感吗？这是否真的能够改善治疗效果？

——借助互联网使用VR-EBT是否与使用HMD或类似设备同样有效？

——刺激视觉和听觉以外的其他感官[如嗅觉、味觉和（或）触觉]，或在

VR-EBT中包含增强虚拟的元素，是否能改善或促进治疗的开展或治疗的结果?

——VR能否促进或改善焦虑障碍的评估过程?

——VR-EBT能否适应移动设备、娱乐系统（如智能手机、视频游戏机），或者未来的新移动技术?

（董 燕 赵文涛 徐 勇 译）

参 考 文 献

American Psychiatric Association. (2013). *Diagnostic and statistical manual of mental disorders (DSM-5)* (5th ed.). Arlington: American Psychiatric Association.

Anderson, P., Rothbaum, B. O., & Hodges, L. F. (2003). Virtual reality exposure in the treatment of social anxiety. *Cognitive and Behavioral Practice, 10*(3), 240–247. https://doi.org/10.1016/s1077-7229(03)80036-6.

Anderson, P. L., Zimand, E., Hodges, L. F., & Rothbaum, B. O. (2005). Cognitive behavioral therapy for public-speaking anxiety using virtual reality for exposure. *Depression and Anxiety, 22*(3), 156–158. https://doi.org/10.1002/da.20090.

Anderson, P. L., Price, M., Edwards, S. M., Obasaju, M. A., Schmertz, S. K., Zimand, E., & Calamaras, M. R. (2013). Virtual reality exposure therapy for social anxiety disorder: A randomized controlled trial. *Journal of Consulting and Clinical Psychology, 81*(5), 751–760. https://doi.org/10.1037/a0033559.

Anderson, P. L., Edwards, S. M., & Goodnight, J. R. (2017). Virtual reality and exposure group therapy for social anxiety disorder: Results from a 4–6 year follow-up. *Cognitive Therapy and Research, 41*(2), 230–236. https://doi.org/10.1007/s10608-016-9820-y.

Azuma, R. T. (1997). A survey of augmented reality. *Presence: Teleoperators and Virtual Environments, 6*, 355–385.

Baños, R. M., Botella, C., Perpiná, C., & Quero, S. (2001). Tratamiento mediante realidad virtual para la fobia a volar: Un estudio de caso. *Clinica y Salud, 12*(3), 391–404.

Baños, R. M., Botella, C., Perpiñá, C., Alcañiz, M., Lozano, J. A., Osma, J., & Gallardo, M. (2002). Virtual reality treatment of flying phobia. *IEEE Transactions on Information Technology in Biomedicine, 6*(3 SPEC), 206–212.

Baus, O., & Bouchard, S. (2014). Moving from virtual reality exposure-based therapy to augmented reality exposure-based therapy: A review. *Frontiers in Human Neuroscience, 8*. https://doi.org/10.3389/fnhum.2014.00112.

Botella, C., Baños, R. M., Perpiñá, C., Villa, H., Alcañiz, M., & Rey, A. (1998). Virtual reality treatment of claustrophobia: A case report. *Behaviour Research and Therapy, 36*(2), 239–246.

Botella, C., Villa, H., Baños, R., Perpiñá, C., & García-Palacios, A. (1999). The treatment of claustrophobia with virtual reality: Changes in other phobic behaviors not specifically treated. *CyberPsychology and Behavior, 2*(2), 135–141.

Botella, C., Baños, R. M., Villa, H., Perpiñá, C., & García-Palacios, A. (2000). Virtual reality in the treatment of claustrophobic fear: A controlled, multiple-baseline design. *Behavior Therapy, 31*(3), 583–595.

Botella, C., Baños, R. M., Perpiñá, C., Quero, S., Villa, H., García-Palacios, A., & Fabregat, S. (2002). El tratamiento de la claustrofobia por medio de realidad virtual. *Analisis y Modificacion de Conducta, 28*(117), 109–127.

Botella, C., Osma, J., García-Palacios, A., Quero, S., & Banõs, R. M. (2004a). Treatment of flying phobia using virtual reality: Data from a 1-year follow-up using a multiple baseline design. *Clinical Psychology and Psychotherapy, 11*(5), 311–323.

Botella, C., Quero, S., Baños, R. M., Perpiñá, C., & García-Palacios, A. (2004b). Virtual reality and psychotherapy. In G. Riva, C. Botella, P. Légeron, & G. Optale (Eds.), *Cybertherapy* (Vol. 99, pp. 37–52). Amsterdam: IOS Press.

Botella, C., Villa, H., García-Palacios, A., Baños, R. M., Perpiñá, C., & Alcañiz, M. (2004c). Clinically significant virtual environments for the treatment of panic disorder and agoraphobia. *CyberPsychology and Behavior, 7*(5), 527–535. https://doi.org/10.1089/cpb.2004.7.527.

Botella, C. M., Juan, M. C., Baños, R. M., Alcañiz, M., Guillén, V., & Rey, B. (2005). Mixing realities? An application of augmented reality for the treatment of cockroach phobia. *CyberPsychology and Behavior, 8*(2), 162–171.

Botella, C., Baños, R. M., & Fabregat, S. (2006a). Tratamiento del miedo a los animales pequeños por medio de realidad virtual. In X. Méndez, J. P. Espada, & M. Orgiles (Eds.), *Terapia psicológica con niños y adolescentes: Estudio de casos clínicos* (pp. 49–65). Madrid: Pirámide.

Botella, C., Baños, R. M., Guerrero, B., García-Palacios, A., Quero, S., & Alcañíz, M. (2006b). Using a flexible virtual environment for treating a storm phobia. *PsychNology Journal, 4*(2), 12–144.

Botella, C., García-Palacios, A., Quero, S., Baños, R. M., & Bretón-López, J. M. (2006c). Virtual reality and psychological treatments: A review. *Behavioral Psychology, 14*(3), 491–509.

Botella, C., Baños, R. M., García-Palacios, A., Quero, S., Guillén, V., & Marco, H. (2007a). La utilización de las nuevas tecnologías de la información y la comunicación en psicología clínica. *UOC Papers, 4*, 32–41.

Botella, C., Gracía-Palacios, A., Villa, H., Baños, R. M., Quero, S., Alcañiz, M., & Riva, G. (2007b). Virtual reality exposure in the treatment of panic disorder and agoraphobia: A controlled study. *Clinical Psychology and Psychotherapy, 14*(3), 164–175. https://doi.org/10.1002/cpp.524.

Botella, C., García-Palacios, A., Baños, R. M., & Quero, S. (2009). Cybertherapy: Advantages, limitations, and ethical issues. *PsychNology Journal, 7*(1), 77–100.

Botella, C., Bretón-López, J., Quero, S., Baños, R., & García-Palacios, A. (2010). Treating cockroach phobia with augmented reality. *Behavior Therapy, 41*(3), 401–413.

Botella, C., Breton-López, J., Quero, S., Baños, R. M., García-Palacios, A., Zaragoza, I., & Alcaniz, M. (2011). Treating cockroach phobia using a serious game on a mobile phone and augmented reality exposure: A single case study. *Computers in Human Behavior, 27*(1), 217–227.

Bouchard, S. (2011). Could virtual reality be effective in treating children with phobias? *Expert Review of Neurotherapeutics, 11*(2), 207–213. https://doi.org/10.1586/ern.10.196.

Bouchard, S., Côté, S., St-Jacques, J., Robillard, G., & Renaud, P. (2006). Effectiveness of virtual reality exposure in the treatment of arachnophobia using 3D games. *Technology and Health Care, 14*(1), 19–27.

Bouchard, S., St-Jacques, J., Robillard, G., & Renaud, P. (2007). Efficacy of a virtual reality exposure treatment for arachnophobia in children: A pilot study. *Journal de Therapie Comportementale et Cognitive, 17*(3), 101–108. https://doi.org/10.1016/s1155-1704(07)73238-x.

Bouchard, S., Dumoulin, S., Robillard, G., Guitard, T., Klinger, E., Forget, H., et al. (2017). Virtual reality compared with in vivo exposure in the treatment of social anxiety disorder: A three-arm randomised controlled trial. *British Journal of Psychiatry, 210*(4), 276–283. https://doi.org/10.1192/bjp.bp.116.184234.

Boyd, D., & Hart, J. (2016). Potential utility of a cost-effective virtual reality system for treatment of fear of flying. *Aerospace Medicine and Human Performance, 87*(9), 830–832. https://doi.org/10.3357/AMHP.4719.2016.

Bretón-López, J., Quero, S., Botella, C., García-Palacios, A., Baños, R. M., & Alcañiz, M. (2010). An augmented reality system validation for the treatment of cockroach phobia. *CyberPsychology, Behavior, and Social Networking, 13*(6), 705–710.

Breuninger, C., Sláma, D. M., Krämer, M., Schmitz, J., & Tuschen-Caffier, B. (2017). Psychophysiological reactivity, interoception and emotion regulation in patients with Agoraphobia during virtual reality anxiety induction. *Cognitive Therapy and Research, 41*(2), 193–205. https://doi.org/10.1007/s10608-016-9814-9.

Brinkman, W. P., Hartanto, D., Kang, N., De Vliegher, D., Kampmann, I. L., Morina, N., et al. (2012). *A virtual reality dialogue system for the treatment of social phobia.* Paper presented at the 30th ACM Conference on Human Factors in Computing Systems.

Cárdenas, G., Botella, C., Quero, S., Moreyra, L., De La Rosa, A., & Muñoz, S. (2009). A cross-cultural validation of VR treatment system for flying phobia in the Mexican population. *Studies in Health Technology and Informatics, 7,* 141–144.

Carlin, A. S., Hoffman, H. G., & Weghorst, S. (1997). Virtual reality and tactile augmentation in the treatment of spider phobia: A case report. *Behaviour Research and Therapy, 35*(2), 153–158.

Carvalho, M. R. D., Freire, R. C., & Nardi, A. E. (2010). Virtual reality as a mechanism for exposure therapy. World Journal of Biological Psychiatry, 11(2 PART 2), https://doi.org/10.3109/15622970802575985, 220, 230.

Clemente, M., Rey, B., Alcañiz, M., Bretón-López, J., Moragrega, I., Baños, R. M., et al. (2010). Contributions of functional magnetic resonance in the field of psychological treatments with virtual reality. *Annual Review of Cybertherapy and Telemedicine, 8*(1), 157–160.

Clemente, M., Rey, B., Alcaniz, M., Breton-Lopez, J., Botella, C., Rodriguez-Pujadas, A., et al. (2013). *FMRI assessment of small animals' phobia using virtual reality as stimulus.* Paper presented at the 7th international conference on pervasive computing technologies for healthcare and workshops, PervasiveHealth, Venice.

Coelho, C. M., Silva, C. F., Santos, J. A., Tichon, J., & Wallis, G. (2008). Contrasting the effectiveness and efficiency of virtual reality and real environments in the treatment of acrophobia. *PsychNology Journal, 6*(2), 203–216.

Coelho, C. M., Silvério, J. M., Da Silva, C. F., & Santos, J. A. (2014). *Virtual reality in the treatment of acrophobia: Results of an experimental study* (Vol. 2, pp. 145–149).

Craske, M. G., & Mystkowski, J. L. (2006). Exposure therapy and extinction: Clinical studies. In M. G. Craske & D. Vansteenwegen (Eds.), *Fear and learning: Basic science to clnical application* (pp. 217–234). Washington, DC: American Psychological Assoication.

Czerniak, E., Caspi, A., Litvin, M., Amiaz, R., Bahat, Y., Baransi, H., et al. (2016). A novel treatment of fear of flying using a large virtual reality system. *Aerospace Medicine and Human Performance, 87*(4), 411–416. https://doi.org/10.3357/AMHP.4485.2016.

De Quervain, D. J. F., Bentz, D., Michael, T., Bolt, O. C., Wiederhold, B. K., Margraf, J., & Wilhelm, F. H. (2011). Glucocorticoids enhance extinction-based psychotherapy. *Proceedings of the National Academy of Sciences, 108*(16), 6621–6625.

Emmelkamp, P. M. G., Krijn, M., Hulsbosch, A. M., De Vries, S., Schuemie, M. J., et al. (2002). Virtual reality treatment versus exposure in vivo: A comparative evaluation in acrophobia. *Behaviour Research and Therapy, 40*(5), 509–516. https://doi.org/10.1016/s0005-7967(01)00023-7.

Ferrand, M., Ruffault, A., Tytelman, X., Flahault, C., & Négovanska, V. (2015). A cognitive and virtual reality treatment program for the fear of flying. *Aerospace Medicine and Human Performance, 86*(8), 723–727. https://doi.org/10.3357/AMHP4211.2015.

García-Palacios, A., Hoffman, H., Carlin, A., Furness, T. A., & Botella, C. (2002). Virtual reality in the treatment of spider phobia: A controlled study. *Behaviour Research and Therapy, 40*(9), 983–993.

García-Palacios, A., Botella, C., Hoffman, H., & Fabregat, S. (2007). Comparing acceptance and refusal rates of virtual reality exposure vs. in vivo exposure by patients with specific phobias. *CyberPsychology and Behavior, 10*(5), 722–724.

Gorini, A., & Riva, G. (2008). The potential of virtual reality as anxiety management tool: A randomized controlled study in a sample of patients affected by generalized anxiety disorder.

Trials, 9. https://doi.org/10.1186/1745-6215-9-25.

Grillon, H., Riquier, F., Herbelin, B., & Thalmann, D. (2006). Virtual reality as a therapeutic tool in the confines of social anxiety disorder treatment. *International Journal on Disability and Human Development, 5*(3), 243–250.

Gutiérrez-Maldonado, J., Magallón-Neri, E., Rus-Calafell, M., & Peñaloza-Salazar, C. (2009). Virtual reality exposure therapy for school phobia. *Anuario de Psicologia, 40*(2), 223–236.

Harris, S. R., Kemmerling, R. L., & North, M. M. (2002). Brief virtual reality therapy for public speaking anxiety. *CyberPsychology and Behavior, 5*(6), 543–550. https://doi.org/10.1089/109493102321018187.

Hodges, L. F., Watson, B. A., Kessler, G. D., Rothbaum, B. O., & Opdyke, D. (1996). Virtually conquering fear of flying. *IEEE Computer Graphics and Applications, 16*(6), 42–49. https://doi.org/10.1109/38.544071.

Hoffman, H. G., García-Palacios, A., Carlin, A., Furness, T. A., & Botella, C. (2003). Interfaces that heal: Coupling real and virtual objects to treat spider phobia. *International Journal of Human-Computer Interaction, 16*(2), 283–300.

Ibrahim, N., Muhamad Balbed, M. A., Yusof, A. M., Mohammed Salleh, F. H., Singh, J., & Shahidan, M. S. (2008). Virtual reality approach in treating acrophobia: Simulating height in virtual environment. *WSEAS Transactions on Computers, 7*(5), 511–518.

James, L. K., Lin, C. Y., Steed, A., Swapp, D., & Slater, M. (2003). Social anxiety in virtual environments: Results of a pilot study. *CyberPsychology and Behavior, 6*(3), 237–243. https://doi.org/10.1089/109493103322011515.

Jang, D. P., Ku, J. H., Choi, Y. H., Wiederhold, B. K., Nam, S. W., Kim, I. Y., & Kim, S. I. (2002). The development of Virtual Reality Therapy (VRT) system for the treatment of acrophobia and therapeutic case. *IEEE Transactions on Information Technology in Biomedicine, 6*(3 SPEC), 213–217. https://doi.org/10.1109/titb.2002.802374.

Juan, M. C., Botella, C., Alcañiz, M., Baños, R., Carrion, C., Melero, M., et al. (2004). An augmented reality system for treating psychological disorders: Application to phobia to cockroaches. Paper presented at the third IEEE and ACM international symposium on mixed and augmented reality, Arlington.

Juan, M. C., Alcañiz, M., Monserrat, C., Botella, C., Baños, R. M., & Guerrero, B. (2005). Using augmented reality to treat phobias. *IEEE Computer Graphics and Applications, 25*(6), 31–37.

Juan, M. C., Baños, R., Botella, C., Pérez, D., Alcañiz, M., & Monserrat, C. (2006). An augmented reality system for the treatment of acrophobia: The sense of presence using immersive photography. *Presence: Teleoperators and Virtual Environments, 15*(4), 393–402.

Kim, H. E., Hong, Y. J., Kim, M. K., Jung, Y. H., Kyeong, S., & Kim, J. J. (2017). Effectiveness of self-training using the mobile-based virtual reality program in patients with social anxiety disorder. *Computers in Human Behavior, 73*, 614–619. https://doi.org/10.1016/j.chb.2017.04.017.

Kleim, B., Wilhelm, F. H., Temp, L., Margraf, J., Wiederhold, B. K., & Rasch, B. (2013). Sleep enhances exposure therapy. *Psychological Medicine, 10*, 1–9.

Klinger, E., Bouchard, S., Légeron, P., Roy, S., Lauer, F., Chemin, I., & Nugues, P. (2005). Virtual reality therapy versus cognitive behavior therapy for social phobia: A preliminary controlled study. *CyberPsychology and Behavior, 8*(1), 76–88. https://doi.org/10.1089/cpb.2005.8.76.

Krijn, M., Emmelkamp, P. M. G., Biemond, R., De Wilde De Ligny, C, Schuemie, M. J., & Van Der Mast, C. A. P. G. (2004). Treatment of acrophobia in virtual reality: The role of immersion and presence. *Behaviour Research and Therapy, 42*(2), 229–239. https://doi.org/10.1016/s0005-7967(03)00139-6.

Krijn, M., Emmelkamp, P. M., Ólafsson, R. P., Bouwman, M., Van Gerwen, L. J., Spinhoven, P., et al. (2007a). Fear of flying treatment methods: Virtual reality exposure vs. cognitive behavioral therapy. *Aviation Space and Environmental Medicine, 78*(2), 121–128.

Krijn, M., Emmelkamp, P. M. G., Ólafsson, R. P., Schuemie, M. J., & Van Der Mast, C. A. P. G. (2007b). Do self-statements enhance the effectiveness of virtual reality exposure therapy? A comparative evaluation in acrophobia. *CyberPsychology and Behavior, 10*(3), 362–370. https://doi.org/10.1089/cpb.2006.9943.

Levy, F., Leboucher, P., Rautureau, G., & Jouvent, R. (2015). E-virtual reality exposure therapy in acrophobia: A pilot study. *Journal of Telemedicine and Telecare, 22*(4), 215–220. https://doi.org/10.1177/1357633X15598243.

López-Soler, C., Castro, M., Alcántara, M., & Botella, C. (2011). The virtual reality system EMMA-childhood in the psychological treatment of a minor with posttraumatic stress disorder. [Sistema de realidad virtual emma-infancia en el tratamiento psicológico de un menor con estrés postraumático]. *Revista de Psicopatología y Psicología Clínica, 16*(3), 189–206.

Malbos, E., Rapee, R. M., & Kavakli, M. (2011). Isolating the effect of virtual reality based exposure therapy for agoraphobia: A comparative trial. *Annual Review of Cybertherapy and Telemedicine, 9*(1), 36–40.

Malbos, E., Rapee, R. M., & Kavakli, M. (2013). A controlled study of agoraphobia and the independent effect of virtual reality exposure therapy. *Australian and New Zealand Journal of Psychiatry, 47*(2), 160–168. https://doi.org/10.1177/0004867412453626.

Maltby, N., Kirsch, I., Mayers, M., & Allen, G. J. (2002). Virtual reality exposure therapy for the treatment of fear of flying: A controlled investigation. Journal of Consulting and Clinical Psychology, 70(5), 1112–1118. https://doi.org/10.1037//0022-006x.70.5.1112

Meyerbroeker, K., Morina, N., Kerkhof, G. A., & Emmelkamp, P. M. G. (2013). Virtual reality exposure therapy does not provide any additional value in agoraphobic patients: A randomized controlled trial. *Psychotherapy and Psychosomatics, 82*(3), 170–176. https://doi.org/10.1159/000342715.

Meyerbröker, K., Morina, N., Kerkhof, G., & Emmelkamp, P. M. G. (2011). Virtual reality exposure treatment of agoraphobia: A comparison of computer automatic virtual environment and head-mounted display. *Annual Review of Cybertherapy and Telemedicine, 9*(1), 41–45.

Michaliszyn, D., Marchand, A., Bouchard, S., Martel, M. O., & Poirier-Bisson, J. (2010). A randomized, controlled clinical trial of in virtuo and in vivo exposure for spider phobia. *Cyberpsychology, Behavior and Social Networking, 13*(6), 689–695. https://doi.org/10.1089/cyber.2009.0277.

Milgram, P., & Kishino, F. (1994). Taxonomy of mixed reality visual displays. *IEICE Transactions on Information and Systems, E77-D*(12), 1321–1329.

Miller, L., Silva, C., Bouchard, S., Bélanger, C., & Taucer-Samson, T. (2012). Using virtual reality and other computer technologies to implement cognitive-behavior therapy for the treatment of anxiety disorders in youth. In T. E. Davis III, T. H. Ollendick, & L.-G. Öst (Eds.), *Intensive one-session treatment of specific phobias* (pp. 227–251). New York: Springer.

Moore, K., Wiederhold, B. K., Wiederhold, M. D., & Riva, G. (2002). Panic and agoraphobia in a virtual world. *CyberPsychology and Behavior, 5*(3), 197–202. https://doi.org/10.1089/109493102760147178.

Mühlberger, A., Herrmann, M. J., Wiedemann, G., Ellgring, H., & Pauli, P. (2001). Repeated exposure of flight phobics to flights in virtual reality. *Behaviour Research and Therapy, 39*(9), 1033–1050. https://doi.org/10.1016/s0005-7967(00)00076-0.

Mühlberger, A., Wiedemann, G., & Pauli, P. (2003). Efficacy of a one-session virtual reality exposure treatment for fear of flying. *Psychotherapy Research, 13*(3), 323–336.

Mühlberger, A., Sperber, M., Wieser, M. J., & Pauli, P. (2008). A Virtual reality behavior avoidance test (VR-BAT) for the assessment of spider phobia. *Journal of CyberTherapy & Rehabilitation, 1*(2), 147–158.

North, M. M., North, S. M., & Coble, J. R. (1998). Virtual Reality Therapy: An effective treatment for the fear of public speaking. *International Journal of Virtual Reality, 3*(2), 2–6.

Opriş, D., Pintea, S., García-Palacios, A., Botella, C., Szamosközi, Ş., & David, D. (2012). Virtual reality exposure therapy in anxiety disorders: A quantitative meta-analysis. *Depression and Anxiety, 29*(2), 85–93. https://doi.org/10.1002/da.20910.

Pallavicini, F., Algeri, D., Repetto, C., Gorini, A., & Riva, G. (2009). Biofeedback, virtual reality and mobile phones in the treatment of generalized anxiety disorder (gad): A phase-2 controlled clinical trial. *Journal of Cyber Therapy and Rehabilitation, 2*(4), 315–327.

Parrish, D. E., Oxhandler, H. K., Duron, J. F., Swank, P., & Bordnick, P. (2016). Feasibility of Virtual Reality Environments for Adolescent Social Anxiety Disorder. *Research on Social Work Practice, 26*(7), 825–835. https://doi.org/10.1177/1049731514568897.

Parsons, T. D., & Rizzo, A. A. (2008). Affective outcomes of virtual reality exposure therapy for anxiety and specific phobias: A meta-analysis. *Journal of Behavior Therapy and Experimental Psychiatry, 39*(3), 250–261. https://doi.org/10.1016/j.jbtep.2007.07.007.

Peñate, W., Pitti, C. T., Bethencourt, J. M., de la Fuente, J., & Gracía, R. (2008). The effects of a treatment based on the use of virtual reality exposure and cognitive-behavioral therapy applied to patients with agoraphobia. *International Journal of Clinical and Health Psychology, 8*(1), 5–22.

Pérez-Ara, M. A., Quero, S., Botella, C., Baños, R., Andreu-Mateu, S., García-Palacios, A., & Bretón-López, J. (2010). Virtual reality interoceptive exposure for the treatment of panic disorder and agoraphobia. *Annual Review of Cybertherapy and Telemedicine, 8*(1), 61–64.

Pertaub, D. P., Slater, M., & Barker, C. (2002). An experiment on public speaking anxiety in response to three different types of virtual audience. *Presence: Teleoperators and Virtual Environments, 11*(1), 68–78. https://doi.org/10.1162/105474602317343668.

Pitti, C. T., Peñate, W., de la Fuente, J., Bethencourt, J. M., Roca-Sánchez, M. J., Acosta, L., et al. (2015). The combined use of virtual reality exposure in the treatment of agoraphobia. *Actas Españolas de Psiquiatría, 43*(4), 133–141.

Powers, M. B., & Emmelkamp, P. M. (2008). Virtual reality exposure therapy for anxiety disorders: A meta-analysis. *Journal of Anxiety Disorders, 22*(3), 561–569. https://doi.org/10.1016/j.janxdis.2007.04.006.

Powers, M. B., Briceno, N. F., Gresham, R., Jouriles, E. N., Emmelkamp, P. M. G., & Smits, J. A. J. (2013). Do conversations with virtual avatars increase feelings of social anxiety? *Journal of Anxiety Disorders, 27*(4), 398–403. https://doi.org/10.1016/j.janxdis.2013.03.003.

Quero, S., Nebot, S., Rasal, P., Bretón-López, J., Baños, R. M., & Botella, C. (2014a). The use of communication and information technologies in the treatment of small animals phobia in childhood [La utilización de las tecnologías de la información y la comunicación en el tratamiento de la fobia a animales pequeños en la infancia]. *Behavioral Psychology-Psicología Conductual, 22*(2), 257–276.

Quero, S., Pérez-Ara, M. Á., Bretón-López, J., García-Palacios, A., Baños, R. M., & Botella, C. (2014b). Acceptability of virtual reality interoceptive exposure for the treatment of panic disorder with agoraphobia. *British Journal of Guidance & Counselling, 42*(2), 123–137. https://doi.org/10.1080/03069885.2013.852159.

Repetto, C., Gaggioli, A., Pallavicini, F., Cipresso, P., Raspelli, S., & Riva, G. (2013). Virtual reality and mobile phones in the treatment of generalized anxiety disorders: A phase-2 clinical trial. *Personal and Ubiquitous Computing, 17*(2), 253–260. https://doi.org/10.1007/s00779-011-0467-0.

Riva, G., Gaggioli, A., Gorini, A., Carelli, L., Repetto, C., Algeri, D., & Vigna, C. (2009). Virtual reality as empowering environment for personal change: The contribution of the applied technology for neuro-psychology laboratory. *Anuario de Psicologia, 40*(2), 171–192.

Robillard, G., Wiederhold, B. K., Wiederhold, M. D., Larouche, S., & Bouchard, S. (2004). *An open trial to confirm the external validity of virtual reality exposure treatment of fear of flying.* Paper presented at the 38th annual convention of the association for the advancement of behavior therapy, New Orleans.

Rothbaum, B. O. (2009). Using virtual realty to help our patients in the real world. *Depression and*

Anxiety, 26(3), 209–211. https://doi.org/10.1002/da.20556.

Rothbaum, B. O., Hodges, L. F., Kooper, R., Opdyke, D., Williford, J. S., & North, M. (1995). Virtual reality graded exposure in the treatment of acrophobia: A case report. *Behavior Therapy, 26*(3), 547–554. https://doi.org/10.1016/s0005-7894(05)80100-5.

Rothbaum, B. O., Hodges, L., Smith, S., Lee, J. H., & Price, L. (2000). A controlled study of virtual reality exposure therapy for the fear of flying. *Journal of Consulting and Clinical Psychology, 68*(6), 1020–1026. https://doi.org/10.1037//0022-006x.68.6.1020.

Rothbaum, B. O., Hodges, L., Anderson, P. L., Price, L., & Smith, S. (2002). Twelve-month follow-up of virtual reality and standard exposure therapies for the fear of flying. *Journal of Consulting and Clinical Psychology, 70*(2), 428–432.

Rothbaum, B. O., Anderson, P., Zimand, E., Hodges, L., Lang, D., & Wilson, J. (2006). Virtual reality exposure therapy and standard (in vivo) exposure therapy in the treatment of fear of flying. *Behavior Therapy, 37*(1), 80–90.

Roy, S., Klinger, E., Légeron, P., Lauer, F., Chemin, I., & Nugues, P. (2003). Definition of a VR-based protocol to treat social phobia. *CyberPsychology and Behavior, 6*(4), 411–420. https://doi.org/10.1089/109493103322278808.

Rus-Calafell, M., Gutiérrez-Maldonado, J., Botella, C., & Baños, R. M. (2013). Virtual reality exposure and imaginal exposure in the treatment of fear of flying: A pilot study. *Behavior Modification, 37*(4), 568–590. https://doi.org/10.1177/0145445513482969.

Safir, M. P., Wallach, H. S., & Bar-Zvi, M. (2012). Virtual reality cognitive-behavior therapy for public speaking anxiety: One-year follow-up. *Behavior Modification, 36*(2), 235–246. https://doi.org/10.1177/0145445511429999.

Slater, M., Pertaub, D. P., & Steed, A. (1999). Public speaking in virtual reality: Facing an audience of avatars. *IEEE Computer Graphics and Applications., 19*, 6–9.

Slater, M., Pertaub, D. P., Barker, C., & Clark, D. M. (2006). An experimental study on fear of public speaking using a virtual environment. *CyberPsychology and Behavior, 9*(5), 627–633. https://doi.org/10.1089/cpb.2006.9.627.

St-Jacques, J., Bouchard, S., & Bélanger, C. (2010). Is virtual reality effective to motivate and raise interest in phobic children toward therapy? A clinical trial study of in vivo with in virtuo versus in vivo only treatment exposure. *Journal of Clinical Psychiatry, 71*(7), 924–931. https://doi.org/10.4088/JCP.08m04822blu.

Tortella-Feliu, M., Botella, C., Llabrés, J., Bretón-López, J. M., del Amo, A. R., Baños, R. M., & Gelabert, J. M. (2011). Virtual reality versus computer-aided exposure treatments for fear of flying. *Behavior Modification, 35*(1), 3–30.

Vincelli, F., Anolli, L., Bouchard, S., Wiederhold, B. K., Zurloni, V., & Riva, G. (2003). Experiential cognitive therapy in the treatment of panic disorders with agoraphobia: A controlled study. *CyberPsychology and Behavior, 6*(3), 321–328. https://doi.org/10.1089/109493103322011632.

Wald, J. (2004). Efficacy of virtual reality exposure therapy for driving phobia: A multiple baseline across-subjects design. *Behavior Therapy, 35*(3), 621–635. https://doi.org/10.1016/s0005-7894(04)80035-2.

Wald, J., & Taylor, S. (2000). Efficacy of virtual reality exposure therapy to treat driving phobia: A case report. *Journal of Behavior Therapy and Experimental Psychiatry, 31*(3–4), 249–257. https://doi.org/10.1016/s0005-7916(01)00009-x.

Wald, J. L., Liu, L., & Reil, S. (2000). Concurrent validity of a virtual reality driving assessment for persons with brain injury. *CyberPsychology and Behavior, 3*(4), 643–654. https://doi.org/10.1089/109493100420232.

Wallach, H. S., Safir, M. P., & Bar-Zvi, M. (2009). Virtual reality cognitive behavior therapy for public speaking anxiety: A randomized clinical trial. *Behavior Modification, 33*(3), 314–338. https://doi.org/10.1177/0145445509331926.

Walshe, D. G., Lewis, E. J., Kim, S. I., O'Sullivan, K., & Wiederhold, B. K. (2003). Exploring the use of computer games and virtual reality in exposure therapy for fear of driving following a motor vehicle accident. *CyberPsychology and Behavior, 6*(3), 329–334. https://doi. org/10.1089/109493103322011641.

Wiederhold, B. K., & Wiederhold, M. D. (2003). Three-year follow-up for virtual reality exposure for fear of flying. *CyberPsychology and Behavior, 6*(4), 441–445.

Wiederhold, M. D., & Wiederhold, B. K. (2013). Virtual reality and pharmaceuticals: Enhanced synergy to improve clinical care. *CyberTherapy & Rehabilitation, 6*(1), 10–12.

Wiederhold, B. K., Gevirtz, R., & Wiederhold, M. D. (1998). Fear of flying: A case report using virtual reality therapy with physiological monitoring. *CyberPsychology and Behavior, 1*(2), 97–103.

Wiederhold, B. K., Jang, D. P., Gevirtz, R. G., Kim, S. I., Kim, I. Y., & Wiederhold, M. D. (2002). The treatment of fear of flying: A controlled study of imaginal and virtual reality graded exposure therapy. *IEEE Transactions on Information Technology in Biomedicine, 6*(3 SPEC), 218–223.

Wilhelm, F. H., Pfaltz, M. C., Gross, J. J., Mauss, I. B., Kim, S. I., & Wiederhold, B. K. (2005). Mechanisms of virtual reality exposure therapy: The role of the Behavioral activation and behavioural inhibition systems. *Applied Psychophysiology and Biofeedback, 30*(3), 271–284.

Wrzesien, M., Alcañiz, M., Botella, C., Burkhardt, J. M., Bretón-López, J., Ortega, M., & Brotons, D. B. (2013). The therapeutic lamp: Treating small-animal phobias. *IEEE Computer Graphics and Applications, 33*(1), 80–86.

Yuen, E. K., Herbert, J. D., Forman, E. M., Goetter, E. M., Comer, R., & Bradley, J. C. (2013). Treatment of social anxiety disorder using online virtual environments in second life. *Behavior Therapy, 44*(1), 51–61. https://doi.org/10.1016/j.beth.2012.06.001.

第4章
虚拟现实技术应用于治疗创伤后应激障碍

Melissa Peskin, Brittany Mello, Judith Cukor, Megan Olden, Jo Ann Difede

流行病学调查显示，在一般人群中，PTSD的终生患病率为8%～9%（Breslau 2001；Hidalao and Davidson 2000；Kessler 2000；Kessler et al. 1995）。最近的一项流行病学研究表明，男性PTSD的终生患病率为3.4%，女性为8.5%（McLean et al. 2011）。部分人群患PTSD的风险较高，如性侵犯幸存者（Amstadter et al. 2008）、救灾工作者（Duckworth 1986；Durham et al. 1985；Harvey-Lintz and Tidwell 1997；Marmar et al. 1999，1996；North et al. 2002；Rosenczweia et al. 2002）及服役人员（Dohrenwend et al. 2006；Prigerson et al. 2001）。据统计，约260万美国军人被派往伊拉克或阿富汗进行军事作战（Institute of Medicine 2012），这无疑加剧了改进和完善关于PTSD治疗方案的迫切性。因为当前估计表明，5%～25%的服役人员在参与伊拉克或阿富汗战争后会出现PTSD症状（Hoge et al. 2004；Milliken et al. 2007）。

一、创伤后应激障碍的治疗现状

本部分将回顾当前PTSD循证治疗的文献，并且特别参考了专家治疗指南中作为一线治疗方法的建议。

（一）药物

尽管药物治疗是PTSD最广泛使用的治疗方法之一，但专家就治疗指南中支持使用药物治疗作为PTSD一线治疗的证据强度却得出了不同的结论。美国医学研究所（2008）的报告评估了PTSD各种治疗方式，得出的结论认为，所有类别的药物证据都不足以确定对PTSD的治疗效果。由英国国家临床优化研究所（2005）委托的最新临床实践指南建议将药物视为PTSD的二线治疗，仅次于

M. Peskin, J. Cukor, M. Olden, J. A. Difede Weill Cornell Medicine/NewYork-Presbyterian, New York, NY, USA；e-mail: mep2009@med.cornell.edu; jdifede@med.cornell.edu.

B. Mello City of Monrovia, Monrovia, CA, USA

被推荐作为一线治疗的认知疗法。相比之下，另外一些组织的结论是，有证据支持使用特定类别的药物作为PTSD的一线治疗（American Psychiatric Association Proctic Guidelines 2004；Foa et al. 2009）。最近美国医学研究所关于军人和退伍军人PTSD治疗的报告（2012）发现，有相当有力的证据支持使用选择性5-羟色胺再吸收抑制剂（selective serotonin reuptake inhibitor，SSRI）治疗PTSD。事实上，SSRI药物的RCT数量是最多的，一般来说，大多数指南都同意这类药物的证据等级是最强的。例如，美国退伍军人事务部和国防部发布的PTSD联合实践指南得出结论，目前已发现的良好临床证据表明SSRI改善了患者重要的健康指标，并建议临床医生向符合条件的患者提供SSRI药物。此外，2种SSRI药物——舍曲林和帕罗西汀，已经获得美国FDA的批准，作为PTSD适应证的治疗药物。尽管对选择性去甲肾上腺素再摄取抑制剂（selective serotonin-norepi-nephrine reuptake inhibitor，SNRI）的使用研究较少，但一些实践指南[如美国退伍军人事务部和国防部及国际创伤应激研究学会（Foa et al. 2009）发布的指南]认为，这类药物也存在良好的证据等级，并推荐将其作为一线治疗的手段。

（二）循证心理治疗

尽管专家治疗指南对药物治疗的效果存有不同的结论，但治疗指南一致认为暴露疗法[通常被归类为CBT的形式]是对不同类型创伤后PTSD的有效治疗手段（Bisson et al. 2007；Bradley et al. 2005；Harvey et al. 2003；Schnurr et al. 2007）。的确，1999年首次发表的PTSD专家治疗指南建议，暴露疗法是PTSD的一线治疗方法（Foa et al. 1999b）。此后，世界各地的多个心理健康专业协会和政府机构在各种报告和更新的治疗指南中重申，暴露疗法是PTSD的唯一治疗方法，其疗效也得到大量的实证支持（American Psychiatric Association Practice Guidelines 2004；Australian Centre for Posttraumatic Mental Health 2007；Foa et al. 2009；Institute of Medicine 2006，2008；National Institute for Clinical Excellence 2005）。CBT与暴露疗法的效果已经在不同文化和人群中得到验证，那些经历过军事战斗（Monson et al. 2006；Nacasch et al. 2007；Rizzo et al. 2009）、恐怖主义（Brewin et al. 2008；Difede et al. 2007a，2007b；Gillespie et al. 2002；Levitt et al. 2007）、自然灾害（Salloum and Overstreet 2008），身体和性侵犯（Foa et al. 1999a；Resick et al. 2002），以及机动车事故（Blanchard et al. 2003）中的幸存者均能从暴露疗法中受益。此外，国防部和退役军人事务部最近启动了一项推广2种涉及暴露的CBT项目，将缓慢暴露（prolonged exposure，PE）疗法和认知加工疗法作为扩大现役和退役美国军人循证治疗的一部分（Karlin et al. 2010）。

尽管许多心理治疗方法都涉及暴露治疗的元素，但研究最广泛、临床证据最充分的暴露治疗范式是PE（Foa et al. 1999b，2005）。PE建立在Foa和Kozak（1986）提出的情绪加工理论基础之上。该理论认为恐惧症和PTSD的基础是病理性恐惧结构，其中包含有关恐惧刺激、反应和意义的信息。当个体遇到恐惧结构中所代表的信息时，这些信息会被激活（Foa and Kozak 1986；Foa et al. 1989）。经典条件反射被认为是病理性恐惧发展的一个关键机制，因为创伤事件被认为是一种非条件刺激，它与许多无害的条件刺激相关联，随后能够引发条件恐惧反应。情绪加工理论提出，成功的治疗必须实现2个目标：第一，激活恐惧结构，以便产生新的学习；第二，吸收与病理性恐惧结构不兼容的新信息。该理论还提出，对创伤相关想法、感受和图像的认知回避，以及对创伤相关刺激的行为回避最大限度地减少了对纠正信息的暴露，从而造成PTSD症状的维持。纠正信息会否定恐惧结果，并允许发展一种新的、非病理性的竞争性恐惧结构。

　　PE通常包括8～15次每周90分钟的单独治疗过程，包括想象暴露和实体暴露。在想象暴露中，治疗师引导患者在安全的环境中反复叙述创伤记忆，以促进消退学习。在这种情况下，对创伤记忆提示的恐惧反应被消除，患者能够更好地区分对创伤的思考和谈论，并同时对创伤经历的反复闯入产生耐受性。在实体暴露中，治疗师帮助患者开始逐渐面对恐惧的记忆和情境，这些情境实际上并不危险，但由于与创伤有关，会引发焦虑，所以来访者可能会出现回避。想象暴露通常在第三个疗程开始，随后是暴露的处理，在这个过程中，治疗师让来访者讨论在暴露过程中产生的想法和感受，目的是让来访者整合和巩固关于创伤意义的新信息，并推翻创伤事件之后可能形成的歪曲信念。

（三）当前治疗的局限性

　　尽管现有证据表明暴露疗法对PTSD有效，但想象暴露的本质是要求患者向治疗师反复讲述他们最痛苦的经历，而这对一些患者来说是一个挑战。鉴于回避与创伤相关的记忆、想法和线索是PTSD诊断标准的一部分，因此许多患者未能主动寻求治疗，而另外一些寻求治疗的患者没有积极参与治疗，其他自称愿意参与治疗的患者，在治疗过程中则很难将创伤记忆与情感进行连接。研究表明，缺乏情感参与往往预示着不理想的治疗效果，因此这些患者的症状可能无法得到改善（Jaycox et al. 1998）。因此，找到有效的方法来鼓励这些患者，促进治疗中的情感投入是至关重要的。

二、虚拟现实疗法

　　VR技术的发展拓展了焦虑障碍（包括PTSD）的治疗选择性。研究人员首先将VR技术应用于治疗简单的恐惧症，包括恐高症（Rothbaumet al. 1995a，1995b）、蜘蛛恐惧症（Carlin et al. 1997）、幽闭恐惧症（Botella et al. 1998，2000）及飞行恐惧症（Smith et al. 1999），均取得了积极的效果（详见本书第3章相关内容）。VR治疗恐惧症的理论基础支撑了这样一个假设，即在PTSD治疗时，VR技术同样有助于调动个体的创伤相关恐惧结构。

PTSD的虚拟现实暴露疗法（virtual reality exposure therapy，VRET）借鉴了与想象暴露类似的原则，以帮助那些不愿或无法使用传统想象暴露讲述创伤经历的患者。VR技术提供了一个感官丰富的计算机数字环境，在这个环境中，患者能够再次体验并控制他们的创伤。患者大声叙述他们经历的细节，同时在治疗师的密切监控下，通过越来越详细的创伤事件模拟逐步推进治疗。该过程允许治疗师对虚拟环境进行编程，以控制患者的体验。治疗可以根据患者个人的需求进行定制，并以患者个人可以容忍的速度推进治疗。此外，VRET可以促进患者情感参与和创伤记忆的加工，VR技术不仅提供视觉，还提供听觉、嗅觉和触觉线索，以增加在虚拟世界的沉浸感。

三、虚拟现实技术治疗创伤后应激障碍的框架

VR技术将视觉计算机图形与多种感官线索相结合，创建一个能够引发用户情绪唤起的环境。受试者佩戴一个专门的头盔，头盔前部贴着2个微型液晶电脑屏幕。受试者戴上头盔后，将屏幕放置在他们眼睛前方1～2英寸处，占据他们大部分视野。为了将分散注意力的视觉刺激降到最低，房间应保持黑暗。高敏运动跟踪传感器内置或附在头盔上，并将受试者头部位置的轻微变化传输至计算机。因此，受试者向上、向下或向任何一侧看，都会立即向计算机程序发送位置信息，从而导致视觉显示的相应变化。受试者还可以使用手柄向前、向后或向一侧移动视野，让他们与虚拟环境产生"互动"。受试者戴上耳机，从虚拟场景中传递音频刺激，临床医生通过耳机麦克风发出指令，以便在治疗过程中与患者进行交流。受试者下方的一个凸起的平台包含了听觉—触觉传感器，可产生与电子游戏控制器相同的大功率蜂鸣振动。坐在或站在平台上的受试者会接收到与听觉事件（如爆炸）相一致的触觉线索。最后，一个由与虚拟环境或创伤事件相关的气味墨盒组成的气味机（如体臭、柴油、市场香料），可使用一系列风扇和空气压缩机来释放气味。

治疗师的界面由2个显示器组成：一个显示器显示控制面板，另一个显示器显示患者通过VR头盔看到的场景。VR软件包含基本的场景，该场景与创伤事件的核心背景相似。在开始治疗之前，治疗师在VR基本设置的基础上进一步定制虚拟环境，使其尽可能接近患者的创伤情境。在治疗过程中，治疗师使用预先

编程的按键来操纵上述的多感官线索。因此，当患者复述他的创伤时，治疗师可以实时引入与事件相吻合的适当的环境刺激。

在VRET过程中，治疗师始终与患者保持对话。治疗师通过使用连接到患者耳机上的耳麦来提示患者复述他们的故事，并定期使用主观痛苦感觉单位量表（subjective units of distress，SUDS）来评估他们自我报告的痛苦程度，以确保他们暴露在相应的治疗水平中（如能够引起患者痛苦但不会让患者难以承受）。

四、应用虚拟现实技术治疗创伤后应激障碍的历史

（一）虚拟越战

VR技术首次应用于PTSD治疗，是由埃默里大学和佐治亚理工学院的研究人员开发VR技术用于治疗越战老兵的PTSD。虚拟环境提供了2个常见的场景，第一个场景是乘坐虚拟的休伊直升机，患者可以从直升机的侧门看到飞行员的后脑和典型的越南地形；第二个场景是在一片被丛林景观包围的空地上，周围有直升机、枪声和爆炸声，还有人大喊："快跑！"。Rothbaum团队（1999）利用"虚拟越战"进行了一项案例研究，治疗了一名50岁的高加索男性。患者在参与研究前有约26年直升机飞行经验，在军队服役期间患有严重的与战争相关的PTSD。该实验包括14个90分钟的治疗过程，每周进行2次，持续7周。在此期间，患者沉浸在2种虚拟环境中。研究发现，他的PTSD所有结局指标均有所改善，其PTSD临床监测量表（clinician administered PTSD scale，CAPS）评分下降了34%，PTSD自评量表评分下降了45%，并且在完成治疗6个月后，疗效依然存在。

随后，一项针对16名患有PTSD的参与越战男性退伍军人的开放临床试验发现，在8名完成6个月随访的受试者中，平均进行13次VRET后，PTSD相关症状显著减轻（Rothbaum et al. 2001）。随访6个月，根据CAPS测量，与特定报告创伤经历相关的症状相比，PTSD症状在总体上有统计学上的显著降低。在完成6个月随访的8名受试者中，8人都报告PTSD症状减少了15%至67%。值得注意的是，16名参与者中没有人因为暴露在虚拟环境中而代偿失调，也没有人在研究期间因与治疗相关的并发症而住院（Rothbaum et al. 2001）。

（二）虚拟世贸中心

继2001年9月11日世贸中心（World Trade Center，WTC）遭受恐怖袭击之后，Difede和Hoffman（2002）发表了一篇与WTC有关的PTSD个案研究。研究

使用由 11 个场景组成的虚拟 WTC 环境，研究者在获得患者口头同意后，以最合适的速度对患者进行情绪处理。该方案旨在唤起患者一定程度的反应，产生可容忍的不适感，但不会产生情感倾泻，以此"压倒"患者。该方案的早期阶段是从观看双子塔和一架安全飞过的喷气式飞机开始。然后一架喷气式飞机与第一座塔相撞，但没有造成爆炸。随后增加一次爆炸场景，再加上音效，创造出一个更真实的碰撞和爆炸场景。接下来的阶段逐渐融入视听效果，包括飞机撞击第一座塔的地方冒出火和烟的效果，该地区人们尖叫的声音效果，以及从第一座塔跳下的人。在最后阶段，第二架喷气式飞机撞向第二座塔，同时有爆炸声和人们尖叫声的音效。随后第二座塔倒塌，形成一大片尘埃云效果，紧随其后的是第一座塔倒塌成尘埃云。当患者能够看到整个事件的完整顺序时，他们就可以结束这个场景。在整个过程中，治疗师控制环境，引入相关的恐惧刺激，逐步让患者接触到特定创伤经历的虚拟再现。在第一个使用虚拟 WTC 的个案研究中，参与者是一名 26 岁的非裔美国女性，她曾在 WTO 工作，此前通过想象暴露疗法未能改善其PTSD 相关症状。根据 CAPS（Difede and Hoffman　2002）的测量，在每周进行 6次 60 分钟的治疗后，患者的 PTSD 症状减少 90%，为虚拟 WTC 作为治疗工具提供了初步支持。

随后，Difede 和同事（2007a）比较了 13 名直接接触 WTC 袭击的受试者（包括消防员、救灾人员和平民）使用 VRE 疗法的情况，并将其与对照组中匹配的 8名受试者进行了比较。由于有 2 名受试者未完成治疗和 1 名受试者中途退出，VR组最终有 10 名受试者完成了治疗方案。与预治疗组和对照组相比，治疗组的受试者在 CAPS 上的 PTSD 症状明显减少，对照组则没有任何改善。此外，受试者在 6个月的随访中维持了治疗效果。值得注意的是，VRET 受试者中有 5 人过去接受过想象暴露疗法，但没有表现出明显的改善。在整个治疗过程中，没有受试者报告说自己被唤起的情景"压倒"的情况。这些潜在的有力研究证据为使用标准化的虚拟环境来处理广泛的创伤经历提供了支持，使救灾工作者和平民均能因此获益。

（三）虚拟公交

2000 年 9 月巴勒斯坦起义，频繁的恐怖主义行为最终导致超过 1100 名民众死亡，6700 人受伤（Freedman　2009）。为了应对利用公共交通对平民的多次袭击所造成民众对公共交通的恐惧，Josman 团队（2006）与华盛顿大学的 Hoffman 及其团队合作，开发了一款 VR 恐怖主义自杀式公交爆炸场景，称为"公交世界"（BusWorld）。在该场景中，用户首先站在一个城市街景的人行道上，对面是一个类似以色列海法港的公交车站。下一阶段会出现一辆公交车，停在车站前，但没有爆炸。在最后阶段，场景中添加了视觉和听觉效果，公交被点燃，人们用希伯来语尖叫的声音效果和背景中的警笛声来表明救援即将到来。随后，研究者对30名无症状受试者进行模拟试点测试，以测试虚拟环境的有效性，以及在虚拟场景升级时唤起用户不断提高的焦虑水平的能力（Josman et al. 2008）。通过主观不适度量表评分（subjective units of distress scale，SUDS），这些受试者在VR场景中随场景分级变化报告了显著上升的痛苦水平，证实了该场景提供分级暴露的能力。

Freedman团队（2010）对一名29岁的男性患者开展了个案研究。他在一辆拥挤的公交被困后患上了PTSD。当时袭击者用推土机将他所在的公交和另一辆公交侧翻，碾压了多辆汽车，造成3人死亡，数十人受伤。为了满足患者的需求，研究者对BusWorld虚拟场景进行了改进，只使用事故前夕的场景（街景和公交车靠近公交车站）。患者在创伤事件发生约1个月后开始接受治疗。他接受了10个疗程的治疗，其中3个疗程包括沉浸在BusWorld环境中的想象暴露疗程，还有1个没有VR的想象暴露疗程。根据CAPS的测量，患者的PTSD症状从治疗前的79分显著下降到治疗后的0分（Freedman et al. 2010）。6个月后，这些治疗效果始终维持。有趣的是，尽管BusWorld环境最初并非为处理患者经历的某种攻击而设计的，但患者在这个环境的早期阶段仍然取得了一些改善。因此，这项研究提供了初步证据，证明发生恐怖袭击后，使用VR增强技术的想象暴露PE方案对治疗PTSD有效。此外，它还展示了如何将虚拟环境与想象暴露疗法结合使用，以促进对特定患者的护理。

（四）虚拟机动车事故

高频率的机动车事故导致个体受伤或死亡，通常也会导致心理上的创伤，以至于这些交通事故成为造成PTSD的主要原因（Norris 1992）。对于试图直面自己恐惧的患者来说，现实世界中的"实体"暴露可能会导致潜在的不安全驾驶。使用VR技术治疗与机动车事故（motor vehicle accident，MVA）相关的PTSD可以减少与现实不可控驾驶情况相关的安全风险并为患者处理与创伤相关的记忆提供了一种安全的方式（Beck et al. 2007）。在VR场景对治疗驾驶恐惧症的研究被报告有应用潜力之后（Wald and Taylor，2003），Beck和同事首次发表了关于使用VR技术治疗交通事故PTSD的报道。

Beck团队（2007）设计了几个虚拟的、可定制的驾驶场景，用于帮助治疗机动车事故后有急性PTSD的患者。这是首次评估VRET在这一人群中的有效性和可接受性的研究。该虚拟设备包括方向盘、油门和刹车踏板，以及患者和治疗师都可以佩戴的立体眼镜，他们可以通过3D方式看到10ft×8ft的大型模拟投影。虚拟环境本身的设计是为了模拟真实世界的驾驶体验，而不是针对机动车事故，因此在乡村、郊区、城市或高速公路环境中，司机会自主选择自己的路线，并担心实时是否会发生驾驶事故（如追尾）。在一个未设置对照的案例研究中，研究者对6名在过去6个月内（平均3.5个月）经历过严重交通事故，完全或亚综合征PTSD患者使用每周10次VRE方案进行研究。在CAPS总评分、CAPS重新体验维度和CAPS回避/麻木维度中，研究者发现预治疗和治疗后的临床症状显著降低，效应值从0.79升至1.49。在CAPS超唤醒维度评分上则无显著差异。受试者在"患者满意度问卷"（client satisfaction questionnaire，CSQ；Larsen et al. 1979）上的评分很高，提示他们在虚拟环境中获得了较高的存在感。然而，与公布的常规标准相比，受试者也报告了更高程度的定向障碍。研究者推测这可能是由于研究中使用的立体眼镜，要求受试者观看5ft外的屏幕上的VR内容所造成的。研究者建议可以通过切换前置显示器来减少这种情况，因为前置显示器系统不太可能出现模拟过程中的不适。这些初步结果表明VRE可能对创伤性机动车事故的幸存者是有效的。

（五）虚拟伊拉克战争或阿富汗战争

在2008年一项具有里程碑意义的研究中，兰德公司估计14%的伊拉克或阿富汗退伍军人患有PTSD（Tanielian and Jaycox 2008）。随后的研究表明，这一数值可能高达25%（Kok et al. 2012；Ramchand et al. 2010；Thomas et al. 2010）。伴随创伤性脑损伤，这些"无形的战争创伤"正在对军事人员产生毁灭性的影响。其中许多人有过多次战争经历，这使他们随后的心理健康问题面临更大的风险。南加州大学创意技术研究所的研究人员在Albert和Jarrell的领导下，在2005～2007年开发了虚拟伊拉克（Virtual Iraq），用来帮助治疗与战斗相关的PTSD（Razzo et al. 2005）。虚拟伊拉克的环境和治疗师界面的演变与更新反映了伊拉克或阿富汗军人与治疗师的相互反馈（Reger et al. 2009，2010）。2007年版本的虚拟伊拉克由4个可定制的环境组成，包括3个悍马车场景和1个中东城市场景，还有1个市场、拥挤或荒凉的街道、1个检查站、建筑内部和屋顶（Rizzo et al. 2010）。为了增加场景的数量和用户的可操作性，2011年，研究者开发了虚拟伊拉克或阿富汗的修订和扩展版本，称为BRAVEMIND。这个重新设计的系统将场景的数量从4个增加到14个，并增加了一些新的功能，以提高可定制性和应用性。其中，高度复杂的环境设计是为了给治疗师提供更为灵活的操作空间，他们可以将患者置身于一个与他们的创伤事件相似的虚拟环境和背景中，并提供相关的刺激。

相关研究发现，现役人员对该技术作为测量干预其心理健康工具的普遍接受性较高。例如，在一项关于士兵对接受技术驱动的行为卫生保健态度研究中，352名接受调查的服役人员中有58%表示有使用VR技术治疗的意愿（Wilson et al.，2008）。此外，在接受调查的人中，有1/3的人表示他们不愿意使用传统的心理治疗，但愿意使用至少一种基于技术驱动的心理健康治疗（如远程视频会议、基于互联网的治疗或VR），这表明技术驱动的心理健康治疗可能有助于克服这一人群获得心理护理的障碍。

Wood和他的同事发表了一份个案报告。在一项随机研究中，一位患有战争相关PTSD的现役军人首次在生理监测下完成了VR分级暴露疗法的治疗。研究者将该疗法与现役军人的认知行为团体疗法进行了比较（Wood et al. 2007）。经过10次VR治疗后，患者在创伤后应激障碍量表（军事版）（the PTSD checklist-military version，PCL-M）上的得分降低至PTSD诊断的阈值以下。随后，另一项关于VR分级暴露与生理监测对美国男性（Wood et al. 2008）和女性（Wood et al. 2009）海军人员战争相关PTSD的案例报道也得出了类似的结论。

Gerardi、Rothbaum及其同事（2008）公布了第一项使用虚拟伊拉克进行VRET的研究，他们治疗了一位经历伊拉克战争后确诊PTSD的士兵。这位29岁的高加索男性患者被派往伊拉克参与军事行动1年。参与行动后约6个月，他开始接受治疗。在4周内进行了4次90分钟的VRET后，患者在CAPS上的PTSD得分与治疗前相比下降了56%（Gerardi et al. 2008）。患者说他对VR技术感到满意，而且没有不良反应的报告。这种简短的治疗出现了临床和统计学上的显著变化，为患有PTSD的伊拉克退伍军人提供了早期支持帮助。

Reger和Gahm（2008）对一名被诊断为战争相关的PTSD的陆军现役士兵进行了一项虚拟伊拉克的个案研究。该试验包括在4周内对虚拟军事车队情景进行6次90分钟的VRET。PCL-M的结果显示，受试者得分从治疗前的58分降至治疗后的29分。此外，患者在24项行为和症状识别量表（behavior and symptom identification scale-24，BASIS；McLean Hospital 2006）的自我报告数据也证实了VRET积极的治疗效果（该量表根据5个症状和功能领域来评估治疗效果）。

McLay团队（2010）首次使用平行病例队列设计对战区参与军事行动的现役士兵使用VRET。2008年2～11月，研究者在军营诊所寻找需要治疗的战争相关PTSD个体，并为其提供传统暴露疗法或VRET。该研究报告了回顾性记录审查的结果，因此治疗程序并未标准化。暴露疗法的实施基于Foa团队（2007）概述的方法。传统的VRET及涵盖唤醒控制的VRET均被实施，其中受试者被教授如何监测他们自己的生理反应，以帮助忍受创伤相关的压力。由于需要参与不定时的军事行动，受试者的治疗被安排在10天至13周的任何地点开展，周围遍布与创伤相关的线索。在接受VRET的6名受试者中，他们的PCL-M评分均有所改善，症状水平平均下降67%。其中5人在治疗结束后不再符合PTSD的诊断标准。在接受VR技术治疗的所有受试者中，没有人在治疗过程中出现不良反应，接受想象暴露疗法的4名参与者也表现出明显的改善，在治疗结束后没有人达到

PTSD 的诊断标准。这是首次对部署在战区的现役军事人员进行有或无 VR 暴露疗法的研究。尽管在军事行动中，士兵有额外的压力源，但没有受试者失代偿或退出研究，所有人都表现出症状显著改善。总体来说，研究者发现，2 种类型的治疗都可以在战斗部署期间安全有效地开展。

目前已有多个研究团队针对部署到伊拉克或阿富汗的现役军人使用 VRE 开展相关研究。Reger 团队（2011）对 18 名患有 PTSD 的现役士兵和 6 名被诊断患有焦虑障碍（未另行说明不符合 PTSD 的诊断标准）的士兵进行了一项混合临床样本的回顾性研究。13 名受试者在接受其他形式的心理治疗后并未获得显著的临床受益，其中包括 4 名接受暴露疗法的患者。在第二阶段的治疗中，研究者提供的心理治疗是基于一种手册化的缓慢暴露治疗技术（Foa et al. 2007），适用于与 VR 技术一同使用，在治疗的第二阶段向受试者介绍了虚拟环境。受试者平均接受了 7 次治疗（3～12 次），每次治疗持续约 90 分钟。受试者的 PCL-M 关于 PTSD 的评分显著下降，62%（$n=15$）的受试者症状得分超过 11 分（Reger et al. 2011）。在另一项针对现役军人的研究中，McLav 团队（2011）对 20 名患有战争相关 PTSD 的现役军人进行了 VR 分级暴露治疗与常规治疗的对比研究。结果发现，在 VR 条件下，10 名受试者中有 7 名在 CAPS 上有 30% 甚至更高水平的改善，而在正常条件下治疗的 9 名受试者中只有 1 名出现类似的改善。

此外，McLay 团队（2012）在海军研究办公室的资助下，进行了首次公开临床试验，以进一步完善虚拟伊拉克或阿富汗治疗方案。42 名现役军人参加了意向治疗分析，其中 20 人完成了治疗。受试者每周接受 2 次治疗，每次治疗 90～120 分钟。该研究的目的是制订一种治疗方案，因此早期参与研究的受试者治疗次数有变化（$n=26$，其中 14 名完成治疗方案），后来治疗次数固定至 12～15 次，最多持续 10 周。在完成治疗的 20 名受试者中，经评估后不再符合 PCL-M 关于 PTSD 标准的占比为 75%（$n=15$）。此外，15 名受试者在 PCL-M 上表现出至少 50% 的改善效果。所有受试者均未出现相关的不良事件。该研究确定了虚拟伊拉克或阿富汗 VRET 的最佳方案，并出版了相应的治疗手册（Rothbaum and Ressler 2009）。

上述研究结果为 VR 增强暴露疗法的有效性提供了临床证据支持。这在治疗与战争相关的 PTSD 背景下尤为重要，因为缓慢暴露疗法可能对这一人群并不是那么有效（Bradlev et al. 2005）。

五、临床工作和研究的未来前景

过去 10 年是 PTSD-VRET 研究的蓬勃发展时期。研究侧重于不同类型创伤的 PTSD，包括越战、伊拉克战争、阿富汗战争、机动车交通事故，以及美国和以色列的恐怖袭击。诸多研究结果已经证明VRET是一种有效的暴露疗法。此外，VRET相较于想象暴露疗法可能有一些独特的优势，其中最重要的是人们关于寻求精神健康问题治疗而产生的病耻感。对伊拉克或阿富汗退伍军人的研究发现，患者可能会因担心被视为软弱或影响军旅生涯等负面想法而回避心理治疗（Stecker et al. 2007；Warner et al. 2008）。不幸的是，那些存在耻辱感和对治疗障碍有恐惧感的患者往往是最需要治疗的。因为一项研究发现，符合精神障碍筛查标准的伊拉克或阿富汗退伍军人比那些没有相关心理问题的群体更有可能回避心理治疗（Pietrzak et al. 2009）。

有学者提出，VR技术可能为解决上述问题提供一种途径，作为军事部署后心理干预方法的一部分。在这种方法中，VRET可以作为所有退伍军人都需要完成的标准培训中的一部分，以最大程度地降低退伍军人PTSD的风险。同时，这种设置也可以减少服役人员的耻辱感（Rizzo and Shilling 2018）。此外，更年轻的服役人员可能更熟悉数字游戏和训练模拟技术，因此相比传统的谈话模式，他们更有可能选择更具吸引力的VRET作为治疗工具（Reaer and Gahm 2008），这同时也促进了这一群体主动寻求帮助的动机（Leaman et al. 2013；Rizzo and Shilling 2018）。鉴于当前这一代退伍军人迫切的心理健康需求和参与心理治疗的比例普遍较低的现实（Hoge et al. 2004），为退役人员配置可接受的心理健康治疗方式至关重要（Leaman et al. 2013）。而VRET正是一种极具创新与潜力的治疗工具，即使是对那些抱有抵触治疗情绪的人群，VRET也可以进一步促进他们的治疗意愿及治疗过程中的情感代入。

当然，对于VRET之后的研究，还有以下几个研究方向有待进一步探索。大量证据证明VRET是一种有效的暴露疗法，可治疗各种创伤引起的PTSD。一个重要的问题是VRET是否比现有的治疗方法更有效。对于未来的研究来说，不仅要检验VRET是否相对现有治疗方法更具有效性，还要检验在现有治疗方式无效的情况下，VRET能否作为一种代替性工具来缓解患者的PTSD症状，这对于VR技术在该疾病的治疗中极具价值。目前已有团队开展RCT，比较VRET与想象暴露治疗在战争后PTSD中的疗效，这可以为上述第一个问题提供参考，但是更为重要的是探讨针对传统治疗手段收效甚微的群体，VRET是否能够帮助他们获得临床受益。如果VRET优于传统想象暴露疗法，甚至如果有研究能够证明VRET能够显著减轻那些经传统治疗无效群体的症状水平，这将为研究与治疗相关的特定患者或创伤特征铺平道路，并为患者提供更为匹配的个体化治疗方式提供机会。未来研究的另一个问题是，联合药物的VRET是否能够进一步增强临床效果。虽然一些研究关于使用药物来增强暴露而不是缓解PTSD症状的效果存在争议，但需要进一步研究的是这些认知增强药物在想象暴露疗法和VR暴露疗法的效果是否存在差异（de Kleine et al. 2012；Difede et al. 2014；Litz et al. 2012）。探索这一问题的研究可能为条件性恐惧反应的消除提供更好的理解，目前关于该领域的研究正在进行。随着VR技术在过去15年的蓬勃发展，越来越多的文献证实VRET是一种有效的PTSD治疗方法。未来将在这一坚实的基础上展开进一步的研究，以解决VRET之后面临的问题，这也是一个非常有前景的研究领域，能够在未来产生更有价值的临床应用与转化。

（李　月　赵文涛　徐　勇　译）

参 考 文 献

American Psychiatric Association Practice Guidelines. (2004). *Practice guideline for the treatment of patients with acute stress disorder and posttraumatic stress disorder*. Arlington: American Psychiatric Association.

Amstadter, A. B., McCauley, J. L., Ruggiero, K. J., Resnick, H. S., & Kilpatrick, D. G. (2008). Service utilization and help seeking in a national sample of female rape victims. *Psychiatric Services, 59*, 1450–1457.

Australian Centre for Posttraumatic Mental Health. (2007). *Australian guidelines for the treatment of adults with acute stress disorder and posttraumatic stress disorder*. Melbourne: Australian Centre for Posttraumatic Mental Health.

Beck, J. G., Palyo, S. A., Winer, E. H., Schwagler, B. E., & Ang, E. J. (2007). Virtual reality exposure therapy for PTSD symptoms after a road accident: An uncontrolled case series. *Behavior Therapy, 38*, 39–48.

Bisson, J. I., Ehlers, A., Matthews, R., Pilling, S., Richards, D., & Turner, S. (2007). Psychological treatments for chronic post-traumatic stress disorder. Systematic review and meta-analysis. *British Journal of Psychiatry, 190*, 97–104.

Blanchard, E. B., Hickling, E. J., Devineni, T., Veazey, C. H., Galovski, T. E., Mundy, E., Malta, L. S., & Buckley, T. C. (2003). A controlled evaluation of cognitive behavioural therapy for posttraumatic stress in motor vehicle accident survivors. *Behaviour Research and Therapy, 41*, 79–96.

Botella, C., Banos, R. M., Perpina, C., Villa, H., Alcaniz, M., & Rey, A. (1998). Virtual reality treatment of claustrophobia: A case report. *Behaviour Research and Therapy, 36*, 239–246.

Botella, C., Banos, R. M., Villa, H., Perpina, C., & Garcia-Palacios, A. (2000). Virtual reality in the treatment of claustrophobic fear: A controlled multiple-baseline design. *Behavior Therapy, 31*, 583–595.

Bradley, R., Greene, J., Russ, E., Dutra, L., & Westen, D. (2005). A multidimensional meta-analysis of psychotherapy for PTSD [erratum appears in *American Journal of Psychiatry, 162*(4):832]. *American Journal of Psychiatry, 162*, 214–227.

Breslau, N. (2001). The epidemiology of posttraumatic stress disorder: What is the extent of the problem? *Journal of Clinical Psychiatry, 62*, 16–22.

Brewin, C. R., Scragg, P., Robertson, M., Thompson, M., d'Ardenne, P., Ehlers, A., & Psychosocial Steering Group, & London Bombings Trauma Response Programme. (2008). Promoting mental health following the London bombings: A screen and treat approach. *Journal of Traumatic Stress, 21*, 3–8.

Carlin, A. S., Hoffman, H. G., & Weghorst, S. (1997). Virtual reality and tactile augmentation in the treatment of spider phobia: A case report. *Behaviour Research and Therapy, 35*, 153–158.

de Kleine, R. A., Hendriks, G.-J., Kusters, W. J. C., Broekman, T. G., & van Minnen, A. (2012). A randomized placebo-controlled trial of D-cycloserine to enhance exposure therapy for post-traumatic stress disorder. *Biological Psychiatry, 71*(11), 962–968.

Difede, J., & Hoffman, H. G. (2002). Virtual reality exposure therapy for world trade Center post-traumatic stress disorder: A case report. *Cyberpsychology & Behavior, 5*, 529–535.

Difede, J., Cukor, J., Jayasinghe, N., Patt, I., Jedel, S., Spielman, L., Giosan, C., & Hoffman, H. G. (2007a). Virtual reality exposure therapy for the treatment of posttraumatic stress disorder following September 11, 2001. *Journal of Clinical Psychiatry, 68*, 1639–1647.

Difede, J., Malta, L. S., Best, S., Henn-Haase, C., Metzler, T., Bryant, R., & Marmar, C. (2007b). A randomized controlled clinical treatment trial for world trade Center attack-related PTSD in disaster workers. *The Journal of Nervous and Mental Disease, 195*, 861–865.

Difede, J., Olden, M., & Cukor, J. (2014). Evidence-based treatment of post-traumatic stress disorder. *Annual Review of Medicine, 65*, 319–332. https://doi.org/10.1146/annurev-med-051812-145438.

Dohrenwend, B. P., Turner, J. B., Turse, N. A., Adams, B. G., Koenen, K. C., & Marshall, R. (2006). The psychological risks of Vietnam for U.S. Veterans: A revisit with new data and methods. *Science, 313*, 979–982.

Duckworth, D. (1986). Psychological problems arising from disaster work. *Stress Medicine, 2*, 315–323.

Durham, T. W., McCammon, S. L., & Allison, E. J., Jr. (1985). The psychological impact of disaster on rescue personnel. *Annals of Emergency Medicine, 14*, 664–668.

Foa, E. B., & Kozak, M. J. (1986). Emotional processing of fear: Exposure to corrective information. *Psychological Bulletin, 99*, 20–35.

Foa, E. B., Steketee, G., & Rothbaum, B. O. (1989). Behavioral/cognitive conceptualizations of posttraumatic stress disorder. *Behavior Therapy, 20*, 155–176.

Foa, E. B., Dancu, C. V., Hembree, E. A., Jaycox, L. H., Meadows, E. A., & Street, G. P. (1999a). A comparison of exposure therapy, stress inoculation training, and their combination for reducing posttraumatic stress disorder in female assault victims. *Journal of Consulting & Clinical Psychology, 67*, 194–200.

Foa, E. B., Davidson, R. T., & Frances, A. (1999b). Expert consensus guideline series: Treatment of posttraumatic stress disorder. *American Journal of Clinical Psychiatry, 60*, 5–76.

Foa, E. B., Hembree, E. A., Cahill, S. P., Rauch, S. A. M., Riggs, D. S., Feeny, N. C., & Yadin, E. (2005). Randomized trial of prolonged exposure for posttraumatic stress disorder with and without cognitive restructuring: Outcome at academic and community clinics. *Journal of Consulting and Clinical Psychology, 73*, 953–964.

Foa, E. B., Hembree, E., & Rothbaum, B. (2007). *Prolonged exposure therapy for PTSD: Emotional processing of traumatic experiences, therapist guide.* New York: Oxford University Press.

Foa, E. B., Keane, T. M., Friedman, M. J., & Cohen, J. A. (2009). *Effective treatments for PTSD: Practice guidelines from the international society for traumatic stress studies* (2nd ed.). New York: Guilford Press.

Freedman, S. A. (2009). Psychological effects of exposure to terrorist attacks. In S. Shapira, J. Hammond, & L. Cole (Eds.), *Essentials of terror medicine.* New York: Springer.

Freedman, S. A., Hoffman, H. G., Garcia-Palacios, A., Tamar Weiss, P. L., Avitzour, S., & Josman, N. (2010). Prolonged exposure and virtual reality-enhanced imaginal exposure for PTSD following a terrorist bulldozer attack: A case study. *Cyberpsychology, Behavior and Social Networking, 13*, 95–101.

Gerardi, M., Rothbaum, B. O., Ressler, K., Heekin, M., & Rizzo, A. (2008). Virtual reality exposure therapy using a virtual Iraq: Case report. *Journal of Traumatic Stress, 21*, 209–213.

Gillespie, K., Duffy, M., Hackmann, A., & Clark, D. M. (2002). Community based cognitive therapy in the treatment of posttraumatic stress disorder following the Omagh bomb. *Behaviour Research and Therapy, 40*, 345–357.

Harvey, A. G., Bryant, R. A., & Tarrier, N. (2003). Cognitive behaviour therapy for posttraumatic stress disorder. *Clinical Psychology Review, 23*, 501–522.

Harvey-Lintz, T., & Tidwell, R. (1997). Effects of the 1992 Los Angeles civil unrest: Post traumatic stress disorder symptomatology among law enforcement officers. *Social Science Journal, 34*, 171–183.

Hidalgo, R. B., & Davidson, J. R. (2000). Posttraumatic stress disorder: Epidemiology and health-related considerations. *Journal of Clinical Psychiatry, 61*, 5–13.

Hoge, C. W., Castro, C. A., Messer, S. C., McGurk, D., Cotting, D. I., & Koffman, R. L. (2004). Combat duty in Iraq and Afghanistan, mental health problems, and barriers to care.. [see comment]. *New England Journal of Medicine, 351*, 13–22.

Institute of Medicine (IOM). (2006). *Posttraumatic stress disorder: Diagnosis and assessment.* Washington, DC: The National Academies Press.

Institute of Medicine (IOM). (2008). *Treatment of posttraumatic stress disorder: An assessment of the evidence.* Washington, DC: The National Academies Press.

Institute of Medicine (IOM). (2012). Treatment for posttraumatic stress disorder in military and veteran populations: Initial assessment. Retrieved from Washington, DC.

Jaycox, L. H., Foa, E. B., & Morral, A. R. (1998). Influence of emotional engagement and habituation on exposure therapy for PTSD. *Journal of Consulting and Clinical Psychology, 66*, 185–192.

Josman, N., Somer, E., Reisberg, A., Weiss, P. L. T., Garcia-Palacios, A., & Hoffman, H. (2006). BusWorld: Designing a virtual environment for post-traumatic stress disorder in Israel: A protocol. *Cyberpsychology & Behavior, 9*, 241–244.

Josman, N., Reisberg, A., Weiss, P. L., Garcia-Palacios, A., & Hoffman, H. (2008). BusWorld: An analog pilot test of a virtual environment designed to treat post-traumatic stress disorder originating from a terrorist suicide bomb attack. *CyberPsychology & Behaviour, 11*, 775–777.

Karlin, B. E., Ruzek, J. I., Chard, K. M., Eftekhari, A., Monson, C. M., Hembree, E. A., Resick, P. A., & Foa, E. B. (2010). Dissemination of evidence-based psychological treatment for posttraumatic stress disorder in the veterans health administration. *Journal of Traumatic Stress, 23*, 663–673.

Kessler, R. C. (2000). Posttraumatic stress disorder: The burden to the individual and to society. *Journal of Clinical Psychiatry, 61*, 4–12; discussion 13–14.

Kessler, R. C., Sonnega, A., Bromet, E., Hughes, M., & Nelson, C. B. (1995). Posttraumatic stress disorder in the National Comorbidity Survey. *Archives of General Psychiatry, 52*, 1048–1060.

Kok, B. C., Herrell, R. K., Thomas, J. L., & Hoge, C. W. (2012). Posttraumatic stress disorder associated with combat service in Iraq or Afghanistan: Reconciling prevalence differences between studies. *Journal of Nervous and Mental Disease, 200*(5), 444–450.

Larsen, D. L., Attkisson, C. C., Hargreaves, W. A., & Hguyen, T. D. (1979). Assessment of client/patient satisfaction: Development of a general scale. *Evaluation and Programming Planning, 2*, 197–207.

Leaman, S., Rothbaum, B. O., Difede, J., Cukor, J., Gerardi, M., & Rizzo, A. (2013). Virtual reality exposure therapy: A treatment manual for combat related PTSD. In J. Coll, A. Rubin, & E. Weiss (Eds.), *Handbook of military social work.* Hoboken: John Wiley & Sons, Inc.

Levitt, J. T., Malta, L. S., Martin, A., Davis, L., & Cloitre, M. (2007). The flexible application of a manualized treatment for PTSD symptoms and functional impairment related to the 9/11 world trade Center attack. *Behaviour Research and Therapy, 45*, 1419–1433.

Litz, B. T., Salters-Pedneault, K., Steenkamp, M. M., Hermos, J. A., Bryant, R. A., Otto, M. W., & Hofmann, S. G. (2012). A randomized placebo-controlled trial of D-cycloserine and exposure therapy for posttraumatic stress disorder. *Journal of Psychiatric Research, 46*(9), 1184–1190.

Marmar, C. R., Weiss, D. S., Metzler, T. J., Ronfeldt, H. M., & Foreman, C. (1996). Stress responses of emergency services personnel to the Loma Prieta earthquake interstate 880 freeway collapse and control traumatic incidents. *Journal of Traumatic Stress, 9*, 63–85.

Marmar, C. R., Weiss, D. S., Metzler, T. J., Delucchi, K. L., Best, S. R., & Wentworth, K. A. (1999). Longitudinal course and predictors of continuing distress following critical incident exposure in emergency services personnel. *Journal of Nervous & Mental Disease, 187*, 15–22.

McLay, R. N., McBrien, C., Wiederhold, M. D., & Wiederhold, B. K. (2010). Exposure therapy with and without virtual reality to treat PTSD while in the combat theater: A parallel case series. *Cyberspsychology, Behavior, & Social Networking, 13*, 37–42.

McLay, R. N., Wood, D. P., Webb-Murphy, J. A., Spira, J. L., Wiederhold, M. D., Pyne, J. M., & Wiederhold, B. K. (2011). A randomized, controlled trial of virtual reality-graded exposure therapy for post-traumatic stress disorder in active duty service members with combat-related post-traumatic stress disorder. *Cyberpsychology, Behavior and Social Networking, 14*, 223–229.

Mclay, R. N., Graap, K., Spira, J., Perlman, K., Johnston, S., Rothbaum, B. O., Difede, J., Deal, W., Oliver, D., Baird, A., Bordnick, P. S., Spitalnick, J., Pyne, J. M., & Rizzo, A. (2012). Development and testing of virtual reality exposure therapy for post-traumatic stress disorder in active duty service members who served in Iraq and Afghanistan. *Military Medicine, 177*, 635–642.

McLean Hospital. (2006). *BASIS-24 instruction guide*. Belmont, MA: Author.

McLean, C. P., Asnaani, A., Litz, B. T., & Hofmann, S. G. (2011). Gender differences in anxiety disorders: Prevalence, course of illness, comorbidity and burden of illness. *Journal of Psychiatric Research, 45*, 1027–1035.

Milliken, C. S., Auchterlonie, J. L., & Hoge, C. W. (2007). Longitudinal assessment of mental health problems among active and reserve component soldiers returning from the Iraq war. *Journal of the American Medical Association, 298*, 2141–2148.

Monson, C. M., Schnurr, P. P., Resick, P. A., Friedman, M. J., Young-Xu, Y., & Stevens, S. P. (2006). Cognitive processing therapy for veterans with military-related posttraumatic stress disorder. *Journal of Consulting & Clinical Psychology, 74*, 898–907.

Nacasch, N., Foa, E. B., Fostick, L., Polliack, M., Dinstein, Y., Tzur, D., Levy, P., & Zohar, J. (2007). Prolonged exposure therapy for chronic combat-related PTSD: A case report of five veterans. *CNS Spectrum, 12*, 690–695.

National Institute for Clinical Excellence. (2005). *Post-traumatic stress disorder (PTSD): The management of PTSD in adults and children in primary and secondary care*. London: National Institute for Clinical Excellence.

Norris, F. H. (1992). Epidemiology of trauma: Frequency and impact of different potentially traumatic events on different demographic groups. *Journal of Consulting and Clinical Psychology, 60*(3), 409–418.

North, C. S., Tivis, L., McMillen, J. C., Pfefferbaum, B., Spitznagel, E. L., Cox, J., Nixon, S., Bunch, K. P., Smith, E. M., North, C. S., Tivis, L., McMillen, J. C., Pfefferbaum, B., Spitznagel, E. L., Cox, J., Nixon, S., Bunch, K. P., & Smith, E. M. (2002). Psychiatric disorders in rescue workers after the Oklahoma City bombing. *American Journal of Psychiatry, 159*, 857–859.

Pietrzak, R. H., Johnson, D. C., Goldstein, M. B., Malley, J. C., & Southwick, S. M. (2009). Perceived stigma and barriers to mental health care utilization among OEF-OIF veterans. *Psychiatric Services, 60*(8), 1118–1122. https://doi.org/10.1176/appi.ps.60.8.1118.

Prigerson, H. G., Maciejewski, P. K., & Rosenheck, R. A. (2001). Combat trauma: Trauma with highest risk of delayed onset and unresolved posttraumatic stress disorder symptoms, unemployment, and abuse among men. *Journal of Nervous and Mental Disease, 189*, 99–108.

Ramchand, R., Schell, T. L., Karney, B. R., Osilla, K. C., Burns, R. M., & Caldarone, L. B. (2010).

Disparate prevalence estimates of PTSD among service members who served in Iraq and Afghanistan: Possible explanations. *Journal of Traumatic Stress, 23*, 59–68.

Reger, G. M., & Gahm, G. A. (2008). Virtual reality exposure therapy for active duty soldiers. *Journal of Clinical Psychology, 64*, 940–946.

Reger, G. M., Gahm, G. A., Rizzo, A. A., Swanson, R., & Duma, S. (2009). Soldier evaluation of the virtual reality Iraq. *Telemedicine and e-Health, 15*, 101–104.

Reger, G. M., Holloway, K. M., Candy, C., Rothbaum, B. O., Difede, J., Rizzo, A. A., & Gahm, G. A. (2011). Effectiveness of virtual reality exposure therapy for active duty soldiers in a military mental health clinic. *Journal of Traumatic Stress, 24*, 93–96.

Resick, P. A., Nishith, P., Weaver, T. L., Astin, M. C., & Feuer, C. A. (2002). A comparison of cognitive-processing therapy with prolonged exposure and a waiting condition for the treatment of chronic posttraumatic stress disorder in female rape victims. *Journal of Consulting & Clinical Psychology, 70*, 867–879.

Rizzo, A. A., & Shilling, R. (2018). Clinical virtual reality tools to advance the prevention, assessment, and treatment of PTSD. *European Journal of Psychotraumatology, 8*(sup5), 1414560. https://doi.org/10.1080/20008198.2017.1414560.

Rizzo, A. A., Pair, J., McNerney, P. J., Eastlund, E., Manson, B., Gratch, J., Hill, R., Roy, M., & Swartout, B. (2005). Design and development of a VR therapy application for Iraq war veterans with PTSD. In J. D. Westwood et al. (Eds.), *Technology and informatics* (Vol. 111, pp. 407–413). Amsterdam: IOS Press.

Rizzo, A., Difede, J., Rothbaum, B. O., Johnston, S., McLay, R. N., Reger, G., Gahm, G., Parsons, T., Graap, K., & Pair, J. (2009). VR PTSD exposure therapy results with active duty OIF/OEF combatants. *Studies in Health Technology & Informatics, 142*, 227–282.

Rizzo, A., Difede, J., Rothbaum, B. O., Reger, G., Spitalnick, J., Cukor, J., & Mclay, R. (2010). Development and early evaluation of the virtual Iraq/Afghanistan exposure therapy system for combat-related PTSD. *Annals of the New York Academy of Science, 1208*, 114–125.

Rosenczweig, C. C., Kravitz, J., & Devlin, E. (2002). The psychological impact of helping in a disaster - the new York City experience, September 11th, 2001. *Academic Emergency Medicine, 9*, 502.

Rothbaum, B. O., Hodges, L. F., Kooper, R., Obdyke, D., Williford, J. S., & North, M. (1995a). Virtual reality graded exposure in the treatment of acrophobia: A case report. *Behavior Therapy, 26*, 547–554.

Rothbaum, B. O., Hodges, L. F., Kooper, R., Opdyke, D., Williford, J. S., & North, M. (1995b). Effectiveness of computer-generated (virtual reality) graded exposure in the treatment of acrophobia. *American Journal of Psychiatry, 152*, 626–628.

Rothbaum, B. O., Hodges, L., Alarcon, R., Ready, D., Shahar, F., Graap, K., Pair, J., Hebert, P., Gotz, D., Wills, B., & Baltzell, D. (1999). Virtual reality exposure therapy for PTSD Vietnam veterans: A case study. *Journal of Traumatic Stress, 12*, 263–271.

Rothbaum, B. O., Hodges, L. F., Ready, D., Graap, K., & Alarcon, R. D. (2001). Virtual reality exposure therapy for Vietnam veterans with posttraumatic stress disorder. *Journal of Clinical Psychiatry, 62*, 617–622.

Rothbaum, B. O., & Ressler, K. J. (2009). Psychosocial treatments of posttraumatic stress disorder. In *Post traumatic stress disorder* (pp. 108–124). CRC Press.

Salloum, A., & Overstreet, S. (2008). Evaluation of individual and group grief and trauma interventions for children post disaster. *Journal of Clinical Child and Adolescent Psychology, 37*(3), 495–507. https://doi.org/10.1080/15374410802148194.

Schnurr, P. P., Friedman, M. J., Engel, C. C., Foa, E. B., Shea, M. T., Chow, B. K., Resick, P. A., Thurston, V., Orsillo, S. M., Haug, R., Turner, C., & Bernardy, N. (2007). Cognitive behavioral therapy for posttraumatic stress disorder in women: A randomized controlled trial. *Journal of the American Medical Association, 297*, 820–830.

Smith, S. G., Rothbaum, B. O., & Hodges, L. (1999). Treatment of fear of flying using virtual reality exposure therapy: A single case study. *The Behavior Therapist, 22*, 154–158.

Stecker, T., Fortney, J. C., Hamilton, F., & Ajzen, I. (2007). An assessment of beliefs about mental health care among veterans who served in Iraq. *Psychiatric Services, 58*, 1358–1361.

Tanielian, T., & Jaycox, L. H. (Eds.). (2008). *Invisible wounds of war: Psychological and cognitive injuries, their consequences, and services to assist recovery*. Santa Monica: RAND.

Thomas, J. T., Wilk, J. E., Riviere, L. A., McGurk, D., Castro, C. A., & Hoge, C. W. (2010). The prevalence of mental health problems and functional impairment among active component and national guard soldiers 3 and 12 months following combat in Iraq. *Archives of General Psychiatry, 67*, 614–623.

Wald, J., & Taylor, S. (2003). Preliminary research on the efficacy of virtual reality exposure therapy to treat driving phobia. *CyberPsychology and Behavior, 6*(5), 459–465.

Warner, C. H., Appenzeller, G. N., Mullen, K., Warner, C. M., & Grieger, T. (2008). Soldier attitudes toward mental health screening and seeking care upon return from combat. *Military Medicine, 173*(6), 563–569.

Wilson, J. A. B., Onorati, K., Mishkind, M., Reger, M. A., & Gahm, G. A. (2008). Soldier attitudes about technology-based approaches to mental health care. *Cyberpsychology & Behavior, 11*, 767–769.

Wood, D. P., Murphy, J., Center, K., McLay, R., Reeves, D., Pyne, J., & Wiederhold, B. K. (2007). Combat-related post-traumatic stress disorder: A case report using virtual reality exposure therapy with physiological monitoring. *Cyberpsychology & Behavior, 10*, 309–315.

Wood, D. P., Murphy, J. A., Center, K. B., Russ, C., McLay, R. N., Reeves, D., & Wiederhold, B. K. (2008). Combat related post traumatic stress disorder: A multiple case report using virtual reality graded exposure therapy with physiological monitoring. *Studies in Health Technology and Informatics, 132*, 556–561.

Wood, D. P., Webb-Murphy, J., Center, K., McLay, R., Koffman, R., Johnston, S., & Wiederhold, B. K. (2009). Combat-related post-traumatic stress disorder: A case report using virtual reality graded exposure therapy with physiological monitoring with a female Seabee. *Military Medicine, 174*, 1215–1222.

第5章
虚拟现实技术应用于治疗强迫及相关障碍

Stéphane Bouchard，Mylène Laforest，Pedro Gamito，Georgina Cardenas-Lopez

一、强迫及相关障碍的定义

随着《精神疾病诊断与统计手册》(第5版)(Diagnostic and Statistical Manual of Mental Disorders，Fifth Edition，DSM-5，American Psychiatric Association 2013)的出版，OCD从焦虑障碍章节移除，成为一个新的诊断类别，称为强迫及相关障碍。这一变化更符合与强迫谱系障碍相关的一系列疾病的概念。DSM-5中"强迫及相关障碍"部分包括OCD、体象障碍(body dysmorphic disorder，BDD)、囤积障碍、拔毛癖(拔毛障碍)、抓痕(抠抓皮肤)障碍，以及由物质、躯体疾病所致的和非特定的强迫及相关障碍。在《疾病及有关健康问题的国际统计分类》(第10版)(International Classification of Diseases，Tenth Revision，ICD-10)中，OCD也在恐怖性焦虑障碍和其他焦虑障碍之外单独列出。无论OCD属于哪一类，它都被认为是一种严重的慢性精神障碍，患病率为2%~3%，并会导致显著的社会功能缺陷(APA 2013；Kessler et al. 2005a，2005b；Leon et al. 1995)。

根据DSM-5的定义，OCD的特征是仪式性的思维和行为，这种仪式产生于试图避免或掩饰对某个想法、形象或冲动的恐惧。更精确的诊断标准围绕强迫思维和(或)行为是否存在，强迫思维和(或)行为耗时如何，是否导致临床上显著的痛苦或功能损伤，并且不能用其他精神障碍的症状、某种物质或者医疗状况更好地解释。在形式上，强迫思维是反复而持续的想法、冲动或意象，并且至少在疾病的某些时间段内，被认为是侵入性的、不必要的和痛苦的，并会使大多数人产生焦虑情绪。OCD患者试图忽略、中和或压抑此类想法。强迫行为被定义为重复的行为(如洗手、核对)或精神活动(如计数、反复默诵字词)，这些行

S. Bouchard　Department of Psychoeducation and Psychology/Canada Research Chair in Clinical；Cyberpsychology, University of Québec in Outaouais and CISSS of Outaouais,Gatineau, Canada；e-mail: Stephane.Bouchard@uqo.ca.

M. Laforest　Department of Psychoeducation and Psychology/Canada Research Chair in Clinical；Cyberpsychology, University of Québec in Outaouais, Gatineau, Canada；Private practice, Montréal, Canada.

P. Gamito　Faculty of Psychology, Universidade Lusófona, Lisbon, Portugal.

G. Cardenas-Lopez　Faculty of Psychology, Universidad Nacional Autonoma de Mexico, Mexico, Mexico

为是作为应对强迫思维或根据必须严格执行的规则而被迫执行的。这些行为或精神活动的目的是防止或减少主观焦虑或痛苦，或避免某些可怕的事件。然而，这些重复行为及精神活动，与他们想要避免的事件或情况缺乏现实连接，或者明显是过度的。许多OCD患者具有良好的自知力，并认识到他们的信念可能不是真的，但也有患者缺乏自知力，以至于完全坚信他们的信念是真的。

强迫思维通常表现为对污染的恐惧、病理性的怀疑、攻击性冲动、亵渎或不道德的想法、性冲动、身体恐惧、欺骗或对对称性和秩序事物的严重担忧（APA 2013；Radomsky et al. 2014）。强迫行为通常包括清洗或清洁、检查、重复、计数、排序等（APA 2013；Clark 2004）。虽然强迫思维和强迫行为可以单独出现，但大多数情况下它们会同时存在（Foa et al. 1995）。

在一项国际研究中，来自非洲、亚洲、澳大利亚、欧洲、北美和南美的近800名非临床人群参加了一项全面的个人半结构化访谈。90%的受试者说他们在过去3个月至少经历过一次侵入性思维（Radomsky et al. 2014）。区分OCD患者与普通人群不在于他们的侵入性思维和重复行为的内容，而在于主体对这些现象相关的评估和回避及控制策略（Clark 2004；Clark and Simos 2013；Clark et al. 2014；Rachman 1997，1998；Salkovskis 1985，1996a）。虽然这不是一个完美的解释且目前仍然存在争议（如Julien et al. 2007），但它的描述是基于6个大洲OCD成人的共同经历（Clark et al. 2014；Moulding et al. 2014），因此是一个可信的模型，并且提供实证支持治疗的依据（Clark 2004；Katzman et al. 2014；Rachman 2003；Whittal et al. 2010）。

与OCD相关的功能障碍评估包括过度责任感、高估的威胁、过于重视想法的存在、完美主义和对控制想法的需要（APA 2013；Clark 2004；Clark et al. 2014；Moulding et al. 2014；OCCWG 1997；Salkovskis 1996a）。OCD患者将不必要的、侵入性的思维误解为一种威胁性的精神事件。他们认为自己有责任预防，以确保预期威胁不会发生（Clark 2004；Clark and Simos 2013；Clark et al. 2014；Rachman 1997，1998；Salkovskis 1985）。维持OCD症状的核心因素是试图控制思维、中和思维、寻求安全感或引起回避行为。（模型的更多细节参见Clark 2004；Clark and Simos 2013；Rachman 1997，1998；Salkovskis 1985，1996a）。

BDD的临床特征是患者显著的痛苦或者是由先占观念所引起的日常生活多领域的损伤。这里的先占观念包括他人观察不到的自己却能感知到的一个或多个身体缺陷或瑕疵（APA 2013）。该疾病的核心是患者会专注于一种想象中的外貌缺陷，坚信他们看起来是丑陋的、不正常的、没有吸引力的或畸形的。他们身体的任何部位都可能是病理性关注的来源，包括身体部位的不对称。就像OCD的表现一样，他们试图通过消耗时间、重复行为来减轻痛苦，如反复照镜子、寻求安慰和身体检查。对外表的担忧不同于对体重或体脂的担忧，后者符合进食障碍的诊断标准。如果身体真的存在客观的缺陷，其他人是不可能看不出来的。

考虑到体象障碍和身体不满对BDD患者具有严重的影响，很少有研究使用VR技术干预BDD患者的症状（如Osman et al. 2004）。本章讨论的一些VR研究集中于患者对身体形象的不满或困扰上，因为它们在某种程度上与BDD有关（关于VR技术在肥胖或进食障碍研究的相关内容参见本书第7章）。在描述那些并不严格关注BDD的VR相关研究时，研究者希望能够激发人们对特定身体部位错误感知的研究兴趣。

最后，目前DSM-5（APA　2013）认为囤积障碍不同于OCD（不再是OCD的一种亚型）。囤积障碍被定义为由于人们认为需要保存某些物品而不管他们的实际价值如何，而表现出的一种持续的难以丢弃或放弃物品的行为。丢弃这些物品会给患者带来显著的痛苦，因此患者会将物品囤积起来，当个人物品累积到一定程度时，会使生活区域和工作空间变得拥挤和杂乱，严重影响它们的预期用途。正常的物品收集（如集邮）对个体不会产生囤积障碍的混乱、苦恼和损害，因为收藏的物品可能具有客观的重要价值。另外，囤积障碍不能用另一种躯体疾病或精神障碍进行更好的解释。因为VR技术针对囤积障碍仅开展了初步研究，因此未来在囤积障碍的干预中也可能只是简单地应用VR设备。本章不再讨论OCD谱系相关障碍类别中的其他障碍，因为目前缺乏相关的VR研究基础。

二、虚拟现实技术与强迫症

（一）虚拟现实技术、强迫症和检查行为

20世纪80年代末，Baer团队第一次系统地尝试使用设备治疗OCD（1987，1988）。该研究小组开发了一种便携式电脑程序，用于帮助患者坚持行为治疗，以减少检查仪式行为的发生。这个程序还包括一套电话系统（Baer and Greist 1997），以及其他的一些软硬件改进（如Clark et al. 1998）。随后部分研究证明基于计算机的工具在OCD的治疗中是有效的（Kim et al. 2009；Lack and Storch 2008），但无法就此结论进一步讨论，因为这些研究的设计并不涉及VR的沉浸内容。关于VR技术与OCD的研究最近才陆续出现，目前涉及OCD症状的三个方面有检查行为、强迫清洁、与怀疑和完美主义相关的迟缓。不过，也有许多研究关注使用实验范式诱导类似OCD行为反应的研究。例如，受试者被邀请进入一个杂乱无章的VR办公空间（Coles et al. 2005），受试者被要求戴着眼动追踪仪（Bucarelli and Pudron 2016）反复检查刺激物，如要求受试者观看电脑屏幕上的

煤气炉（van den Hout and Kindt 2003；van Dis and van den Hout 2016），或者要求受试者进入正在使用中的厨房（Radomsky et al. 2006）。这些OCD相关的任务目前正在VR研究中得到应用与改进。

Kim等（2010）在2008年发表了第一项关于OCD和VR技术的研究，该研究涉及检查行为。研究目的是记录OCD患者在VR环境中是否会像在真实世界中那样表现。研究假设OCD患者会比非OCD对照者出现更为频繁的检查行为，并感受到更多的焦虑体验。研究者邀请了33名OCD患者和30名年龄、性别、智商和VR使用经验相匹配的健康对照者，要求他们沉浸在VR环境中的同时，使用一个高性价比的HMD、一个包含3个自由度的运动追踪器、电脑扬声器和操纵杆分别执行3项任务。第一个任务是适应性训练，受试者沉浸在虚拟公寓中，早上起床准备工作。在模拟过程中，他们会收到计算机指令，要求他们打开电灯开关，打开窗户和房门，打开燃气阀和煤气灶，打开水龙头等。在训练结束阶段，所有上述的虚拟刺激都会被打开。在这个阶段，受试者会学习在虚拟环境中的活动路线，同时也学会如何与虚拟刺激产生交互，以激发出他们的部分担忧（如"如果我在公寓中打开了煤气灶使用火焰，那么如果我离开时煤气还开着，这个公寓可能会发生什么事"）。第二个任务是一项分散注意力任务，受试者需要将注意力从之前执行的行动中转移至别处。在任务过程中，受试者被要求可以选择拿走各种不具威胁性的物品，如一把伞或一本书。一旦被受试者拿走，它们就消失了。第三个任务，也是最核心的实验任务，受试者需要在离开虚拟公寓之前自由检查所有物品。在这一过程中，研究者会对受试者涉及检查的行为与操作进行数量和时间上的测量。结果发现，尽管并未达到统计学上的显著性差异，但与对照组相比，OCD患者还是花费了更多时间来进行检查，同时也表现出更频繁的检查行为。另外，OCD患者在检查行为发生前比对照组患者的焦虑评分明显较高，检查行为发生后两组患者的焦虑评分均显著降低。对于OCD患者，检查行为发生后的焦虑水平与OCD症状的严重程度、总体焦虑水平和检查时间呈显著正相关。另一项来自韩国的研究同样证实，研究者可以基于临床观察，在VR环境中复刻真实世界中的虚拟刺激物，即使这些虚拟刺激不会有任何危险，但OCD患者依然会体验到焦虑，并花费更多的时间进行检查，对典型或潜在的威胁刺激（煤气炉、门窗等）产生过度的责任感。该研究认为VR环境具有诱发焦虑的潜在价值，因此将它作为OCD患者现实生活情境的复刻工具是有价值的。

上述研究发现具有重要意义。在实验室的操作中涉及标准化的VR环境可以有效地控制各类研究者感兴趣的实验变量，以促进实验研究。标准化的VR环境使OCD患者的情绪、行为、思维和神经心理功能均可以在完全控制和易于操作的背景下进行观察、测量和控制，并且也可以在不同的中心使用同一套标准化程序以确保研究的信度。此外，认知行为治疗师还可以使用结合"暴露"或"暴露和反应预防"的相关技术作为OCD的有效治疗工具（Abramowitz et al. 2001；Bouchard et al. 2007；Clark 2004；Franklin and Foa 2007；Rachman 2003；Whittal et al. 2010）。最后，研究者可以在VR环境中进行神经心理学测试，比传统纸笔测试具有更大的生态效度，并且研究者可以在更为贴近现实生活的条件下使用功能磁共振成像技术（functional magnetic resonance imaging，fMRI）来进行更为复杂的神经科学研究。不过，Kim的这项研究并未观察到OCD患者的检查行为比对照患者显著增多（统计学差异不显著），因此当前需要更多的研究来完善相关实验任务和研究方案。

随后，Kim团队（2010）进一步调查了使用VR环境评估OCD患者检查行为的可能性。他们招募了一批OCD患者和健康对照者作为研究对象，使用了与2008年相同的3项任务，并对任务做了一些微小的修改，如改进了第二个虚拟环境（一个虚拟办公室，参与者准备从这里回家），并对典型的强迫性检查行为进行了更为精细的评估，包括检查行为的频率、在检查行为期间凝视物体的时间、沉浸状态中的运动轨迹长度和执行检查行为的时间。在适应性训练任务阶段，每个环境的训练时间是10分钟，在注意力分散任务中，训练时间持续5分钟，而在第三项任务中没有设置具体的时间限制。研究发现，在所有任务情境中，两组受试者选择至少关闭一次虚拟刺激的数量是相似的（约为70%）。在这一次实验中，研究者观察到OCD患者与对照患者存在显著的统计学差异，他们检查行为的次数是健康对照患者的3倍多，并且在检查行为上花费了约2倍的时间来凝视虚拟刺激。此外，他们在VR环境中具有更长的移动轨迹，且花费更多的时间进行检查（约2分钟）。进一步分析发现OCD的严重程度、检查行为频率和持续时间，以及检查时凝视的时间之间存在关联。患者在日常环境中强迫性检查的严重程度与在虚拟家庭中检查行为的耗时和凝视时间显著相关，但在虚拟办公室中则不相关。这表明OCD患者使用虚拟家庭环境可能更有效，或者在进一步的研究中可以根据需求对虚拟办公室环境中的任务进行改进。

为了进一步将OCD患者细分为强迫检查的亚型，Kim团队（2012a）使用虚拟公寓，并延续之前研究（Kim et al. 2010）的任务，由精神科医生使用症状评定量表对三组受试者进行评估。三组受试者分别是：①主要表现为强迫检查症状的OCD患者（$n=22$）；②无强迫检查症状的OCD患者（$n=17$）；③无OCD症状的健康对照者（$n=31$）。Kim的研究方法与其之前开展的研究（Kim et al. 2010）类似，但对检查时间进行了更为精细的评估，而对于任务所引起的焦虑状态不再进行评估。在第三个任务阶段，他们将花费在检查部分的时间与花费在虚拟公寓中的总体时间进行区分。结果发现，三组受试者的存在感和至少关闭一次虚拟刺激的百分比（约60%）是相似的。另外，他们明确地观察到具有强迫检查症状的OCD患者在VR环境中的某些反应不同于其他两组受试者。与另一组OCD受试者相比，他们花费了更多的时间进行检查，在离开公寓前耗时更长，并且更频繁地在公寓里踱步。同时，与没有强迫检查症状的OCD患者及健康对照者相比，他们的实际检查行为和凝视时间更久，不过未达到统计学差异。可能的原因是具有强迫检查症状的OCD患者在症状评价得分上差异较大。

在Kim研究小组的系列研究中，关于检查行为的频率和检查过程中的凝视时间的重复验证结果是不一致的。此外，在他们报告的凝视指标的2项研究中，所有受试者都忽略了占比较大的潜在威胁刺激。在场景中，有7种本应产生威胁的刺激却并未被受试者视为威胁刺激，不过其中的部分刺激可能更容易让人回想起来，或者比其他刺激更容易引起受试者的检查冲动（如炉子或电灯开关）。因此，对能够引起检查行为的特定刺激增加观察，或增加与威胁感知高的相关刺激，或删除那些就算是正常受试者也会快速遗忘的刺激，可能会提高针对OCD虚拟任务的特异度，并进一步验证其对OCD患者强迫检查行为具有更强的影响。同时，也可以通过修改虚拟环境（例如，改变刺激物的强度或性质，使煤气炉打开后的火光更明显，或把毛巾和纸放在非常靠近煤气炉火的地方），或改变实验指导语（例如，"如果这个公寓发生了什么事，你将承担责任"或者"这是一个有关于你在自己家里行为安全的测试"）进一步提高受试者对后果及责任感的感知水平。

此外，具有强迫行为的患者尽管没有更频繁的检查行为，但表现出了更长时间的检查行为，这表明他们可能在检查这一仪式行为上更细致。同时，他们的检查行为和其他仪式行为的质量差异与一般OCD患者是一致的（Clark 2004；Rachman 1997，1998），并且相比由计算机程序对行为激活频率进行计数，对这一类患者的客观测量更为困难（例如，在计算机程序控制的行为记录环境中，患者仅通过2次敲击键盘的反应计算机就可以对数据进行记录，但针对OCD患者的凝视行为时，需要遵循一系列严格的记录程序才能对这一行为进行测量）。

尽管如此，Sun Kim、Kwanguk Kim及他们的合作者所开展的系列研究依然得到结论：在某些预设的情境中，患有OCD和强迫检查的个体在虚拟环境中的反应模式与其他人群不同，这与真实临床人群的研究预期是一致的。他们通常会表现出更高水平的焦虑、更长时间的检查行为及更长的移动距离。

（二）虚拟现实技术、强迫症和"恰如其分"的行为

当前，研究者已经研究了VR技术针对对称、排序和完美主义相关的强迫行为的使用价值。部分OCD患者表现为刻板和重复的强迫行为，把东西"按正确的顺序放置"，或者直到有"恰如其分"的感觉（Clark 2004；Ecker et al.

2014）。他们可以花费大量时间精确地对物品进行排序、排列和重新定位，直到它们看起来"应该"这样。这种"恰如其分"的观念也适用于患者对自己行为的评估，如决定什么时间什么地点来完成仪式化行为，这有时可以解释部分OCD患者行为迟缓的原因。另外，病理性的怀疑和检查行为与完美主义和使事情"恰如其分"的表现略有不同，不过它们也有助于解释部分OCD患者行动缓慢的原因（Tolin et al. 2001）。在上述任何情况下，OCD患者的这些症状都可以在虚拟环境中得到解决。

Roh与其同事（2010）曾设计过一个3D任务。在该任务中，物品被杂乱地放在桌子上，受试者必须重新排列它们，直到他们认为任务完成。在第一项研究中，28名非OCD成年受试者完成了该项任务，他们的任务表现与用于测量OCD的一般评价指标，以及针对对称性的特定评价指标存在相关性。具体表现为受试者将物品放到他们认为正确的位置所需的时间、对物品点击的总次数，与强迫量表（修订版）（the obsessive compulsive inventory-revised，OCI-R）的得分及对称、排序与整理问卷（symmetry，ordering and arrangement questionnaire）的总得分呈显著相关性。

在随后的研究（Kim et al. 2012b）中，研究者重新对VR任务进行修订，并关注对受试者焦虑水平的评估。在具体任务中，非OCD受试者将随机完成3项任务，并在随后的2天内重复进行任务。任务内容与要求包括：①自由地重新排列物体；②时间限制为70秒；③操作上限为35次。在这3种条件下，屏幕会持续向受试者提示已经消耗的时间和点击次数。在每项任务开始前、任务开始后不久、任务结束前（如果有时间限制或特定的操作次数，则在93秒后）和任务完成后，研究者均会对受试者的焦虑水平进行0～100分的评分测评。最终得到了以下3个结论：第一，自由排序任务不会引起受试者的焦虑，这符合研究者对非临床人群所做出的先验预期。而根据之前研究发现的相关性，提示自由排序任务可能会诱发那些具有对称和重新排序强迫症状的OCD患者的焦虑情绪。事实上，受试者在限时任务开始时的焦虑得分与对称、排序与整理问卷的得分显著相关。第二，在对重新排序任务进行限时的条件下，会诱发受试者的焦虑情绪。虽然这一结果是意料之中的，但仍然非常有趣。因为这表明，即使针对健康人群，这个工具同样可以诱发个体的焦虑状态。第三，焦虑的成功诱发仅出现在实验的第一天。经过一段时间的重复任务后，这3个实验任务都不会引起受试者的焦虑情绪。Kim团队（2012b）将这一发现解释为VR环境产生的适应性现象。不过，这一假设需要进一步对临床人群进行研究证实。来自Kim研究团队的研究结果均令人对该领域的临床应用充满信心，这为使用虚拟刺激来评估和治疗包括"恰如其分"感知在内的强迫行为开辟了道路，对于超过20%的OCD患者而言，无疑是一个具有价值的研究问题。

来自意大利的一个研究小组也使用VR技术来测评OCD的临床维度表现（La Paglia et al. 2014；Raspelli et al. 2010）。他们关注开发一种能够针对神经心理损害敏感的新型心理测试。与传统神经心理评估工具相比，VR测试的主要优势在于VR测试具有更大的生态效度。虚拟场景代表了一个标准化的现实生活情境，所以他们推论人们在VR测试中的表现与患者遇到的日常问题存在显著关联性（关于这一问题的论述，感兴趣的读者可以阅读本书第14、15章）。

越来越多的研究报告OCD患者在神经心理学测试的经典范式中表现较差（如Abramovitch et al. 2011）。部分研究者认为，这一现象反映了OCD患者神经心理功能的异常，包括所谓的"意志中断"（Cipresso et al. 2013），或不能自由地执行预期行为。然而，OCD患者本身的部分临床症状可能与神经心理测试中较慢或较差的表现有关。这些症状群包括"恰如其分"的认知、完美主义、强迫怀疑、对记忆的怀疑、对对称的专注或对污染清洁相关的担忧等（Clark 2004；Salkovskis 1996b；Tolin et al. 2001）。考虑到与OCD相关功能障碍的复杂性和广度（APA 2013），OCD患者在神经心理测试中表现不佳可能是疾病本身的临床后果，而非潜在且持久的大脑功能障碍。事实上，神经心理学（Kuelz et al. 2006）和神经解剖学（Baxter et al. 1992；Nakatani et al. 2003）的相关研究表明，神经系统异常会伴随患者有效治疗而消失。不过，关于这一话题的争论已经持续了很久，如果读者对这个话题感兴趣，不妨参阅Salkovskis（1996a，1996b）、Pigott（1996a，1996b）Abramovitch及其同事（2011）之间的学术交流及他们所开展的相关工作。除非有更令人信服的证据表明OCD患者在神经心理测试中的不良表现是由先前存在的神经功能异常所致，否则研究者坚持认为测试的不良结果是由临床损伤所致。

La Paglia及其同事（2014）所开展的研究得到了非常有趣的结果。他们招募了30名OCD患者和30名健康对照者。他们使用NeuroVR工具（一款免费、低技术要求、可用于构建虚拟场景的软件，http://www.neurovr2.org）构建了一个基于VR的多任务测试，以评估受试者的执行功能及使用流程式计划以解决日常生活问题的能力。训练结束后，受试者被要求进入一家超市选择和购买各种商品，包括水果、蔬菜、冷冻食品、园艺产品、动物产品及卫生用品。其间，研究者会制订一些规则，具体包括在同一过道通过的次数不超过一次，除了收集物品外不要进入任何过道，不要从同一类别中购买一件以上物品，以及不要与研究者进行交谈。只要受试者能够遵守这些规则，研究者就允许他们按照自己设计和选择的行动顺序来完成任务。在实验开始前，受试者会接受一系列的神经心理学测试。最终，这项研究有以下3个值得注意的发现：第一，OCD患者在神经心理测试中的得分明显比对照组差，但仍在正常范围内。第二，与对照者相比，OCD患者的注意分配水平更低，错误更多（总的错误与具体规则有关，包括每个类别购买一件以上的物品及向研究者提问问题），表现出更多无效的策略和自我纠正，并需要更多时间完成全部任务。第三，受试者在虚拟任务子量表的得分与神经心理测试指标（包括额叶功能、执行功能、短时记忆和空间记忆）呈显著负相关。在选择性注意方面也观察到显著的相关性。综合来看，这些发现提示 VR 技术可以用来评估 OCD 患者的计划、解决问题、分配注意力和认知灵活性的水平。这些发现同时也补充了 Roh 团队（2010）关于 OCD 患者执行虚拟任务的研究（他们的研究任务包括做决定、计划行动和执行有限数量的行动所需要的时间）。另外，在任务中加入遵守规则的要求也为研究结论提供了更多的信息。

受试者在沉浸过程中的焦虑、注意力、灵活性水平和特定的行为似乎是包含在虚拟环境中对 OCD 严重程度综合评估中的潜在变量。事实上，上述研究可以得到的经验是，VR 环境提供了一个独特的机会来记录和分析 OCD 患者的行为。这是因为 VR 软件可以追踪和记录用户执行的每一个动作，临床医生可以获得被试的躯体信息，包括重复行为、行为模式、探索环境时所遵循的轨迹、与每个刺激的接近程度、所花费的时间、接触物体时的犹豫程度、回避的物体类型等。VR 技术可以追踪用户的位置和头部旋转（并推断凝视的物体），而附加的追踪解决方案可以准确地记录眼睛凝视模式或手触摸和抓取物体的实例。正如 Kim 团队（2012b）所希望的那样，这些技术最终均有望应用于临床。

（三）虚拟现实、强迫症和污染

VR 研究人员对 OCD 开展的第三个研究方向是对污染恐惧行为方面的研究。对污染的强迫思维和强迫怀疑是患者最为常见的困扰。据报道，这一症状在人群中均有发生（Radomsky et al. 2014）。它经常与清洗和强迫清洁行为同时存在。OCD 患者可能害怕来自各种来源的污染，包括灰尘、细菌、体液、令人厌恶的刺激、辐射和有毒化学物质。他们还可能感到来自某些非传染类疾病的威胁或不可能通过物体传播的情况，如癌症、艾滋病或坏运气。对污染的恐惧通常是评估 OCD 严重程度的标准（Clark 2004）。通常可以设计行为回避测试来测评患者对污染的恐惧和回避的强度。例如，要求患者执行害怕的行为，如把手伸进烟灰缸，并记录他们是否这样做，多长时间，以及不舒服的程度。也可以在这个过程中对患者心率或肌电进行生理监测，以提供客观数据。行为回避测试对治疗效果敏感，因此是临床试验中一种具有价值的客观结果测量方法（Clark 2004）。一个来自加拿大的研究团队开发了对污染、检查、怀疑和侵入性图像的几个虚拟环境（图 5.1～图 5.3）。针对与污染有关的 OCD 症状，他们设计了一个虚拟公共厕所。该公厕分为三级污染程度（例如，从干净到肮脏的地板，肮脏的墙壁和洗手池台上用过的注射器），从第一个到最后一个公厕及小便池的场景（从干净、极度不干净到堵塞）中，厌恶与污染程度循序渐进。为了进一步模拟OCD更广泛的临床症状，研究者设计了虚拟公寓，并设置了潜在污染区，里面有生鸡肉、蛋黄酱、浴缸和厕所、腐烂的食物、活鱼、血液，以及与疾病、死亡有关的图像（图5.1）。在某些情况下，研究者可以选择或禁用可能引起侵入性思维的图像，也可以选择患者选择的图像。在开始VR沉浸之前，基于菜单选项，可以显示与检查仪式行为相关的刺激，如炉子、烤箱、电器、电灯开关、门、窗等。虚拟公寓中的其他选项旨在关联强迫怀疑（图5.3），与攻击或性、同性恋有关的图像在闪烁（如1秒或更短时间）或在用户的周边视野中显示（如当用户试图直接看它们时，处于中央视野的虚拟刺激就会消失）。这些环境的硬件适配性良好，可以与低成本VR硬件、高端HMD及相关附配件兼容，或者在CAVE式房间中使用。

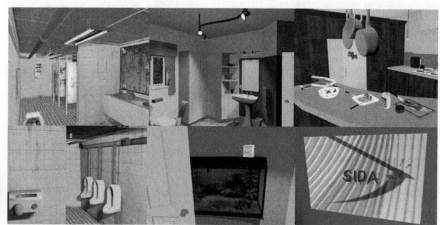

彩图

图 5.1 为防止污染而开发的虚拟公厕和公寓的 6 张截图

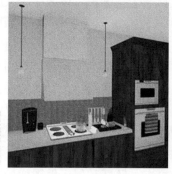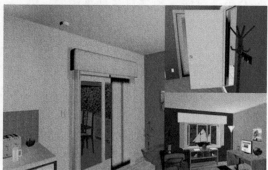

彩图

图 5.2 为检查仪式而开发的虚拟公寓的 4 张截图

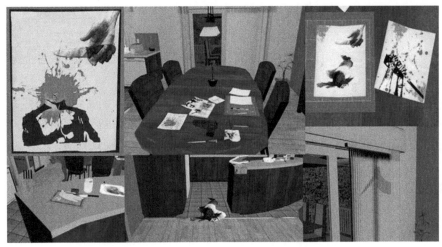

图 5.3　为强迫怀疑和关于暴力的侵入性图像开发的虚拟环境的 6 张截图　　　彩图

　　研究者对虚拟的污染公共厕所进行测试，以评估 OCD 患者对污染的恐惧和相关仪式行为，并观察它是否会诱发患者的焦虑，以及他们的情绪反应是否与非 OCD 对照组不同（Laforest et al. 2016a，2016b）。研究将 12 名 OCD 症状集中在污染上的 OCD 患者和 20 名非 OCD 成人对照纳入研究。所有受试者沉浸在一个类 CAVE 的 VR 系统（一个高 10ft 的立方体，在所有的六面墙上都投影了立体图像，称为 Psyché）中。研究者首先呈现一个中性环境以帮助受试者适应沉浸式环境，在这一过程中可以确定他们的沉浸感和焦虑的参照水平。在随后的第三级，也就是最脏的公厕沉浸过程中，受试者被要求可以进入不同的区域进行探索，包括触摸公厕墙壁及马桶座圈等。研究发现，根据自我报告和心率监测的记录，OCD 患者的焦虑程度明显增加，但对照组并没有增加。这一研究结果重复了韩国研究小组关于检查仪式行为的发现：如果环境中包含 OCD 患者害怕的刺激，沉浸在 VR 中确实会诱发患者的焦虑。本书再次强调，在虚拟环境中不可能出现物理世界中的真实污染。真实的危险刺激可以诱发焦虑障碍患者的种种焦虑反应（Wiederhold and Bouchard 2014，详细内容见本书第 3 章），而相同的虚拟刺激同样可以诱发患者的焦虑反应。我们将在随后进行进一步讨论。关于这项研究，最后需要注意的一点是，VR 沉浸过程会产生非预期的副作用（通常表现为眩晕症）。研究者发现，与对照组相比，OCD 受试者在第一次沉浸前更容易产生眩晕症。在沉浸在中性或熟悉的虚拟环境前后，患者通常可以适应，但在经历过污染环境沉浸后，他们更容易产生眩晕症。这一现象与其他研究结果是吻合的（Bouchard et al. 2009，2011），提示眩晕症通常与受试者的不安和焦虑相互混淆。

　　关于对虚拟的污染环境，同样可以使用一种非完全沉浸式技术来进行研究。

Belloch团队（2014）报道了一项实验，在这项实验中4名年龄为22～42岁的OCD患者表现出对污染的恐惧和仪式行为。在该研究中，虚拟刺激被投射在一台46英寸的电视上，而不是通过HMD或CAVE形式。得益于Kinect（一种光学动作捕捉设备，可以通过摄像头实时捕捉和记录用户的肢体动作）的使用，用户可以在电视中看到自己，这使得实时沉浸式互动成为可能。具体的实验任务包括在虚拟厨房中捡起物品（如一颗生菜、一块脏抹布、一块没盖盖子的蛋糕），并执行各种具有污染风险的动作（如用从不干净的长凳上捡来的刀切面包或苹果，再从垃圾箱中取出一个瓶子装满果汁并喝掉）。由于该研究样本量太小，无法进一步的数据分析，但基于受试者的数据和印象，研究者依然对该技术的潜力充满兴趣。

鉴于沉浸在特定的VR场景中可以诱发个体焦虑，这对于治疗师开展认知行为治疗是十分有帮助的。基于循证研究，认知行为治疗已被推荐作为一线心理治疗手段（Abramowitz et al. 2001；Franklin and Foa 2007；Katzman et al. 2014）。正如本章之前提及的，认知行为治疗中的关键因素是"暴露"或"暴露与反应阻断疗法"。该技术可以让患者建立新记忆及适应性更强的心理表征，与缺乏威胁的恐惧刺激物连接（Bouchard et al. 2012；Powers et al. 2006）。这种适应性情绪学习的过程要求患者逐步面对或暴露于他们所害怕的事物面前，并且消退他们典型的预防性行为反应、回避或中和行为。这一过程通常与焦虑的增加有关。不过，在暴露期间患者所经历的焦虑水平并不能很好地预测最终的治疗结果（Richard and Lauterbach 2007；Wiederhold and Bouchard 2014）。目前，该技术的应用范围越来越广泛，它要求对个案进行概念化，并与患者构建和谐且强大的治疗关系（这一治疗的更多相关信息可以参考Beck and Emery 1985；Clark 2004；Rachman 2003；Wiederhold and Bouchard 2014）。截至目前，本章介绍的所有研究结果已然证明，VR技术是一套可以用来提供暴露的工具。下一步的研究重点是在治疗过程中如何使用VR技术。当然，在进行大样本的随机对照研究之前，需要进行更严格的个案研究。

Laforest团队（2016a）使用半结构化临床访谈招募了3名成年OCD患者，将他们纳入一项研究方案中。该研究方案采用个案设计，不同受试者被随机分配到多个基线条件。在该研究方案中，所有受试者开始进行每天的基线评估，这是对他们初始状况进行评估的方式。这个评估会持续一段时间，至少要进行3～5周。其目的是建立一个对照条件，用来比较后续引入治疗措施前后的变化。通过对参与者在基线评估期间的表现进行观察和记录，可以更准确地评估治疗对他们的影响。治疗是逐渐引入的，每次仅针对1名患者开展治疗，并逐渐延长基线测量时间，将患者自身作为对照，并将延迟引入治疗的效果与患者临床状况的变化进行比较，确保将症状变化归因于干预措施。该研究（Kazdin 2002）的优势在于通过在不同基线测量后对治疗的引入进行具体分析和系统控制，就有可能得出关于治疗效果的结论。但它的缺点是样本量太小，突出了个体的差异性，限制了结果的代表性。整体治疗包括12周的课程，治疗主要集中在4～11次课程的暴露。所有受试者都报告了对污染环境显著的OCD症状，2名受试者担心细菌，1名受试者担心性疾病的传播。研究者依从治疗手册及对记录在案的治疗过程的监督和审查，确保了治疗的完整性。在Psyché中进行沉浸（即前文提到的类似于CAVE的系统），研究中一个有趣的转折点（Laforest et al. 2016a，2016b）是使用时间序列统计模型来分析干预是否会产生比预期更显著的影响，以及通过临床分析来确定观察到的变化是否具有意义。数据分析结果显示，所有3名受试者OCD症状的强度和严重程度在统计学层面均显著降低，尽管这些变化仅在2名害怕细菌的患者中具有临床意义，而在另1名恐惧不特定于厕所和浴室的OCD患者中没有临床意义。截至目前，这些研究的结果为建立OCD虚拟环境暴露治疗的大样本随机对照研究奠定了基础。

值得一提的是，来自墨西哥的一个研究小组已经为OCD开发了系列虚拟环境（Cardenas-Lopez and Manoz-Maldonaldo 2012）。在临床医生和教育心理学家通力合作下，该小组开发了4个交互的虚拟环境：一辆虚拟公交车、一座传统的墨西哥餐厅、一个公共厕所和一间卧室。前三种虚拟环境关注的是对污染的恐惧，后一种虚拟环境针对的是对称OCD症状和秩序OCD症状。环境中包括与OCD相关的刺激，最终会导致受试者想洗手、回避污染物、坐在肮脏的餐厅桌子旁、检查抽屉是否关闭或者物品是否以"正确的方式"排列等。该环境允许治疗师调节厕所和公交车环境的污染程度，虚拟餐厅内还设置了咳嗽和打嗝的虚拟数字化身。目前，相关研究正在对这些虚拟环境进行有效性验证。

三、虚拟现实技术与体像障碍

体像障碍（body dysmorphic disorder，BDD）患者使用VR技术的研究结论目前尚不明确。有几项相关研究考察了受试者对自己的身体满意（Purvis et al. 2013），身体不满和体象障碍的评价（参见本书第7章相关内容）。患者对身体的不满和其寻求与实际外表不同的身体特征有关，同时与理想身体和实际身体之间差异的负面认知及影响有关（Grogan 2008）。在非临床人群和临床人群中，仍然需要开发和测试更为真实的虚拟环境，为临床医生提供实时快速修改用户虚拟形象特定身体部位的功能（如鼻子长度、膝盖大小和手臂长度）。由于BDD涉及对身体外貌的感知功能障碍，因此研究者认为，VR技术不仅适用于对整体身体不满的人群开展研究，同样也适用于针对特定的身体部位，这是BDD疾病的核心。

与将身体满意度作为稳定特质的传统观点不同，Purvis研究团队（2013）研究了VR技术在改变个体身体满意度方面的潜能。他们利用VR技术触发受试者的身体比较倾向、选择性注意和身体检查。在实验过程中，受试者会暴露在以下5种场景中：①实验室环境（作为对照）；②空旷的沙滩；③充满虚拟人物的沙滩；④空旷的派对；⑤充满虚拟人物的派对。在这项研究中，环境中虚拟人物的体型（不是用户的）从瘦到胖各不相同。研究者根据受试者对身体满意度问卷的反馈，以及与身体检查相关的行为数据和用户与每个虚拟人物保持的距离，进而判断VR技术对其身体满意度的影响。研究者对那些身体满意和不满意的受试者的结果进行了比较。这项研究表征了这个领域的典型研究方法，特别是虚拟环境的使用。因为在这种开放的环境中，很容易诱发人们对身体的社会性比较（穿着比基尼人群的海滩或游泳池），并且这种环境中设置了从消瘦到超重的各类虚拟人物。

部分研究结果发现，尽管受试者未达到疾病诊断的标准，但他们对自身身体形象表现出了一些不满。在一组涉及非精神障碍的27名女性研究中，Aimé团队（2012）发现，在观察虚拟游泳池中身穿比基尼、有瘦有胖的虚拟人物后，那些对自己身体不满意的受试者会对体重、体型和食物产生严重的焦虑和担忧。而对于自己体型满意的受试者并未观察到这种现象。受试者对自身身体满意度的标准基于进食障碍量表中瘦身倾向和不满体型的评分及常模（Criquillion-Doublet et al. 1995）。另外，沉浸在有各种事物的虚拟自助餐厅中也会诱发受试者对身体不满意的负面认知效应，但其效应没有游泳池那么显著。这些研究都是通过低成本、高性价比的HMD和NeuroVR开发出来的，这表明使用低成本的沉浸式技术也可以用来创造诱发负面情绪的实验条件。

Aimé团队（Guitard et al. 2011；Aimé et al. 2012）进一步研究了社会比较维度对外表评论的影响效应。他们同样利用Psyché，分2次让24名对自己体重不满，但体重指数（body max index，BMI）在正常范围内的非临床女性受试者沉浸于一个虚拟酒吧中。在场景中，2名虚拟男性顾客会大声表达对虚拟女服务员外貌不合理的评价。在第一个场景中，女性服务员身材苗条，而在另一个场景中，女性服务员体重超重。2个场景中服务员的体型有所不同，而性感的衣服、乳房大小和行为等其他形象均保持一致。结果发现，男性顾客的负面评论让那些对自己身体不满意的受试者感到了更多的不满意和焦虑。而那些先看到体重超重的女性服务员，后看到身材苗条的女性服务员的男性受试者来说，上述结果尤为明显。因此，沉浸在包含了社交比较元素和对外表直接评议元素的VR场景中，会给那些担心自身外表特征的个体带来更多的情绪反应。而针对BDD患者开展类似的研究是非常有趣的，因为来自虚拟男性顾客的评论可能会在更为严重的BDD患者身上诱发更多的负面情绪和自我关注，甚至可能诱发强迫检查行为。

目前研究者也围绕BDD总结了大量相关的临床治疗研究。Ferrer-Garcia和

Gutiérrez-Maldonado（2012）及Riva团队（参见本书第7章）回顾了有关进食障碍和肥胖中VR和BDD的文献。不同于BDD，进食障碍是另一组具有独特临床特征的精神障碍（如对体重和体型的担忧，与饮食和饮食相关的功能障碍问题），而肥胖并不属于精神障碍，肥胖者也不一定同时存在BDD。虽然目前针对BDD的相关研究较少，但进食障碍和肥胖者的临床研究会部分涉及BDD这一典型症状，因此这些非BDD的研究同样为BDD的临床治疗提供了一些有价值的信息。简而言之，对患有进食障碍和肥胖的人群研究结果表明，沉浸在VR中会诱发他们的焦虑、抑郁情绪、对体重和外表的担忧、对体型的高要求及对身体不满意。而在进食障碍和肥胖的认知行为治疗中，VR也是一项有效的技术。由于涉及非临床样本的研究可能会报告与BDD相关的结果，研究者也对BDD相关的研究结果进行了总结。

　　Riva团队率先在担忧自身形象的人群中使用VR技术开展相关研究（Ferrer-Garcia and Gutiérrez-Maldonado 2012；Riva et al. 2009）。他们开发了一系列VR软件工具，其中包含了一部分潜在评估和治疗BDD（Riva 1998；Riva and Melis 1997）的虚拟场景。例如，在一个房间里，受试者基于对当前体型和理想体型的感知，在多种体型中选择最合适的体型。而虚拟体型图像之间的差异是对不满意程度的潜在测量指标。其中一个场景放置了几张女性模特的图片，用来触发社会比较进一步诱发情绪反应。另一个场景是设置了多扇大小不同的门，受试者需要根据自己的体型穿过一扇最符合自己体型的门。这些虚拟的场景均可以集成在免费的NeuroVR软件中（是一款基于VR技术的神经心理治疗工具）。Riva基于这些系列工具场景开展了5项针对BDD的研究（Ferrer-Garcia and Gutiérrez-Maldonado，2012，参见本书第7章）。在其中一项研究中，共有223名非临床男性和女性参与了这款虚拟场景的沉浸式任务中，干预过程通常为8次10分钟的暴露。其中一些沉浸场景和治疗工具针对食物摄入量和体重管理，与BDD关系不大。另一些则是针对身体不满的干预场景。研究者发现，在所有研究中，受试者对身体形象困扰和身体不满的重复报告显著减少。Riva团队（2009）所开展的研究反复证明了VR沉浸可以显著缓解受试者的形象困扰，即使是未患有特定认知、情绪和行为障碍的个体亦是如此，而特定认知、情绪和行为障碍均是进食障碍的主要特征，在不同程度上也是肥胖的特征。本书提到这个案例是因为沉浸作用与额外的体重减轻无关，而是与增强自我效能感相关的身体和情绪健康变化有关。

　　Riva的工作从过度关注自己身体形象的非临床样本中收集数据，其研究结果表明，VR技术有望用于对身体的一个或多个特定部位认知错误患者的心理治疗中。由于厌食症等进食障碍可能与其对真实外表缺乏自知力有关，而VR技术已被证实在这一类人群的评估与治疗中是可行的，因此VR技术对真实存在身体缺陷的BDD患者的自制力可能不会造成影响。事实上，VR研究更关注的是BDD

患者更为本质的OCD症状，即不断检查、寻求安慰、试图隐瞒感知到身体缺陷的行为、自我关注等。

来自西班牙的研究人员也对BDD进行了研究（Ferrer-Garcia et al. 2009；Per-piñá et al. 2000）。Ferrer-Garcia团队（2009）将108名非临床对照患者和85名有进食障碍的患者暴露在一系列虚拟环境中，虚拟环境是在对导致身体形象不满意的情况进行验证评估后开发而来的。这些虚拟环境大多与食物相关。但虚拟游泳池场景例外，该场景里面挤满了苗条、年轻、时尚的虚拟人物，有男有女，女性穿着比基尼，并会对用户的比基尼发表评论，同时男性和女性虚拟角色也会对其他虚拟人物的外貌做出正面和负面的评价。结果发现，即使是在正常对照组中，游泳池环境同样会诱发受试者显著的焦虑体验。游泳池场景的使用、其他虚拟角色表达的评论，以及身着比基尼的虚拟人物的存在，证实了社会比较的相关研究结果，以及VR技术在诱导BDD患者相关恐惧方面的潜能。

Perpiñá团队（1999）使用他们自己制作的VR软件开展研究，VR环境中包括与食物相关的场景及其他可以解决对身体不满意的场景，在房间里有镜子，还有女性模特海报。有趣的是，在沉浸环境中的用户可以通过滑杆调整虚拟人物（镜子中的自己）身体不同部位的大小，因此用户可以根据自己的感知或期望的体型和其他特征来改变自己的虚拟形象，使其看起来更苗条或更健壮。在Riva的研究程序中，用户可以在几种体型之间进行选择，但Perpiñá的虚拟场景仅允许对自我感知和期望的体型进行整体评价，并排除了身体不同部位的差异。他们设计这个实验场景的目的是关注受试者的体重（从厌食症到肥胖）问题，所以创建的虚拟形象无法以动画形式引导以及从第一人称的角度与虚拟环境交互。不过，这种实验场景的设计思路越来越符合BDD的研究要求。

遵循Perpiñá团队（1999）的研究思路，设计针对BDD的虚拟环境应允许用户根据实际情况修改他们的虚拟化身形象，以代表特定的、可感知的身体缺点、缺陷或不对称。事实上，软件具备设计和修改虚拟化身的功能，但临床医生通常不太可能去使用这个功能。因为该功能往往涉及3D建模、动画制作和计算机编程方面的专业知识，而临床医生往往并不具备这些专业技能。并且，在实时渲染软件使用过程中，患者也无法便捷地快速导入合适的虚拟形象，从而与这些虚拟化身人物进行交互。使用这种软件最大的挑战就是用户必须能够适应修改后的虚拟角色的动画形象，而这些动画都是通过预先设计好的程序进行呈现，身体及其运动的视觉表现必须依赖于预先编程的动画，并随着动作的展开而调节，除非用户能够使用连接在身体多个部位的追踪器组成的复杂软件系统，否则难免会使用户产生违和感。此外，当用户修改身体参数时，系统本身并不能准确地实时显示用户身体的变化。因此，如果修改手臂长度、臀部大小或单腿的膝盖高度时，预设好的虚拟化身动画和它的运动将会变形或者与环境中的其他物品不匹配。例如，在不创建新动画的情况下，经身体参数调节后，用户在穿越门时其较长的手臂会产生"穿模"，而没有调整参数的另一侧手臂则可以正确地抓住门把手。不过，这种情况可以通过技术手段快速解决。另外，也可以考虑不在实时渲染的沉浸期间对虚拟化身进行复杂的操作，仅对身体外观进行微小的修改（如面部属性的大小、皮肤上的细节等）。在沉浸期间，用户无法看到他们真实自身的虚拟形象，治疗师可以修改患者的虚拟形象，将之呈现为他们所害怕的外表，并使患者相信这就是他们在虚拟环境中的外貌。在最近的一项研究中，研究者为研究身体归属感错觉而设计了一套研究方案，让患者确信其虚拟身体特定部位的缺陷是真实属于自己的。而在通常情况下，治疗师通过语言描述很难帮助患者获得上述研究中相同的认知，因此在BDD患者的治疗中可能是无效的，这些开放式的研究问题需要进一步的实证检验。

四、虚拟现实技术与囤积障碍

目前为止，几乎没有关于对"无价值"物品的囤积障碍方面的研究，这种障碍在过去通常被认为是一种OCD的亚型（APA 2013）。O'Connor团队（2011）使用NeuroVR对这一障碍开展了初步研究。该研究招募了3名患有囤积障碍的女性。治疗师使用他们曾囤积的物品的照片，并在一间虚拟公寓中杂乱摆放这些物品的真实图像。作为试点案例研究的一部分，患者需要拿起他们一直囤积的"重要"物品，并将它们进行分类。之后，研究者要求患者删除这些物品的图像。虽然任务设计对沉浸性的考虑不够，但该研究为理解患者整理和丢弃物品的行为，以及他们如何处理这些行为引发的相关焦虑提供了参考。所有3名患者均表示在杂乱的虚拟环境中感到不适，并意识到他们囤积问题的严重性。根据治疗师的说法，这种方案设置对治疗具有良好的促进作用。患者在丢弃部分囤积物品时会诱发其焦虑和沮丧的情绪。

随后，研究者在改进研究方案的基础上招募了14名患者（St-Pierre Delorme and O'Connor，2014）。经过24次推理导向疗法（一种CBT框架内，针对强迫怀疑的心理治疗技术；O'Connor et al. 2011）后，患者被随机分配到5个VR场景中。场景内容主要包括公寓里杂乱地堆满了囤积物品的照片（实验条件）或者日常生活中的普通物品的照片（对照条件）。在这期间，患者进行了与上述试点案例研究中相同的分类和丢弃任务。使用VR技术前后的比较表明，研究者发现与对照条件相比，患者卧室杂乱程度（杂乱指数量表中的卧室分量表）评分的改善具有统计学意义。然而，其他测量指标发现，整理或丢弃日常生活中普通物品的照片似乎并不能作为空白对照，在该对照条件下，患者评分的改善与实验条件是一致的。这项正在进行的试验结果表明，VR技术对囤积障碍患者的治疗可能是有效的，这些人甚至可以与他们不想在VR环境中丢弃的普通物品建立连接。实验过程中，研究者并没有使用HMD，他们认为NeuroVR虽然会有更强的沉浸式体验，但其使用过于复杂。遗憾的是，研究者对照条件的设置仍存在分歧，因此无法推断VR技术改善囤积障碍这一令人信服的结论。患者在VR技术治疗后的改善甚至可以归结于推理导向疗法的效果。不过，作为未来更大规模临床对照试验的基础，这些研究结果还是具有价值的，在未来的实验设计中可以使用比日常生活中的普通物品更合适的刺激物作为对照组。

五、结 论

对VR技术治疗焦虑障碍效果（参见本书第3章）存疑的读者自然会产生疑问：VR技术治疗强迫及相关障碍是否有效？言简意赅的答案是：目前的研究尚未做到这一点。当前缺乏OCD、BDD、囤积障碍等相关障碍的大型RCT。而针对VR技术的治疗原则也通常遵循对焦虑、威胁感知和回避简化的原则。在此，研究者就VR技术在OCD的研究过程进行总结。首先研究者使用VR工具重现相关临床情境，并将场景的内部效度提高到可以接受的水平。然后通过招募临床和非临床样本进行试验测试。一旦发现预期的情绪、认知和行为被诱发，治疗师就确定了他们可以控制的变量及强度，在此基础上进行小型试点研究。这些试验性研究一般是非对照开放试验或个案研究，如果研究结果是积极的，那么下一步就是寻找资源以进行和重复大型RCT。最后，研究者需要进一步研究疗效机制、不同人群和环境的有效性、方案结构或分析中介和调节因素（参见Wiederhold和Bouchard在2014年发表的关于这个过程的说明）。

目前的研究结果表明，VR可以诱发焦虑体验，并为那些表现出与强迫检查、强迫清洁和强迫排序有关的OCD患者提供暴露治疗的工具。对于强迫检查行为，VR技术对那些明确表现出检查仪式的患者影响更大，并影响他们在检查上花费的时间及在环境中的运动轨迹长度。不过，当前研究需要进一步改进以增加患者检查行为出现的频次，或者微调对检查行为的评估方式与内容，以利于测量其与刻板行为方面的差异。另外，当前对OCD和囤积障碍的几项试点研究证实，暴露可以诱发足够的焦虑，因此治疗可能是有效的。同时，这些研究也侧面证明，VR可以帮助BDD患者重塑对身体形象的认知，但需要进一步的研究来对上述的结果与结论提供足够的循证证据。

本章多次提及即使刺激物是虚拟的，VR技术也能够诱发情绪反应，并保证用户不会发生意外。但OCD可能不同于恐惧症等精神障碍。在恐惧症中，受试者仅看到图像刺激就会诱发焦虑。但当OCD患者在虚拟刺激中感知到威胁时，他们会做出反应。这意味着如果不幸事件在虚拟环境中发生，或者用户感觉自己可能会因细菌感染疾病（即使细菌是虚拟的、不存在的），就会诱发自身的责任感。同样，身穿比基尼的虚拟化身在虚拟泳池周围晒日光浴，对 VR 技术中的 BDD 用户做出不切实际的评价。从本质上讲，情绪反应往往是不理性的，因此这解释了为什么用户明知道自己在虚拟环境中，但这些虚拟人物依然能够引起自身的强烈情绪反应。针对这种情绪体验现象，认知神经科学从大脑如何评估和处理信息的角度（Wiederhold and Bouchard　2014）提出了假设。边缘系统会在几毫秒内对刺激做出反应，这诱发了最初的情绪反应。几毫秒后，大脑的皮质区域开始发挥作用，处理调节情绪反应的输入信息（Pessoa and Adolphs 2010；Phillips et al. 2003）。本质上，情绪反应是个体基于对感知到的威胁做出迅速但不完整评价而诱发的。而在对额外的信息处理之后，个体会对情况中涉及的所有因素进行更全面和更理性的理解，这包括更多的逻辑评价和对存储在长期记忆中的信息的提取。因此，如果相关刺激物被个体认为是"足够"可信的，它们将根据患者对感知到的威胁、厌恶、控制、自我效能和可行的应对方式而诱发个体情绪反应。当个体忘记自己处于虚拟环境中时，就会遵循和现实世界相同的信息处理方式。基于这一模型，尽管存在感不是虚拟刺激诱发情绪反应线性预测因素的必要条件，但部分低程度的存在感与情绪诱发有关。研究者对诱发情绪所需的最低存在感和现实感，以及存在感和情绪反应之间的非线性关系目前仍知之甚少（Wiederhold and Bouchard　2014）。不过，有大量证据表明焦虑与临床人群的存在感是有关的（参见 2004 年 Ling 团队的综述和荟萃分析）。

　　另外，一个被忽视的问题是 OCD 的严重性。该疾病可能会使人极度衰弱（APA 2013；Kessler et al. 2005a，2005b），以至于很难将这种情况与妄想和精神障碍区分开来。探讨患者症状的严重程度对 VR 沉浸的种种影响将为临床医生提供有价值的参照。虚拟环境对有严重 OCD 症状的患者有效吗？在焦虑障碍（参见本书第 3 章）中，VR 可以诱发严重焦虑障碍患者的情绪反应。通常情况，人们在 VR 中的反应随着疾病严重程度的增加而增强（Robillard et al. 2003）。如果 OCD、BDD 和囤积障碍也是如此，我们如何测量沉浸感或调整 VR 体验的强度，以确保患者能够耐受，并达到这种情感体验的治疗目的？考虑到 VR 对患有妄想障碍和精神分裂症的患者有效（参见本书第 13 章），VR 沉浸可能特别适合自知力差或无自知力的重症患者。如果强迫及相关障碍的患者完全相信他们信念的真实性，也相信 VR 体验的真实性，我们是否可以用 VR 沉浸来验证现实准则，或者如何在评估现实和规则的过程中扭曲认知？这些仍然是临床医生和研究者有待解决的问题。进一步的研究应该解决 OCD 患者其他典型的恐惧，如强迫怀疑、攻击或性冲动及不道德想法等。

　　关于 OCD，研究者的大部分努力都集中在强迫行为上，很少有针对侵入性思维的研究（Clark 2004；Salskovskis 1985，1996a）。然而，在非 VR 研究领域，暴露练习已经用于侵入性思维的干预。据推测，这些暴露练习必须根据患者更严重的强迫思维和心理情境特点来进行高度个体化。与缺乏威胁性的刺激建立新联系，是通过接触涉及侵入性思维、强迫思维及其对患者有意义的特定线索来完成的。不过，对于非个体化的暴露，如让患者暴露在侵入性思维可能发生的一般场景中，是否也能起到治疗作用？这样的研究同样十分有趣。目前来看，使用普通刺激对囤积障碍似乎是有效的。此外，广泛性焦虑障碍这一群体的主要焦虑源具有个体性，但标准化的虚拟情景同样可能会诱发患者的焦虑状态（Guitard et al. 2019）。因此，沉浸式场景的设置是十分有趣的。在这种情景中，用户在身临其境的体验感中，会进行一个可怕的动作，或者以第一人称视角的形式目睹一个可怕动作的发生。而情景本身会设置对这些可怕行为的戏剧性后果（如房屋被烧毁或人们被刀刺伤）。这是CBT治疗中关于传统想象暴露技术的一部分（Clark 2004；Rachman 2003；Salkovskis 1996a），因此这对其他焦虑障碍同样适用。其核心是让患者得出以下结论：想法仅仅是想法，焦虑则是一种可以控制的主观体验，这种可怕的事情不会发生，如果发生了，我也能有效应对它们。尽管VR中所有的细节可能并不都是设计方案中的一部分，但在实际临床中这些细节的设置可能是有效的，至少在暴露等级处于较低水平的早期阶段是有效的。这也是需要进一步探讨的课题之一。

对于BDD，大多数涉及社会比较的研究集中在女性群体。唯一显著的使用男性样本作为研究对象的研究来自Riva团队，不过这些研究方案主体并非BDD患者（肥胖或进食障碍患者），而是涉及目标人群与BDD相关的几个方面。尽管BDD在女性中更为常见（APA 2013），但对于过分关注身体形象的男性群体，依然需要开展相关的研究。此外，正如本章反复强调的，大部分研究集中在进食与体重的相关问题，而不是对身体缺陷或与胖瘦无关缺陷的感知上，但肥胖与进食障碍并不与BDD等同。不过，研究者同样可以将研究中关于对身体不满和负性形象困扰的研究成果推广到其他人群中。Riva团队（2009）提出，身体感知是来自自我中心和非自我中心参照系的不同感觉输入整合的结果。这两个参照系分别支配来自身体内部和观察者视角的感知信息。参照系影响了信息如何存储及记忆如何提取（Riva 2011；Riva et al. 2009）的过程。尽管是他们亲眼所见，但是过度依赖从外部来源收集的信息（如他人的外貌）可能会将患者固定在以非自我中心的参照系上。Riva（2011）将这一假设作为使用VR技术治疗进食障碍患者的一个可能的理论优势。肥胖也可能与BDD类似，应该进一步探讨。

谈到VR工具，NeuroVR软件的优势及其广泛地使用范围值得我们探讨。首先，该软件是免费的（http://www.neurovr2.org），越来越多的研究者作为支持这一软件的群体，可以便捷地分享他们自定义的虚拟环境内容。该软件最大的优点在于使用简单，即使没有太多的专业技术知识，也可以使用。另外该软件包含了一个丰富的环境与对象资源库，可以根据患者的需求进行定制化设计，也可以与一些老式的HMD、追踪器兼容使用，尽管有时候附加设备的集成比较复杂和烦琐。该软件的缺点与优点恰好相反，因为免费且使用简单，注定了该软件的个性化选择有限，视觉质量比不上3D游戏或其他沉浸式环境，且不能兼容最新的HMD。尽管如此，该软件的使用依然得到了诸多有价值的结果。先前关于患者对虚拟刺激反应情绪本质的讨论也同样适用于虚拟刺激的现实性。VR不一定是真实世界的完美复制品，但依然可以诱发患者治疗性的情绪反应（Bouchard et al. 2012；Ling et al. 2014；Wiederhold and Bouchard 2014）。治疗OCD及相关障碍所需的现实性程度仍然是一个经验性问题，但可以明确的是，它与当前大多数竞争激烈的娱乐型VR的要求与设计取向是完全不同的。

除了暴露本身，VR沉浸中诱发的情绪反应也可以在CBT中发挥其他作用。例如，治疗师通过将患者置于一个具有情感挑战性的环境中来帮助预防复发，以测试他们的应对能力，并尝试使他们的反应正常化（如必须使用肮脏的卫生间或孩子嘲笑患者的外表）。将患者置于情绪唤醒的状态也可用于认知重构（Beck and Emery 1985）。挑战患者错误的认知信念是传统CBT中的重要组成部分。临床医生在解决"热认知"问题时（受情绪影响或情绪相关的认知）（David and Szentagotai 2006），可能会发现VR的另一个目的，即改变个体与意义和情感相关的思维和信念。相对于冰冷的合理化过程，当患者以身临其境的形式挑战他们的思维时，情绪被诱发，此时他们的认知重构似乎更有效、更持久。VR的沉浸感可以让患者处于特定情绪或情境中，在这种情境中，他们的固有信念遭到挑战，变得不那么理性，处于一种情绪主导的认知模式中。这种方式是否能够促进替代性经验的记忆巩固、心境依存性记忆和长期的自传体记忆整合，尚有待验证。

当前，可以对OCD及相关障碍的患者进行更多的试验研究。VR沉浸可以为功能磁共振成像和脑成像研究开发新的范式，在这些研究中，患者处于细微的情境变化环境，可诱发他们的侵入性思维和强迫行为、身体不满、囤积、消退过程等，同时也可促进治疗成果积极地向临床转化。

如上所述，关于OCD的神经心理学评估在多大程度上衡量了稳定的潜在病因，症状本身也许是由于神经可塑性改变导致的异常，也可能是一种状态的后果，这在目前仍存在争议。解决这个问题的一种思路是开发沉浸式任务，从核心神经功能障碍中梳理出焦虑和其他心理机制的作用（例如，在逐渐污染的虚拟公厕中，对OCD患者开展如伦敦塔测试一类的执行功能的评估）。这种设计的思路是在与现实环境相同的标准化环境中同时考虑神经心理测试的难度和虚拟环境相关心理特征的情绪反应。例如，在一项虚拟超市（virtual mall，VMall）任务中，受试者进入超市并购买物品（La Paglia et al. 2014），需要他根据位置（如干净或肮脏的货架）挑选产品的类型（如毛巾与满是鲜血的生肉），也可以是对引起OCD患者恐惧和厌恶的刺激物进行选择。这个任务包含了标准化的记忆元素，并且会受到刺激的干扰。研究者还可以设计更精细的测试工具来测量由感知到的威胁和回避所导致的临床特征，以及与反映真实记忆缺陷或其他基本认知障碍的临床特征之间的相互作用。即使不能解决认知障碍的问题，用神经心理测试来衡量OCD的临床特征仍然是有意义的。它将提供研究者对与OCD相关认知问题的更广泛的理解。

作为本章结束语，研究者论述了VR技术对OCD、BDD和囤积障碍患者的临床测量与干预潜力。这是一个极具价值的潜在研究领域，研究者还提出了未来若干年可能需要进一步深化的研究方向。

（任　燕　赵文涛　徐　勇　译）

参 考 文 献

Abramovitch, A., Dar, R., Schweiger, A., & Hermesh, H. (2011). Neuropsychological impairments and their association with obsessive-compulsive symptom severity in obsessive-compulsive disorder. *Archives of Clinical Neuropsychology, 26*, 364–376.

Abramowitz, J., Brigidi, B., & Roche, K. (2001). Cognitive-behavioral therapy for obsessive-compulsive disorder: A review of the treatment literature. *Research on Social Work Practice, 11*(3), 357–372.

Aimé, A., Cotton, K., Guitard, T., & Bouchard, S. (2012). Virtual reality and body dissatisfaction across the eating disorder's spectrum. In C. Eichenberg (Ed.), *Virtual reality in psychological, medical and pedagogical applications (Ch. 5)* (pp. 109–122). Rijeka: InTech.

American Psychiatric Association. (2013). *Diagnostic and statistical manual of mental disorders* (5th ed.). Washington, DC.

Baer, L., & Greist, J. H. (1997). An interactive computer-administered self-assessment and self-help program for behavior therapy. *Journal of Clinical Psychiatry, 58*(Suppl. 12), 23–28.

Baer, L., Minichiello, W. E., & Jenike, M. A. (1987). Use of a portable-computer program in behavioral treatment of obsessive-compulsive disorder. *American Journal of Psychiatry, 144*(8), 1101.

Baer, L., Minichiello, W. E., Jenike, M. A., & Holland, A. (1988). Use of a portable computer program to assist behavioral treatment in a case of obsessive compulsive disorder. *Journal of Behavioral Therapy and Experimental Psychiatry, 19*, 237–240.

Baxter, L. R., Schwartz, J. M., Bergamon, K. S., Szuba, M. P., Guze, B. H., Mazziotta, J. C., et al. (1992). Caudate glucose metabolic rate changes with both drug and behavior therapy for obsessive-compulsive disorder. *Archives of General Psychiatry, 49*, 681–689.

Beck, A. T., & Emery, G. (1985). *Anxiety disorders and phobias: A cognitive perspective.* New York: Basic Books.

Belloch, A., Cabedo, E., Carrio, C., Lozano-Quilis, J. A., Gil-Gomez, J. A., & Gil-Gomez, H. (2014). Virtual reality exposure for OCD: Is it feasible? *Revista de Psicopatologia y Psicologia Clinica, 19*(1), 37–44.

Bouchard, S., Côté, S., & Richard, D. S. (2007). Virtual reality applications of exposure. In D. S. Richard & D. Lauterbach (Eds.), *Handbook of exposure (Ch. 16)* (pp. 347–388). New York: Academic.

Bouchard, S., St-Jacques, J., Renaud, P., & Wiederhold, B. K. (2009). Side effects of immersions in virtual reality for people suffering from anxiety disorders. *Journal of Cybertherapy and Rehabilitation, 2*(2), 127–137.

Bouchard, S., Robillard, G., Renaud, P., & Bernier, F. (2011). Exploring new dimensions in the assessment of virtual reality induced side effects. *Journal of Computer and Information Technology, 1*(3), 20–32.

Bouchard, S., Robillard, G., Larouche, S., & Loranger, C. (2012). Description of a treatment manual for in virtuo exposure with specific phobia. In C. Eichenberg (Ed.), *Virtual reality in psychological, medical and pedagogical applications (Ch. 4)* (pp. 82–108). Rijeka: InTech.

Bucarelli, B., & Pudron, C. (2016). Stove checking behaviour in people with OCD vs. anxious controls. *Journal of Behavior Therapy and Experimental Psychiatry, 53*, 17–24.

Cardenas-Lopez, G., & Manoz-Maldonaldo, S. I. (2012). Exposicion virtual como herremienta para el tratamiento del trastorno obsesivo-compulsivo. In G. Cardenas-Lopez & A. V. Sierra (Eds.), *De la empirica a la appropiacion tecnologica in psicologia (Ch. 10)* (pp. 157–169). Mexico City: CONACYT.

Cipresso, P., La Paglia, F., La Cascia, C., Riva, G., Albani, G., & La Barbera, D. (2013). Break in volition: A virtual study in patients with obsessive-compulsive disorder. *Experimental Brain Research, 229*, 443–449.

Clark, D. A. (2004). *Cognitive-behavioral therapy for OCD*. New York: Guilford.

Clark, D. A., & Simos, G. (2013). Obsessive compulsive spectrum disorders: Diagnosis, theory and treatment. In G. Simos & S. Hofmann (Eds.), *Cognitive behavior therapy for anxiety disorders* (pp. 25–55). Chichester: Wiley-Blackwell.

Clark, A., Kirkby, K. C., Daniels, B. A., & Marks, I. M. (1998). A pilot study of computer-aided vicarious exposure for obsessive-compulsive disorder. *Australian and New Zealand Journal of Psychiatry, 32*(2), 268–275.

Clark, D. A., Abramowitz, J., Alcolado, G. M., Alonso, P., Belloch, A., Bouvard, M., et al. (2014). A question of perspective: The association between intrusive thoughts and obsessionality in 11 countries. *Journal of Obsessive-Compulsive and Related Disorders, 3*(3), 292–299.

Coles, M. E., Heimberg, R. G., Frost, R. O., & Steketee, G. (2005). Not just right experiences and obsessive-compulsive features: Experimental and self-monitoring perspectives. *Behaviour Research and Therapy, 43*, 153–167.

Criquillion-Doublet, S., Divac, S., Dardennes, R., & Guelfi, J. D. (1995). Le « eating disorder inventory » (EDI). In J. D. Guelfi, V. Gaillac, & R. Darnesses (Eds.), *Psychopathologie quantitative*. Paris: Masson.

David, D., & Szentagotai, A. (2006). Cognitions in cognitive-behavioral psychotherapies: Toward an integrative model. *Clinical Psychology Review, 26*, 284–298.

Ecker, W., Kupfer, J., & Gönner, S. (2014). Incompleteness and harm avoidance in OCD, anxiety and depressive disorders, and non-clinical controls. *Journal of Obsessive-Compulsive and Related Disorders, 3*, 46–51.

Ferrer-Garcia, M., & Gutiérrez-Maldonado, J. (2012). The use of virtual reality in the study, assessment, and treatment of body image in eating disorders and nonclinical samples: A review of the literature. *Body Image, 9*, 1–11.

Ferrer-Garcia, M., Gutiérrez-Maldonado, J., Caqueo-Urizar, A., & Moreno, E. (2009). The validity of virtual environments for eliciting emotional responses in patients with eating disorders and in controls. *Behavior Modification, 33*(6), 830–854.

Foa, E. B., Kozak, M. J., Goodman, W. K., Hollander, E., Jenike, M. A., & Rasmussen, S. A. (1995). DSM-IV field trial: Obsessive compulsive disorder. *American Journal of Psychiatry, 152*(1), 90–96.

Franklin, M. E., & Foa, E. B. (2007). Cognitive-behavioral treatment of obsessive-compulsive disorder. In P. E. Nathan & J. M. Gorman (Eds.), *A guide to treatments that work* (3rd ed.). New York: Oxford University Press.

Grogan, S. (2008). *Body image: Understanding body dissatisfaction in men, women, and children*

(2nd ed.). New York: Routledge.

Guitard, T. & Bouchard, S. (2014). *The use of VR with GAD*. Unpublished data.

Guitard, T., Aimé, A., Bouchard, S., Loranger, C., & Cotton, K. (2011). Body dissatisfaction: Eliciting emotions by social comparison in a virtual bar. Poster presentation at the *16th Annual Cybertherapy & Cyberpsychology Conference*, Gatineau, June 20–22.

Guitard, T., Bouchard, S., Bé;anger, C., & Berthiaume, M (2019). Exposure to a standardized catastrophic scenario in virtual reality or a personalized scenario in imagination for generalized anxiety disorder. Journal of Clinical Medicine, volume 8 309, 1–16.

Julien, D., O'Connor, K., & Aardema, F. (2007). Intrusive thoughts, obsessions, and appraisals in obsessive-compulsive disorder: A critical review. *Clinical Psychology Review, 27*, 366–383.

Katzman, M. A., Bleau, P., Blier, P., Chokka, P., Kjernisted, K., & Van Ameringen, M. (2014). Canadian clinical practice guidelines for the management of anxiety, posttraumatic stress and obsessive-compulsive disorders. *BMC Psychiatry, 14*(suppl. 1), 1–83.

Kazdin, A. E. (2002). *Research design in clinical psychology* (4th ed.). New York: Pearson.

Kessler, R. C., Berglund, P., Demler, O., Jin, R., Merikangas, K. R., & Walters, E. E. (2005a). Lifetime prevalence and age-of-onset distributions of DSM-IV disorders in the National Comorbidity Survey Replication. *Archives of General Psychiatry, 62*(6), 593–602.

Kessler, R., Chiu, W., Demler, O., & Walters, E. (2005b). Prevalence, severity, and comorbidity of twelve-month DSM-IV disorders in the National Comorbidity Survey Replication (NCS-R). *Archives of General Psychiatry, 62*(6), 617–627.

Kim, K., Kim, C.-H., Cha, K. R., Park, J., Han, K., Kim, Y. K., Kim, J., Kim, I. Y., & Kim, S. I. (2008). Anxiety provocation and measurement using virtual reality in patients with obsessive-compulsive disorder. *CyberPsychology and Behavior, 11*(6), 637–641.

Kim, K., Kim, C.-H., Kim, S.-Y., Roh, D., & Kim, S. I. (2009). Virtual reality for obsessive-compulsive disorder: Past and the future. *Psychiatry Invest, 6*, 115–121.

Kim, K., Kim, C.-H., Cha, K. R., Park, J., Rosenthal, M. Z., Kim, J.-J., et al. (2010). Development of a computer-based behavioral assessment of checking behavior in obsessive-compulsive disorder. *Comprehensive Psychiatry, 51*, 86–93.

Kim, K., Roh, D., Kim, C. H., Cha, K. R., Rosenthal, M. Z., & Kim, S. I. (2012a). Comparison of checking behavior in adults with or without checking symptoms of obsessive-compulsive disorder using a novel computer-based measure. *Computer Methods and Programs in Medicine, 108*, 434–441.

Kim, K., Roh, D., Kim, S. I., & Kim, C. H. (2012b). Provoked arrangement symptoms in obsessive-compulsive disorder using a virtual environment: A preliminary report. *Computers in Biology and Medicine, 42*, 422–427.

Kuelz, A. K., Riemann, D., Halsband, U., Vielhaber, K., Unterrainer, J., Kordon, A., et al. (2006). Neuropsychological impairment in obsessive-compulsive disorder—Improvement over the course of cognitive behavioral treatment. *Journal of Clinical and Experimental Neuropsychology, 28*, 1273–1287.

La Paglia, F., Cascia, L., Rizzo, R., Cangialosi, F., Sanna, M., Riva, G., & La Barbera, D. (2014). Cognitive assessment of OCD patients: NeuroVR vs neuropsychological test. In B. K. Wiederhold & G. Riva (Eds.), *Annual review of cyberThrapy and telemedecine* (pp. 40–44). IOS Press.

Lack, C. W., & Storch, E. A. (2008). The use of computer in the assessment and treatment of obsessive-compulsive disorder. *Computers in Human Behavior, 24*, 917–929.

Laforest, M., Bouchard, S., Bossé, J., & Mesly, O. (2016a). Effectiveness of in virtuo exposure and response prevention treatment using cognitive-behavioral therapy for obsessive-compulsive disorder: A study based on a single-case study protocol. *Frontiers in Psychiatry, 7*(99), 1–13.

Laforest, M., Bouchard, S., Crétu, A.-M., & Mesly, O. (2016b). Inducing an anxiety response using a contaminated virtual environment: Validation of a therapeutic tool for obsessive-compulsive disorder. *Frontiers in ICT, 3*(18), 1–11.

Leon, A. C., Portera, L., & Weissman, M. M. (1995). The social costs of anxiety disorders. *British Journal of Psychiatry, 166.* (Suppl. 27, 19–22.

Ling, Y., Nefs, H. T., Morina, N., Heynderickx, I., & Brinkman, W.-P. (2014). A meta-analysis on the relationship between self-reported presence and anxiety in virtual reality exposure therapy for anxiety disorders. *PLoS One, 9*(5), e96144.

Moulding, R., Coles, M. E., Abramowitz, J. S., Alcolado, G. M., Alonso, P., Belloch, A., et al. (2014). They scare because we care: The relationship between obsessive intrusive thoughts and appraisals on control strategies across 15 cities. *Journal of Obsessive-Compulsive and Related Disorders, 3*(3), 280–291.

Nakatani, E., Nakgawa, A., Ohara, Y., Goto, S., Uozumi, N., Iwakiri, M., et al. (2003). Effects of behavior therapy on regional cerebral blood flow in obsessive-compulsive disorder. *Psychiatry Research: Neuroimaging, 124*, 113–120.

O'Connor, K., Bertrand, M., St-Pierre, É., & Delorme, M.-È. (2011). Virtual hoarding. Development of a virtual environment for compulsive accumulation. *Journal of CyberTherapy & Rehabilitation, 4*(2), 182–184.

OCCWG (Obsessive Compulsive Cognitions Working Group). (1997). Cognitive assessment of obsessive-compulsive disorder. *Behaviour Research and Therapy, 35*, 667–681.

Osman, S., Cooper, M., Hackman, A., & Veale, D. (2004). Spontanously occurring images and early memories in people with body dysmorphic disorder. *Memory, 12*(4), 428–436.

Perpiñá, C., Botella, C., Baños, R., Marco, J. H., Alcañiz, M., & Quero, S. (1999). Body image and virtual reality in eating disorders: Exposure by virtual reality is more effective than the classical body image treatment? *CyberPsychology and Behavior, 2*, 149–159.

Perpiñá, C., Botella, C., & Baños, R. M. (2000). *Imagen corporal en los trastornos alimentarios. Evaluacion y tratamiento mediante realidad virtual.* Valencia: Promolibro.

Pessoa, L., & Adolphs, R. (2010). Emotion processing and the amygdala: From a "low road" to "many roads" of evaluating biological significance. *Nature Reviews. Neurosience, 11*, 773–782.

Phillips, M. L., Drevets, W. C., Rauch, S. L., & Lane, R. (2003). Neurobiology of emotion perception II: Implications for major psychiatric disorders. *Biological Psychiatry, 54*, 515–528.

Pigott, T. M., Myers, K. R., & Williams, D. A. (1996a). Obsessive-compulsive disorder: A neuropsychiatric perspective. In R. M. Rapee (Ed.), *Current controversies in the anxiety disorders* (pp. 134–160). New York: Guilford.

Pigott, T. M., Myers, K. R., & Williams, D. A. (1996b). Reply to Salkovskis and to Enright. Obsessive-compulsive disorder: Beyond cluttered cognitions. In R. M. Rapee (Ed.), *Current controversies in the anxiety disorders* (pp. 201–208). New York: Guilford.

Powers, M. B., Smits, J. A. J., Leyro, T. M., & Otto, M. W. (2006). Translational research perspectives on maximizing the effectiveness of exposure therapy. In D. C. S. Richards & D. L. Lauterbach (Eds.), *Handbook of exposure therapies* (pp. 109–126). Burlington: Academic.

Purvis, C. K., Jones, M., Bailey, J., Bailenson, J., & Taylor, B. (2013). Designing virtual environments to measure behavioral correlates of state-level body satisfaction. In B. K. Wiederhold & G. Riva (Eds.), *Annual review of cybertherapy and telemedecine* (pp. 168–172). Amsterdam: IOS Press.

Rachman, S. A. (1997). A cognitive theory of obsessions. *Behaviour Research and Therapy, 35*, 793–802.

Rachman, S. A. (1998). A cognitive theory of obsessions: Elaboration. *Behaviour Research and Therapy, 36*, 385–401.

Rachman, S. A. (2003). *The treatment of obsessions.* New York: University Press.

Radomsky, A. S., Gilchrist, P. T., & Dussault, D. (2006). Repeated checking really does cause memory distrust. *Behaviour Research and Therapy, 44*, 305–316.

Radomsky, A., Alcolado, G. M., Abramowitz, J. S., Alonso, P., Belloch, A., Bouvard, M., et al. (2014). You can run but you can't hide: Intrusive thoughts on six continents. *Journal of*

Obsessive-Compulsive and Related Disorders, 3(3), 269–279.

Raspelli, S., Carelli, L., Morganti, F., Poletti, B., Corra, B., Silani, V., et al. (2010). Implementation of the multiple errands test in a NeuroVR-supermarket. *Studies in Health Technology and Informatics, 154*, 115–119.

Richard, D. S., & Lauterbach, D. (2007). *Handbook of exposure*. New York: Academic.

Riva, G. (1998). Virtual reality vs. virtual body: The use of virtual environments in the treatment of body experience disturbances. *CyberPsychology and Behavior, 1*, 129–137.

Riva, G. (2011). The key to unlocking the virtual body: Virtual reality in the treatment of obesity and eating disorders. *Journal of Diabetes Science and Technology, 5*(2), 283–292.

Riva, G., & Melis, L. (1997). Virtual reality for the treatment of body image disturbances. *Studies in Health Technology and Informatics, 44*, 95–111.

Riva, G., Gaggioli, A., Gorini, A., Carelli, L., Repetto, C., Algeri, D., et al. (2009). Virtual reality as empowering environment for personal change: The contribution of the applied technology for neuro-psychology laboratory. *Anuario de Psicologia, 40*(2), 171–192.

Riva, G., Cardenas-Lopez, G., Duran, X., Torres-Villalobos, G. M., & Gaggioli. (2012). Virtual reality in the treatment of body image disturbances after bariatic surgery: A clinical case. In B. K. Wiederhold & G. Riva (Eds.), *Annual review of cybertherapy and telemedecine* (pp. 278–282). Amsterdam: IOS Press.

Robillard, G., Bouchard, S., Fournier, T., & Renaud, P. (2003). Anxiety and presence during VR immersion: A comparative study of the reactions of phobic and non-phobic participants in therapeutic virtual environments derived from computer games. *CyberPsychology and Behavior, 6*(5), 467–476.

Roh, D., Kim, K., & Kim, C.-H. (2010). Development of a computer based symmetry and arrangement symptoms measures in obsessive-compulsive disorder. *Annual Review of CyberTherapy and Telemedicine, 8*, 43–45.

Salkovskis, P. M. (1985). Obsessional-compulsive problems: A cognitive-behavioural analysis. *Behaviour Research and Therapy, 23*, 571–583.

Salkovskis, P. M. (1996a). Reply to Pigott et al. to Enright. Obsessive-compulsive disorder: Beyond cluttered cognitions. In R. M. Rapee (Ed.), *Current controversies in the anxiety disorders* (pp. 191–208). New York: Guilford.

Salkovskis, P. M. (1996b). Cognitive-behavioral approaches to the understanding of obsessional problems. In R. M. Rapee (Ed.), *Current controversies in the anxiety disorders* (pp. 103–133). New York: Guilford.

St-Pierre Delorme, M-È., & O'Connor, K. (2014). Trouble d'accumulation compulsive: Portrait clinique et évaluation de la thérapie basée sur les inférences avec composante de réalité virtuelle. Doctoral thesis. UQAM.

Tolin, D. F., Abramowitz, J. S., Brigidi, B. D., Amir, N., Street, G. P., & Foa, E. B. (2001). Memory and memory confidence in obsessive-compulsive disorder. *Behaviour Research and Therapy, 39*, 913–927.

van den Hout, M., & Kindt, M. (2003). Repeated checking causes memory distrust. *Behaviour Research and Therapy, 3*(1), 301–316.

van der Hoort, B., Guterstam, A., & Ehrsson, H. H. (2011). Being Barbie: The size of one's own body determines the perceived size of the world. *PLoS One, 6*(5), e20195.

van Dis, E. A. M., & van den Hout, M. A. (2016). Not just right experiences as ironic result of perseverative checking. *Clinical Neuropsychiatry, 13*, 100–1007.

Whittal, M., Woody, S. R., McLean, P. D., Rachman, S. J., & Robichaud, M. (2010). Treatment of obsessions: A randomized controlled trial. *Behaviour Research and Therapy, 48*, 295–303.

WHO – World Health Organization. (2010). *World health statistics*. Geneva: WHO Press.

Wiederhold, B. K., & Bouchard, S. (2014). *Advances in virtual reality and anxiety disorders* (p. 280p). New York: Springer.

第6章
虚拟环境中的物质滥用评估与治疗

Patrick S. Bordnick，Micki Washburn

在去参加派对的路上，我特别想喝杯啤酒。当然，我告诉自己不能饮酒。这时，我感到想要喝一杯这股熟悉的冲动不断地上升。如果无法抑制喝酒的冲动，我该怎么办？我已经在脑海里排练了一千遍，"我不能喝酒，我要喝苏打水或瓶装水"。我一遍又一遍地对自己说："我会熬过今晚的。我不会再失败了。"

我已经戒酒1周了，而我意识到我可能戒不掉它。我现在正在前往参加聚会的路上，那里会有很多酒，每个人都会喝酒。我需要冷静一下。当我的车停在屋前的街道上时，我想："放松就好。"突然间，与我斗争的邪念再次袭击了我。当我盯着人行道上的裂缝走向前门时，我开始怀疑自己。我低着头，但还是注意到一对夫妇就在入口处谈笑风生，享受此刻。

我立刻就被他们手里的啤酒吸引了注意力。"该死！"我想，这时我的注意力已经不能集中在人行道上了。我感到手头没有酒的焦虑及对它的强烈渴望。我的思维开始加速，我的胸口有熟悉的紧绷感。我又深吸了一口气，在门口向这对夫妇打了个招呼，希望我不断增长的喝酒欲望会随着我向前走的每一步而神奇地消失。当我走进厨房时，一颗焦虑的炸弹在我体内爆炸了，我的胸膛沉重，我的脑海中有声音在尖叫。当我闻到比萨、香烟和啤酒的气味时，我感受到了强烈的喝酒冲动。我看到许多酒因数量太多而无法放进冰箱，调酒用的饮料和红色塑料杯子都安静地摆在桌子上。我只有一个想法，"要么我现在就喝一杯，要么我就马上滚蛋"。

以上是基于参加聚会的第一人称回忆形式的场景，这是由Bordnick博士在VR临床研究实验室开发的虚拟场景。该实验构建一个VR平台，评估并最终减轻酒精依赖症状，为物质依赖患者提供一个新的治疗方法。

几个世纪以来，人们出于各种各样的原因对物质产生依赖，如宗教仪式、娱

Electronic supplementary material：The online version of this chapter (https://doi.org/10.1007/978-1-4939-9482-3_6) contains supplementary material, which is available to authorized users.

P. S. Bordnick　Tulane School of Social Work, New Orleans, LA, USA；e-mail: bordnick@tulane.edu.

M. Washburn　Center for Addiction and Recovery Studies, University of Texas Arlington School of Social Work, Arlington, TX, USA；e-mail: michelle.washburn@uta.edu

乐、减轻身体疼痛或心理压力，依赖的物质多为各种类型的药物和酒精。据统计，2013年有约2150万12岁及以上的美国人符合物质滥用障碍的诊断标准（Center for Behavioral Health Statistics and Quality 2015）。物质滥用是一个重大的公共卫生问题，美国每年因物质滥用导致的经济损失高达6000多亿美元，包括与物质滥用治疗相关的直接经济损失、生产力丧失导致的间接经济损失，以及涉及儿童福利和法律体系等公共系统的成本（Substance Abuse Mental Health Services Administration 2013；National Institute on Drug Abuse 2012）。在研究物质依赖的发生机制、复发因素及基于循证医学的治疗进展中耗费大量经费和资源。尽管每年在药物和酒精依赖的治疗上花费数十亿美元，但大多数干预措施收效有限（Lopez-Quintero et al. 2011；McLellan et al. 2000）。鉴于该病的高患病率、高复发率及高死亡率（Rockett et al. 2012；McLellan et al. 2000），需要开发新的评估和治疗方法来减少复发并提高戒断成功率。

VR技术是一项超越目前应用水平的新技术，有望改进物质滥用的研究和治疗。自2001年首次报告使用VR技术治疗物质滥用问题以来（Kuntze et al. 2001），其临床应用已取得重大突破，并已成功用于酒精、药物使用障碍的评估和治疗（Bohil et al. 2011；Gorrindo and Groves 2009；Bordnick et al. 2012；Fleming et al. 2009）。应用基于线索暴露和反应开发的VR软件是对条件反射、强化和消除等核心行为治疗原则的延伸和扩展，它们在治疗成瘾方面展现出了光明的前景。本章概述了VR技术的进展及其在物质滥用的评估和治疗方面的应用。我们将回顾成瘾形成的理论，重点介绍利用VR环境来增强传统治疗的效果。最后，我们会提供这项新技术未来研究和应用的建议，以改善治疗效果。

一、目前物质滥用的治疗方法及相关挑战

目前针对物质滥用的治疗方法多种多样。大多数方法都是彻底戒断。通常，物质滥用者会在安全的环境中度过一段时间以完成戒断过程，必要时会有医疗干预，之后通常需要30～90天在受控的环境中生活。在此期间，康复患者参加各种个体和团体心理治疗，包括心理动力学、人际关系或认知行为治疗，以期调节急性应激源、识别物质滥用的"诱因"或明确问题状况。出院后护理的重点是发展适应的应对技能，并强调团体支持的重要性，以减少复发的可能性。许多目前的治疗模式也包含了强烈的精神暗示成分，促使来访者接受这样一个事实，即他们对自己的成瘾无能为力，并且将永远是一个物质依赖者（Alcoholics Anonymous World Services I, 2001）。

不幸的是，每一种方法的复发率依然很高（McLellan et al. 2000）。传统治疗方法最明显的局限性是它们通常将患者从典型的社会环境中剥离出来（Marlatt et al. 2011）。这种方法作为首选的应对方法，不断强化对社会环境的回避，并不断暗示某些能诱发渴望的刺激，而不是试图消灭它们（Gorrindo and Groves 2009；van Dam et al. 2012）。因此，从实际的角度来看，仅用经典的治疗方法往往是不够的。正在康复中的物质依赖者不可能长期生活在接触不到任何毒品和酒精受控的环境中，也不可能永远远离可能产生物质滥用渴望和冲动的情境。尤其重要的是，美国的大多数社会和文化活动经常将酒精作为组成部分（Peele and Grant 2013），因此回避并不像期望的那么容易。许多被滥用的毒品离人们的生活并不遥远，它可能就在大厅那头，或者就在社区里。同样，因为酒精和香烟在每个杂货店和街角商店都很容易买到（Babor 2010），在康复过程中的人，试图避免所有这些暗示可能会导致他们永远无法离开自己的家。这个问题在大学生及同龄人中尤其突出，在他们所处的环境中，物质滥用是常态，而不是例外（Larimer and Cronce 2002；Knight et al. 2002）。

物质滥用的住院治疗和后续强化门诊治疗花费甚多，在非豪华的普通治疗条件下，有医疗保险或医疗补助的人平均每月花费7000美元，有私人保险的人平均每月花费2万美元（Lee 2011），这使得许多需要治疗的人无法获得治疗机会。在《平价医疗法案》实施之前，约27.5%的物质滥用的成人没有医保（Donohue et al. 2010），对于许多没有医保的人来说，他们支付不起住院治疗费用。尽管根据《平价医疗法》（Buck 2011）扩大医保的覆盖面可能会使更多人获得治疗机会，但这类治疗仍然相当昂贵。此外，增加医保覆盖率会增加使用率，但由于需求远超过目前现有可用治疗床位，这导致治疗的可获得性有所下降。

即使一个人有能力支付住院治疗和后续康复费用，接受住院和物质滥用治疗也会带来很强的病耻感（Keyes et al. 2010；Schomerus et al. 2011；Livingston et al. 2012）。此外，那些选择长期住院治疗的人可能会面临失业的风险，或者可能会因为在那段时间没有收入而使亲人失去必要的经济支持（Beck et al. 2011）。在治疗成瘾问题时，接受治疗的个体与他们的主要支持系统分离（Beck et al. 2011），这可能使长期预后更为复杂。同样，家庭或人际关系的困难是物质滥用或复发的原因，与家庭分离只会阻碍物质滥用者在恢复期处理这些与环境相关的信息和动力。

物质滥用的其他并发症可能源自经典治疗模式。这种治疗会强化一个人对成瘾无能为力的信念，且对建立忍受与渴望相关的痛苦所需的自我效能感毫无帮助（Bandura 1989；Burling et al. 1989）。也对培养和完善必要的沟通技巧作用有限，这些技巧是物质依赖者在接触到物质使用的人或环境时，让自己保持清醒状态所必需的。一些治疗模式坚持认为，患者需要接受终身治疗以保持对物质的节制，否则他们肯定会复发，这让一些患者备受打击。

让患者感到他自己可以掌控吸毒和酗酒习惯的方法对于成功维持长期治疗是

至关重要的（Warren et al. 2007；Burleson and Kaminer 2005）。传统的认知行为/预防复发疗法（cognitive behavioral therapy/cognitive behavioral therapy，CBT/RP）已显示出控制物质使用欲望和减少物质使用的效果（Witkiewitz and Marlatt 2004；Barrett et al. 2001）。CBT/RP的一个关键治疗方法是将应对策略与治疗目标相结合，使患者具备预防物质滥用和复发的技能（Marlatt and Witkiewitz 2002；Marlatt and Donovan 2005）。传统的CBT/RP在咨询室或实验室环境中使用角色扮演来练习和排练这些技能。角色扮演环境（咨询室或实验室设置）和使用现场演员是人为的、有限的，与现实世界的情况和互动缺乏一致性。在缺乏有意义情境的临床环境中，期望患者想象或终止自己的辨别力是不现实的。研究者相信，在咨询室或实验室环境中进行的技能培训会导致在现实世界中的应用效果较差。理想情况下，最有效的干预措施是将真实世界的环境带入实验室或临床环境。然而，这通常很难实现（Bordnick et al. 2013）。

二、与物质滥用有关的线索、渴望和消退

渴望被定义为一种对物质使用强烈的欲望。它是由外显行为和内在生物过程共同作用的结果，常导致物质从开始使用到持续使用最终到依赖。渴望是由一个扳机事件引起的，也被称为线索事件，它诱发出渴望物质的信号。DSM-5将渴望发生与大脑神经回路的变化联系起来，当一个人暴露在与毒品相关的刺激下时，这种变化会导致物质滥用复发（APA 2013）。因此，物质渴望被增加为诊断DSM物质滥用障碍的必要标准之一，而这一标准在之前版本的DSM（APA 2000）中并没有被提及，也加强了线索事件、渴望和物质滥用之间关系的重要性。

诱发渴望的主要线索有两类：类似物品和情境。类似物品的定义是与某种物质直接相关或接近的物体，如酒精或毒品本身、酒吧用品或吸毒用具，如管子、注射器、勺子或剃须刀片。情境与物质的关系更为间接，它被定义为使用物质的环境或社会背景，如酒吧、派对、射击场或其他人们可能使用物质的地方。"复杂"线索（Traylor et al. 2011），整合了最接近真实世界的类似物品和情境，通过与物质使用反复匹配而形成条件反射。在反复匹配后，这些提示变得泛化，会导致物质使用者在即使没有使用物质时也产生生理或心理反应。让我们来看看一项基于大多数美国人都能联想到的引发渴望的例子——对炸薯条的热衷。这种热衷不仅与薯条本身有关，还与它们的气味有关，与它们在广告中的样子有关，或与你看到最喜欢的餐馆的招牌有关。你在电视上看到薯条的广告，你就会想吃薯条。你走进一家餐厅，开始并不打算吃薯条，然后你闻到薯条的味道而改变了主意。因为这些提示，你很有可能会点一份薯条。

物质滥用者对物质的渴望原理与此大致相同。例如，当一个人想戒烟时，看到或触摸香烟等线索可以诱发渴望，但也可能是由香烟的气味、看到别人吸烟、杂志上的香烟图片或只是在他曾经吸烟的地方而引起渴望。由这些提示线索引起的物质渴望可能会导致复发。不幸的是，对提示线索有反应不仅限于一个人实际摄入这些物质的这段时间，有研究显示，在戒掉这些物质几周甚至几年之后，对线索的反应也会发生（Gawin and Kleber 1986；Manschreck 1993；Prakash and Das 1993），它是最突出和最难控制的戒断症状之一。

这些引发渴望的关联条件是VR暴露治疗物质滥用的核心。使用VR治疗关注与物质使用相关的情境和线索。相关文献已广泛探讨过对暴露于酒精、尼古丁和可卡因等线索而产生的物质使用渴望。线索暴露是一种反复让人接触毒品或酒精等相关线索的方法，以消除物质与情境/线索之间强化的成对关联（Marlatt and Witkiewitz 2002；Collins and Brandon 2002；Conklin and Tiffany 2002；Hammersley et al. 1992）。线索暴露的过程需要识别是哪些类似物品、情境和复杂的线索诱发了渴望，然后让物质滥用者接触这些线索，而不是使用药物来消除与这些线索相关的渴望感。一个人对这些线索的敏感程度，以及线索数量，均与滥用某种物质的可能性和复发的可能性有关。

三、基本线索暴露研究

传统上，基于实验室的线索暴露研究包含想象情境、实际的物质和（或）设备或多媒体暴露，而不是真实环境的重现。通常情况下，治疗在一个无明显特征的实验室进行，以避免外源性的任何潜在诱发因素。受试者在实验室进行线索暴露，记录自己的生理变化、情绪状态和渴求反应。吸烟者相关的研究表明，当他们暴露在与吸烟相关视觉、听觉、嗅觉和触觉线索时，与中性（非吸烟相关）线索相比，生理唤醒、相关的渴望和吸烟冲动会增加。

相关研究也在与饮酒有关的线索中开展。多项研究（Cooney et al. 1997；Glautier and Drummond 1994；Drummond and Glautier 1994；Hutchison et al. 2001；Szegedi et al. 2000；Monti et al. 1993）表明视觉、听觉、嗅觉和触觉相关的饮酒线索增加了中度和重度饮酒者的生理唤醒和主观的渴望。这些发现与Wikler及其同事早期（1973）的研究发现一致。研究者断言在实验室环境中呈现类似酒精的线索将导致慢性酗酒者对酒精渴望的生理反应增强。这些研究为酒精依赖的条件反射研究提供了一个框架。Zironi和他的同事们还发现，在实验动物中，与饮酒伴随的情境重现会导致酒精成瘾的复发（Zironi et al. 2006），提供进一步的证据支持环境可以作为条件刺激。此外，Carter和Tiffany（1999）对1976～1996年的文献进行了荟萃分析，比较了尼古丁、可卡因、海洛因和酒精等不同的线索反应。他们发现，尽管酒精相关的线索呈现始终会导致饮酒渴望的增加，但酒精相关研究报告的效应值（+0.53）明显低于其他物质（+1.1或更高），这可能是由于在实验室人工环境中进行的酒精相关线索暴露减少导致的。假设实验室因为缺乏环境/背景线索（这似乎是渴望和使用所有物质的关键），不能使对物质的渴望和长期使用产生显著变化，对酒精使用更是如此。此外也有人提出，在真实世界环境或模拟的真实世界环境中进行物质相关的线索暴露，将更好地接近实际使用情境，并会增加暴露效果和生态有效性（Conklin and Tiffany 2002；Bordnick et al. 2008；Ludwig 1986；Ludwig et al. 1974）。

迄今为止，除了通常药物或酒精使用情况外，线索暴露疗法未能在减少物质滥用的发生率和预防复发方面提供强有力的证据。这可以用更新修复、自愈和再获得来解释（Conklin 2006）。更新是导致试验失败的一个关键因素，因为它恢复了在不同环境中已消失的行为。Conklin发现吸烟者的吸烟渴望会在吸烟相关线索、吸烟环境两者的单独或复合作用下增加（Conklin 2006），这进一步支持了环境是诱发渴望的关键因素，必须解决环境的影响以减少更新效应和潜在的复发（Thewissen et al. 2006）。其他因素如自愈（Conklin 2006；Bouton 1993；Pavlov 1927）、训练线索的泛化和注意偏差（Field et al. 2004；Field and Cox 2008）、个体差异、奖赏显著性、奖赏价值（Rose and Behm 2004）、时间和成瘾消除时长也可以部分解释这些结果。因为一般情况下，这些因素的差异可能会影响条件反射行为。目前，基于线索反应的实验室消除行为研究成果不尽理想，尽管环境因素可能不是唯一的影响因素，但考虑这一点很重要。

四、环境线索暴露研究

环境是指物质使用发生时所处的社会环境和状况。随着时间的推移，物质使用不仅与近似线索配对，而且与摄入物质时的环境背景配对。因此，可以假设，引起物质线索反应的不仅包括类似线索的暴露，也包括了整个环境。人类的消除行为研究包括易执行的、可消除对类似线索的渴望的行为。然而，由于管理方面的问题，消除与毒品或酒精使用行为相关的渴望更难以执行（Collins and Brandon 2002；Conklin 2006；Thewissen et al. 2006）。

以往聚焦于类似线索暴露的研究缺乏在一致的环境背景下呈现线索，从而导致暴露情境是人为的（Bordnick et al. 2008；Ludwig 1986；Ludwig et al. 1974；Bordnick et al. 2004a）。饮酒相关的外界物理环境暴露研究中已报道渴望反应会增加（Zironi et al. 2006；McCusker and Brown 1990）。先前的研究还表明，与实验室（低一致性）环境相比，在一致的饮酒环境中酒精的摄入量更高（Wall et al. 2000，2001；Wigmore and Hinson 1991）。在没有类似物质线索的情况下，对已形成的与物质使用相关的环境条件反射可能会诱发戒断者的物质寻求行为，从而导致复发（Drummond et al. 1990；O'Brien et al. 1998）。同样，环境背景的重要性在动物条件位置偏好（conditioned place preference，CPP）研究中得到了进一步的证实（Biala and Budzynska 2006；Gremel et al. 2006；Le Foll and Goldberg 2005；Tzschentke 1998）。在CPP条件研究物质给予/使用发生的环境里测试成瘾物质的奖赏效应时，机体会将环境（不同的笼子或环境设置）和刺激与成瘾物质联系起来。因此，笼子或环境设置将成为线索，它本身就能够触发渴望和一系列成瘾反应。环境成为一种强烈的刺激其实并不难理解，因为许多成瘾者表示，某些特定场所（如酒吧、派对、家里）会诱发他们对毒品的渴望和冲动。

虽然成瘾的机制尚未完全明确，但目前有假设认为物质成瘾是一种物质使用的直接的条件反射，可由个人曾经物质使用相关的环境线索而诱发（Prakash and Das 1993；Childress et al. 1993；O'Brien et al. 1993；Satel 1992；Wallace 1989；Obuchowsky 1987）。研究显示，暴露于成瘾的条件反射相关线索可以诱发生理兴奋和渴望，说明线索暴露和评估线索反应是治疗成瘾的一个重要因素（Szegedi et al. 2000；Childress et al. 1993；Drummond 2001；Johnson et al. 1998；Rohsenow et al. 1991；Tiffany and Hakenewerth 1991）。在尼古丁、酒精和可卡因依赖人群中，物质渴望和暴露于相关线索是他们复发的前兆（Miller 1991；Gawin 1991）。事实上，Smith 和 Frawley（1993）认为对物质的渴望或冲动可有力预测戒断失败。对可卡因依赖者的研究也支持这一论点，这些研究表明，渴望可能是毒瘾复发的开始（Bordnick and Schmitz 1998）。在住院、门诊治疗和后续随访期对物质渴望和使用的评估表明，环境对物质渴望非常重要。而在受控制的环境中，他们接触不到毒品相关的线索，因此受访者报告的渴望程度较低。然而，在一个对物质相关线索限制很少的门诊环境，受访者对毒品的渴望程度明显更高（Johnson et al. 1998；Bordnick and Schmitz 1998），大多数物质滥用临床治疗专家也支持这一论点。总之，这些研究表明，成瘾物质相关线索和个体当前的社会环境之间存在交互作用，会诱发现实的物质使用，并最终导致成瘾复发。

五、复杂线索暴露研究

如果研究能够在体进行，并在各种环境开展，如酒吧、派对或家里，纳入与这些环境相关的社会互动，以及实时评估方法，线索暴露和线索反应研究将会得到极大的扩展。既往有研究显示，与仅使用类似线索或情境线索相比，在复杂线索的情况下，会引发个体更明显地对线索的反应（Traylor et al. 2011；Bordnick et al. 2008）。这在利用线索反映和暴露来消除物质滥用行为时具有重要的意义。暴露疗法在治疗成瘾方面取得了令人鼓舞的结果（Conklin and Tiffany 2002；Marissen et al. 2007；Coffey et al. 2005；Lee et al. 2007）。然而，对于治疗师和患者来说，在体暴露有隐私和安全方面的顾虑，尤其是那些在海洛因买卖地和毒品窝点等不安全环境中购买和消费毒品的个人。因此，虽然在体暴露通常是暴露疗法的首选，但它并不总是可行的，有时也是不可取的（Carvalho et al. 2010；Pallavicini et al. 2013）。

为了解决上述研究的不足，一种基于VR技术的新系统将提供模拟环境（如虚拟聚会）中的暴露，该系统接近真实世界的使用环境，但仍然保持实验控制，可以操控复杂线索和环境，并且可以收集有关成瘾线索和渴求的实时数据，这是开展这类研究的理想选择。

六、虚拟现实技术为扩展线索反应性研究提供了希望，并解决了传统物质滥用治疗方法的缺陷

尽管将VR技术应用于物质滥用的治疗是新技术，但基于VR技术的暴露疗法的基本原则早在19世纪晚期就已经出现（Schwartz et al. 2002；Higgins et al. 2008）。从巴甫洛夫、华生和斯金纳时代起，行为主义原则就已成功地应用于心理障碍的治疗。VR提供了采用建立在暴露、消除和技能获取原则上的积极行为策略。

VR有可能超越传统物质滥用的评估和治疗方法，模糊现实和虚拟世界的界限，使成瘾研究和治疗取得重大进展。VR结合了人机交互，在沉浸式的三维虚拟世界中让用户主动参与。它包括使用HMD和动作追踪系统，通过改变实时场景来响应用户的移动，就像人们环顾四周一样。定向音频（立体声）、图像、麦克风、振动平台、触觉（手抓）和气味线索都增加了完全交互式的VR体验。VR系统可以呈现复杂的线索，在实验人员完全控制下调动所有5种感官（Bordnick et al. 2008，2004a；Baber et al. 1992；Bordnick and Graap 2004；Bordnick et al. 2004b）。例如，用户可以进入酒吧，听到音乐，并看到服务员给一个客人上了一杯饮品。用户也可以为自己点一杯饮品并付钱。当饮品端上来的时候，用户可以闻到饮品的香味（如威士忌）并端起它，这为用户提供了类似于当地酒吧的实时、真实的体验。

当使用VR技术时，如何把在虚拟环境中习得的内容转化到现实世界中成了新的问题所在（Kozak et al. 1993）。一些研究成果支持在VR中取得的临床成果（如治疗效果）可以转化到现实世界的论点（Anderson et al. 2003；Rothbaum et al. 1999；Rothbaum 2006；Gallagher et al. 2005；Garcia-Palacios et al. 2006）。诸多研究表明，VR技术的治疗可以为许多患者带来福音，如飞行恐惧（Rothbaum et al. 2006）、脑卒中康复（Lam et al. 2006）、社交恐惧和公开演讲恐惧（Anderson

et al. 2003，2013；Parsons and Rizzo 2008）、PTSD（Rothbaum et al. 1999；
Kenny et al. 2008；Gerardi et al. 2008）、脑器质性损伤（Rose et al. 2005）、进食障
碍（Ferrer-Garcia et al. 2013；Ferrer and Gutiérrez-Maldonado 2011；Engel and Wonderlich
2010）及注意缺陷和多动障碍（Parsons et al. 2007；Schultheis and Rizzo 2001）。这些研
究支持了VR技术治疗物质滥用患者也可以成功转化为现实世界环境的论断。

　　VR区别于传统多媒体体验、视频游戏或交互式计算机图形显示的关键特征
是用户报告的情境真实感。用于行为健康的VR环境不同于电子游戏。虚拟环境
必须是真实世界情境和社会互动的现实表现，才能更好地发挥评估和治疗的作
用。总之，发展进程非常关键，包括以下迭代过程：①当前文献综述；②咨询有
关研究领域的专家；③实地调查研究；④科学家和程序员之间的协作开发；⑤真
实世界的试点研究。

　　基于VR技术的治疗是一种灵活的新方法，通过使用暴露和技能习得，以及
个性化、系统化的方法解决了传统治疗的许多缺点。VR疗法是高度个性化的，
因此可以针对特定的成瘾物质进行定制，并协助完成在虚拟环境中的暴露，以满
足每个患者的个人需求。由于VR的沉浸性体验，用户不会获得实验室环境带来
的"失真感"或治疗室内过度的情绪平复，这些设置脱离了患者实际物质使用的
环境，对技能获取和迁移影响不佳（Bordnick et al. 2013）。评估和治疗不是在临
床设置中进行，而是在VR环境（如派对、酒吧、毒品屋）中进行的，这些环境
与过去物质使用时的情境保持一致。基于VR技术的治疗不需要住院，也不需要
个人长时间远离朋友和家人，从而最大限度地减少住院治疗对家庭的经济和情感
影响。治疗可以在门诊环境中进行，从而增加获得有效治疗的机会。

七、虚拟现实技术改进了传统的线索暴露治疗和在体暴露

　　既往研究已经明确支持使用类似物品、情境和复杂线索的暴露疗法替代传
统物质滥用的治疗方法。然而，为什么是VR而不是简单地使用传统基于实验
室的干预或在体治疗而是线索暴露首选方法，值得进一步讨论。尽管有研究支
持使用在体暴露可以通过暴露和消退过程来降低对环境线索的反应性，但让患者
参与这些真实世界的暴露通常很困难（Coffey et al. 2005；McNally 2007）。许多
在体暴露存在禁忌，尤其是在治疗初期（Foa et al. 2007）。因此，必须有经过严
格训练的专业人员陪伴患者进行暴露。让一名精神心理的专业人员离开工作室，
陪同患者进行多次物质滥用的环境暴露花费不菲。物质滥用好发于晚间和周末，
这使得后勤问题更为重要（晚上和周末是医院药店休息的时间，患者这时候无法
得到帮助）。

　　在进行暴露疗法时，安全和隐私问题最为重要（Foa et al. 2007），当暴露

与患者在使用物质时所遇到的人和地点有关时，患者和精神心理专业人员的安全和隐私都可能受到严重损害，尤其是当人们在使用非法毒品而不是酒精或尼古丁时。

在体暴露中缺乏对环境控制也是严肃的问题（Carvalho et al. 2010；Maltby et al. 2002；Powers and Emmelkamp 2008），特别是在周围的大多数人都受到影响的地方，环境可能在一瞬间发生变化。此外，在这类环境中进行在体暴露的患者一旦进入物质使用情境，可能就无法随心所欲地结束暴露（退出该情境）。如果暴露过度，患者会出现恐慌，暴露后使用物质的冲动也会增加。这也会降低患者参与后续暴露疗程的动机（Huppert et al. 2006；Otto et al. 2004），甚至导致治疗脱落（Hembree et al. 2003）。

VR线索暴露治疗在以下方面改进了传统的实验室治疗：治疗是在一个虚拟的环境中进行的，而不是在被装修得像人们日常使用的环境的实验室中进行的，患者体验到的环境背景细节和真实感有了指数级的增长。事实上，那些许多人实际使用毒品和酒精的地方，传统的实验室环境很难重现（Traylor et al. 2011；Bordnick et al. 2008），特别是当这些地方是在户外或在酒吧或住房以外的地方。因此，VR技术可以再现某些特定物质使用的真实情境，而不仅仅是与酒精和尼古丁有关的情境（Saladin et al. 2006；Culbertson et al. 2010）。

八、超越酒精和尼古丁的虚拟现实技术

展望未来，令人振奋的是，经过15年多的VR开发和物质滥用研究，Bordnick博士在杜兰大学社会工作学院持续开发可在电脑和智能手机上使用的VR系统，用于物质使用的评估和治疗（https://tssw.tulane.edu/）。未来，VR平台还可以开发出重现海洛因靶场（毒品成瘾者购买和使用海洛因的废弃的有步枪或手枪练习目标的封闭靶场）、废弃的建筑、公共厕所和经常使用阿片和兴奋剂的俱乐部。尽管这些研究仍处于初步探索阶段，但越来越多的文献支持基于VR技术的干预在阿片类和兴奋剂治疗中是有效的。2015年，美国休斯敦大学的Bordnick博士分别为海洛因注射吸毒者（injection drug user，IDU）和非注射吸毒者（non-injection drug user，NON-IDU）创建了VR方案。对物质渴望的研究也提供了越来越多的证据支持使用VR技术是治疗兴奋剂滥用的可行方法，如可卡因（Saladin et al. 2006）和冰毒（Culbertson et al. 2010）。Saladin和他的同事们发现，置身于虚拟可卡因环境中的人比置身于虚拟水中（中性）环境的人对可卡因的渴望明显增加，而置身于描绘主动使用可卡因的场景中的人，这种渴望达到了顶点。同样，Culbertson和同事（Culbertson et al. 2010）的研究显示，暴露在VR甲基苯丙胺环境下的人，与暴露在甲基苯丙胺场景视频或中性VR或视频场景的人

相比，具有更高的物质渴望和生理唤醒阈值，这表明对兴奋剂的渴望可以在虚拟环境中被有效地激发出来。关于虚拟刺激环境能否消除这些物质渴望的研究仍在探索阶段。如果进一步将这些研究扩展应用到滥用处方兴奋剂方面，可能会彻底改变容易滥用这些物质的青少年和年轻人群的传统临床干预方式（Wilens et al. 2008；Compton and Volkow 2006；White et al. 2006；Setlik et al. 2009）。

虚拟环境显示了暴露在简单、复杂环境中的功能，这些环境线索能够协同作用，诱发物质渴望并维持物质使用的模式。患者可以同时接触到大量的线索或"触发点"，因此VR暴露可能比传统实验室环境下的暴露更有效。由于不良物质的使用是在各种不同环境中发生的，且由多个环境中的复杂线索维持（Conklin and Tiffany 2002；Havermans and Jansen 2003）。这使许多曾经的成瘾者报告说他们能够在某些情境下保持对物质的冷静和克制，但在一些其他情境下却做不到，这与实验室暴露疗法的结果存在显著差异。VR暴露疗法能实现在各种不同环境中进行线索暴露，增加了患者对生活中不同环境的适应程度，从而解决了上述问题。VR暴露治疗的另一个优势是，只需点击鼠标参与者就可以在多种环境中体验同一个暴露线索，这是传统临床或实验室设置中完全无法实现的。

社会交往是吸毒和酗酒的关键线索。VR暴露可以包含几个或许多虚拟人物引导社交行为。这在为使用可卡因和甲基苯丙胺等兴奋剂的患者治疗时非常重要，VR技术可以重现一个热闹的俱乐部或环形派对的场景。VR暴露中的线索可以随着每次暴露体验的变化而改变，它们可以根据患者的需求一次次地完全重建，类似于为创伤后应激进行长时间暴露的治疗（van Dam et al. 2012；Foa et al. 2007）。VR的可预见性也提高了暴露的安全性，增加了实验者对暴露体验的控制。最后，VR暴露可实现精神心理专业人员与患者的实时交流，允许专业人员将其他经过验证的认知和行为技术整合到虚拟场景中，同时也不会降低患者的沉浸感（Robillard et al. 2003；Pausch et al. 1997）。患者仍然完全沉浸在虚拟场景中，关注他周围的所有线索，同时也能与专业人员交流和练习应对技能。

九、毒品和酒精的虚拟现实环境示例

VR环境已经充分开发为尼古丁、酒精和海洛因成瘾者的评估和治疗方案。研究者将汇总这些VR环境的相关支持文献，描述不同的环境细节。目前这些所有的VR环境都可用于研究和治疗。

（一）尼古丁

15年前，第一个沉浸式吸烟VR环境被成功开发。这个简单的环境基于传统的线索反应暴露，由3个房间组成。第一个房间包含中性线索，主要是水族馆的数字艺术品，用于作为无烟的控制条件。第二个房间设置吸烟的类似线索，没有社交活动。第三个也是最后一个房间设置了复杂线索，包括类似线索和情境刺激，也包含社交活动，活动的高潮是另一个派对常客邀请他们抽烟。这种环境测试提供了第一个经验证据，证明VR吸烟线索可以引起吸烟者的渴望（Bordnick et al. 2004a）。为了超越简单的线索评估，Bordnick博士得到了美国国家药物滥用研究所（National Institute on Drug Abuse，NIDA）的资助，开发了第一个尼古丁依赖的VR疗法。经过2年的开发和测试，形成了7个沉浸式尼古丁特定暴露环境，如社交聚会、便利店、机场吸烟室、汽车/停车场、办公室庭院里的吸烟区和餐厅。VR吸烟环境如图6.1所示。所有的环境都包含嵌入式视频，将用户纳入具有同伴压力的社交互动中。随后进行了临床治疗试验，使用认知行为复发预防（CBT/RP）技术来增加VR环境中的暴露。在治疗过程中，治疗师实时教授受试者应对技能，而受试者则沉浸在VR环境中。结果，与传统的尼古丁贴片疗法相比，增强了VR线索的CBT/RP疗法显著减少了受试者对尼古丁的渴求，有效提高了戒烟率（Bordnick et al. 2012）。该研究首次成功地将VR作为一个平台用于指导物质依赖的应对技能。

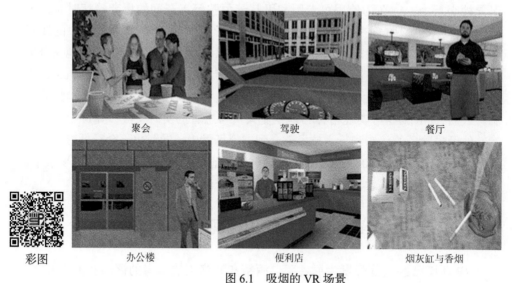

聚会　　　　　　　　　　驾驶　　　　　　　　　　餐厅

彩图　　　　办公楼　　　　　　　便利店　　　　　　烟灰缸与香烟

图 6.1　吸烟的 VR 场景

（二）酒精

2005年，第一个沉浸式VR酒精线索反应场景被开发出来。在之前吸烟平台的基础上，这些VR环境将酒精作为社交互动的主要线索和基础部分。对酒精平台的开发遵循了与尼古丁相同的系统过程，首先从类似线索的开发开始，然后发展到包括饮酒在内的社会交流互动环境。为了提高整体感官感受的真实感，研究者在开发这些平台时使用USB端口设备加入了气味。这个设备既能发出特定的气味（啤酒、比萨、威士忌），也能发出情境的气味（烟雾弥漫的酒吧、餐馆里的食物等）。在开发阶段，最大的困难是构建细节，如酒精饮料与冰、装饰用的菜品、逼真的液体，以及酒精相关的物品，如啤酒罐、葡萄酒或烈酒的酒瓶。经过几个月的反复试验，计算机图形艺术家创造了高分辨率、逼真的3D酒吧，作为饮酒类似线索。VR酒精饮品如图6.2所示。在第一个VR酒精环境中，研究人员在一个酗酒群体中比较了他们对中性线索和酒精线索的反应性。结果清楚地表明，基于VR情境的酒精类似线索和社交线索比中性线索显著增加饮酒渴望（Bordnick et al. 2008）。在此基础上，研究者进一步开发各种与现实环境有关酒精的类似线索和社会互动的VR情境。为了改善在VR环境中的社交互动，Bordnick博士和他的团队决定从视频社交互动转向更高级的化身互动（图6.3），这要求有更高的灵活性和真实感。基于VR的各种饮酒情境如图6.4所示。

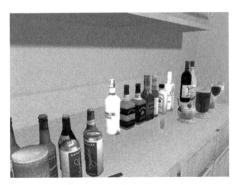

图 6.2　VR 酒精饮品

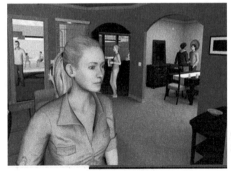

图 6.3　高清化身

彩图

彩图

患者在从社交派对到酒类商店的各种环境中学习应对技巧，目前已应用于预防酒精依赖的研究。利用目前的技术，这些酒精情境开发已获得了不少改进，包括文字语音和实时提供饮料。例如，患者可以点自己喜欢的饮料，调酒师就会为他们提供带有香味的饮品。酒精情境的另一个独特特征包括从文本到语音，允许治疗师进行实时个性化暴露和互动。例如，虚拟角色可以称呼患者的名字，并在线索暴露期间进行个人讨论。

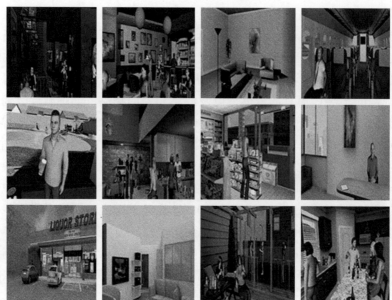

彩图

图 6.4　VR 饮酒情境

（三）阿片类 / 海洛因

　　2012年，基于VR方面的专业知识和对墨西哥裔美国海洛因使用者正在进行的研究，研究者开发了 2 个海洛因使用场景，以评估渴望、提供暴露以消除渴望和使用冲动。共有2个方案，一个是针对年长的、注射海洛因使用者（injection drug user，IDU），另一个是针对年轻的、非注射海洛因使用者（non-injecting heroin user，NON-IDU）。NON-IDU 的 VR 情境包括一个城市社区的家庭，在那里年轻人正在举行聚会。聚会上既有吸毒者，也有非吸毒者。屋子里的人们在喝酒，一间浴室里，2 个年轻男性正在水槽里吸食海洛因（图6.5）。IDU 的 VR 情境由联排房屋组成，老年男性在前院闲逛喝啤酒，而屋里有 2 个男人在吸食毒品，其中一人正在准备注射海洛因。联排房屋的外部如图6.6所示。

　　这些场景是根据照片、使用者的描述和在联排房屋（也被称为"射击场"）进行采访的现场工作人员的描述与经验开发的。由于之前并没有VR海洛因情境，团队必须从头开始构建一切。这些注射和吸食海洛因的虚拟角色的开发是基于一个前使用者模拟注射和吸食海洛因行为的视频，包括所有这些行为的细微差别，如捆扎、包扎手臂和用勺子烘烤海洛因颗粒。这些视频为动作捕捉演员注射或吸食海洛因行为的模板，将生成的动画添加到高清化身形象中。

　　这些虚拟化身面临极大的挑战，因为它们需要准确地呈现墨西哥裔美国人的形象，而不是刻板印象。例如，虚拟化身可有逼真文身，以代表帮派成员、传统艺术和当地文化。在开发过程中，研究者招募了讨论小组，讨论从服装到手势的所有细节。最终的 IDU 和 NON-IDU 的 VR 情境具有较高的信度，代表了最先进的评估工具。它结合了行为和计算机科学学科的专业知识，以及现场团队成员的倾力投入。

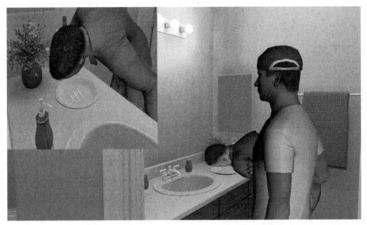

彩图

图 6.5　VR 虚拟人物在吸食海洛因（非注射情境）

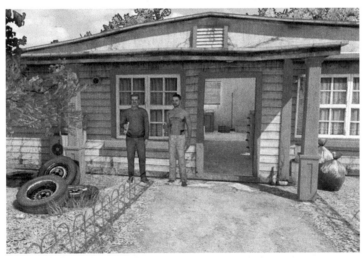

彩图

图 6.6　注射海洛因的 VR 联排房屋（注射情境）

十、虚拟现实技术的其他应用，物质滥用预防和治疗的后续步骤

越来越多的文献支持在医疗和教育领域中使用 VR 技术的价值（Fleming et al. 2009；Kenny et al. 2007；Parsons et al. 2008；Cook et al. 2010）。世界各地的诸多医

学院校使用VR技术和其他模拟培训教育方法，帮助学生学习操作技能，实践评估和诊断，并改善人际沟通（Cook et al. 2010，2011，2012）。随着技术的不断进步，VR技术在物质滥用治疗领域的应用也在不断发展。在患者教育方面，VR技术可以在戒毒后立即使用，或在治疗的早期阶段，模拟特定毒品如何影响使用者的身体和大脑，并模拟物质短期和长期使用后对心理和生理带来的后果。

VR技术可实现对物质滥用和精神障碍的同步治疗，开展基于CBT的方案可以提高精神障碍共病患者的疗效。在虚拟世界中，患者可以参与多种形式的虚拟暴露，以解决与物质使用和滥用有关的各种问题，包括物质滥用的症状，以及潜在的焦虑、抑郁和（或）维持这种状态的PTSD（Gorrindo and Groves 2009；Foa et al. 2007）。VR治疗是一种提高疗效的高效、经济的方式，可将物质使用组成部分集成到已经建立的VR平台，如虚拟伊拉克战争或阿富汗战争（Gerardi et al. 2008；Rizzo et al. 2010；Kim 2005）。在现有平台中植入物质滥用部分也可以扩展到治疗共病的进食障碍（Ferrer-Garcia et al. 2013；Ferrer and Gutiérrez-Maldonado 2011），以及反复自伤中。利用笔记本电脑的虚拟情境同时为治疗网瘾提供了新方法，通过塑造用户行为使其远离电子产品（Philaretou et al. 2005），也可用于调适和治疗情绪状态（Riva 2005；Glanz et al. 2003）。

VR技术可以为公共卫生带来好处，通过为热衷开派对的个人开发的虚拟环境，可以指导更安全的性行为，以及在不摄入甲基苯丙胺的情况下进行性行为，这可以有效减少艾滋病毒传播的风险（Halkitis et al. 2001）。这些平台也可以开发用于辅助治疗共病的"性成瘾"（Döring 2009）。其他用于教育的场景可帮助患者学习更安全的注射和其他降低HIV或HCV感染风险的技巧。现有的VR平台可以用于提升药物依从性来帮助那些反复发作的人群，尤其有助于防止物质滥用人群预防性传播疾病。

如上所述，VR暴露治疗的一个关键因素是具备预防复发的技能。VR平台有益于帮助患者增强谈判和沟通能力。例如，患者可以练习如何拒绝毒品，并在虚拟社会场景中反复练习各种可能的结果和反应。虚拟环境为患者提供了安全的、可控的机会来尝试新获得的能力，并获得自己表现的即时反馈。

最后，VR、虚拟环境和虚拟患者有可能改善精神卫生专业人员在物质滥用障碍方面的评估和诊断技能（Riva 2005，2009；Gregg and Tarrier 2007）。例如，医学生可以利用虚拟环境练习和完善治疗物质滥用障碍患者的技能。对于新手临床医生（Beutler and Harwood 2004）来说，这是一个特别有用的方法，除非在住院部工作，否则他们可能没有机会在这类人群身上进行实践。鉴于物质滥用问题影响了美国如此多的人口（Center for Behavioral Health Statistics and Quality 2015；National Institute on Drug Abuse 2012），所有精神卫生专业人员和初级保健医生都必须熟悉物质滥用障碍的评估和治疗。

　　VR疗法已用于诸多精神障碍的治疗，也成为一种有循证证据的有效治疗策略（Parsons and Rizzo 2008；Powers and Emmelkamp 2008），包括物质滥用。与任何其他技术一样，必须对如何利用虚拟环境协助评估和治疗物质滥用障碍进行更多的研究。重要的是，当VR技术与药物相结合来治疗物质滥用问题时，需要扩大研究主体的范围来确定其有效性。就像先前调查研究抗抑郁和抗焦虑药物联合CBT治疗抑郁和焦虑的有效性一样（Butler et al. 2006）。未来的研究不仅要研究VR技术与药物治疗对情绪管理的叠加效应，还需研究VR是否与兴奋剂和阿片类拮抗剂药物疗效的调节有关。

　　VR技术还可以用于个性化的"虚拟治疗"（Rothbaum 2006；Parsons and Riz-zo 2008；Riva 2005）。由于隐私性和可用性提高，以技术为支持的心理咨询越来越受欢迎。在VR实验室中，与接受过物质滥用障碍治疗培训的虚拟治疗师进行对话，可以为传统门诊治疗提供一种特别的替代方案。在缺乏适用于物质滥用的治疗如辨证行为疗法（dialectical behavior therapy，DBT）时（如缺乏训练有素的DBT治疗师），患者可以参加为物质滥用提供专门干预措施的"虚拟小组"。VR治疗可以与其他形式的治疗方式配合，如利用智能手机或平板电脑的应用程序，通过强化在VR暴露过程中强化的观念、习得的技能、对诱发因子的适时管理及相关的渴求和使用冲动来帮助患者。

十一、虚拟现实技术在物质滥用治疗中面临的挑战

　　由于反复发作的特点，物质滥用治疗行业是一个价值数十亿美元的行业。如前所述，美国的物质滥用障碍每年要花费政府、个人和社区组织及纳税人数十亿美元。因此，开发有效的治疗方法最终是具有成本效益的。VR技术比其他传统形式的物质滥用干预措施有诸多优点。当然，这并不是说VR技术就没有缺点。VR技术在治疗或教育方面的广泛使用，需要考虑与设备和VR场景开发相关的成本（Cook and Triola 2009）。虽然总体来说有经济效益，但建立一个VR实验室需要大量的启动资金，包括硬件设备，以及设备使用及治疗方案相关的培训。VR技术与任何其他技术一样，随着使用频率的增加，成本也会逐渐降低。例如，在2000年，一个入门级VR头盔就要6000美元。目前，一套完整的VR系统的起价仅为3500美元，包括HMD、动作捕捉系统和计算机系统。成本下降使得VR系统价格人们更容易负担，并为在诊所、医院和私人从业者群体中的普及做好了准备。

　　同样，VR场景的开发，如酒吧、"射击场"或男生宿舍的成本也很高。然而，随着人们技术能力的提高，控制成本和广泛应用VR技术成为可能。解决这一问题最简单的方法之一是致力于开发基础的、通用的VR平台，并通过添加特定的细节和交互类型将其作为各种虚拟场景的基础。例如，针对社交焦虑障碍

的VR派对情境可以在修改后用于物质滥用的治疗，通过添加酒精相关线索和与饮酒相关的社交互动教授患者应对技能。控制成本的另一种可行方法是在大学的各学系之间及在世界各地的大学之间共享虚拟情境。如果一所大学的医学院使用VR模拟进行培训，那就可以修改其中的一些技术，用于社会工作和心理学系的临床培训和（或）治疗。在一个政府对高等教育和物质滥用预防和治疗预算都有限的国家，机构之间的合作对于满足物质滥用患者的需求是至关重要的。同样的思路，花时间和经费开发传统VR实验室的替代品，将有助于进一步控制成本，如基于笔记本电脑或平板电脑的VR系统，让那些可以从中获益的人更容易获得这项技术。

对科技和传统治疗范式过时的恐惧也引发了部分人反对VR技术广泛用于治疗物质滥用。某些患者也不愿意尝试任何结合了科技手段的治疗方法，尤其是那些对该技术了解有限的人群（Garcia-Palacios et al. 2006；Baños et al. 2011）。然而，与受训人员互动可以减轻这些恐惧，在应用技术最困难的患者身上有效应用也能建立VR有效的信心。当然，有些特殊的健康问题，如癫痫、精神分裂症或心脏病，可能不适合应用VR技术治疗，然而更多的人将从它的广泛应用中受益。

一些辅助专业人士也对循证实践的过程提出了担忧，他们认为VR缺乏人的因素（Coeckelbergh 2010），导致治疗从人际关系转向干预方式（Bean et al. 2006；Wilson et al. 2009；Zayas et al. 2011a；Gibbs and Gambrill 2002）。这些反对意见已在文献中充分报道，但它们很大程度上是基于对循证实践过程的错误描述，即对每个患者采用相同的干预方式（Thyer and Pignotti 2011；Mullen and Bacon 2004）。相反，VR技术定制的暴露环节和技能培训，使其干预方式是真正以患者为中心。

一些临床医生和物质滥用专业人士担心，如果VR治疗有效并得到广泛应用，他们将失去工作（Spiegel 2013）。不过，也有精神心理专业人员表示欢迎这一天的到来。"作为心理健康和物质滥用专业人员，我们的目标应该是让自己失业。因为到那时，我们就知道我们的工作做得很好了（Zayas et al. 2011b）。如果干预措施的有效性提高后对我们服务的需求减少了，那么每个人都是赢家"。需要注意，本章描述的VR技术对物质使用的干预需要经过训练的临床医生执行。我们有义务为患者提供已知的有效的干预和治疗机会（Myers and Thyer 1997）。剥夺他们利用或接受这些干预手段的机会，这可以说是职业渎职（Thyer 2008）。

显然，VR技术在有效评估和治疗物质滥用障碍方面具有巨大潜力。2007～2016年，在Bordnick博士的带领下，美国休斯敦大学社会工作研究生院的虚拟现实临床研究实验室（VRCRL）为药物滥用、酒精滥用和肥胖人群开发了VR情境。目前，Bordnick博士在杜兰大学社会工作学院继续开发和测试VR应用程序，用于物质滥用和其他行为健康问题。最近美国休斯敦大学的Washburn博士对使用虚拟人向研究生教授临床评估技能的效果进行了评价（Washburn et al. 2016；Washburn et al. 2017）。Washburn 博士未来的研究将探索 VR 技术在阿片类物质滥用和依赖中的应用。未来在这些领域的研究，应将 VR 技术的应用扩大到传统的行为疗法来降低复发率。通过评估基线生理唤醒和情绪状态，随之进行长期暴露消除渴求，最后以技能训练的形式预防复发，利用 VR 治疗物质滥用将是未来我们可以选择的治疗手段。

总之，VR 技术已经被用来研究物质滥用和对食物的渴望。具体来说，在虚拟派对、酒吧、餐厅和吸毒环境中观察到的吸毒渴望的显著增加表明 VR 技术是一种探索复发行为的可行媒介。自从 VR 情境被确立为一种研究渴望的方法以来，VR 情境已被用于指导应对技能和复发预防策略来提高戒烟率。Bordnick 团队于 2012 年的一项开创性研究表明，在虚拟环境中学习的应对和预防复发技能有效降低了吸烟率，在干预后 6 个月的现实世界中仍可增加抵制吸烟的信心（Bordnick et al. 2012）。这项研究支持了在虚拟环境中学习的技能可以转化为现实世界中实际技能使用的理论，标志着 VR 技术在临床治疗中的重要一步。在多年研究的基础上，VR 的下一步是转向开发智能手机版的 VR（如谷歌的 Cardboard，三星的 Gear），以缩小临床和现实世界之间的差距。在智能手机上使用便携式 VR 技术为临床医生提供了一种必要的工具，可以将诊所里的成果扩展到患者的日常生活中。VR 在行为健康（成瘾和精神健康）的未来将通过智能手机的应用程序和便携式高质量的 HMD 实现，这将促进广泛的传播和影响。Bordnick 博士在 2015 年的 TEDx 进行名为 "VR 如何帮助我们应对现实？" 的演讲（https：//www.youtube.com/watch?v=OPfQQw72kus），他概述和演示了 VR 技术在行为改变和利用智能手机的应用程序方面的应用。总之，VR 技术是一种新的工具，可以用来优化传统干预方法，提高治疗效果，实现长期持续康复的目标。

（李忻蓉　赵文涛　徐　勇　译）

参 考 文 献

Alcoholics Anonymous World Services I. (2001). *The big book online* (4th ed.). New York: Alcoholics Anonymous World Services, Inc: http://www.aa.org/bigbookonline/en_tableofcnt.cfm.

Anderson, P., Rothbaum, B. O., & Hodges, L. F. (2003). Virtual reality exposure in the treatment of social anxiety. *Cognitive and Behavioral Practice, 10*(3), 240–247.

Anderson, P. L., Price, M., Edwards, S. M., et al. (2013). Virtual reality exposure therapy for social anxiety disorder: A randomized controlled trial. *Journal of Consulting and Clinical Psychology, 81*(5), 751–760.

Association AP. (2000). *Diagnostic and statistical manual of mental disorders: DSM-IV-TR*. Washington, DC: American Psychiatric Publishing, Inc.

Association AP. (2013). *Diagnostic and statistical manual of mental disorders* (5th ed.). Arlington: American Psychiatric Publishing.

Baber, N., Palmer, J., Frazer, N., & Pritchard, J. (1992). Clinical pharmacology of ondansetron in postoperative nausea and vomiting. *European Journal of Anaesthesiology*. Supplement. *6*:11.

Babor, T. (2010). *Alcohol: No ordinary commodity: Research and public policy*. Oxford: Oxford University Press.

Bandura, A. (1989). Regulation of cognitive processes through perceived self-efficacy. *Developmental Psychology, 25*(5), 729–735.

Baños, R. M., Guillen, V., Quero, S., Garcia-Palacios, A., Alcañiz, M., & Botella, C. (2011). A virtual reality system for the treatment of stress-related disorders: A preliminary analysis of efficacy compared to a standard cognitive behavioral program. *International Journal of Human-Computer Studies, 69*(9), 602–613.

Barrett, H., Slesnick, N., Brody, J. L., Turner, C. W., & Peterson, T. R. (2001). Treatment outcomes for adolescent substance abuse at 4-and 7-month assessments. *Journal of Consulting and Clinical Psychology, 69*(5), 802–813.

Bean, T., Eurelings-Bontekoe, E., Mooijaart, A., & Spinhoven, P. (2006). Practitioner attitudes toward evidence-based practice: Themes and challenges. *Administration & Policy in Mental Health & Mental Health Services Research, 33*(3), 398–409.

Beck, A. T., Wright, F. D., Newman, C. F., & Liese, B. S. (2011). *Cognitive therapy of substance abuse*. New York: Guilford Press.

Becker, C. B., & Zayfert, C. (2001). Integrating DBT-based techniques and concepts to facilitate exposure treatment for PTSD. *Cognitive and Behavioral Practice, 8*(2), 107–122.

Beutler, L. E., & Harwood, T. M. (2004). Virtual reality in psychotherapy training. *Journal of Clinical Psychology, 60*(3), 317–330.

Biala, G., & Budzynska, B. (2006). Reinstatement of nicotine-conditioned place preference by drug priming: Effects of calcium channel antagonists. *European Journal of Pharmacology, 537*(1), 85–93.

Bohil, C. J., Alicea, B., & Biocca, F. A. (2011). Virtual reality in neuroscience research and therapy. *Nature Reviews Neuroscience, 12*(12), 752–762.

Bordnick, P., & Graap, K. (2004). *Virtual reality nicotine cue reactivity assessment system (VR-NCRAS)(Version 1.0)[pc]*. Decatur: Virtually Better, Inc.

Bordnick, P. S., & Schmitz, J. M. (1998). Cocaine craving: An evaluation across treatment phases. *Journal of Substance Abuse, 10*(1), 9–17.

Bordnick, P. S., Graap, K. M., Copp, H., Brooks, J., Ferrer, M., & Logue, B. (2004a). Utilizing virtual reality to standardize nicotine craving research: A pilot study. *Addictive Behaviors, 29*, 1889–1894.

Bordnick, P. S., Elkins, R. L., Orr, T. E., Walters, P., & Thyer, B. A. (2004b). Evaluating the relative effectiveness of three aversion therapies designed to reduce craving among cocaine abusers. *Behavioral Interventions, 19*(1), 1–24.

Bordnick, P. S., Traylor, A. C., Graap, K. M., Copp, H. L., & Brooks, J. (2005). Virtual reality cue reactivity assessment: A case study in a teen smoker. *Applied Psychophysiology and Biofeedback, 30*(3), 187–193.

Bordnick, P. S., Traylor, A., Copp, H. L., et al. (2008). Assessing reactivity to virtual reality alcohol based cues. *Addictive Behaviors, 33*(6), 743–756.

Bordnick, P. S., Traylor, A. C., Carter, B. L., & Graap, K. M. (2012). A feasibility study of virtual reality-based coping skills training for nicotine dependence. *Research on Social Work Practice, 22*(3), 293–300.

Bordnick, P. S., Yoon, J. H., Kaganoff, E., & Carter, B. (2013). Virtual reality cue reactivity assessment a comparison of treatment-vs. nontreatment-seeking smokers. *Research on Social Work Practice, 23*(4), 419–425.

Bouton, M. E. (1993). Context, time, and memory retrieval in the interference paradigms of Pavlovian learning. *Psychological Bulletin, 114*(1), 80–99.

Buck, J. A. (2011). The looming expansion and transformation of public substance abuse treatment under the affordable care act. *Health Affairs, 30*(8), 1402–1410.

Burleson, J. A., & Kaminer, Y. (2005). Self-efficacy as a predictor of treatment outcome in adolescent substance use disorders. *Addictive Behaviors, 30*(9), 1751–1764.

Burling, T. A., Reilly, P. M., Moltzen, J. O., & Ziff, D. C. (1989). Self-efficacy and relapse among inpatient drug and alcohol abusers: A predictor of outcome. *Journal of Studies on Alcohol and Drugs, 50*(04), 354–360.

Butler, A. C., Chapman, J. E., Forman, E. M., & Beck, A. T. (2006). The empirical status of cognitive-behavioral therapy: A review of meta-analyses. *Clinical Psychology Review, 26*(1), 17–31.

Carter, B. L., & Tiffany, S. T. (1999). Meta-analysis of cue-reactivity in addiction research. *Addiction, 94*(3), 327–340.

Carvalho, M. R. D., Freire, R. C., & Nardi, A. E. (2010). Virtual reality as a mechanism for exposure therapy. *World Journal of Biological Psychiatry, 11*(2_2), 220–230.

Center for Behavioral Health Statistics and Quality. (2015). Behavioral health trends in the United States: Results from the 2014 National Survey on drug use and health (HHS Publication No. SMA 15–4927, NSDUH Series H-50).

Childress, A. R., Hole, A. V., Ehrman, R. N., Robbins, S. J., McLellan, A. T., & O'Brien, C. P. (1993). Cue reactivity and cue reactivity interventions in drug dependence. *NIDA Research Monograph, 137*, 73–73.

Coeckelbergh, M. (2010). Health care, capabilities, and AI assistive technologies. *Ethical Theory and Moral Practice, 13*(2), 181–190.

Coffey, S. F., Schumacher, J. A., Brimo, M. L., & Brady, K. T. (2005). Exposure therapy for substance abusers with PTSD translating research to practice. *Behavior Modification, 29*(1), 10–38.

Collins, B. N., & Brandon, T. H. (2002). Effects of extinction context and retrieval cues on alcohol cue reactivity among nonalcoholic drinkers. *Journal of Consulting and Clinical Psychology., 70*(2), 390–397.

Compton, W. M., & Volkow, N. D. (2006). Abuse of prescription drugs and the risk of addiction. *Drug and Alcohol Dependence, 83*, S4–S7.

Conklin, C. A. (2006). Environments as cues to smoke: Implications for human extinction-based research and treatment. *Experimental and Clinical Psychopharmacology, 14*(1), 12–19.

Conklin, C. A., & Tiffany, S. T. (2002). Applying extinction research and theory to cue-exposure addiction treatments. *Addiction, 97*(2), 155–167.

Cook, D. A., & Triola, M. M. (2009). Virtual patients: A critical literature review and proposed next steps. *Medical Education, 43*(4), 303–311.

Cook, D. A., Erwin, P. J., & Triola, M. M. (2010). Computerized virtual patients in health professions education: A systematic review and meta-analysis. *Academic Medicine, 85*(10), 1589–1602.

Cook, D. A., Hatala, R., Brydges, R., et al. (2011). Technology-enhanced simulation for health professions education. *JAMA: the Journal of the American Medical Association., 306*(9), 978–988.

Cook, D. A., Brydges, R., Hamstra, S. J., et al. (2012). Comparative effectiveness of technology-enhanced simulation versus other instructional methods: A systematic review and meta-analysis. *Simulation in Healthcare, 7*(5), 308–320.

Cooney, N. L., Litt, M. D., Morse, P. A., Bauer, L. O., & Gaupp, L. (1997). Alcohol cue reactivity, negative-mood reactivity, and relapse in treated alcoholic men. *Journal of Abnormal Psychology, 106*(2), 243–250.

Culbertson, C., Nicolas, S., Zaharovits, I., et al. (2010). Methamphetamine craving induced in an online virtual reality environment. *Pharmacology Biochemistry and Behavior, 96*(4), 454–460.

Donohue, J., Garfield, R., & Lave, J. (2010). *The impact of expanded health insurance coverage on individuals with mental illnesses and substance use disorders.* Washington, DC: Department of Health and Human Services.

Döring, N. M. (2009). The Internet's impact on sexuality: A critical review of 15years of research. *Computers in Human Behavior, 25*(5), 1089–1101.

Drummond, D. C. (2001). Theories of drug craving, ancient and modern. *Addiction, 96*(1), 33–46.

Drummond, D. C., & Glautier, S. (1994). A controlled trial of cue exposure treatment in alcohol dependence. *Journal of Consulting and Clinical Psychology, 62*(4), 809–817.

Drummond, D. C., Cooper, T., & Glautier, S. P. (1990). Conditioned learning in alcohol dependence: Implications for cue exposure treatment. *British Journal of Addiction, 85*(6), 725–743.

Engel, S. G., & Wonderlich, S. A. (2010). New technologies in treatments for eating disorders. In C. M. Grilo & J. E. Mitchell (Eds.), *The treatment of eating disorders: A clinical handbook* (pp. 500–509). New York: Guilford Press.

Ferrer-García, M., & Gutiérrez-Maldonado, J. (2011). The use of virtual reality in the study, assessment, and treatment of body image in eating disorders and nonclinical samples: A review of the literature. *Body Image, 9*(1), 1–11.

Ferrer-Garcia, M., Gutiérrez-Maldonado, J., & Riva, G. (2013). Virtual reality based treatments in eating disorders and obesity: A review. *Journal of Contemporary Psychotherapy*, 1–15.

Field, M., & Cox, W. M. (2008). Attentional bias in addictive behaviors: A review of its development, causes, and consequences. *Drug and Alcohol Dependence, 97*(1), 1–20.

Field, M., Mogg, K., Zetteler, J., & Bradley, B. P. (2004). Attentional biases for alcohol cues in heavy and light social drinkers: The roles of initial orienting and maintained attention. *Psychopharmacology, 176*(1), 88–93.

Fleming, M., Olsen, D., Stathes, H., et al. (2009). Virtual reality skills training for health care professionals in alcohol screening and brief intervention. *The Journal of the American Board of Family Medicine, 22*(4), 387–398.

Foa, E., Hembree, E., & Rothbaum, B. O. (2007). *Prolonged exposure therapy for PTSD: Emotional processing of traumatic experiences therapist guide*. Oxford: Oxford University Press.

Gallagher, A. G., Ritter, E. M., Champion, H., et al. (2005). Virtual reality simulation for the operating room: Proficiency-based training as a paradigm shift in surgical skills training. *Annals of Surgery, 241*(2), 364–372.

Garcia-Palacios, A., Botella, C., Hoffman, H., et al. (2006). Treatment of mental disorders with virtual reality. Nato security through science series E human and societal dynamics. 6: 170.

Gawin, F. H. (1991). Cocaine addiction: Psychology and neurophysiology. *Science, 251*(5001), 1580–1586.

Gawin, F. H., & Kleber, H. D. (1986). Abstinence symptomatology and psychiatric diagnosis in cocaine abusers: Clinical observations. *Archives of General Psychiatry, 43*(2), 107–113.

Gerardi, M., Rothbaum, B. O., Ressler, K., Heekin, M., & Rizzo, A. (2008). Virtual reality exposure therapy using a virtual Iraq: Case report. *Journal of Traumatic Stress, 21*(2), 209–213.

Gibbs, L., & Gambrill, E. (2002 May 1). Evidence-based practice: Counterarguments to objections. *Research on Social Work Practice, 12*(3), 452–476.

Glanz, K., Rizzo, A., & Graap, K. (Spr-Sum 2003). Virtual reality for psychotherapy: Current reality and future possibilities. *Psychotherapy: Theory, Research, Practice, Training. 40*(1–2), 55–67.

Glautier, S., & Drummond, D. C. (1994). Alcohol dependence and cue reactivity. *Journal of Studies on Alcohol and Drugs, 55*(2), 224–229.

Gorrindo, T., & Groves, J. E. (2009). Computer simulation and virtual reality in the diagnosis and treatment of psychiatric disorders. *Academic Psychiatry, 33*(5), 413–417.

Gregg, L., & Tarrier, N. (2007). Virtual reality in mental health. *Social Psychiatry & Psychiatric Epidemiology, 42*(5), 343–354.

Gremel, C. M., Gabriel, K. I., & Cunningham, C. L. (2006). Topiramate does not affect the acquisition or expression of ethanol conditioned place preference in DBA/2J or C57BL/6J mice. *Alcoholism: Clinical and Experimental Research, 30*(5), 783–790.

Halkitis, P. N., Parsons, J. T., & Stirratt, M. J. (2001). A double epidemic: Crystal methamphetamine drug use in relation to HIV transmission. *Journal of Homosexuality, 41*(2), 17–35.

Hammersley, R., Finnigan, F., & Millar, K. (1992). Alcohol placebos: You can only fool some of the people all of the time. *British Journal of Addiction, 87*(10), 1477–1480.

Harned, M. S., Jackson, S. C., Comtois, K. A., & Linehan, M. M. (2010). Dialectical behavior therapy as a precursor to PTSD treatment for suicidal and/or self-injuring women with borderline personality disorder. *Journal of Traumatic Stress, 23*(4), 421–429.

Havermans, R. C., & Jansen, A. (2003). Increasing the efficacy of cue exposure treatment in preventing relapse of addictive behavior. *Addictive Behaviors, 28*(5), 989–994.

Hembree, E. A., Foa, E. B., Dorfan, N. M., Street, G. P., Kowalski, J., & Tu, X. (2003). Do patients drop out prematurely from exposure therapy for PTSD? *Journal of Traumatic Stress, 16*(6), 555–562.

Higgins, S. T., Silverman, K., & Heil, S. H. (2008). *Contingency management in substance abuse treatment*. New York: Guilford Press.

Huppert, J. D., Barlow, D. H., Gorman, J. M., Shear, M. K., & Woods, S. W. (2006). The interaction of motivation and therapist adherence predicts outcome in cognitive behavioral therapy for panic disorder: Preliminary findings. *Cognitive and Behavioral Practice, 13*(3), 198–204.

Hutchison, K. E., Swift, R., Rohsenow, D. J., Monti, P. M., Davidson, D., & Almeida, A. (2001). Olanzapine reduces urge to drink after drinking cues and a priming dose of alcohol. *Psychopharmacology, 155*(1), 27–34.

Johnson, B. A., Chen, Y. R., Schmitz, J., Bordnick, P., & Shafer, A. (1998). Cue reactivity in cocaine-dependent subjects: Effects of cue type and cue modality. *Addictive Behaviors, 23*(1), 7–15.

Kenny, P. T., Gratch, J., Leuski, A., & Rizzo, A. (2007). *Virtual patients for clinical therapist skills training*. New York: Springer-Verlag.

Kenny, P., Parsons, T. D., Pataki, C. S., et al. (2008). Virtual justice: A PTSD virtual patient for clinical classroom training. *Annual Review of CyberTherapy and Telemedicine, 6*, 111–116.

Keyes, K., Hatzenbuehler, M., McLaughlin, K., et al. (2010). Stigma and treatment for alcohol disorders in the United States. *American Journal of Epidemiology, 172*(12), 1364–1372.

Kim, G. J. (2005). A SWOT analysis of the field of virtual reality rehabilitation and therapy. *Presence: Teleoperators and Virtual Environments, 14*(2), 119–146.

Knight, J. R., Wechsler, H., Kuo, M., Seibring, M., Weitzman, E. R., & Schuckit, M. A. (2002). Alcohol abuse and dependence among US college students. *Journal of Studies on Alcohol and Drugs, 63*(3), 263–270.

Kozak, J., Hancock, P., Arthur, E., & Chrysler, S. (1993). Transfer of training from virtual reality. *Ergonomics, 36*(7), 777–784.

Kuntze, M. F., Stoermer, R., Mager, R., Roessler, A., Mueller-Spahn, F., & Bullinger, A. H. (2001). Immersive virtual environments in cue exposure. *CyberPsychology and Behavior, 4*(4), 497–501.

Lam, Y. S., Man, D. W., Tam, S. F., & Weiss, P. L. (2006). Virtual reality training for stroke rehabilitation. *NeuroRehabilitation, 21*(3), 245–253.

Larimer, M. E., & Cronce, J. M. (2002). Identification, prevention and treatment: A review of individual-focused strategies to reduce problematic alcohol consumption by college students. *Journal of Studies on Alcohol and Drugs*, (14), 148.

Le Foll, B., & Goldberg, S. R. (2005). Control of the reinforcing effects of nicotine by associated environmental stimuli in animals and humans. *Trends in Pharmacological Sciences, 26*(6), 287–293.

Lee, J. (2011). *Average private addiction treatment costs. The costs of drug rehab*. http://www.choosehelp.com/drug-rehab/the-costs-of-drug-rehab. Accessed 1 Sept 2013.

Lee, J.-H., Kwon, H., Choi, J., & Yang, B.-H. (2007). Cue-exposure therapy to decrease alcohol craving in virtual environment. *CyberPsychology and Behavior, 10*(5), 617–623.

Livingston, J. D., Milne, T., Fang, M. L., & Amari, E. (2012). The effectiveness of interventions for reducing stigma related to substance use disorders: A systematic review. *Addiction, 107*(1), 39–50.

Lopez-Quintero, C., Hasin, D. S., de los Cobos, J. P., et al. (2011). Probability and predictors of remission from life-time nicotine, alcohol, cannabis or cocaine dependence: Results from the National Epidemiologic Survey on alcohol and related conditions. *Addiction, 106*(3), 657–669.

Ludwig, A. M. (1986). Pavlov's "bells" and alcohol craving. *Addictive Behaviors, 11*(2), 87–91.

Ludwig, A. M., Wikler, A., & Stark, L. H. (1974). The first drink: Psychobiological aspects of craving. *Archives of General Psychiatry, 30*(4), 539–547.

Maltby, N., Kirsch, I., Mayers, M., & Allen, G. J. (2002). Virtual reality exposure therapy for the treatment of fear of flying: A controlled investigation. *Journal of Consulting and Clinical Psychology, 70*(5), 1112–1118.

Manschreck, T. C. (1993). The treatment of cocaine abuse. *Psychiatric Quarterly, 64*(2), 183–197.

Marissen, M. A., Franken, I. H., Blanken, P., van den Brink, W., & Hendriks, V. M. (2007). Cue exposure therapy for the treatment of opiate addiction: Results of a randomized controlled clinical trial. *Psychotherapy and Psychosomatics, 76*(2), 97–105.

Marlatt, G. A., & Donovan, D. D. M. (2005). *Relapse prevention: Maintenance strategies in the treatment of addictive behaviors.* London: Guilford Press.

Marlatt, G. A., & Witkiewitz, K. (2002). Harm reduction approaches to alcohol use: Health promotion, prevention, and treatment. *Addictive Behaviors, 27*(6), 867–886.

Marlatt, G. A., Larimer, M. E., & Witkiewitz, K. A. (2011). *Harm reduction: Pragmatic strategies for managing high-risk behaviors.* New York: Guilford Press.

McCusker, C., & Brown, K. (1990). Alcohol-predictive cues enhance tolerance to and precipitate. *Journal of Studies on Alcohol and Drugs, 51*(6), 494–499.

McLellan, A. T., Lewis, D. C., O'Brien, C. P., & Kleber, H. D. (2000). Drug dependence, a chronic medical illness. *JAMA: the journal of the American Medical Association, 284*(13), 1689–1695.

McNally, R. J. (2007). Mechanisms of exposure therapy: How neuroscience can improve psychological treatments for anxiety disorders. *Clinical Psychology Review, 27*(6), 750–759.

Miller, N. S. (1991). *Comprehensive handbook of drug and alcohol addiction.* Informa Healthcare.

Monti, P. M., Rohsenow, D. J., Rubonis, A. V., et al. (1993). Alcohol cue reactivity: Effects of detoxification and extended exposure. *Journal of Studies on Alcohol and Drugs, 54*(2), 235–245.

Mullen, E. J., & Bacon, W. (2004). Implementation of practice guidelines and evidence-based treatment. In A. R. Roberts & K. R. Yeager (Eds.), *Evidence-based practice manual: Research and outcome measures in health and human services* (pp. 210–218). New York: Oxford.

Myers, L. L., & Thyer, B. A. (1997). Should social work clients have the right to effective treatment? *Social Work, 42*(3), 288–298.

National Institute on Drug Abuse. (2012). *The science of drug abuse and addiction: Trends & statistics – Cost of substance abuse.* http://www.drugabuse.gov/related-topics/trends-statistics. Accessed 18 Aug 2013.

O'Brien, C. P., Childress, A. R., Thomas McLellan, A., & Ehrman, R. (1993). Developing treatments that address classical conditioning. *NIDA Research Monograph, 135*, 71–71.

O'Brien, C. P., Childress, A. R., Ehrman, R., & Robbins, S. J. (1998). Conditioning factors in drug abuse: Can they explain compulsion? *Journal of Psychopharmacology, 12*(1), 15–22.

Obuchowsky, M. (1987). Cocaine: A Clinician's handbook. *Journal of Psychoactive Drugs, 19*(4), 393–394.

Otto, M. W., Safren, S. A., & Pollack, M. H. (2004). Internal cue exposure and the treatment of substance use disorders: Lessons from the treatment of panic disorder. *Journal of Anxiety Disorders, 18*(1), 69–87.

Pallavicini, F., Cipresso, P., Raspelli, S., et al. (2013). Is virtual reality always an effective stressors for exposure treatments? Some insights from a controlled trial. *BMC Psychiatry, 13*(1), 52.

Parsons, T. D., & Rizzo, A. A. (2008). Affective outcomes of virtual reality exposure therapy for anxiety and specific phobias: A meta-analysis. *Journal of Behavior Therapy and Experimental Psychiatry, 39*(3), 250–261.

Parsons, T. D., Bowerly, T., Buckwalter, J. G., & Rizzo, A. A. (2007). A controlled clinical comparison of attention performance in children with ADHD in a virtual reality classroom compared to standard neuropsychological methods. *Child Neuropsychology, 13*(4), 363–381.

Parsons, T. D., Kenny, P., Ntuen, C. A., et al. (2008). Objective structured clinical interview training using a virtual human patient. *Studies In Health Technology and Informatics, 132*, 357–362.

Pausch, R., Proffitt, D., & Williams, G. (1997). *Quantifying immersion in virtual reality*. Paper presented at: Proceedings of the 24th annual conference on computer graphics and interactive techniques.

Pavlov, I. P. (1927). *Conditioned reflexes*. New York: DoverPublications com.

Peele, S., & Grant, M. (2013). *Alcohol and pleasure: A health perspective*. Hillsdale: Routledge.

Philaretou, A. G., Mahfouz, A. Y., & Allen, K. R. (2005). Use of internet pornography and men's well-being. *International Journal of Men's Health, 4*(2), 149–169.

Powers, M. B., & Emmelkamp, P. M. (2008). Virtual reality exposure therapy for anxiety disorders: A meta-analysis. *Journal of Anxiety Disorders, 22*(3), 561–569.

Prakash, A., & Das, G. (1993). Cocaine and the nervous system. *International Journal of Clinical Pharmacology Therapy, and Toxicology, 31*(12), 575.

Rescorla, R. A., & Wagner, A. R. (1972). A theory of Pavlovian conditioning: Variations in the effectiveness of reinforcement and nonreinforcement. In *Classical conditioning II: Current research and theory* (pp. 64–99). New York: Appleton-Century-Crofts.

Riva, G. (2005). Virtual reality in psychotherapy: Review. *CyberPsychology and Behavior, 8*(3), 220–230.

Riva, G. (2009). Virtual reality: An experiential tool for clinical psychology. *British Journal of Guidance & Counselling, 37*(3), 337–345.

Rizzo, A., Difede, J., Rothbaum, B. O., et al. (2010). Development and early evaluation of the Virtual Iraq/Afghanistan exposure therapy system for combat-related PTSD. *Annals of the New York Academy of Sciences, 1208*(1), 114–125.

Robillard, G., Bouchard, S., Fournier, T., & Renaud, P. (2003). Anxiety and presence during VR immersion: A comparative study of the reactions of phobic and non-phobic participants in therapeutic virtual environments derived from computer games. *CyberPsychology and Behavior, 6*(5), 467–476.

Rockett, I. R., Regier, M. D., Kapusta, N. D., et al. (2012). Leading causes of unintentional and intentional injury mortality: United States, 2000–2009. *American journal of public health, 102*(11), e84–e92.

Rohsenow, D. J., Childress, A. R., Monti, P. M., Niaura, R. S., & Abrams, D. B. (1991). Cue reactivity in addictive behaviors: Theoretical and treatment implications. *Substance Use & Misuse, 25*(S7–S8), 957–993.

Rose, J. E., & Behm, F. M. (2004). Extinguishing the rewarding value of smoke cues: Pharmacological and behavioral treatments. *Nicotine & Tobacco Research, 6*(3), 523–532.

Rose, F. D., Brooks, B. M., & Rizzo, A. A. (2005). Virtual reality in brain damage rehabilitation: Review. *CyberPsychology and Behavior, 8*(3), 241–262.

Rothbaum, B. O. (2006). Virtual reality in the treatment of psychiatric disorders. *CNS Spectrums, 11*(1), 34.

Rothbaum, B. O., Hodges, L., Alarcon, R., et al. (1999). Virtual reality exposure therapy for PTSD Vietnam veterans: A case study. *Journal of Traumatic Stress, 12*(2), 263–271.

Rothbaum, B. O., Anderson, P., Zimand, E., Hodges, L., Lang, D., & Wilson, J. (2006). Virtual reality exposure therapy and standard (in vivo) exposure therapy in the treatment of fear of flying. *Behavior Therapy, 37*(1), 80–90.

Saladin, M. E., Brady, K. T., Graap, K., & Rothbaum, B. O. (2006). A preliminary report on the use of virtual reality technology to elicit craving and cue reactivity in cocaine dependent individuals. *Addictive Behaviors, 31*(10), 1881–1894.

Satel, S. (1992). Craving for and fear of cocaine: A phenomenologic update on cocaine craving and paranoia. In *Clinician's guide to cocaine addiction* (p. 172). New York: Guilford Press.

Schomerus, G., Lucht, M., Holzinger, A., Matschinger, H., Carta, M. G., & Angermeyer, M. C. (2011). The stigma of alcohol dependence compared with other mental disorders: A review of population studies. *Alcohol and Alcoholism, 46*(2), 105–112.

Schultheis, M. T., & Rizzo, A. A. (2001). The application of virtual reality technology in rehabilitation. *Rehabilitation Psychology, 46*(3), 296–311.

Schwartz, B., Wasserman, E. A., & Robbins, S. J. (2002). *Psychology of learning and behavior.* New York: W.W. Norton.

Setlik, J., Bond, G. R., & Ho, M. (2009). Adolescent prescription ADHD medication abuse is rising along with prescriptions for these medications. *Pediatrics, 124*(3), 875–880.

Smith, J. W., & Frawley, P. J. (1993). Treatment outcome of 600 chemically dependent patients treated in a multimodal inpatient program including aversion therapy and pentothal interviews. *Journal of Substance Abuse Treatment, 10*(4), 359–369.

Spiegel, A. (2013). If your shrink is a bot, how do you respond? *Shots: Health news from NPR.* http://www.npr.org/blogs/health/2013/05/20/182593855/if-your-shrink-is-a-bot-how-do-you-respond. Accessed 13 June 2013.

Substance Abuse Mental Health Services Administration. (2013). *National expenditures for mental health services & substance abuse treatment 1986–2009.* SMA-13-4740. Rockville: Substance Abuse Mental Health Services Administration.

Szegedi, A., Lörch, B., Scheurich, A., Ruppe, A., Hautzinger, M., & Wetzel, H. (2000). Cue exposure in alcohol dependent patients: Preliminary evidence for different types of cue reactivity. *Journal of Neural Transmission, 107*(6), 721–730.

Thewissen, R., Snijders, S. J., Havermans, R. C., van den Hout, M., & Jansen, A. (2006). Renewal of cue-elicited urge to smoke: Implications for cue exposure treatment. *Behaviour Research and Therapy, 44*(10), 1441–1449.

Thyer, B. A. (2008). The quest for evidence-based practice?: We are all positivists! *Research on Social Work Practice, 18*(4), 339–345.

Thyer, B., & Pignotti, M. (2011). Evidence-based practices do not exist. *Clinical Social Work Journal, 39*(4), 328–333.

Tiffany, S. T., & Hakenewerth, D. M. (1991). The production of smoking urges through an imagery manipulation: Psychophysiological and verbal manifestations. *Addictive Behaviors, 16*(6), 389–400.

Traylor, A. C., Parrish, D. E., Copp, H. L., & Bordnick, P. S. (2011). Using virtual reality to investigate complex and contextual cue reactivity in nicotine dependent problem drinkers. *Addictive Behaviors, 36*(11), 1068–1075.

Tzschentke, T. M. (1998). Measuring reward with the conditioned place preference paradigm: A comprehensive review of drug effects, recent progress and new issues. *Progress in Neurobiology, 56*(6), 613–672.

van Dam, D., Vedel, E., Ehring, T., & Emmelkamp, P. M. (2012). Psychological treatments for concurrent posttraumatic stress disorder and substance use disorder: A systematic review. *Clinical Psychology Review, 32*(3), 202–214.

Wall, A.-M., McKee, S. A., & Hinson, R. E. (2000). Assessing variation in alcohol outcome expectancies across environmental context: An examination of the situational-specificity hypothesis. *Psychology of Addictive Behaviors, 14*(4), 367–375.

Wall, A.-M., Hinson, R. E., McKee, S. A., & Goldstein, A. (2001). Examining alcohol outcome expectancies in laboratory and naturalistic bar settings: A within-subject experimental analysis. *Psychology of Addictive Behaviors, 15*(3), 219–226.

Wallace, B. C. (1989). Psychological and environmental determinants of relapse in crack cocaine smokers. *Journal of Substance Abuse Treatment, 6*(2), 95–106.

Warren, J. I., Stein, J. A., & Grella, C. E. (2007). Role of social support and self-efficacy in treatment outcomes among clients with co-occurring disorders. *Drug and Alcohol Dependence, 89*(2), 267–274.

Washburn, M., & Bordnick, P., & Rizzo AS. (2016). A pilot feasibility study of virtual patient simulation to enhance social work students' brief mental health assessment skills. *Social Work in Health Care, 55*(9), 675–693.

Washburn, M., Parrish, D. E., & Bordnick, P. S. (2017). Virtual patient simulations for brief assessment of mental health disorders in integrated care settings. *Social Work in Mental Health, 1*–28.

White, B. P., Becker-Blease, K. A., & Grace-Bishop, K. (2006). Stimulant medication use, misuse, and abuse in an undergraduate and graduate student sample. *Journal of American College Health, 54*(5), 261–268.

Wigmore, S. W., & Hinson, R. E. (1991). The influence of setting on consumption in the balanced placebo design. *British Journal of Addiction, 86*(2), 205–215.

Wikler, A. (1973). Conditioning of successive adaptive responses to the initial effects of drugs. *Conditional reflex: A Pavlovian Journal of Research & Therapy, 8*(4), 193–210.

Wilens, T. E., Adler, L. A., Adams, J., et al. (2008). Misuse and diversion of stimulants prescribed for ADHD: A systematic review of the literature. *Journal of the American Academy of Child & Adolescent Psychiatry, 47*(1), 21–31.

Wilson, J. L., Armoutliev, E., Yakunina, E., & Werth, J. L., Jr. (2009). Practicing psychologists' reflections on evidence-based practice in psychology. *Professional Psychology: Research and Practice, 40*(4), 403–409.

Witkiewitz, K., & Marlatt, G. A. (2004). Relapse prevention for alcohol and drug problems: That was Zen, this is Tao. *American Psychologist, 59*(4), 224–235.

Zayas, L. H., Drake, B., & Jonson-Reid, M. (2011a). Overrating or dismissing the value of evidence-based practice: Consequences for clinical practice. *Part of a special issue: Clinical Social Work and Evidence-Based Practice, 39*(4), 400–405.

Zayas, L., Drake, B., & Jonson-Reid, M. (2011b). Overrating or dismissing the value of evidence-based practice: Consequences for clinical practice. *Clinical Social Work Journal, 39*(4), 400–405.

Zironi, I., Burattini, C., Aicardi, G., & Janak, P. H. (2006). Context is a trigger for relapse to alcohol. *Behavioural Brain Research., 167*(1), 150–155.

第7章
虚拟现实技术在评估和治疗与体重相关疾病中的应用

Giuseppe Riva，José Gutiérrez-Maldonado，Antonios Dakanalis，
Marta Ferrer-García

VR技术在行为健康领域的应用已经非常广泛（Riva 2005；Riva et al. 2016a，2016b）。最近，一项纳入27篇综述和荟萃分析的研究探讨了VR技术在该领域中的作用（Riva et al. 2016a，2016b），研究结果支持将VR技术应用于治疗焦虑症、压力相关疾病、疼痛管理以及进食和体重障碍。事实上，传统的CBT是治疗进食障碍（eating disorder，ED）和肥胖的一线手段。不过最近3项不同的随机对照研究发现（Cesa et al. 2013；Gutiérrez-Maldonado et al. 2016a，2016b；Marco et al. 2013），在随访期为1年的研究中，VR的疗效高于CBT。

此外，有3篇综述性文章（Ferrer-Garcia and Gutierrez-Maldonado 2012；Ferrer-Garcia et al. 2013a，2013b；Koskina et al. 2013）也支持上述观点。例如，Ferrer Garcia与其同事（2013）的综述指出，有充分证据表明，基于VR治疗ED和肥胖患者体象障碍具有临床效果。Koskina团队（2013）提出，"VR暴露疗法可能是治疗ED的有效手段，建议将其作为独立治疗或在体暴露前的准备程序"。

事实上，VR技术在上述疾病中的临床应用主要源于心理治疗技术的理论驱动。首先，VR技术可以减少接触虚拟食物期间和之后的进食焦虑感，有助于破坏与食物相关不良记忆的强化与巩固（Koskina et al. 2013；Pla-Sanjuanelo et al. 2015）；其次，最近关于体象障碍的神经科学模型——客体固化理论（allocentric lock theory，ALT）提出进食障碍患者可能无法及时更新以自我为中心的感知觉输入信息，其心理结构仍然保持和固化消极的非自我中心线索与意向（Dakanalis et al. 2016；Riva 2014）。上述的RCT（Cesa et al. 2013；Gutiérrez-Maldonado et al. 2016a）结果表明可以通过增加VR的感官训练来瓦解患者固化的身体意向。为期1年的随访结果显示，治疗中增加与当前非自我中心相关信息或自我中心与内部

G. Riva　Università Cattolica del Sacro Cuore, Milan, Italy；Istituto Auxologico Italiano, Milan, Italy；e-mail: giuseppe.riva@unicatt.it.

J. Gutiérrez-Maldonado, M. Ferrer-García　University of Barcelona, Barcelona, Spain.

A. Dakanalis　University of Pavia, Pavia, Italy；University of Milan-Bicocca, Milan, Italy

躯体感觉相关信息的输入的比例，可以提高CBT的治疗效果。

总之，VR技术为构建错觉提供了便利，虚拟环境中的个体会对虚拟化身的体象所有权产生错觉（Keizer et al. 2016；Serino et al. 2016a，2016b），虚拟化身的身体仿佛就是自己的身体一般。VR技术可以暂时纠正患者虚拟身体的形象与尺寸，通过改变化身的体象来减轻患者的症状。

接下来，本文将从体象障碍在体重相关疾病中所扮演的重要角色深入探讨病因学及临床评估干预的相关研究结果。

一、进食障碍与肥胖是否具有共同的病因学基础

近年来，进食障碍和肥胖的发病率不断升高，已成为困扰人类健康的严重公共卫生问题，导致与体重相关疾病的发病率不断攀升，促成了进食障碍与肥胖2个领域研究者的深入合作。识别与体重相关疾病之间的共同风险因素是他们研究工作的重点之一（Haines and Neumark-Sztainer 2006）。目前可以明确的是，不健康的体重控制行为，如禁食（为了减重，24小时不进食）、呕吐或滥用泻药等是进食障碍和肥胖的共同疾病前因（Haines and Neumark-Sztainer 2006；Johnston 2004；Neumark-Sztainer 2009；Neumark-Sztainer et al. 2006；Stice et al. 2005，2008）。Neumark Sztainer及其同事深入探讨了青少年饮食习惯调查项目（eating among teens，EAT-Ⅱ）的研究结果，该项目为纳入2516名不同种族及不同社会经济水平的青少年的纵向调查。该研究报告称，不健康的减重行为导致5年后失控的暴饮暴食风险增加了6倍，超重的风险增加了3倍，而发生极端控制体重行为（如服用减重药物和自行催吐）的风险升高了2～5倍。Stice及其同事也发现了类似的结果（Stice et al. 2008）。在另一项纵向研究中，研究者发现禁食是未来5年后暴食和神经性贪食症发病的最佳预测因素。

流行病学研究结果表明，儿童肥胖受种族、社会与经济地位（经济水平较低的西班牙裔人、白种人和黑种人儿童的肥胖发生率比中产家庭的白种人儿童分别高2.7倍、1.9倍和3.2倍）及风险行为因素的影响（Singh et al. 2008）。风险行为因素包括较高的电视观看率和较低的活动水平，这些均与肥胖具有独立的相关性。

在一项纳入496名青春期女孩，为期4年的纵向研究中，Stice及其同事（Stice et al. 2015）探讨了能够预测导致青春期女孩肥胖的心理和行为风险因素。他们的研究结果显示，在研究的基线阶段，尝试减重饮食模式或使用不良代偿方式控制体重的受试者，4年后肥胖的发病风险显著增加。

（一）负性身体体验在进食障碍和肥胖病因学中的作用

上述研究结论具有重要的临床价值。临床证据表明，具有不健康体重控制行为的年轻人更易患进食障碍与肥胖。这意味着，预防与治疗干预的研究应该侧重关注这些不健康体重控制行为的原因。换言之，究竟是什么导致青少年使用这种激进的方式来控制体重？一位青春期女孩在女性健康网（Women-health.com）上的留言似乎为上述问题提供了部分可以参考的答案。

"我讨厌我的身体，不管体重如何，我看起来还是很胖！我该怎么解决这个问题呢？我身高156cm，体重64.5kg，BMI是26.1kg/m^2。只需要再减重3～4kg，我的BMI就恢复到正常水平了，但是每当我照镜子时，我就会觉得自己很胖。我的营养师认为我只需要正常饮食和适度锻炼，体重很快就能恢复到标准体重60kg，然而就算我恢复到健康的标准体重，我依然觉得自己胖得令自己反感。"

这位女孩的留言清楚地解释了她的行为，她是因为不喜欢自己的身材而产生了非健康的节食行为（Riva et al. 2000a，2000b）。Kostanski和Gullone（1999）对431名澳大利亚青春期前儿童（7～10岁）开展的一项研究也证实了这一观点，青春期前儿童会因对自身外表不满而刻意进行节食行为。

在发达国家，50%～80%的年轻女性希望变瘦，20%～60%的女性认为自己因肥胖没有吸引力而正在努力节食（Cash and Pruzinski 2004）。即使是那些体重正常甚至偏低的女性也有减重的想法。部分学者（Rodin and Larson 1992）将这种在人群中普遍存在的体验称为"规范性不满"（normative discontent）。事实上，男性的这种体验普遍较女性少，甚至他们在青春期对自己身材的满意度会提高。然而对于女性而言，青春期只会让情况变得更糟糕。一些正常的身材变化，如臀部及大腿脂肪增加，让她们觉得正在逐渐偏离社会关于美感的主流意识文化，即苗条等于美丽。

（二）消极体象感知的产生

如上所述，青春期负性身体体验是进食障碍的一个重要预测因子。因此，识别消极体象体验的相关因素对临床具有重要意义，个人因素、人际关系因素、社会文化和经济环境因素等均需考虑。

1. 个人因素

包括生物学因素，如BMI、性别、年龄、心理特征、人格特质等。从儿童早期开始，个体就能够意识到苗条的身材是社会主流的审美观念。同时，他们会发现那些超重的同伴会被同龄人排斥，因此超重儿童会表现出对身材的不满，进而希望自己能够变瘦。事实上，女孩的BMI通常与她们对自己的身材不满存在相关性。在青春期，女孩对身体的不满情绪逐渐增加，因为伴随着青春期的发展，她们的身体会产生很大的变化，包括体型增大和部分身体部位脂肪堆积，然而这些变化与女性的苗条审美理念背道而驰。不过相对于男孩，身高增高与体型增大恰恰与社会主流中男性审美的价值观相吻合，因此男孩在青春期对身体不满的情绪呈现下降的趋势。Linda Smolak（2012）指出，学龄儿童在对自己体象感知和体重不满方面已然存在性别上的分化。

据文献报道，某些心理特征和人格特质与负性身体意象的增加有关。例如，较高水平的社交焦虑可能导致儿童时期较低的自尊水平，从而增加了产生消极体象感知发生的风险。Cash 和 Pruzinski（2004）也认为，消极体象感知与低自尊、抑郁、焦虑、对负面评价的恐惧和OCD症倾向存在关联。

2. 人际交往因素

就人际交往因素而言，父母及同龄人在很大程度上会影响个体对体象的感知。通常情况下，父母可能通过两种方式间接影响个体的体象感知：①对孩子外表和饮食习惯的议论与点评；②将他们自己饮食习惯与对外表关系态度作为范例，示范给孩子。其中，第一种方式的影响作用已被明确证实。研究表明，父母对孩子在外表形象和饮食上做出的评价与孩子对自身身材的不满存在相关性（Cash and Pruzinski 2004；Kim 2009）。然而，对于第二种影响方式，目前还没有明确的数据表明父母示范作用会影响体象感知。不过有研究发现，女孩似乎比男孩更容易受到来自母亲示范作用的影响（Smolak 2012）。

与同龄人群的社会比较对儿童体象感知的发展同样起重要作用。通过社会比较，他们心中会建立关于理想体重和体型的图式，并意识到自己有多大程度上符合这种图式。在青春期，对于女生而言，同龄人群的社会比较会带给她们更多的压力。此外，嘲笑也是影响体象感知的重要因素。研究表明，遭受身材与体重嘲笑与体象感知偏差存在显著相关性（Sweetingham and Waller，2008），在青少年时期遭受某种性虐待的个体往往会表现出更为消极的体象感知，因为在这种情况下，他们会产生严重的羞耻感，甚至可能对身体失去控制权（Cash and Pruzinski，2004）。

3. 社会文化和经济环境因素

在体象感知中同样扮演了重要的角色。上文论述了目前在西方流行文化中关于女性身材审美的主流价值观，当前这种审美价值观已经发生了偏离，将理想身材的体重偏离到人群平均体重之下（Dakanalis et al. 2012）。就男性而言，主流价值观所倡导的审美要素不仅仅是瘦，更多的是身体健康和身材健硕。因此，在追逐理想身材的努力中，女性较男性会更容易产生压力。许多研究揭示了大众媒体在这种压力产生过程中所扮演的角色（Dakanalis and Riva 2013）。事实上，苗条即美的审美价值观念是以西方为代表的发达国家的主流价值观，然而借助大众媒体，这种西方的审美价值观念正快速伴随全球化进程蔓延到越来越多不同形态的社会、经济和文化领域中。因此，对身材的不满及对体重的担忧已成为大多数社会的共同"审美文化"（Dakanalis et al. 2013a，2013b）。

（三）从消极体象感知到肥胖与进食障碍的发展

Fredreckson和Roberts曾提出一种具有影响力的社会文化模型——物化理论，并明确了消极体象感知是肥胖与进食障碍疾病发病的关键因素。具体而言，该理论认为，文化强化了一种特定的定向模式，即"自我物化"，从而进一步解释了女性的行为与情感（Calogero 2012；Calogero et al. 2010）。物化理论认为需要满足4个基本条件（Dakanalis and Riva 2013；Riva 2014）：①苗条身材是社会主流审美价值观中的理想身材，这是理论前提；②需要通过各种文化传播渠道来推广这种审美价值观；③这种审美价值观为个体所内化，成为个体的图式；④是否符合这种理想身材的程度取决于个体对自己的外表是否满意。基于该理论的诸多研究表明，自我物化与进食障碍之间存在密切联系（Dakanalis et al. 2015，2017；Monro and Huon 2006）。自我物化是我们当前文化的一个关键特征，不过，有一个重要的问题需要解答，在所有秉持主流审美文化的男性与女性群体中，为什么仅有小部分人会发展成符合临床诊断的进食障碍？

全局定向锁假设（allocentric lock hypothesis，ALT）为这个问题提供了可能的解释。近期，Riva及其同事（Dakanalis et al. 2016；Gaudio and Riva 2013；Riva 2007，2011，2012；Riva et al. 2012；Riva and Gaudio 2012，2018；Riva et al. 2015）提出ALT，将进食障碍和肥胖的神经生物学、心理学及社会文化的病因学数据进行整合。它的主要观点是：来自预期编码（主体期望）和经验编码（客体感知）的信息输入后的信息整合方面的缺陷会产生紊乱的身体记忆，这不仅导致严重的节食或其他减重行为，而且可能在进食障碍的产生、持续和复发中发挥核心作用。这一观点提供了对进食障碍病因学理论强而有力的见解，因为患者可能存在多感官信息整合的功能障碍，因此即使在严格节食和显著的体重减轻后，仍然无法改变他们的体象感知（Riva 2018；Riva and Gaudio 2018）。

图7.1详细描述了来自苗条的文化压力、多感官整合缺陷的ALT及进食障碍发生之间的影响过程，并总结如下。

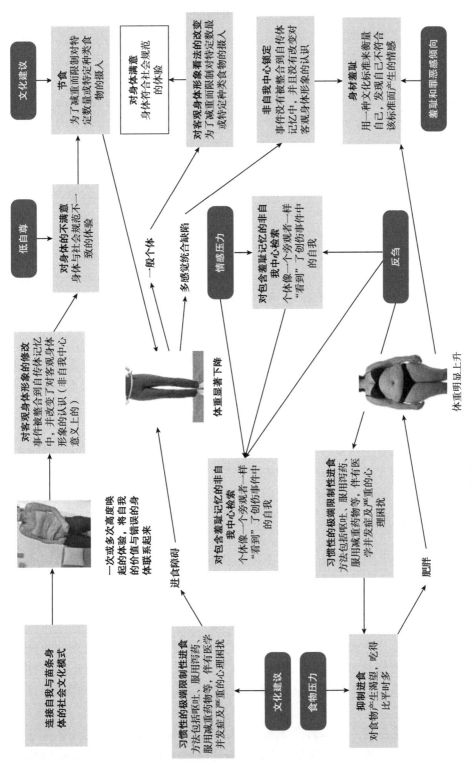

图 7.1　饮食失调和肥胖的病因学（改编自 Riva 2014）

❖ 在社会交往过程中,主体发展出一种特定的"身体意象"(体象),它决定了自我物化的意义。这一过程产生的体象感知与文化有关,如西方国家的肥胖恐惧症(害怕变胖)、亚洲国家的体重恐惧症(害怕成熟)(Lee 1995)。

❖ 在西方,自我物化更多地由可观察到的身体属性决定[例如,"我看起来怎么样?"(非自我中心视角)],而不是无法观察到的身体属性[例如,"我有什么能力?我感觉怎么样?"(自我中心视角)]。

❖ 对理想外貌的认可和接受导致大多数人关注自己看起来怎么样,并根据外貌来评价自己,这一评价是对身体的监督,使大家对自己的外貌高度警惕(Fitzsimmons and Bardone-Cone 2011)。

❖ 个体经历过一个或多个与理想外观不符的个人(如"新牛仔裤太紧")或社会情境(如取笑),随之相应地更新自我物化的图式(van den Berg et al. 2007),如"我的身体是胖的"。正如几项研究(包括最近的一项Meta分析)所表明的(Makinen et al. 2012;Menzel et al. 2010),这产生了对身体的不满,即对一个人外表的某些方面不满意(Cash and Pruzinski 2004)。

❖ 身体不满对进食行为会产生重要影响。个体会通过节食来提高对自己身体的满意度。Ogden及其同事收集了8165名居住在美国的儿童和青少年的数据,发现62%的12~19岁的女孩称她们正在努力减重(Ogden et al. 2008)。

❖ 通常情况下,在成功节食后他们的身体会变瘦,并再次相应地修改他们的自我物化图式(如"我不再胖了")。然而对于多感官整合缺陷的进食障碍者(Riva and Gaudio 2018),他们会锁定在消极的自我物化图式中,即使在严格的节食和显著的体重减轻后,其自我物化的负性认知也不会改变。

❖ 不能达到社会标准会产生对身体的不满,从而转变为对自己身体的羞耻感。表现为根据社会文化标准衡量自己,并认为自己在别人眼里是低人一等的、有缺陷的或没有吸引力的,从而产生痛苦的社会情绪(Dakanalis et al. 2013a,2013b;Pinto-Gouveia and Matos 2011)。

❖ 身体羞耻通常会产生2种行为结果:①开始更激进的节食行为,如使用减重药物或催吐;②开始完全相反的行为,开始"无抑制"饮食行为(Van Strien et al. 2009)。他们准备使用最极端的减重方法,如禁食、催吐和腹泻等。

❖ 各种研究表明,羞耻的经历也会被记录在自传体记忆中,影响体象感知和自我相关的信念,并影响无意识和情绪处理(Pinto-Gouveia and Matos

2011）。部分研究表明，对于进食障碍的患者，在负面情绪事件中，对身体表现存在羞耻感的个体会对任何与身体相关的经历产生启动效应（Blechert et al. 2011；Goldfein et al. 2000）。一方面，我们的感知倾向于受到反复出现想法的影响，进而对身体相关刺激产生注意偏差。另一方面，个体的注意力易被先前存储的身体意象的刺激（偏向自我中心的感知的数据及对未来自我相关事件的解释）所吸引。

这种情况可能会对个体的3种心理过程产生深刻影响：体验、认知和社会关系（Riva 2014）。首先，也是影响最大的，是个体会产生一个完全"错误的"永久的体象感知，这种对身体形象的认知是独立的。换言之，无论他们通过什么方式来改变他们的真实体型和外表，他们始终都被困在那个他们自己憎恨、厌恶的体象中（消极的物化记忆）。客体固化对个体的第二个影响集中在认知层面，其结果是重组个体现有记忆，并对任何身体相关的经历产生启动效应，这种客体固化过程的最终结果是社会性的。个体因持有非自我中心的视角，因而将心理状态归因于他人，并努力建立一种静态的，甚至有时候是不现实的系统来解释社会关系。

二、虚拟现实技术在与体重相关疾病的研究和评估中的应用

为了最大限度地提高研究的可控性和内部效度，传统的实验方法要求受试者执行与现实生活相差甚远的任务，这意味着这些任务的生态效度存疑。此外，基于真实世界的研究数据虽然具有生态性，但无法控制可能影响观测结局的多种无关混杂变量，因此降低了研究的内部效度。VR技术在内部有效性和生态有效性之间提供了更好的平衡，因为研究者可以根据实验目的对VR模拟环境进行完全控制。同时，允许受试者执行与现实生活中相同的任务，因此VR技术被用以研究与体重相关疾病的不同特征。

（一）虚拟现实技术与身体意象

VR技术在与体重相关疾病领域的第一个应用是体象的相关研究，其目的在于拓展对体象感知的认识，并协助评估体象障碍的情况。

作为欧洲用于心理神经生理评估和康复项目的虚拟现实情境项目（virtual reality environments for the psycho-neuro-physiological assessment and rehabilitation project，VREPAR）的一部分，Riva对VR技术在评估和治疗体象障碍方面的应用进行了开创性的研究（Riva et al. 1997）。她开发了一个基于体象的虚拟现实评估量表（body image virtual reality scale，BIVRS，Riva 1998a；Riva and Melis

1997a，1997b），用于评估体象障碍的软件包。BIVRS是非沉浸式的，包括一个三维的图像界面，界面中包含9个人物，有男有女，体重分别从体重过轻到体重超重进行排序。受试者被要求从中选择最适合他们自我感觉及自我期望的角色，自我感觉与自我期望角色之间的差值是表征身体不满意的一个指标。BIVRS改进了基于摄像电影的传统评估方法，在呈现给受试者的角色中增加了第三个维度，角色真实性的增加使受试者更容易接受与认同。

Perpiñáa及其同事进一步开发了一种基于VR技术的沉浸式应用程序，用于评估体象障碍（Perpina et al. 2000）。评估软件包括一个三维人体模型，其身体部位可以使用滑块进行修改。该应用程序的主要优点是，由于它是沉浸式的，所以允许研究者修改图像大小以匹配受试者，并且可以将不同图像放置在虚拟环境的相同位置。此外，该软件允许临床医生在不同的背景中评估体象的几个维度或指标（如身体感知、期望身体、健康身体等）和体重（实际体重、主观体重、健康体重和期望体重）。

为了进一步探讨体象的概念，Gutiérrez Maldonado 及其同事（Gutiérrez-Maldonado et al. 2010；Ferrer-Garcia and Gutiérrez Maldonado 2010）集中于研究厌食症和神经性贪食症患者体象的不稳定性上。一些研究强调，特质和状态在体象的构建中是共存的（Etu and Gray 2010；Lattimore and Hutchinson 2010；Myers and Biocca 1992；Rudiger et al. 2007）。从特质角度看，情绪和情境变量可能会改变感知和评价自己身体的方式（Cash et al. 2002；Slade and Brodie 1994；Smeets 1997；Thompson 1996）。Gutiérrez-Maldonado 及其同事延续了这一研究（Gutiérrez-Maldonado et al. 2010；Ferrer-Garcia and Gutiérrez Maldonado 2010），他们利用VR技术再现日常生活环境的技术能力，研究进食障碍患者的体象感知是否随情境变化而改变。

研究者将85名患有进食障碍的女性和108名无进食障碍的女性暴露在不同的VR情境（厨房和餐厅）中。这些情境包含了不同种类的食物（低热量食物和高热量食物），并且分为有或没有其他人（虚拟化身）在场的条件。研究者基于特质视角，发现进食障碍患者在虚拟情境中模拟食用高热量食物，比模拟食用低热量食物后对体型的高估明显更高。与之类似，她们对身体不满意的人数比例也明显高于那些食用低热量食物的患者。而在非进食障碍的研究样本中，受试者在两种食物的模拟食用后表现出相似的身体变形感和身体不满意度。而场景中是否存在其他人（虚拟化身）对受试者的身体形象感知没有显著影响。

Gutiérrez-Maldonado 的结论是，身体形象感知和不满意度会随着受试者所处环境的变化而改变，前提条件则是变化后的环境对个体而言具有情感依附性。在这项研究中，通过操控2个变量来诱导受试者的情绪反应：食物种类和其他人是否在场。如上所述，只有食物类型被证明对进食障碍患者（能够改变他们的体象感知）是一种依附于情感的重要刺激，而其他人是否在场则不是情感依附刺激物，因此未对受试者产生影响。

该研究最大的价值在于证明体象的变化和对体象的不满意会受到情境的影响。换言之，体象障碍可能部分表现为一种状态。这一观点对进食障碍的临床治疗具有较大的意义。事实上，临床医生最困难的治疗目标之一是改变进食障碍患者的体象感知（Rorty et al. 1993）。并且，在治疗计划的实施过程中，治疗师在纠正患者体象感知上的所花费的时间远比改正进食紊乱行为的时间少得多（Rosen and Ramírez 1998；Rosen 1997）。不过，可以通过使用不同的虚拟场景来代替进食障碍患者现实生活中的压力情境。个体对身体的感知和判断会因所处的环境而变化，但 VR 可以提供不同的体象评估场景，以提供给受试者对自己清晰且独立于治疗师的身体主观看法。这也为解释进食障碍提供了证据，提示患者体象障碍仅仅是一种心理表征，可能与客观现实存在较大差异，而接受这种客观事实本身就是接受改变的起点。

（二）虚拟现实技术与情绪

基于 VR 的方法也被用于评估进食障碍患者和健康对照者在暴露于某些刺激和情境时的不同反应。几项研究表明，患者接触食物线索会产生特定的情绪和行为反应（Fett et al. 2009；Schienle et al. 2009）。有学者认为，如果 VR 情境能够使患者产生类似面临真实刺激的反应，那么这项技术可以作为评估和治疗进食障碍的有效暴露的实现工具（Ferrer-Garcia et al. 2009）。与传统方法（如在体暴露、照片暴露、通过引导的想象暴露等）不同，VR 技术将个体暴露在模拟真实情境的交互式三维情境中，从而提供高生态效度及对变量进行严格控制的实验环境。此外，VR 技术还允许研究者和临床医生同时纳入远端（如餐厅）和近端（如比萨）线索。

为测试在逼真的虚拟情境中暴露因素在引起进食障碍患者情绪反应中的作用，Gutiérrez-Maldonado 及其同事设计了一个涵盖多阶段的研究项目（Gutiérrez-Maldonado et al. 2006；Ferrer-Garcia et al. 2009）。他们访谈了 68 名进食障碍患者有关引起体象感知不适的情境及这些情境中的具体信息，根据访谈结果开发了一个包含 6 个 VR 情境的程序。随后，将 108 名健康女性受试者和 85 名诊断为进食障碍的患者暴露于该情境（训练室、低热量食物厨房、高热量食物厨房、低热量食物餐厅、高热量食品餐厅和游泳池）中。首先，受试者被暴露在虚拟的训练室中，该情境提供了一个用于受试者熟悉相关操作的中性环境，同时分别使用状态-特质焦虑量表（STAI；Spielberger et al. 1970）和抑郁量表（CDB；Pérez et al. 2004）评估受试者在基线期的焦虑与抑郁水平。随后，受试者被随机分配，暴露在剩余的虚拟情境中，在每个情境暴露的间隔中，在此测量受试者的焦虑与抑郁情绪。

与健康对照组相比，进食障碍患者在暴露于所有虚拟情境后表现出更高的焦虑水平和抑郁情绪。在厨房和餐厅吃高热量食物及暴露于游泳池后，焦虑和抑郁情绪的水平最高。此外，健康对照组只在游泳池情境中表现出更高的焦虑水平（与中性训练室相比）。Ferrer Garcia团队（2009）将健康对照的结果归因于女性的"规范性不满"（Rodin et al. 1984）。上文讨论过这个现象，大多数女性在游泳池等暴露身体的情境中容易受社会比较的影响，造成其对体象的担忧。

在类似研究中，Aimé及其同事（2009）将27名女性暴露于3个虚拟情境中：办公室（中性情境）、餐厅（高热量和低热量食物）和游泳池。并在情境沉浸前、中、后三个时间段对受试者的焦虑水平进行测量。在情境沉浸后，研究者还测量了受试者的体重、体型、对食物的担忧水平、对苗条身材的期望水平及对身体的不满程度。研究发现，对体重和体型存在高度担忧且处于亚临床水平的受试者（10名），在暴露于餐厅和游泳池后，表现出比暴露于办公室更高水平的焦虑和体重担忧。此外，对自己的体重和体型没有表现出担忧的受试者（17名），在3个暴露情境中的焦虑和担忧水平没有显著的差异。

这些研究结果表明，VR暴露能够使进食障碍患者和健康对照产生与真实情况相似的反应，因此可以用于临床评估和治疗目的。然而，这些研究并未直接比较VR暴露与在体暴露是否存在评估与治疗层面的差异。为了进一步比较VR暴露与传统暴露，Gorini团队（2010）评估了10名神经性厌食症（anorexia nervosa，AN）患者、10名神经性贪食症（bulimia nervosa，BN）患者，以及10名健康对照者对真实食物、虚拟食物和食物照片的情绪反应。研究者发现，进食障碍患者对真实食物和虚拟食物产生了类似的情绪反应，并且比食物照片所引发的情绪更为强烈。

Perpiñáa、Botella、Baños及其同事还研究了VR情境影响进食障碍患者情绪、认知和行为反应的能力（Perpián et al. 2001；Perpina et al. 2013）。该研究组首次对5名BN患者和4名暴食障碍（binge eating disorder，BED）患者进行试点研究，旨在分析虚拟情境是否可以用于评估和治疗暴饮暴食的行为。受试者被置于一个虚拟厨房中，他们被要求模拟食用高热量食物（如比萨）。结果表明，虚拟情境能够激发暴饮暴食事件中存在的不良行为特征，一旦模拟食用了那些高热量食物，受试者称他们会感到焦虑、有过度进食的冲动及内疚感（从中度到极端）。此外，所有受试者都表示，他们在虚拟环境中体验到了强烈的现实感。当在第二次VR暴露中添加增强现实内容时（在患者模拟进食过程中，在环境中加入食物的味道），所有测量的分数均会增加。

Perpinaá团队（2013）检验了虚拟情境引起用户存在感和现实判断的能力。

22名进食障碍患者和37名健康对照被置于一个非沉浸式虚拟厨房中，受试者被要求必须在厨房模拟食用虚拟比萨。受试者填写了现实判断和存在感问卷（reality judgment and presence questionnaire，RJPQ）和ITC存在感清单（ITC-sense of presence inventory，ITC-SOPI）。结果显示，VR情境诱发了真实存在感，两组受试者都觉得情境很真实。不过，进食障碍患者表示，在他们结束模拟进食后，他们更加关注并体验到更大程度的情绪困扰和焦虑。以上结果表明，所创建的VR情境对进食障碍患者具有一定临床意义。

　　另一项有趣的研究探讨了VR情境诱发进食障碍患者和非临床样本食物渴望（食欲）的能力。Ledoux和同事们（Ledoux et al. 2013）对60名体重正常且未有节食行为的女性进行了评估调查，探讨了VR提供的虚拟食物相关提示是否比VR提供的中性提示、照片食物提示或真实食物更能引起食欲。结果表明，VR产生的食物渴望程度仅略大于中性线索所引起的食物渴望程度，与图片线索则无显著差异，且显著低于真实食物线索。Ledoux认为，较低的效应可能是由于VR环境质量较低和（或）对食物渴求的测量方式（测量方式基于自我报告和唾液分泌量）造成的。而Ferrer Garcia及其同事的研究结果恰好相反，他们同样评估了非临床样本在不同虚拟情境中引发食欲的能力（Ferrer-Garcia et al. 2013a，2013b；Ferrer-Garcia et al. 2015a，2015b）。结果发现在虚拟情境中接触高热量食物会比低热量食物引发更高水平的食物渴望。鉴于有证据表明食物相关的VR情境对诱发进食障碍患者食物渴求和情绪反应是有效的，该研究小组开展了一项新的研究，旨在使用基于VR技术的暴露来评估引起进食障碍患者的食欲的可能性。

　　同样以该目标为研究导向，Pla-Sanjuanelo团队（2017）开发了相关VR软件，并用于BN和BED患者的暴露治疗。在预治疗阶段，他们测试了该软件在进食障碍患者中引发焦虑和食欲的能力，并评估了健康对照组是否存在反应差异。58名进食障碍的门诊患者（33名BN患者和25名BED患者）和135名非临床健康对照在4个虚拟情境（厨房、餐厅、卧室和自助餐厅）中会接触到10种引发食欲的虚拟食物（如巧克力）和一个中性物品（订书机）。研究者在每一个场景暴露沉浸后，会对受试者对食物渴求及焦虑水平进行评估。结果发现，两组受试者在暴露于与食物相关的虚拟情境后对食物渴求及焦虑水平显著高于中性虚拟情境，而患者组的渴求和焦虑水平明显更高。这些结果进一步支持了VR在激发进食障碍患者食物渴求行为上的有效性，以及区分患者和非临床样本的潜能。

　　此外，Pla-Sanjuanelo团队（2017）还关注饮食行为的类型对焦虑与食物渴望水平的影响。他发现受试者的饮食行为类型（情绪型、限制型、外部型；Van Strien et al. 1986）与虚拟情境中受试者所报告的食物渴求程度也存在关联（Ferrer-Garcia et al. 2015b；Ferrer-Garcia，Pla-Sanjuanelo et al. 2017）。Ferrer-Garcia

团队（Ferrer-Garcia et al. 2017a）发现，在健康对照中，外部型饮食是引发食物渴求和焦虑的唯一预测因素，而在BN和BED患者中，外部型饮食和情绪型饮食均是食物渴求和焦虑的最佳预测因子。基于这些研究结果，研究者认为，基于VR技术的暴露疗法可能是对有外部型饮食习惯的进食障碍患者的理想干预措施。

也有学者关注VR技术在引发社会比较倾向方面的潜在效用。Guitard及其同事使用生理学和自我报告的方法，评估了17名关注自身体型受试者在虚拟酒吧中接触不同体型虚拟化身后对情绪的影响作用（Guitard et al. 2011）。结果显示，虚拟情境中的社会比较会影响受试者情绪反应的科学假设提供了初步的证据支持，特别是面对理想的苗条身材刺激时。

综上，本节的研究结果表明，VR情境能够使个体产生与真实环境相类似的情绪与行为反应。

三、虚拟现实技术在与体重相关疾病治疗中的作用

如上所述，体象障碍是进食障碍和肥胖中最难改变的核心特征之一。研究表明CBT（Butters and Cash 1987）是有效的治疗方法，也是临床中最常用的干预方法。另外，视觉运动疗法也显示出了良好的疗效（Wooley and Wooley 1985），其核心是通过录像并随后观看不同的手势和身体运动来提高受试者对自己身体的认识。这2种干预在体象障碍中都是有用的，但是患者的体象认知偏差依然存在（Vandereycken 1990; Vandereycken et al. 1988）。在这种情况下，VR技术为传统干预方法提供了一种创新的途径。

（一）虚拟现实技术在治疗与身体意象相关障碍中的应用

Riva及其同事（Riva and Melis 1997a，1997b；Riva et al. 1997）开发了虚拟现实体象修正系统（virtual environment for body image modification，VEBIM），该系统是首个用于治疗与体重相关疾病中的体象障碍的VR应用程序。该系统由5个虚拟情境或区域组成，分为2个部分。第一部分（区域1：训练与平衡室；区域2：厨房和办公室）可以帮助用户获得虚拟环境中的运动导航及情境互动的基本技能，并确定哪些刺激能够引发受试者不良的饮食行为。第二部分（区域3：包含模特的图片；区域4：设置镜子的房间；区域5：设置门的房间）可以修改受试者对体象的感知。暴露于不同情境中时，研究者采用苏格拉底式提问方式（一种心理治疗中常用的谈话技巧）来帮助受试者挑战关于体重与体型歪曲的认知，并培养对自己体象更为真实的感知（Riva et al. 1998a，1998b）。

　　治疗师在治疗体象障碍时面临的主要问题可能是患者缺乏对身体真实情况的认知。Riva认为体象障碍是一种认知偏见（参见上文关于ALT的相关论述）。因此，个体真实的身体情况几乎不能被其意识所接受，这进一步阻碍了体象观念的改变，因为患者认为偏差的感知信息是真实的（Riva 2003）。然而，鉴于VR技术固有的技术优势，虚拟体验使用户能够在意识水平，客观地了解关于身体图式相关的无意识信息。其中身体图式指个人已经发展起来的，关于对自己身体理解的模型，它也是个体判断身体运动和姿势的基础（Head 1926）。研究表明，VR系统中常见的身体姿势扭曲和不同步可以改变用户的即时体验。来自用户的前感觉系统信号和来自虚拟环境的外部信号之间的差异会改变用户对身体的感知，并可能产生不良后果，如不适或模拟器眩晕症。然而这种不良效应同时可以以治疗为目的，因为它涉及更多的对感觉运动和感知过程相关的意识加工过程。当一个特定的事件或刺激与身体图式信息不一致，如在虚拟体验过程中发生这种不一致的现象时，本身无意识水平条件下的信息就会进入到用户的意识加工层面，这反过来又促进了改变错误体象感知的过程。因为根据Riva的理论，研究者的目标是整合和保持不同身体在行为表现上的一致性，因此身体图式的改变涉及身体意象的改变。此外，VR体验可能会增强CBT的疗效——治疗师使用VR技术可以使用户认识到他们感知的东西并不真实，即他们可能拥有错误的认知。一旦患者意识到这一点，歪曲的认知就更容易被打破。

　　Riva（1998a，1998b，1998c；Riva and Melis 1997b）对非临床人群进行了一些初步研究来评估VEBIM的应用价值。在第一项研究中，他们发现在持续10分钟以内的VEBIM暴露会对受试者的体象不满产生影响（即感知到的体型与理想体型之间的差异）。具体而言，受试者离开VEBIM后的身体满意度明显高于进入虚拟环境前。他们随后开展了一项对照研究，以测试在第一次研究中获得的结果。该研究将48名女性随机分为实验组（使用VEBIM治疗）和对照组（未经治疗）。结果与第一项研究结果相符，实验组在暴露于VEBIM后，与之前的测量结果相比，对身体的不满程度显著降低。对照组则没有显著差异。在另一项研究中，Riva（1998c）纳入了47名男性和24名女性受试者，通过测量暴露于VEBIM前后的血压和心率来观察是否会产生心理与生理变化。结果发现在虚拟体验之前和之后所获得的测量结果之间没有显著差异。鉴于这些初步研究的结果，Riva及其同事（Riva et al. 1998a，1998b，1999）将这些虚拟情境应用于一名确诊神经性厌食症（清除型）的22岁女性的治疗中。在治疗8次后，患者对自己的身体有了更多的认识（患者还没有照镜子，研究者将其作为下一步的治疗目标）。对体象认知的变化极大改善了患者对身体的不满程度。此外，患者与负性体象感知相关的回避行为和着装习惯也有所减少。治疗结束后，患者表现出更大的动机及改变意愿，并明确了继续坚持治疗的态度。

　　2000年，Riva及其团队（2000a，2000b，2000c）测试了VR技术在改善肥胖、BED和未特定进食障碍（eating disorder not otherwise specified，ED-NOS）患者体象障碍方面的效果。意大利Auxologico协会减重中心的57名女性接受了为期2周共5次的简短VR治疗，治疗前后分别接受评估。评估结果发现治疗后患者体象障碍显著改善，此外，这一改善又进一步减少了食物与社会关系相关的行为紊乱。

　　基于这些研究结果，Riva和他的团队开发出一种新的心理治疗方法，即经验认知疗法（experiential cognitive therapy，ECT）。该疗法将改良的VEBIM与CBT和心理教育相结合（表7.1）。自2007年以来，VEBIM已被纳入NeuroVR 2（http：//www.neurovr.org，表7.2），并作为一个基于开源软件免费VR平台（Riva et al. 2007，2009，2011）供大众使用。

表7.1　经验认知疗法的结构（改编自Riva et al. 2004，2006）

第一周	
心理测试（前测）	
心理诊断访谈	初步分组（确定治疗动机及康复计划）
阶段1：VR评估＋身体形象再认（虚拟平衡＋客厅）	进行营养评估
第二、三周	
阶段2：VR饮食控制＋人际关系重构（厨房＋浴室＋卧室）	营养治疗组（2/3疗程）
阶段3：VR身体形象再认（BIVRS）	心理治疗组（1疗程）
阶段4：VR饮食控制（超市）	体育活动
第四、五周	
阶段5：VR身体形象再认＋人际关系重构（健身房）	营养治疗组（2/3疗程）
阶段6：VR饮食控制＋人际关系重构（酒吧）	心理治疗组（1疗程）
阶段7：VR身体形象再认＋人际关系重构（服装店）	体育活动
第六、七周	
阶段8：VR饮食控制＋人际关系重构（餐厅）	营养治疗组（2/3疗程）
阶段9：VR身体形象再认＋人际关系重构（泳池＋餐厅）	心理治疗组（1疗程）
阶段10：VR饮食控制＋身体图像（厨房＋BIVRS＋有9个门的房间）	体育活动
第八周	
—	心理支持（2/3疗程）
—	体育活动
—	最终分组（确定进入门诊阶段的动机）
心理测试（后测）	

表7.2　VR身体形象再认方案（改编自 Riva 2011）

阶段1：访谈	在临床访谈中，患者被要求尽可能详细地重温非自我中心的有关身体形象的负面内容，以及这些内容被创造和（或）强化的情境（如在家里被男朋友取笑），同时引出这段经历对患者的意义
阶段2：VR 场景的开发	临床医生使用免费的 NeuroVR 软件再现了从访谈中确定的场景（如"男朋友曾在那里取笑过我"的教室）（软件地址：http：//www.neurovr2.org）
阶段3：VR 场景中的非自我中心体验	患者被要求以第一人称视角在 VR 场景中重新体验那些事件（患者在场景中看不到自己的身体），表达和讨论他的感受 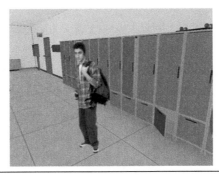 然后，医生会问患者需要做些什么来改变这种感受，使其向积极的方向发展。提问的方式遵循苏格拉底式方法，例如，"你需要做什么才能感觉更好？这件事从旁观者的眼光来看是怎么样的？你有没有作为一个旁观者喜欢做的事？其他人的反应如何？" 如果需要，在这个阶段使用的主要认知技术是反驳。一旦患者形成了扭曲的看法和认知，医生就要开始反驳这些想法和信念。在反驳中，教导患者认识到思维中的错误，并用更适当的看法和解释加以替代。 标签转换：首先让患者尝试找出他用来解释生活情境的消极词汇，如坏、可怕、肥胖、自卑和可恶。然后列出使用这些标签的情境。患者和治疗师用2个或更多的描述性词汇替换每个消极标签。 患者被要求以第三人称的视角在 VR 场景中重新体验那些事件（患者在场景中可以看到自己的身体），通过人工干预使他的虚拟化身平静和安心，并对抗任何负面评价 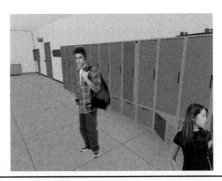

续表

阶段3：VR场景中的非自我中心体验	如果需要，在这个阶段使用的主要认知技巧是替代解释。患者学会停下来，在进入决策阶段之前考虑其他情况下的解释。患者列出一系列问题情境、被诱发的情绪和解释性的信念。治疗师和患者讨论每一种解释，如果可能的话，确定一种客观数据来证实其中一种解释是正确的
	消除疾病信念：治疗师首先帮助来访者列出关于体重和饮食的信念。确定疾病模型对每个信念的影响程度。然后，治疗师会教来访者一种认知/行为方法来解释适应不良的饮食行为，并告诉他们可以从这个认知框架中理解这些行为

　　ECT是一种相对短程（8～12周）、以患者为导向、侧重于个体觉知的心理治疗方法。与CBT类似，ECT使用营养、认知和行为干预来帮助患者识别和改变肥胖与进食障碍的认知维持机制。然而，ECT与基于ALT假设的VR身体形象重塑的典型CBT技术有所不同，它侧重于赋权，并关注与身体和进食相关的负面情绪。目前，Riva及其同事已经发表了部分ECT应用于不同体重相关疾病的案例研究（Riva et al. 2002，2003）和对照研究（Riva et al. 2001，2002，2003，2006）。

　　2001年，Riva及其同事将28名肥胖女性分为两组，以比较CBT和ECT两种心理治疗方法的临床效果。两组受试者均参与了平行的饮食和锻炼程序。结果表明，使用ECT治疗在提高身体满意度、自我效能感、改变动机、减少过度进食和报告焦虑水平方面比CBT更为有效。Riva团队后来的一项研究（Riva et al. 2002）在20名BED患者中也发现了类似的结果。基于ECT的短程干预比CBT能更有效地改善患者的整体心理状态，特别是在提高身体满意度、自我效能感和改变动机方面。然而，在减少暴饮暴食行为频次方面没有发现2种疗法的显著差异。

　　一年后，Riva团队（2003）将36名具有暴饮暴食行为的女性随机分为三组：使用VR-ECT组、CBT组和心理健康教育组。随访6个月，VR-ECT组有77%的受试者停止暴饮暴食行为，而CBT组和心理健康教育组分别有56%和22%的受试者停止暴饮暴食行为。2006年，Riva的研究为ECT治疗肥胖的疗效提供了新证据（Riva et al. 2006），该研究纳入211名肥胖女性（年龄18～50岁，BMI $\geqslant$ 40kg/m^2）。受试者没有任何其他严重的精神疾病，并且在肥胖治疗后至少复发过一次。这些女性被随机分为三组：ECT组、传统CBT组及心理教育组。与之前的研究一样，ECT组患者不仅在减少身体不满意和提高自我效能方面取得了比其他两组更好的结果，而且在随访6个月和12个月时，复发率也更低（Riva et al. 2012）。

　　ECT在这一人群中的使用优势在于，VR暴露期间，患者会多次经历与现实生活相同的、与疾病复发相关的情境。在虚拟环境中，用户可以面对并学会应对这种情况，这不仅改善了患者错误的体象感知，同时增加了患者的自我效能感。

在进一步研究中，Cesa团队（2013）在一项对照研究中比较了90名确诊BED的肥胖女性（BMI > 40kg/m²）转诊至肥胖康复中心后的结果。和既往研究设计相同，她们被随机分配至ECT组、传统CBT组及心理健康教育组。在治疗前、住院后及随访1年时，通过自我报告问卷评估患者的体重、上一个月暴饮暴食的次数和身体满意度。结果表明，随访1年，只有ECT组的患者能有效地减轻体重，而对照组受试者体重甚至持续增长，增长的量级大概是住院期间减掉的重量。在住院治疗期间，3组暴饮暴食行为发生率降至0。但随访1年，所有3组患者均再次出现暴饮暴食行为。然而，心理健康教育组暴饮暴食行为次数显著回升，而ECT组和CBT组每月暴饮暴食率均成功地控制在较低水平。在最后一项研究（Gutiérrez-Maldonado et al. 2016b）中，研究者将163名病态肥胖女性住院患者（BMI > 40kg/m²）随机分配到3个治疗条件中：标准治疗条件（standard behavioral inpatient program，SBP）、SBP+CBT条件和ECT条件。在住院开始与结束时，分别测量患者的体重、饮食行为和身体不适程度，并在1年的随访中对体重进行重复测量。结果显示，出院时，患者所有指标均有显著改善，且在不同条件下没有发现明显差异。然而，优势比指标显示，与SBP组患者相比，ECT患者在随访1年中体重维持或体重减轻的可能性更大（48%vs.11%，P=0.004），而CBT患者在较小程度上能够维持体重或体重减轻（48%vs.29%，P=0.08）。事实上，在随访1年中，只有ECT对进一步的体重减轻是有效的。相反，只接受SBP治疗的患者，在随访1年期间恢复了他们曾减掉的大部分体重。研究结果支持这一假设，即解决固化身体负面记忆的VR程序可能增强了标准CBT的长期疗效。

Perpiñá团队（1999）开发了另一种治疗进食障碍的应用程序，并在临床样本（AN和BN患者）中使用对照研究进行测试。为此，研究者结合了3种治疗部分。

❖ 对Cash（1996）和Rosen（1997）关于体象障碍的治疗方案进行更改，包括心理教育、暴露、安全行为干预、认知重建和与身体相关的自尊。这项认知行为计划是小组会议制订的，每周8次，每次3小时。

❖ VR部分，与体象障碍治疗同时进行，每周6次，每次1小时的单独治疗。

❖ 放松部分，与体象障碍治疗同时开展，每周6次，每次1小时的单独治疗，增加最后这一部分是为了平衡两种情况下的治疗时间，使所有患者接受相同时间的治疗。

18名确诊进食障碍（AN或BN）的门诊患者被随机分为2组：VR组（CBT+VR）和体象障碍标准治疗组（CBT+放松）。最终有13名患者完成了治疗，所有患者的症状都有显著改善。然而，那些接受VR治疗的患者在特定的身体意象方面表现出更大的改善（在社交场合对身体的满意度最高，对身体的担忧和消极态度更少，对体重的恐惧更少，对达到健康体重的恐惧也更少）。还应注意的是，VR组的脱落率较低，这表明该方法对治疗的积极性和依从性更高。

这些结果表明，与单独的标准化体象障碍治疗相比，添加VR技术能够使患者得到更多的临床受益。基于此，研究者在第二项研究中为标准治疗组的患者增加了VR干预程序。该研究样本包括12名患者（7名AN患者和5名BN患者）。结果表明，完成治疗后所取得的临床效果在12个月后维持不变，甚至还有所增加（Perpiñá et al. 2004）。该研究者在另一项个案研究（Perpiñá et al. 2001）中也报告了进食障碍患者在1年随访时症状改善情况得以维持。Salorio del Moral及其同事（2004）发表了另一项个案研究，他们根据Perpiñá团队开发的治疗方案，对AN患者实施了10个疗程的干预。结果显示，接受治疗的受试者身体不满程度显著降低，认知能力显著提高，完美主义减少，禁欲主义倾向消失。此外，在为期1年的随访中，患者没有表现出变瘦的欲望，有更高的身体满意度和更少的人际不信任感，并且不存在完美主义、禁欲主义和社会不安全感。

在进一步的研究中，Marco团队（2013）将这种VR体象障碍的干预方案与饮食障碍的CBT方案相结合，并在34名进食障碍患者中将其与单独的CBT方案进行比较。结果显示，接受VR治疗的患者比未接受VR治疗的患者改善更多。此外，在治疗后和1年随访时，这种效果改善均得到维持。

Perpiñá及其同事（2001）对小样本进食障碍患者（5名患有BN，4名患有BE）开展研究，旨在分析虚拟环境用于评估和治疗暴饮暴食发作的临床价值。受试者沉浸在虚拟厨房的情境中，他们能在其中找到被禁止食用（高热量食物）和允许食用（低热量食物）的食物。随后，研究者要求受试者模拟食用那些被禁止食用的虚拟食物（通常是比萨）。当受试者执行该任务时，他们需要说出即刻的口味和感觉。结果表明，虚拟环境能够激发暴饮暴食行为中的不良特征。首先，一旦受试者吃了被禁止食用的食物，他们会报告焦虑、过度进食冲动和内疚感（程度从中度到极度）。此外，所有患者都表示，他们在虚拟情境中体验到了强烈的现实感。在VR暴露过程引入食物气味刺激会导致所有测量值增加，这表明增强现实技术对于帮助受试者沉浸在虚拟情境中进一步提升其沉浸感是有帮助的。需要注意的是，VR技术不仅可以重构情境，还可以帮助患者应对恐惧。

VR技术也被用于提高肥胖者对体育活动的坚持性。在一项研究中，Ruiz及其同事（2012）让30名超重和肥胖受试者暴露于3个版本的三维虚拟场景干预程序中，以促进身体锻炼。3个版本的三维虚拟场景分别为：①自己锻炼的虚拟情境；②他人锻炼的虚拟情境；③控制情境。结果表明，只有暴露于自己锻炼的虚拟情境中的受试者，在干预后能显著提高身体活动水平。

（二）虚拟现实技术在与暴饮暴食相关疾病治疗中的应用

CBT 被推荐为 BN 和 BED 的首选治疗方法（Wilson et al. 2007），并在美国国家精神健康协会（National Institute of Mental Health 2004）的综述中获得最高等级的循证证据。然而，事实是一大部分 BN 和 BED 患者在治疗结束时依然无法从 CBT 中受益，且长期疗效趋于减弱（Amianto et al. 2015；Berkman et al. 2007；Lampard and Sharbanee 2015；Wilson et al. 2010）。因此，在一线治疗手段（如 CBT）无法起效的情况下，临床推荐增加二线治疗手段（Wilson et al. 2007）。尽管有部分证据表明，经 CBT 治疗后依然残留暴饮暴食行为的 BN 和 BED 患者也能在一定程度上从 CBT 的附加治疗中受益，特别是针对治疗开始前初始治疗目标所专注的特定问题（Eldredge et al. 1997）。但同样有学者认为，针对反应不佳相关特征的二线干预方案可能是更好的治疗选择手段（Dakanalis et al. 2016；Dakanalis et al. 2017；Halmi 2013）。

根据这一临床现状，Gutiérrez-Maldonado 及其同事创建了一种基于 VR 线索暴露的新治疗方法（Ferrer-Garcia et al. 2017a，2017b；Gutiérrez-Maldonado et al. 2016a，2016b；Pla-Sanjuanelo et al. 2007）。这一方法的新颖方面在于增加了 VR 线索暴露程序。在先前的研究中，该方法已被证明在治疗与暴食相关的饮食障碍中具有临床效果（Gutiérrez-Maldonado et al. 2013；Koskina et al. 2013）。VR 线索暴露程序旨在通过提高线索暴露疗法（cue exposure therapy，CET）的生态效度来提高疗效，同时降低与暴露真实线索（即食物）相关的研究开展的困难程度。

CET 的基本理论源于经典条件反射理论。在该理论中，食物的摄入被视为非条件刺激，与此动作相关的所有刺激（如美味食物的存在、情绪状态、食物的气味）均被视为条件刺激。一旦条件建立，条件刺激（如糖果）的出现会引发个体的生理反应（对食物的渴求），进而引发暴食行为（Jansen et al. 1989；Jansen 1998）。CET 的主要目的是通过打破条件刺激物和食物渴求之间的连接来消除对食物的渴求。Toro 和 Martínez-Mallén（Martínez-Mallén et al. 2007；Toro et al. 2003）提出了对 CET 原理的另一种看法。他们认为焦虑、压力和消极情绪与暴食行为密切相关。在疾病发作时，过量摄入食物会产生焦虑、羞愧和内疚感。随着时间推移，暴露于与暴食相关的线索刺激条件中，会使 BN 和 BED 患者产生预期焦虑，正是这种焦虑导致了"暴食性饥饿"（Martínez-Mallén et al. 2007）。这两种观点并非相互排斥，事实上，BN 和 BED 患者经常报告有与高度焦虑和消极情绪相关的食物渴求欲望（Pla-Sanjuanelo et al. 2015）。正如 Martínez-Mallén 团队（2007）所指出的，在存在与暴食相关的线索刺激时，焦虑和食物渴求是同时发生的。

尽管 CET 被认为是 BN 和 BED 的有效干预手段，尤其是在 CBT 没有取得良好效果的情况下，然而，它却被提议作为二线治疗手段（Koskina et al. 2013）。受训人员的数量及培训 CET 所需要的时间阻碍了该疗法在临床中的推广与实施（Koskina et al. 2013）。为进一步解决这一临床困难，Gutiérrez-Maldonado 提议在 CET 中使用基于 VR 技术的暴露程序。VR 暴露治疗有以下优势：第一，即使在治疗师办公室进行暴露，VR 环境也能保持良好的生态效度，因此很容易推广到真实情境中；第二，VR 暴露允许治疗师控制情境的所有参数，并使暴露情境适应每个患者在每个治疗阶段的具体需求；第三，使用 VR 情境，患者不仅可以接触到特定刺激，还可以接触到与问题相关的线索刺激。

Gutiérrez-Maldonado 及其同事发现，在一个非临床样本的研究中，暴露于包含特定刺激（如高热量食物）和背景线索（如厨房）的 VR 环境中，受试者会显著减少对食物的渴望和焦虑（Gutiérrez-Maldonado et al. 2016a，2016b；Pla-Sanjuanelo et al. 2016）。同样，一项案例研究表明，在一名最初对 CBT 无效的 BN 患者中，6 次基于 VR 技术的 CET 足以消除其暴食发作的频次和相关的催吐催泄行为（Pla-Sanjuanelo et al. 2016）。

基于上述结果，研究者在 3 个欧洲城市的不同医院（5 个中心）进行了一项多中心随机平行研究，以验证在 18 岁以上 BN 和 BED 耐药患者中，经结构化 CBT 治疗之后，额外增加 6 次 VR-CET 这种二线治疗干预方式是否优于额外增加 6 次 A-CBT 的临床干预效果（https://clinicaltrials.gov/ct2/show/NCT02237300）。排除标准为伴有自杀意念和严重精神障碍（精神病或痴呆）的患者。64 名患者（35 名 BN 和 29 名 BED）被随机分为 2 组，包括 VR-CET 组和 A-CBT 组。在开始附加治疗前和治疗结束后，评估患者暴饮暴食行为和催吐催泄行为的频率、变瘦的欲望、贪食症状、身体不满、食物渴望和焦虑。

尽管两组患者的症状都有所改善，但在附加治疗结束时，VR-CET 组中的暴食发作消退患者的比例明显优于 A-CBT 组。VR-CET 治疗组 17/32（53%）的患者症状消退，而 A-CBT 治疗组仅有 8/32（25%）的患者症状消退（N=32）（c^2=5.32，P=0.02）。在 BN 患者中，附加治疗结束时，VR-CET 组的患者催吐催泄频次的百分比也优于 A-CBT 组（75% vs.31%，c^2=6.56，P=0.02）。与这些结果类似，尽管在随机化/预测试阶段，各组之间没有显著差异，但相比 A-CBT 组，VR-CET 组患者在附加治疗结束后具有更低的临床医生评定的暴食和催吐催泄频率，以及在发生无法控制的暴食行为方面具有更低的自我报告倾向 [通过进食障碍清单（eating disorder inventory 3，IEDI-3）中的贪食症定量分量表进行评估]，并在随后 6 个月的随访中维持了良好的效果。因此，研究者认为 VR-CET 相较于 A-CBT 具有明显的临床优势。本书为读者提供了该软件应用的免费下载地址：http：//www.ub.edu/vrpsylab/foodcraving，欢迎读者进行进一步了解。

四、结　论

在过去10年中，VR技术特别适合用于体重相关疾病的研究、评估与治疗（Riva 2017；Riva et al. 2016a，2016b；Wiederhold et al. 2016）。鉴于目前已发表的研究结果，可以综合得出若干结论（Gutiérrez-Maldonado et al. 2016a，2016b）。即使人们已经认识到，该领域在过去缺乏方法论上强而有力的研究支持，但现在情况已然不同。3项不同的RCT（Cesa et al. 2013；G.M. Manzoni et al. 2016；Marco et al. 2013）在1年的随访中表明，VR比该领域的金标准，即CBT具有更高的疗效。

此外，本章还概述了VR技术在与体重相关疾病研究中的潜力。目前VR技术可用于评估临床和亚临床受试者的体象障碍、情绪反应和社会比较能力。

第一，VR技术可以用来提高我们对体象感知的认识。例如，不同的研究探索了体象感知中的认知扭曲和身体不满是否会因情境变化而改变。

第二，VR技术可以用来评估食物接触时产生的情绪反应。事实上，真正的食物和VR食物在进食障碍患者中会产生类似的情绪反应——焦虑、食物渴求、过度进食冲动和内疚感。这种反应比食物照片产生的反应更强烈。

总之，VR技术是研究、评估和治疗体重相关疾病的有力工具。然而，未来的研究和临床实践仍然需要进一步将VR技术转化为研究者和临床医生的实用工具。

（何　潇　赵文涛　徐　勇　译）

参 考 文 献

Aimé, A., Cotton, K., & Bouchard, S. (2009). Reactivity to virtual reality immersions in a subclinical sample of women concerned with their weight and shape. *Journal of Cybertherapy and Rehabilitation, 2*, 111–120.

Amianto, F., Ottone, L., Abbate Daga, G., & Fassino, S. (2015). Binge-eating disorder diagnosis and treatment: A recap in front of DSM-5. *BMC Psychiatry, 15*, 70–76.

Baars, B. (1988). *A cognitive theory of consciousness*. New York: Cambridge University Press.

Berkman, N. D., Lohr, K. N., & Bulik, C. M. (2007). Outcomes of eating disorders. A systematic review of the literature. *International Journal of Eating Disorder, 40*, 293–309.

Blechert, J., Ansorge, U., Beckmann, S., & Tuschen-Caffier, B. (2011). The undue influence of shape and weight on self-evaluation in anorexia nervosa, bulimia nervosa and restrained eaters: a combined ERP and behavioral study. *Psychological Medicine, 41*(1), 185–194. https://doi.org/10.1017/S0033291710000395.

Butters, J. W., & Cash, T. F. (1987). Cognitive-behavioural treatment of women's body-image dissatisfaction. *Journal of Consulting and Clinical Psychology, 55*, 889–897.

Calogero, R. M. (2012). Objectification theory, self-objectification, and body image. In T. F. Cash (Ed.), *Encyclopedia of body image and human appearance* (Vol. 2, pp. 574–580). San Diego: Academic.

Calogero, R. M., Tantleff-Dunn, S., & Thompson, J. K. (2010). *Self-Objectification in women:*

causes, consequences, and counteractions. Washington, DC: American Psychological Association.

Cash, T. F. (1996). The treatment of body image disturbances. In J. K. Thompson (Ed.), *Body image, eating disorders and obesity* (pp. 83–107). Washington, DC: APA – American Psychological Association.

Cash, T. F., & Pruzinski, T. (Eds.). (2004). *Body image: A handbook of theory, reasearch & clinical practice*. New York: The Guilford Press.

Cash, T. F., Fleming, E. C., Alindogan, J., Steadman, L., & Whitehead, A. (2002). Beyond body image as a trait: The development and validation of the Body Image States Scale. *Eating Disorders: The Journal of Treatment & Prevention, 10*, 103–113.

Cesa, G. L., Manzoni, G. M., Bacchetta, M., Castelnuovo, G., Conti, S., Gaggioli, A., Mantovani, F., Molinari, E., Cardenas-Lopez, G., & Riva, G. (2013). Virtual reality for enhancing the cognitive behavioral treatment of obesity with binge eating disorder: Randomized controlled study with one-year follow-up. *Journal of Medical Internet Research, 15*(6), e113. https://doi.org/10.2196/jmir.2441.

Dakanalis, A., & Riva, G. (2013). Mass media, body image and eating disturbances: The underline mechanism through the lens of the objectification theory. In J. Latzer, J. Merrick, & D. Stein (Eds.), *Body image: Gender differences, sociocultural influences and health implication* (pp. 217–236). New York: Nova Science.

Dakanalis, A., Di Mattei, V. E., Bagliacca, E. P., Prunas, A., Sarno, L., Riva, G., & Zanetti, M. A. (2012). Disordered eating behaviors among Italian men: Objectifying media and sexual orientation differences. *Eating Disorders,20*(5), 356–367. https://doi.org/10.1080/10640266.2012.715514.

Dakanalis, A., Clerici, M., Di Mattei, V. E., Caslini, M., Favagrossa, L., Bagliacca, E. P., et al. (2013a). Internalization of sociocultural standards of beauty and eating disordered behaviours: The role of body surveillance, shame, and social anxiety. *Journal of Psychopatology, 20*, 33–37.

Dakanalis, A., Zanetti, M. A., Riva, G., & Clerici, M. (2013b). Psychosocial moderators of the relationship between body dissatisfaction and symptoms of eating disorders: A look at a sample of young Italian women. *European Review of Applied Psychology-Revue/Europeenne De Psychologie Appliquee, 63*(5), 323–334. https://doi.org/10.1016/j.erap.2013.08.001.

Dakanalis, A., Gaudio, S., Serino, S., Clerici, M., Carrà, G., & Riva, G. (2016). Body-image distortion in anorexia nervosa. *Nature Reviews Disease Primers, 2*, 16026. https://doi.org/10.1038/nrdp.2016.26.

Dakanalis, A., Colmegna, F., Riva, G., & Clerici, M. (2017). Validity and utility of the DSM-5 severity specifier for binge eating disorder. *International Journal of Eating Disorders, 50*(8), 917–923. https://doi.org/10.1002/eat.22696.

Dakanalis, A., Carrà, G., Calogero, R., Fida, R., Clerici, M., Zanetti, M. A., & Riva, G. (2015). The developmental effects of media-ideal internalization and self-objectification processes on adolescents' negative body-feelings, dietary restraint, and binge eating. *European Child & Adolescent Psychiatry, 24*(8), 997–1010.

Dakanalis, A., Clerici, M., Bartoli, F., Caslini, M., Crocamo, C., Riva, G., & Carrà, G. (2017). Risk and maintenance factors for young women's DSM-5 eating disorders. *Archives of women's mental health, 20*(6), 721–731.

Eldredge, K. L., Agras, W. S., Arnow, B., Telch, C. F., Bell, S., Castonguay, L., & Marnell, M. (1997). The effects of extending cognitive-behavioral therapy for binge eating disorder among initial treatment nonresponders. *International Journal of Eating Disorders, 21*(4), 347–352.

Etu, S. F., & Gray, J. J. (2010). A preliminary investigation of the relationship between induced rumination and state body image dissatisfaction and anxiety. *Body Image, 7*, 82–85.

Ferrer-Garcia, M., & Gutierrez-Maldonado, J. (2012). The use of virtual reality in the study, assessment, and treatment of body image in eating disorders and nonclinical samples: A review of the literature. *Body Image, 9*(1), 1–11. doi: S1740–1445(11)00140–9 [pii].

Ferrer-Garcia, M., Gutiérrez-Maldonado, J., Caqueo-Urízar, A., & Moreno, E. (2009). The validity of virtual environments for eliciting emotional responses in patients with eating disorders and in controls. *Behavior Modification, 3*, 830–854.

Ferrer-Garcia, M., Gutierrez-Maldonado, J., & Pla, J. (2013a). Cue-elicited anxiety and craving for food using virtual reality scenarios. *Studies of Health Technology and Informatics, 191*, 105–109.

Ferrer-Garcia, M., Gutiérrez-Maldonado, J., & Riva, G. (2013b). Virtual reality based treatments in eating disorders and obesity: A review. *Journal of Contemporary Psychology, 43*(4), 207–221. https://doi.org/10.1007/s10879-013-9240-1.

Ferrer-Garcia, M., Gutiérrez-Maldonado, J., Pla-Sanjuanelo, J., Vilalta-Abella, F., Andreu-Gracia, A., Dakanalis, A., Fernandez-Aranda, F., Fusté-Escolano, A., Ribas-Sabaté, J., Riva, G., Saldaña, C., & Sánchez, I. (2015a). External eating as a predictor of cue-reactivity to food-related virtual environments. *Studies in Health Technology and Informatics, 13*(219), 117–122.

Ferrer-Garcia, M., Gutiérrez-Maldonado, J., Treasure, J., & Vilalta-Abella, F. (2015b). Craving for food in virtual reality scenarios in non-clinical sample: Analysis of its relationship with body mass index and eating disorder symptoms. *European Eating Disorders Review, 23*(5), 371–378.

Ferrer-Garcia, M., Gutiérrez-Maldonado, J., Pla-Sanjuanelo, J., Vilalta-Abella, F., Riva, G., Clerici, M., et al. (2017a). A randomised controlled comparison of second-level treatment approaches for treatment-resistant adults with bulimia nervosa and binge-eating disorder: assessing the benefits of virtual reality cue exposure therapy. *European Eating Disorders Review., 25*(6), 479–490. https://doi.org/10.1002/erv.2538. Epub ahead of print.

Ferrer-Garcia, M., Pla-Sanjuanelo, J., Dakanalis, A., Vilalta-Abella, F., Riva, G., Fernández-Aranda, F., et al. (2017b). Eating behavior style predicts craving and anxiety experienced in food-related virtual environments by patients with eating disorders and healthy controls. *Appetite, 117*, 284–293.

Fett, A. K., Lattimore, P., Roefs, A., Geschwind, N., & Jansen, A. (2009). Food cue exposure and body image satisfaction: The moderating role of BMI and dietary restraint. *Body Image, 6*, 14–18.

Fitzsimmons, E. E., & Bardone-Cone, A. M. (2011). Downward spirals of body surveillance and weight/shape concern among African American and Caucasian college women. *Body Image, 8*(3), 216–223. https://doi.org/10.1016/J.Bodyim.2011.04.003.

Fredrickson, B. L., & Roberts, T. (1997). Objectification theory: Toward understanding women's lived experiences and mental health risks. *Psychology of women quarterly, 21*, 173–206.

Gaudio, S., & Riva, G. (2013). Body image disturbances in Anorexia: The link between functional connectivity alterations and reference frames. *Biological Psychiatry, 73*(9), e25–e26. https://doi.org/10.1016/j.biopsych.2012.08.028.

Goldfein, J. A., Walsh, B. T., & Midlarsky, E. (2000). Influence of shape and weight on self-evaluation in bulimia nervosa. *International Journal of Eating Disorders, 27*(4), 435–445. https://doi.org/10.1002/(Sici)1098-108x(200005)27:4<435::Aid-Eat8>3.0.Co;2–2.

Gorini, A., Griez, E., Petrova, A., & Riva, G. (2010). Assessment of emotional responses produced to real food, virtual food and photographs of food in patients affected by eating disorders. *Annals of General Psychiatry, 9*, 30.

Guitard, T., Aimé, M., Bouchard, S., Loranger, C., & Cotton, K. (2011). Body dissatisfaction: eliciting emotions by social comparison in a virtual bar. *Journal of CyberTherapy and Rehabilitation, 4*(2), 295–297.

Gutiérrez-Maldonado, J., Ferrer-Garcia, M., Caqueo-Urízar, A., & Letosa-Porta, A. (2006). Assessment of emotional reactivity produced by exposure to virtual environments in patients with eating disorders. *CyberPsychology & Behavior, 9*(5), 507–513.

Gutiérrez-Maldonado, J., Ferrer-Garcia, M., Caqueo-Urízar, A., & Moreno, E. (2010). Body image in eating disorders: The influence of exposure to virtual environments. *CyberPsychology & Behavior, 13*, 521–531.

Gutiérrez-Maldonado, J., Ferrer-Garcia, M., & Riva, G. (2013). VR cue-exposure treatment for bulimia nervosa. *Studies in Health Technology and Informatics, 191*, 21–25.

Gutiérrez-Maldonado, J., Pla-Sanjuanelo, J., & Ferrer-Garcia, M. (2016a). Cue-exposure software for the treatment of bulimia nervosa and binge eating disorder. *Psicothema, 28*(4), 363–369.

Gutiérrez-Maldonado, J., Wiederhold, B. K., & Riva, G. (2016b). Future directions: How virtual reality can further improve the assessment and treatment of eating disorders and obesity. *Cyberpsychology, Behavior & Social Networking, 19*(2), 148–153.

Haines, J., & Neumark-Sztainer, D. (2006). Prevention of obesity and eating disorders: A consideration of shared risk factors. *Health Education Research, 21*(6), 770–782.

Halmi. (2013). Perplexities of treatment resistance in eating disorders. *BCM Psychiatry, 13*, 292. http://www.biomedcentral.com/1471-244X/13/292.

Head, H. (1926). *Aphasia and kindred disorders of speech*. Cambridge: Cambridge University Press.

Jansen, A. (1998). A learning model of binge eating: Cue reactivity and cue exposure. *Behaviour Reasearch and Therapy, 36*, 257–272.

Jansen, A., Van Den Hout, M. A., De Loof, C., Zandbergen, J., & Griez, E. (1989). A case of bulimia successfully treated by cue exposure. *Journal of Behavior Therapy and Experimental Psychiatry, 20*(4), 327–332. https://doi.org/10.1016/0005-7916(89)90064-5.

Johnston, J. M. (2004). Eating disorders and childhood obesity: Who are the real gluttons? *MAJ, 171*(12), 1459–1460. https://doi.org/10.1503/cmaj.1041111.

Keizer, A., van Elburg, A., Helms, R., & Dijkerman, H. C. (2016). A virtual reality full body illusion improves body image disturbance in Anorexia Nervosa. *PLoS One, 11*(10), e0163921. https://doi.org/10.1371/journal.pone.0163921.

Kim, D. S. (2009). Body image dissatisfaction as an important contributor to suicidal ideation in Korean adolescents: Gender difference and mediation of parent and peer relationships. *Journal of Psychosomatic Research, 66*(4), 297–303. https://doi.org/10.1016/j.jpsychores.2008.08.005.

Koskina, A., Campbell, I. C., & Schmidt, U. (2013). Exposure therapy in eating disorders revisited. *Neuroscience & Biobehavioral Reviews, 37*(2), 193–208. https://doi.org/10.1016/j.neubiorev.2012.11.010.

Kostanski, M., & Gullone, E. (1999). Dieting and body image in the child's world: Conceptualization and behavior. *The Journal of Genetic Psychology, 160*(4), 488–499. https://doi.org/10.1080/00221329909595561.

Lampard, A. M., & Sharbanee, J. M. (2015). The cognitive-behavioural theory and treatment of bulimia nervosa: An examination of treatment mechanisms and future directions. *Australian Psychologist, 50*, 6–13.

Lattimore, P., & Hutchinson, R. (2010). Perceived calorie intake and state body-image satisfaction in women attempting weight loss: A preliminary investigation. *Body Image, 7*, 15–21.

Ledoux, T., Nguyen, A. S., Bakos-Block, C., & Bordnick, P. (2013). Using virtual reality to study food cravings. *Appetite, 71*, 396–402. https://doi.org/10.1016/j.appet.2013.09.006.

Lee, S. (1995). Weight phobia versus fat phobia in anorexia nervosa. *Transcultural Psychiatric Research Review, 32*, 439–440.

Makinen, M., Puukko-Viertomies, L. R., Lindberg, N., Siimes, M. A., & Aalberg, V. (2012). Body dissatisfaction and body mass in girls and boys transitioning from early to mid-adolescence: Additional role of self-esteem and eating habits. *BMC psychiatry, 12*, 35. https://doi.org/10.1186/1471-244X-12-35.

Manzoni, G. M., Cesa, G. L., Bacchetta, M., Castelnuovo, G., Conti, S., Gaggioli, A., et al. (2016). Virtual reality-enhanced cognitive-behavioral therapy for morbid obesity: A randomized controlled study with 1 year follow-up. *Cyberpsychology, Behavior, and Social Networking, 19*(2), 134–140. https://doi.org/10.1089/cyber.2015.0208.

Marco, J. H., Perpina, C., & Botella, C. (2013). Effectiveness of cognitive behavioral therapy supported by virtual reality in the treatment of body image in eating disorders: One-year follow-up. *Psychiatry Research, 209*(3), 619–625. https://doi.org/10.1016/j.psychres.2013.02.023.

Martínez-Mallén, E., Castro-Fornieles, J., Lázaro, L., Moreno, E., Morer, A., Font, E., et al. (2007). Cue exposure in the treatment of resistant adolescent bulimia nervosa. *International Journal of Eating Disorders, 40*(7), 596–601. https://doi.org/10.1002/eat.20423.

Menzel, J. E., Schaefer, L. M., Burke, N. L., Mayhew, L. L., Brannick, M. T., & Thompson, J. K. (2010). Appearance-related teasing, body dissatisfaction, and disordered eating: A meta-analysis. *Body Image, 7*(4), 261–270. https://doi.org/10.1016/j.bodyim.2010.05.004.

Monro, F. J., & Huon, G. F. (2006). Media-portrayed idealized images, self-objectification, and eating behavior. *Eating Behaviors, 7*(4), 375–383. https://doi.org/10.1016/j.eatbeh.2005.12.003.

Myers, P. N., & Biocca, F. A. (1992). The elastic body image: The effect of television advertisement and programming on body image distortions in young women. *Journal of Communication, 42*, 108–133.

National Institute for Clinical Excellence. (2004). *Eating disorders: Core interventions in the treatment and management of anorexia nervosa, bulimia nervosa, related eating disorders* (NICE Clinical Guideline No. 9). London, England: Author.

Neumark-Sztainer, D. (2009). Preventing obesity and eating disorders in adolescents: What can health care providers do. *Journal of Adolescent Health, 44*(3), 206–213. doi: S1054-139X(08)00663-0 [pii]10.1016/j.jadohealth.2008.11.005.

Neumark-Sztainer, D., Wall, M., Guo, J., Story, M., Haines, J., & Eisenberg, M. (2006). Obesity, disordered eating, and eating disorders in a longitudinal study of adolescents: How do dieters fare 5 years later. *Journal of the American Dietetic Association, 106*(4), 559–568. S0002–8223(06)00004-6 [pii]. https://doi.org/10.1016/j.jada.2006.01.003.

Ogden, C. L., Carroll, M. D., & Flegal, K. M. (2008). High body mass index for age among US children and adolescents, 2003–2006. *Jama-Journal of the American Medical Association, 299*(20), 2401–2405. https://doi.org/10.1001/Jama.299.20.2401.

Pérez, B., Gutiérrez-Maldonado, J., & Ferrer-Garcia, M. (2004). Cuestionario de Depresión Barcelona: evaluación del curso de la depresión. In *VII European conference on psychological assessment*. Spain., April: Málaga.

Perpiñá, C., Botella, C., Baños, R. M., Marco, H., Alcañiz, M., & Quero, S. (1999). Body image and virtual reality in eating disorders: Is exposure to virtual reality more effective than the classical body image treatment? *CyberPsychology and Behavior, 2*, 149–159.

Perpiñá, C., Botella, C., & Baños, R. M. (2000). *Imagen corporal en los trastornos alimentarios. evaluación y tratamiento mediante realidad virtual*. Valencia: Promolibro.

Perpiñá, C., Baños, R., Botella, C., & Marco, J. H. (2001). Virtual reality as a therapy tool: A case study on body image alteration disorders. *Revista Argentina de Clínica Psicológica, 10*, 227–241.

Perpiñá, C., Marco, J. H., Botella, C., & Baños, R. (2004). Tratamiento de la imagen corporal en los trastornos alimentarios mediante tratamiento cognitivo-comportamental apoyado con realidad virtual: resultados al año de seguimiento. *Psicología Conductual: Revista Internacional de Psicología Clínica y de la Salud, 12*, 519–537.

Perpiñá, C., Roncero, M., Fernández-Aranda, F., Jiménez-Murcia, S., Forcano, L., & Sánchez, I. (2013). Clinical validation of a virtual environment for normalizing eating patterns in eating disorders. *Comprehensive Psychiatry, 54*(6), 680–686.

Pinto-Gouveia, J., & Matos, M. (2011). Can shame memories become a key to identity? The centrality of shame memories predicts psychopathology. *Applied Cognitive Psychology, 25*, 281–290. https://doi.org/10.1002/acp.1689.

Pla-Sanjuanelo, J., Ferrer-Garcia, M., Gutierrez-Maldonado, J., Riva, G., Andreu-Gracia, A., Dakanalis, A., et al. (2015). Identifying specific cues and contexts related to bingeing behavior for the development of effective virtual environments. *Appetite, 87*, 81–89. https://doi.

org/10.1016/j.appet.2014.12.098.

Pla-Sanjuanelo, J., Ferrer-Garcia, M., Vilalta-Abella, F., Gutierrez-Maldonado, J., Andreu-Gracia, A., Dakanalis, A., Escandón-Nagel, N., Fernandez-Aranda, F., Gomez-Tricio, O., Ribas-Sabaté, J., Riva, G., Sánchez, T., & Tena, V. (2016). Using virtual reality for cue-exposure therapy in a case of bulimia nervosa. In *Annual review of CyberTherapy and telemedicine: A decade of virtual reality* (Vol. 14, pp. 155–160).

Pla-Sanjuanelo, J., Ferrer-Garcia, M., Vilalta-Abella, F., Riva, G., Dakanalis, A., Ribas-Sabaté, J., et al. (2017). Testing virtual reality-based cue-exposure software: Which cue-elicited responses best discriminate between patients with eating disorders and healthy controls? *Eating and Weight Disorders-Studies on Anorexia Bulimia and Obesity*. https://doi.org/10.1007/s40519-017-0419-4. Epub ahead of print.

Riva, G. (1998a). Virtual reality in psychological assessment: The body image virtual reality scale. *CyberPsychology and Behavior, 1*, 37–44.

Riva, G. (1998b). Modifications of body-image induced by virtual reality. *Perceptual and Motor Skills, 86*, 163–170.

Riva, G. (1998c). Virtual environment for body image modification: Virtual reality system for treatment of body image disturbances. *Computers in Human Behavior, 14*, 477–490.

Riva, G. (2003). Virtual environments in clinical psychology. *Psychotherapy: Theory, Research, Practice and Training, 40*, 68–76.

Riva, G. (2005). Virtual reality in psychotherapy: Review. *Cyberpsychology & Behavior, 8*(3), 220–230. discussion 231-240.

Riva, G. (2007). Virtual Body, real pain: The allocentric lock hypothesis. In M. Zampini & F. Pavani (Eds.), *Body representation workshop* (pp. online: http://www.cimec.unitn.it/events/brw/Poster/107_abs_GIUSEPPE_RIVA.pdf). Rovereto: Università degli Studi di Trento.

Riva, G. (2011). The key to unlocking the virtual body: Virtual reality in the treatment of obesity and eating disorders. *Journal of Diabetes Science and Technology, 5*(2), 283–292.

Riva, G. (2012). Neuroscience and eating disorders: The allocentric lock hypothesis. *Medical Hypotheses, 78*, 254–257. S0306-9877(11)00566-4 [pii] 10.1016/j.mehy.2011.10.039.

Riva, G. (2014). Out of my real body: Cognitive neuroscience meets eating disorders. *Frontiers in Human Neuroscience, 8*, 236. https://doi.org/10.3389/fnhum.2014.00236.

Riva, G. (2017). Letter to the editor: Virtual reality in the treatment of eating and weight disorders. *Psychological Medicine, 47*(14), 2567–2568. https://doi.org/10.1017/S0033291717001441.

Riva, G. (2018). The neuroscience of body memory: From the self through the space to the others. *Cortex, 104*, 241–260.

Riva, G., & Gaudio, S. (2012). Allocentric lock in anorexia nervosa: New evidences from neuroimaging studies. *Medical Hypotheses, 79*(1), 113–117. https://doi.org/10.1016/j.mehy.2012.03.036.

Riva, G., & Gaudio, S. (2018). Locked to a wrong body: eating disorders as the outcome of a primary disturbance in multisensory body integration. *Consciousness and cognition, 59*, 57–59.

Riva, G., & Melis. (1997a). Virtual reality for the treatment of body image disturbances. In G. Riva (Ed.), *Virtual reality in neuro-psycho-physiology: Cognitive, clinical and methodological issues in the assessment and rehabilitation* (pp. 95–111). Amsterdam: IOS Press.

Riva, G., & Melis. (1997b). Virtual reality for the treatment of body image disturbances. *Studies in Health Technology and Informatics, 44*, 95–111.

Riva, G., Melis, L., & Bolzoni, M. (1997). Treating body image disturbances. *Communications of the ACM, 40*, 69–71.

Riva, G., Bacchetta, M., Baruffi, M., Rinaldi, S., & Molinari, E. (1998a). Experiential cognitive therapy: A VR based approach for the assessment and treatment of eating disorders. In G. Riva, B. K. Wiederhold, et al. (Eds.), *Virtual environments in clinical psychology and neuroscience: Method and techniques in advanced patient-therapist interaction* (pp. 120–135). Amsterdam:

IOS Press.

Riva, G., Bacchetta, M., Baruffi, M., Rinaldi, S., & Molinari, E. (1998b). Experiential cognitive therapy in anorexia nervosa. *Eating and Weight Disorders, 3*, 141–150.

Riva, G., Bacchetta, M., Baruffi, M., Defrance, C., Gatti, F., Galimberti, C., et al. (1999). VREPAR 2: VR in eating disorders. *Cyberpsychology & Behavior, 2*, 77–79.

Riva, G., Bacchetta, M., Baruffi, M., Cirillo, G., & Molinari, E. (2000a). Virtual reality environment for body image modification: A multidimensional therapy for the treatment of body image in obesity and related pathologies. *Cyberpsychology & Behavior, 3*, 421–431.

Riva, G., Bacchetta, M., Baruffi, M., Rinaldi, S., Vincelli, F., & Molinari, E. (2000b). Realtà virtual e trattamento dei disturbi del comportamento alimentare. *Psicoterapia Cognitiva e Comportamentale, 6*, 173–184.

Riva, G., Marchi, S., & Molinari, E. (2000c). Body image and eating restraint: A structural modeling analysis. *Eating and Weight Disorders, 5*(1), 38–42.

Riva, G., Bachetta, M., Baruffi, M., & Molinari, E. (2001). Virtual reality-based multidimensional therapy for the treatment of body image disturbances in obesity: A controlled study. *Cyberpsychology & Behavior, 4*, 511–526.

Riva, G., Bachetta, M., Baruffi, M., & Molinari, E. (2002). Virtual-reality-based multidimensional therapy for the treatment of body image disturbances in binge eating disorders: A preliminary controlled study. *IEEE Transactions on Information Technology in Biomedicine, 6*, 224–234.

Riva, G., Bacchetta, M., Cesa, G., Conti, S., & Molinari, E. (2003). Six-month follow-up of inpatient experiential-cognitive therapy for binge eating disorders. *Cyberpsychology & Behavior, 6*, 251–258.

Riva, G., Bacchetta, M., Cesa, G., Conti, S., Castelnuovo, G., Mantovani, F., & Molinari, E. (2006). Is severe obesity a form of addiction? Rationale, clinical approach, and controlled clinical trial. *CyberPsychology and Behavior, 9*, 457–479.

Riva, G., Gaggioli, A., Villani, D., Preziosa, A., Morganti, F., Corsi, R., Faletti, G., & Vezzadini, L. (2007). NeuroVR: An open source virtual reality platform for clinical psychology and behavioral neurosciences. *Studies in Health Technology and Informatics, 125*, 394–399.

Riva, G., Carelli, L., Gaggioli, A., Gorini, A., Vigna, C., Corsi, R., Faletti, G., & Vezzadini, L. (2009). NeuroVR 1.5 – A free virtual reality platform for the assessment and treatment in clinical psychology and neuroscience. *Studies of Health Technology and Informatics, 142*, 268–270.

Riva, G., Gaggioli, A., Grassi, A., Raspelli, S., Cipresso, P., Pallavicini, F., Vigna, C., Gagliati, A., Gasco, S., & Donvito, G. (2011). NeuroVR 2 – A free virtual reality platform for the assessment and treatment in behavioral health care. *Studies of Health Technology and Informatics, 163*, 493–495.

Riva, G., Castelnuovo, G., Cesa, G., Gaggioli, A., Mantovani, F., & Molinari, E. (2012). Virtual reality for enhancing the cognitive behavioral treatment of obesity: A controlled study with one-year follow-up. Paper presented at the *Medicine 2.0'12* Boston.

Riva, G., Gaudio, S., & Dakanalis, A. (2015). The neuropsychology of self objectification. *European Psychologist, 20*(1), 34–43. https://doi.org/10.1027/1016-9040/a000190.

Riva, G., Baños, R. M., Botella, C., Mantovani, F., & Gaggioli, A. (2016a). Transforming experience: The potential of augmented reality and virtual reality for enhancing personal and clinical change. *Frontiers in Psychiatry, 7*(164). https://doi.org/10.3389/fpsyt.2016.00164.

Riva, G., Gutierrez-Maldonado, J., & Wiederhold, B. K. (2016b). Virtual worlds versus real body: Virtual reality meets eating and weight disorders. *Cyberpsychology, Behavior and Social Networking, 19*(2), 63–66. https://doi.org/10.1089/cyber.2016.29025.gri.

Rodin, J., & Larson, L. (1992). Social factors and the ideal body shape. In K. D. Brownell & J. Rodin (Eds.), *Eating, body weight, and performance in athletes: Disorders of modern society* (pp. 146–158). Philadelphia: Lea & Febiger.

Rodin, J., Silberstein, L., & Striegel-Moore, R. (1984). Women and weight: A normative discontent. *Nebraska Symposium on Motivation, 32*, 267–307.

Rorty, M., Yager, J., & Rossotto, E. (1993). Why and how do women recover from bulimia nervosa? The subjective appraisals of forty women recovered for a year or more. *International Journal of Eating Disorders, 14*, 249–260.

Rosen, J. C. (1997). Cognitive-behavioural body image therapy. In D. M. Garner & P. E. Garfinkel (Eds.), *Handbook of treatment for eating disorders* (pp. 188–201). New York: Guilford Press.

Rosen, J. C., & Ramírez, E. (1998). A comparison of eating disorders and body dysmorphic disorder on body image and psychological adjustment. *Journal of Psychosomatic Research, 44*, 441–449.

Rudiger, J. A., Cash, T. A., Roehrig, M., & Thompson, J. K. (2007). Day-to-day body states: Prospective predictors of intra-individual level of variability. *Body Image, 4*, 1–9.

Ruiz, J. R., Andrade, A. D., Anam, R., Aguiar, R., Sun, H., & Roos, B. A. (2012). Using anthropomorphic avatars resembling sedentary older individuals as models to enhance self-efficacy and adherence to physical activity: Psychophysiological correlates. *Studies in Health Technology and Informatics, 173*, 405–411.

Salorio del Moral, P., Gómez Sánchez, R., Morales Moreno, I., Torres Ortuño, A., Díaz Cuenca, A., & Alegría Capel, A. (2004). La realidad virtual, una nueva herramienta terapéutica. Tratamiento de la imagen corporal en los trastornos alimentarios. *Revista Electrónica Semestral de Enfermería, 5*, 1–17.

Schienle, A., Schäfer, A., Hermann, A., & Vaitl, D. (2009). Binge-eating disorders: Reward sensivity and brain activation to images of food. *Biological Psychiatry, 65*, 654–661.

Serino, S., Pedroli, E., Keizer, A., Triberti, S., Dakanalis, A., Pallavicini, F., et al. (2016a). Virtual reality body swapping: A tool for modifying the Allocentric memory of the body. *Cyberpsychology, Behavior and Social Networking, 19*(2), 127–133. https://doi.org/10.1089/cyber.2015.0229.

Serino, S., Scarpina, F., Keizer, A., Pedroli, E., Dakanalis, A., Castelnuovo, G., et al. (2016b). A novel technique for improving bodily experience in a non-operable super-super obesity case. *Frontiers in Psychology, 7*, 837. https://doi.org/10.3389/fpsyg.2016.00837.

Singh, G. K., Kogan, M. D., Van Dyck, P. C., & Siahpush, M. (2008). Racial/ethnic, socioeconomic, and behavioral determinants of childhood and adolescent obesity in the United States: Analysing independent and joint associations. *Annals of Epidemiology, 18*(9), 682–695. doi: S1047-2797(08)00112-9 [pii].

Slade, P. D., & Brodie, D. (1994). Body image distortion and eating disorder: A reconceptualitation based on recent literature. *European Eating Disorders Review, 2*(1), 32–46.

Smeets, M. A. M. (1997). The rise and fall of body size estimation research in anorexia nervosa: A review and reconceptualization. *European Eating Disorders Review, 5*, 75–95.

Smolak, L. (2012). Body image development – Girl children. In T. Cash (Ed.), *Encyclopedia of body image and human appearance* (pp. 212–218). Oxford: Academic.

Spielberger, C. D., Gorsuch, R. L., & Lushene, R. E. (1970). *Handbook of STAI*. Palo Alto: Consulting Psychologist Press. [Spanish adaptation: Seisdedos, N. (1988). Barcelona: Ediciones TEA.].

Stice, E., Presnell, K., Shaw, H., & Rohde, P. (2005). Psychological and behavioral risk factors for obesity onset in adolescent girls: A prospective study. *Journal of Consulting and Clinical Psychology, 73*(2), 195–202.

Stice, E., Davis, K., Miller, N. P., & Marti, C. N. (2008). Fasting increases risk for onset of binge eating and bulimic pathology: A 5-year prospective study. *Journal of Abnormal Psychology, 117*(4), 941–946. doi: 2008-16252-019 [pii]10.1037/a0013644.

Sweetingham, R., & Waller, G. (2008). Childhood experiences of being bullied and teased in the eating disorders. *European Eating Disorders Review, 16*(5), 401–407.

Thompson, J. K. (Ed.). (1996). *Body image, eating disorders, and obesity: An integrative guide for assessment and treatment*. Washington, DC: American Psychological Association.

Thompson, J. K., Heinberg, L. J., Altabe, M., & Tantleff-Dunn, S. (1999). The scope of body image disturbance: The big picture. In J. K. Thompson, L. J. Heinberg, M. Altabe, & S. Tantleff-Dunn (Eds.), *Exacting beauty: Theory, assessment, and treatment of body image disturbance* (pp. 19–50). Washington, DC: American Psychological Association.

Toro, J., Cervera, M., Feliu, M. H., Garriga, N., Jou, M., Martinez, E., & Toro, E. (2003). Cue exposure in the treatment of resistant bulimia nervosa. *International Journal of Eating Disorders, 34*, 1–8.

van den Berg, P., Paxton, S. J., Keery, H., Wall, M., Guo, J., & Neumark-Sztainer, D. (2007). Body dissatisfaction and body comparison with media images in males and females. *Body Image, 4*(3), 257–268. https://doi.org/10.1016/j.bodyim.2007.04.003.

Van Strien, T., Frijter, J. E. R., Bergers, G. P. A., & Defares, P. B. (1986). The Dutch eating behavior questionnaire (DEBQ) for assessment of restrained, emotional, and external eating behavior. *International Journal of Eating Disorders, 5*, 295–315.

Van Strien, T., Herman, C. P., & Verheijden, M. W. (2009). Eating style, overeating, and overweight in a representative Dutch sample. Does external eating play a role? *Appetite, 52*, 380–387. https://doi.org/10.1016/j.appet.2008.11.010.

Vandereycken, W. (1990). The relevance of body-image disturbances for the treatment of bulimia. In M. M. Fichter (Ed.), *Bulimia nervosa. Basic research, diagnosis and treatment* (pp. 85–91). Chichester: Wiley.

Vandereycken, W., Probst, M., & Meermann, R. (1988). An experimental video-confrontation procedure as a therapeutic technique and a research tool in the treatment of eating disorders. In K. M. Pirke, W. Vandereycken, & D. Ploog (Eds.), *The psychobiology of bulimia nervosa* (pp. 172–178). Berlin: Springer.

Wiederhold, B. K., Riva, G., & Gutiérrez-Maldonado, J. (2016). Virtual reality in the assessment and treatment of weight-related disorders. *Cyberpsychology, Behavior and Social Networking, 19*(2), 67–73. https://doi.org/10.1089/cyber.2016.0012.

Wilson, G. T., Grilo, C. M., & Vitousek, K. M. (2007). Psychological treatment of eating disorders. *American Psychologist, 62*(3), 199–216.

Wilson, G. T., Wilfley, D. E., Agras, W. S., & Bryson, S. W. (2010). Psychological treatments of binge eating disorder. *Archives of General Psychiatry, 67*, 94–101.

Wooley, S. C., & Wooley, O. W. (1985). Intensive out-patient and residential treatment for bulimia. In D. M. Garner & P. E. Garfinkel (Eds.), *Handbook of psychotherapy for anorexia and bulimia* (pp. 18–24). New York: Guilford Press.

第8章
虚拟现实技术分散注意力帮助控制医疗过程中的急性疼痛

Hunter G. Hoffman，Walter J. Meyer Ⅲ，Sydney A. Drever，Maryam Soltani，
Barbara Atzori，Rocio Herrero，Wadee Alhalabi，Todd L. Richards，
Sam R. Sharar，Mark P. Jensen，David R. Patterson

（一）问题：疼痛失控

疼痛失控是医学上普遍存在的问题，军事和民事咨询委员会都呼吁应大幅改善疼痛失控问题。对严重烧伤患者的治疗是医学中最痛苦的过程之一，鲜有伤病需要接受比严重烧伤更痛苦、更烦琐的手术。在美国，每年估计有70万人到急诊室接受烧伤治疗。其中，4.5万人严重烧伤，需要住院治疗。为了预防感染和促进愈合，严重烧伤患者通常必须拆除绷带，并在数周甚至数月每天清洁伤口。在清洁或清创过程中，从开放性伤口中去除异物和坏死组织，涂抹防腐软膏，并重新包扎伤口，通过对这些伤口的护理，护理人员可以查看伤口并监测愈合进度。外科医生可能需要手术切除受损的皮肤，并从身体的其他部位移植新鲜的皮肤，如将患者未烧伤的大腿皮肤移植到烧伤的手上。一旦移植物在烧伤部位扎根，必须移除用于暂时固定移植皮肤的缝合钉或其他黏合剂。伤口护理过程包括从愈合的植皮中取出短纤维，该过程通常伴随剧烈疼痛。此外，从非关节处"获取"健康皮肤的部位是又一个疼痛的原始伤口，必须保持清洁。虽然大多数患者在休息时只报告轻微疼痛（称为静息痛），但大多数烧伤患者在烧伤伤口护理期

H. G. Hoffman　Human Photonics Lab, Department of Mechanical Engineering, University of Washington, Seattle, WA, USA.

W. J. Meyer Ⅲ　University of Texas Medical Branch and Shriners Children's Hospital, Galveston, TX, USA.

S. A. Drever, M. Soltani, M. P. Jensen, D. R. Patterson　Department of Rehabilitation Medicine, University of Washington, Seattle, WA, USA.

B. Atzori　Department of Health Sciences, University of Florence, Florence, Italy.

R. Herrero　University Jaume, Castellón, Spain；University of Washington, Seattle, USA.

W. Alhalabi　Department of Computer Science, King Abdulaziz University, Jeddah, Saudi Arabia；Department of Computer Science, Effat University, Jeddah, Saudi Arabia.

T. L. Richards　Department of Radiology, University of Washington, Seattle, WA, USA.

S. R. Sharar　Department of Anesthesiology, University of Washington Harborview Medical Center, Seattle, WA, USA

间会报告严重疼痛（Hoffman et al. 2008a；Perry et al. 1981；Ptacek et al. 2000）。

药物不足会导致严重疼痛（Melzack 1990）。反复服用阿片类药物通常会导致镇痛效果逐渐减弱，这种现象称为耐受。随着几天、几周或几个月的频繁用药，通常需要增加阿片类镇痛剂的剂量才能达到同样的镇痛效果。随着时间的推移，每天使用阿片类药物往往伴随着身体依赖，需要继续使用药物来预防身体和情感上的戒断症状（Berger and Whistler 2010）。即使是最大剂量的阿片类药物往往也无法控制所有疼痛（Cherny et al. 2001；Shang and Gan 2003）。阿片类药物的副作用可能包括恶心、过度镇静、认知功能障碍、便秘和其他问题，并且随着剂量水平的增加问题会越来越严重（Cherny et al. 2001），从而限制了理论上最适合使用的剂量。除了诸多伤口清洁程序外，无论是住院患者还是出院后作为门诊患者，烧伤患者必须忍受数周或数月的日常物理治疗和锻炼。手部烧伤是常见的烧伤类型。愈合后，手指等脆弱关节烧伤的患者可能会发现，移动手指以抓住物体或在电脑上打字变得十分困难。为了预防烧伤处皮肤愈合时出现变硬、萎缩和失去弹性，医生经常采取物理治疗帮助患者充分利用受伤的肢体，这对于交叉关节，如手指、手肘、肩膀和膝盖的烧伤伤口尤其重要。物理治疗对于最大限度地恢复功能是必不可少的，也可以帮助减少手术过程中萎缩皮肤所需的植皮数量。但是疼痛会影响患者在物理治疗过程中的依从性（Ward 1998）。除了传统镇痛药物外，还可以使用辅助性非药物技术，包括使用催眠（Montgomery et al. 2000；Patterson 2001，2010；Patterson and Jensen 2003）和相关的认知行为治疗方法，以帮助减轻剧烈的手术疼痛。有许多研究报告表明，音乐等传统方法可以分散患者注意力以帮助减轻疼痛（Fernandez and Turk 1989；Klassen et al. 2008）。然而，尝试使用"音乐治疗"在分散烧伤患者注意力的同时可能产生复杂的临床结果（van der Heijden et al. 2018），因此当前需要一种更强效的辅助性非药物镇痛剂。

沉浸式 VR 帮助分散对疼痛的注意

跨学科研究团队正在探索使用新兴计算机技术来帮助解决如何更好地控制急性手术疼痛这一重要医学问题的方法。沉浸式 VR 在视觉上将患者与"现实世界"隔离开来。VR 头盔会阻挡患者对病房的视野，并通过位于患者眼睛附近的小型计算机屏幕和镜片呈现计算机生成的图像。降噪耳机通过音效和来自虚拟世界的轻松背景音乐来阻挡或取代医院噪声。沉浸式 VR 的目标是让患者有一种置身于三维计算机世界的错觉，就好像虚拟世界是他们正在访问的地方一样。理论上，当医疗保健专业人员对患者进行侵入性手术时，患者的认知不再停留在痛苦的现实世界中，而是逃离到令人愉快的三维虚拟世界中。

VR 技术的工作原理如下所述。疼痛的感知需要个体投入注意力（Eccleston 2001；Eccleston and Crombez 1999），而人类的注意资源有限（Kahneman 1973）。

通常，与VR交互会占用患者大量有限的控制注意资源。例如，研究发现VR技术会降低注意分配任务的表现（Hoffman et al. 2003a）。因此，在VR中，患者处理来自疼痛受体传入信号的注意力较少。与没有VR的伤口护理相比，患者在VR中报告的疼痛更少，他们在VR任务中更少考虑自己的疼痛，并且经常报告从中获得了更多乐趣（Hoffman et al. 2008a; Hoffman 2004，1998; Hoffman et al. 2000a）。

第一款用于疼痛控制的沉浸式VR软件系统被命名为SnowWorld（www.vr-pain.com）。在SnowWorld中，患者通过投掷雪球与雪人、雪屋、企鹅、长毛猛犸象和飞鱼互动。患者用电脑鼠标瞄准（有时通过头部跟踪），然后左击鼠标扔雪球。当被雪球击中时，虚拟物体会以各种方式做出反应：雪人在三维环境中以声音效果被粉碎，猛犸象愤怒地吹喇叭，游戏背景音乐是保罗·西蒙专辑 *Graceland* 中的歌曲。

在对接受疼痛治疗的患者进行的一系列初步研究中，患者报告称，与常规治疗（单独使用标准药物+不使用VR技术）相比，使用沉浸式VR（标准药物+VR技术）时，患者疼痛感减少35%～50%。VR镇痛的作用已在烧伤患者的伤口护理（Hoffman et al. 2008a，2000a，2004a; van Twillert et al. 2007）和物理治疗（Carrougher et al. 2009; Hoffman et al. 2000b; Soltani et al. 2018; Schmitt et al. 2011; Sharar et al. 2007）中得到证实。在一项6～65岁接受物理治疗的烧伤患者的对比研究中，研究者发现年龄并不是VR技术减轻疼痛的重要因素（Sharar et al. 2007）。最近，研究人员使用交互式圆顶投影仪VR系统（Khadra et al. 2018）在儿童（年龄范围为2月龄至10岁，平均年龄为2.2岁）的伤口护理中展示了VR镇痛的初步证据。

（二）VR镇痛对经历剧烈疼痛的患者是否有效

既往研究疼痛的学者推测，与降低轻度至中度疼痛强度相比，分散注意力在降低严重疼痛强度方面的效果较差。例如，McCaul和Malott（1984）提出"刺激强度是能否分散注意力及何时分散注意力的重要决定因素。换句话说，当一种痛苦的刺激达到某种强度时，它会开始吸引注意力并阻碍注意力的分散"。根据这些研究者的说法，在剧烈和较高强度的疼痛期间，注意力分散的有效性降低了。换言之，McCaul和Malott预测，在最需要有效治疗的时候，分散注意力就会失效。其他研究者认为，如果疼痛被视为非常具有威胁性（情感因素），则分散注意力的效果会降低，如对将疼痛严重灾难化的患者而言，他们很难从疼痛中转移注意力（Crombez et al. 1998）。

为了探索VR技术是否可以减轻严重的疼痛，患者在水疗池中的烧伤创面清创过程中接受了VR技术，并接受了一些最痛苦的烧伤创面护理（Hoffman et al. 2008a）。研究者利用可在水中安全使用的定制光纤亲水型VR系统对11名患者进行了研究。在同一伤口护理期间，每位患者都在不分心的情况下进行了部分伤口清创，并在 VR 场景中进行了等量的伤口护理（被试内设计，条件顺序随机）。在每种处理情况后，患者使用 0～10 标记的图形评定量表就伤口护理的前一部分完成 3 次主观疼痛评定。这种疼痛等级量表已被证明有效，因为它们与其他疼痛强度测量方法密切相关，并且它们能够检测治疗效果（Jensen 2003）。这些量表旨在评估疼痛的认知成分（思考疼痛所花费的时间）、疼痛的情感成分（不愉快）和疼痛的感觉/强度成分（最严重的疼痛）。情感性疼痛和感觉性疼痛是疼痛体验中 2 个可以单独测量且有时受到不同影响的成分（Gracely et al. 1978）。研究表明比率量表，如标签图形评定量表（graphic rating scale，GRS）是高度可靠的（Gracely et al. 1978）。此外，在伤口护理期间测量了一个"有趣"的 GRS 评级作为积极影响的替代指标。

总体来说，患者（n=11）报告了 VR 场景期间疼痛大幅度地减轻，具有统计学和临床意义（Hoffman et al. 2008a）。在"无 VR 场景"期间报告最高疼痛强度（最严重疼痛＞7.6，n=6）的 6 名患者在 VR 场景期间疼痛强度降低了 41%。尽管其他 VR 镇痛研究通常包括经历剧烈疼痛的烧伤患者，但这是第一次在经历剧烈疼痛强度的烧伤患者亚组中分析 VR 镇痛的研究。这些结果表明，沉浸式 VR 可能是一种有效的辅助性非药理学疼痛减轻技术，即使对于在伤口护理期间经历严重疼痛的烧伤患者也是如此。

（三）VR 系统的沉浸性与镇痛效果的关系

在对 VR 技术分散注意力的系统研究中，我们团队将"沉浸"的概念作为理论框架，指导如何使 VR 技术有效地减轻疼痛。Slater 和 Wilbur（1997）将"沉浸"定义为特定 VR 系统能提供给参与者客观、量化的描述。沉浸不同于进入虚拟世界的主观心理错觉（即存在）。根据前人的研究（Slater and Wilbur 1997），存在是一种意识的心理状态，并依赖于主观测量（要求用户在 1～10 的范围内打分，他们觉得自己进入了计算机生成的世界，就像是去了一个地方一样）。相比之下，沉浸感是客观可测的（例如，使用三角法计算"视野"或 VR 头盔显示器刺激的周边视觉）。

在几项实验室研究中，健康志愿者在精心控制的温度下接受了短暂的热疼痛刺激，并对刺激疼痛程度进行评分。这些研究发现，高度沉浸式 VR 系统在减轻疼痛方面比低度沉浸式 VR 系统更有效（Hoffman et al. 2006a，2004b；Wender et al. 2009；Dahlquist et al. 2007）。如下文所述，与低度沉浸式 VR 系统相比，使用高度沉浸式 VR 系统实现的镇痛量差异可能很大。

在一项实验室研究中，高科技 VR 护目镜提高了患者在虚拟世界中的周边视力，这种操作增加了VR技术减轻疼痛的程度。Hoffman等（2006a）将参与者（健康志愿者）随机分为低技术VR头盔组（$n=28$）、高技术VR盔组（$n=36$）和无VR组（$n=23$）。为了最小化需求特征，受试者和收集实验疼痛等级的研究助理都没有意识到头盔质量受到了操纵。与低技术VR头盔组患者（对角线35°视野）相比，高技术VR头盔组（对角线60°视野）最严重疼痛减少了34%，疼痛不适减少了46%，思考疼痛的时间减少了29%，在VR过程中疼痛刺激的乐趣增加了32%。在高技术VR护目镜组，65%的参与者在VR场景中表现出疼痛强度降低，而低技术VR头盔组仅为29%。这些结果表明，头盔质量（即护目镜尺寸/视野/观察VR的周边视力）是实现疼痛强度临床意义降低的一个特别重要的因素，研究设计有助于减少VR镇痛由于需求特征等人为因素造成的可能性。

一项研究表明（Wender et al. 2009; Dahlquist et al, 2007），VR系统的客观沉浸感不是通过操纵头盔质量，而是通过互动来实现的，即参与者是否与虚拟世界互动。21名参与者（健康志愿者）被随机分配到2个治疗组中，所有参与者都单独在虚拟世界SnowWorld中滑行，但一组参与者可以环顾四周，通过轨迹球与虚拟世界互动，另一组参与者无法与虚拟世界交互（没有轨迹球）。之后，每个参与者提供了0～10个主观疼痛等级。

通过轨迹球与虚拟世界互动的沉浸式VR组比没有轨迹球的非交互式VR组表现出更大程度的疼痛减轻（Wender et al. 2009; Dahlquist et al. 2007）。与非交互式VR组相比，交互式VR小组的参与者疼痛不适感减少了75%（$P < 0.005$），最严重疼痛减少了74%（$P < 0.05$），思考疼痛的时间减少了32%（$P=0.01$）。互动增加了VR系统的客观沉浸感，正如预测的那样增强了镇痛效果。综上所述，迄今为止，高技术VR头盔质量（宽视野护目镜）和交互性（鼠标式轨迹球或其他输入设备）已作为有助于VR镇痛的特别重要的因素。

（四）使用fMRI大脑扫描测量疼痛相关脑活动

当人们感到疼痛时，他们的大脑发生了什么？当受试者进入沉浸式VR并体验到疼痛程度大幅减少时，大脑活动的模式是如何改变的？为了探索这些问题，Hoffman及其同事（Hoffman et al. 2004c, 2006b）测量了VR镇痛的客观生理神经相关性。定制的光纤亲磁型VR护目镜（Hoffman et al. 2003b），可以在患者体验虚拟世界的同时，使用fMRI扫描大脑评估神经活动。健康志愿者的脚上安装了一个热疼痛刺激器，参与者在可耐受的温度下接受30秒的热刺激，然后在温热的环境下进行30秒的非疼痛刺激，在6分钟的fMRI大脑扫描中，重复"疼痛开/疼痛关"循环共6次。

在fMRI大脑扫描的一半时间中，即对照条件下，参与者看着一个固定十字架，看不到VR环境，听不到音乐，也没有VR声音效果。在另一半fMRI大脑扫描中，他们进入计算机生成的三维世界，通过向雪人、雪屋、机器人和企鹅投掷雪球来与虚拟世界互动，当它们被击中时，它们会产生三维视觉和声音效果。治疗顺序是随机的，实验条件包括：①3分钟沉浸式VR体验；②3分钟"无VR"条件。有1/2的受试者先接受条件A的fMRI扫描，随后立即接受条件B的fMRI扫描。其余受试者恰好相反。在6分钟的fMRI大脑扫描后，研究者立即使用10分评分量表对他们在VR期间和无VR期间的疼痛程度进行评分。主观疼痛评分重复了先前的结果，即受试者在无VR的疼痛刺激期间感觉到中度至重度疼痛，而受试者在VR期间的疼痛更少。除了报告较少的主观疼痛外，对疼痛的神经相关的客观测量显示，在5个区域（前扣带皮质、岛叶、丘脑、初级和次级躯体感觉皮质）中，与疼痛相关的大脑活动显著减少（50%或更多）（Hoffman et al. 2004c）。

　　近来一项涉及9名健康志愿者的fMRI大脑扫描研究（也使用了被试内设计），通过主观疼痛分级和大脑活动模式的客观测量，比较了VR镇痛和阿片类药物镇痛效果。在fMRI期间，对患者的脚施加热疼痛刺激（Hoffman et al. 2007）。结果表明，当VR和阿片类药物被单独使用时，两者都能缓解疼痛，降低与疼痛相关的大脑活动。而将阿片类药物与沉浸式VR结合后，疼痛评分的降低明显高于单独使用阿片类药物，并且与疼痛相关的大脑活动模式与主观镇痛报告一致。

　　疼痛/镇静/焦虑管理是战斗创伤护理和战场外科护理的研发重点之一（Martin et al. 2019）。美国军方正在应用多模式（药理学加心理学）方法来控制战斗相关创伤患者的疼痛（Maani et al. 2008）。受到来自VR技术在普通民众烧伤后镇痛相关研究报道（尽管文献书较少）的启发，军事研究人员开始探索对战斗相关烧伤患者中使用VR镇痛。例如，在悍马车队遭受路边炸弹恐怖袭击期间在伊拉克或阿富汗严重烧伤的美国部队（Maani et al. 2008，2011a，2011b）。一个定制的"机器人般的Magula手臂"允许士兵们使用沉浸式VR世界，而不必感受头戴VR头盔的不适。并且患者可以看着悬挂在面前的护目镜。除了使护目镜及头盔的重量减轻外，机器人手臂减少或消除了患者与设备之间的接触（使护目镜更容易清洁/消毒），并使面部和头部烧伤患者也可以使用VR技术。

　　通过图形疼痛评定量表，2名美国士兵都对其在VR沉浸期间的疼痛与无VR期间的疼痛进行了评定（随机顺序）（Maani et al. 2011b）。2名患者都在各自的事件中被严重烧伤，当时他们的悍马汽车在伊拉克被恐怖分子使用简易爆炸装置袭击（一枚路边炸弹袭击了患者1，一枚火箭榴弹袭击了患者2）。这2名患者都被撤离到美国的军事烧伤创伤中心。2名患者的平均疼痛程度从严重疼痛（平均值为7.5/10）降至中度疼痛（平均值为4.5/10）。"思考疼痛的时间"的疼痛评分从无VR期间的100%降至VR沉浸期间的80%，"疼痛不愉快"评分从"中度"（平均值为6.5/10）降至"轻度"（平均值为2.4/10）。在无VR的情况下，患者将伤口护理评定为"完全没有乐趣"（平均值为0/10），但在VR沉浸期间评定为"非常有趣"（平均值为8/10）。

此后，一项针对12名患者的小型对照研究重复了这些结果，参与研究的士兵在战斗相关烧伤的伤口清洁过程中使用VR镇痛（Maani et al. 2011a）。每个患者（$n=12$）在伤口护理期间，部分伤口单独接受标准镇痛药物治疗，在同一伤口的同等受伤部位进行镇痛药+VR治疗（治疗顺序随机）。与没有VR的情况相比，有战斗相关烧伤的士兵在使用VR的伤口清创术中的疼痛明显更低，而在无VR期间疼痛等级最高的患者（最严重的疼痛大于或等于7/10，即"严重"或更高的疼痛强度等级）在VR期间的疼痛大幅度减少（Hoffman et al. 2008b），而分散注意力只对轻度或中度疼痛有效，而对重度或更高疼痛强度无效（Eccleston and Crombez 1999）。

这些初步结果（Maani et al. 2011a，2011b，2008）表明，沉浸式VR作为一种潜在的辅助非药物镇痛剂，可用于与战斗相关的烧伤患者。未来研究需要对VR镇痛进行更大规模的军事上的对照研究。

（五）探索使用 VR 镇痛治疗钝挫伤、牙科恐惧症、静脉穿刺、幽闭恐惧症、脑瘫、癌症和泌尿科内镜检查患者的研究

烧伤是一种异常疼痛的损伤，因此有效减轻烧伤患者疼痛的技术也可能有效治疗除烧伤以外的其他患者群体的疼痛。与这一概念一致，初步的研究发现，VR技术可以减少非烧伤钝挫伤（如一名行人被卡车撞伤，在创伤病房接受物理治疗）物理治疗期间的疼痛（Hoffman et al. 2008b）。VR技术在牙科/牙周治疗过程中减少了患者的疼痛和恐惧（Furman et al. 2009；Hoffman et al. 2001；Atzori et al. 2018a），VR技术在模拟大脑扫描中减少了幽闭恐惧症患者的恐惧/焦虑（Garcia-Palacios et al. 2007）。VR技术减轻了接受内镜经尿道微波热疗前列腺消融手术的老人的疼痛感（Wright et al. 2005），减轻了小儿脑瘫术后进行物理康复治疗的小儿脑瘫者的痛苦感（Steele et al. 2003）。其他研究表明，VR技术可以减少儿童、青少年（Gershon et al. 2004；Windich-Biermeier et al. 2007；Gold et al. 2006；Gold and Mahrer 2018；Atzori et al. 2018b）和接受化疗的妇女（Schneider et al. 2004）在皮下血管口接入和静脉穿刺期间的不适感。越来越多的研究人员使用各种分散注意力的软件，也发现了VR技术减少临床和实验室疼痛的证据（Hoffman et al. 2006a；Das et al. 2005；Malloy and Milling 2010；Garrett et al. 2014；Hoffman et al. 2014；Morris et al. 2009）。

（六）未来方向：重复使用虚拟现实技术分散疼痛注意力

阿片类麻醉性镇痛药最初非常有效，但通常需要随着反复使用而逐渐增加剂量，这种现象称为耐受。目前，关于VR分散注意力在重复使用时是否继续有效的数据很少。为了解决这个问题，最近的一项初步研究探索了连续5天使用VR技术进行临床治疗是否仍然有效。对4名大面积严重烧伤的儿童（烧伤面积为45%～82%，平均为64.5%）进行了为期10天的研究。职业治疗师和物理治疗师在VR治疗期间为每个患者安排了5天的被动运动练习，而在没有VR技术的情况下，进行了5天类似的治疗，治疗顺序随机。一些患者接受了5天的VR物理治疗与5天没有VR技术的物理治疗，其他患者接受了5天无VR治疗和5天VR治疗。结果显示，与无VR治疗相比，每天25分钟的VR治疗使最严重的疼痛强度（最严重的疼痛减少约45%）、疼痛的不快感和思考疼痛的时间都明显降低（Flores et al. 2008）。与没有VR的标准护理相比，5天VR的镇痛效果没有减弱，并且可以获得同等程度的运动练习。

为了确定VR技术在日常烧伤护理中的临床价值，以及探索重复使用VR技术分散疼痛注意力是否有长期益处，需要进行更大规模、多地点的研究。在重复医疗过程中更好地控制疼痛可能会改善长期的生理和（或）心理结果（Flores et al. 2008；Hoffman et al. 2011）。除了减少VR期间的疼痛外，研究者预测，对于表现出VR镇痛的患者，频繁使用辅助VR镇痛来控制急性疼痛或许能降低阿片类药物的使用剂量（McSherry et al. 2018；Kipping et al. 2012），改善功能（运动范围），并可能改善睡眠。研究者进一步预测，通过VR分散注意力更好地控制急性疼痛存在降低烧伤患者发生PTSD和（或）慢性疼痛的可能性。

（七）未来发展方向：为烧伤患者量身定制VR硬件和软件

到目前为止，研究人员已经能够设计和制造出几种独特的研究设备，专门为烧伤患者量身定制。例如，开发一种定制的光纤VR头盔，可以让坐在一个称为水罐/擦洗罐的浴缸中的烧伤患者安全佩戴（Hoffman et al. 2004a）。类似地，关于VR镇痛的fMRI神经成像研究（Hoffman et al. 2004c，2007）要求研究人员设计并制造一对定制宽视野亲磁型光纤"光子"VR护目镜（参与者接触到的只有光，没有电）（Hoffman et al. 2003b）。这些早期设备在早期研究中非常有效。新的显示技术可能会创造出更小、更轻的亲水和亲磁型VR护目镜。

实验室研究表明，受试者使用沉浸感很低的VR系统仅显示微弱的VR镇痛效果，如果使用沉浸感很高的VR系统，疼痛会更大限度地减轻（Hoffman, Seibel et al. 2006）。索尼（Sony）、Oculus Rift VR和HTCVIVE的VR护目镜（具有

100°视野）可供主流消费者使用，该行业目前每年销售超过100万件新批量生产的低成本、高技术VR头盔，极大地提高了VR护目镜的可负担性/可获得性，可能适合沉浸式VR分散疼痛注意力。也许最能说明问题的是，几家主流视频游戏公司已经开始开发专为VR眼镜量身定制的软件。此外，Unity3D和WorldViz等VR Worldbuilding软件包使设计者越来越容易设计和创建自定义VR世界，从而更容易根据患者的需求定制VR世界。

　　尽管初步结果令人鼓舞，但仍需要更强大的VR镇痛系统来提高烧伤患者在医疗过程中所经历的疼痛减轻量。许多烧伤患者需要比目前更强大的VR分散注意力"剂量"。例如，患者的疼痛从无VR期间的10下降到VR期间的8。需要更坚固、更便宜、更便携、更环保、易于清洁的即插即用VR系统。未来的VR镇痛系统将发展新的显示技术、更复杂的虚拟世界及如何使VR更易分散注意力的方法。由于在医疗过程中普遍存在过度疼痛（Garrett et al. 2014），建议进一步改进/开发VR设备硬件和软件，以满足在医疗过程中接受VR的患者需求（Hoffman et al. 2011）。开发有效的新型非药物镇痛技术是临床急需（Keefe et al. 2018），VR技术为辅助性非药物行为疼痛管理提供了新方向（Keefe et al. 2012）。

（张小芊　赵文涛　徐　勇　译）

参 考 文 献

American Burn Association: Burn Incidence and Treatment in the US. (2007) *Fact sheet*. From http://www.ameriburn.org/resources_factsheet.php.

Atzori, B., Lauro Grotto, R., Giugni, A., Calabrò, M., Alhalabi, W., & Hoffman, H. G. (2018a). Virtual reality analgesia for pediatric dental patients. *Frontiers in Psychology, 9*, 2265.

Atzori, B., Hoffman, H. G., Vagnoli, L., Patterson, D. R., Alhalabi, W., Messeri, A., et al. (2018b). Virtual reality analgesia during venipuncture in pediatric patients with Onco-hematological diseases. *Frontiers in Psychology, 9*, 2508.

Berger, A. C., & Whistler, J. L. (2010). How to design an opioid drug that causes reduced tolerance and dependence. *Annals of Neurology, 67*, 559–569.

Carrougher, G. J., Hoffman, H. G., Nakamura, D., et al. (2009). The effect of virtual reality on pain and range of motion in adults with burn injuries. *Journal of Burn Care & Research, 30*, 785–791.

Cherny, N., Ripamonti, C., Pereira, J., et al. (2001). Strategies to manage the adverse effects of oral morphine: An evidence-based report. *Journal of Clinical Oncology, 19*, 2542–2554.

Crombez, G., Eccleston, C., Baeyens, F., & Eelen, P. (1998). When somatic information threatens, catastrophic thinking enhances attentional interference. *Pain, 75*, 187–198.

Dahlquist, L. M., McKenna, K. D., Jones, K. K., et al. (2007). Active and passive distraction using a head-mounted display helmet: Effects on cold pressor pain in children. *Health Psychology, 26*, 794–801.

Das, D., Grimmer, K., Sparnon, A., McRae, S., & Thomas, B. (2005). The efficacy of playing a virtual reality game in modulating pain for children with acute burn injuries: A randomized controlled trial. *BMC Pediatric, 5*, 1.

Eccleston, C. (2001). Role of psychology in pain management. *British Journal of Anaesthesia,* *87,* 144–152.

Eccleston, C., & Crombez, G. (1999). Pain demands attention: A cognitive-affective model of the interruptive function of pain. *Psychological Bulletin, 125,* 356–366.

Fernandez, E., & Turk, D. C. (1989). The utility of cognitive coping strategies for altering pain perception: A meta-analysis. *Pain, 38,* 123–135.

Flores, A., Hoffman, H.G., Russell, W., et al. (2008). Longer, multiple virtual reality pain distraction treatments of Hispanic and Caucasian children with large severe burns. CyberTherapy Conference. San Diego.

Furman, E., Jasinevicius, T. R., Bissada, N. F., et al. (2009). Virtual reality distraction for pain control during periodontal scaling and root planing procedures. *Journal of the American Dental Association, 140,* 1508–1516.

Garcia-Palacios, A., Hoffman, H. G., Richards, T. R., et al. (2007). Use of virtual reality distraction to reduce claustrophobia symptoms during a mock magnetic resonance imaging brain scan: A case report. *Cyberpsychology & Behavior, 10,* 485–488.

Garrett, B., Taverner, T., Masinde, W., Gromala, D., Shaw, C., & Negraeff, M. (2014). A rapid evidence assessment of immersive virtual reality as an adjunct therapy in acute pain management in clinical practice. *The Clinical Journal of Pain, 30,* 1089–1098.

Gershon, J., Zimand, E., Pickering, M., et al. (2004). A pilot and feasibility study of virtual reality as a distraction for children with cancer. *Journal of the American Academy of Child and Adolescent Psychiatry, 43,* 1243–1249.

Gold, J. I., & Mahrer, N. E. (2018). Is virtual reality ready for prime time in the medical space? A randomized control trial of pediatric virtual reality for acute procedural pain management. *Journal of Pediatric Psychology, 43*(3), 266–275.

Gold, J. I., Kim, S. H., Kant, A. J., Joseph, M. H., & Rizzo, A. S. (2006). Effectiveness of virtual reality for pediatric pain distraction during i.v. placement. *Cyberpsychology & Behavior, 9,* 207–212.

Gracely, R. H., McGrath, P., & Dubner, R. (1978). Ratio scales of sensory and affective verbal pain descriptors. *Pain, 5,* 5–18.

Hoffman, H. G. (1998). Virtual reality: A new tool for interdisciplinary psychology research. *Cyberpsychology & Behavior, 1,* 195–200.

Hoffman, H. G. (2004). Virtual reality therapy. *Scientific American, 291,* 58–65.

Hoffman, H. G., Doctor, J. N., Patterson, D. R., Carrougher, G. J., & Furness, T. A. (2000a). 3rd: Use of virtual reality as an adjunctive treatment of adolescent burn pain during wound care: A case report. *Pain, 85,* 305–309.

Hoffman, H. G., Patterson, D. R., & Carrougher, G. J. (2000b). Use of virtual reality for adjunctive treatment of adult burn pain during physical therapy: A controlled study. *The Clinical Journal of Pain, 16,* 244–250.

Hoffman, H. G., Garcia-Palacios, A., Patterson, D. R., Jensen, M. P., & Furness, T. A., III. (2001). The effectiveness of virtual reality for dental pain control: A case study. *Cyberpsychology & Behavior, 4,* 527–535.

Hoffman, H. G., Garcia-Palacios, A., Kapa, V. A., et al. (2003a). Immersive virtual reality for reducing experimental ischemic pain. *International Journal of Human-Computer Interaction., 15,* 469–486.

Hoffman, H. G., Richards, T. L., Magula, J., et al. (2003b). A magnet-friendly virtual reality fiberoptic image delivery system. *Cyberpsychology & Behavior, 6,* 645–648.

Hoffman, H. G., Patterson, D. R., Magula, J., et al. (2004a). Water-friendly virtual reality pain control during wound care. *Journal of Clinical Psychology, 60,* 189–195.

Hoffman, H. G., Sharar, S. R., Coda, B., et al. (2004b). Manipulating presence influences the magnitude of virtual reality analgesia. *Pain, 111,* 162–168.

Hoffman, H. G., Richards, T. L., Coda, B., et al. (2004c). Modulation of thermal pain-related brain activity with virtual reality: Evidence from fMRI. *Neuroreport, 15*, 1245–1248.

Hoffman, H. G., Seibel, E. J., Richards, T. L., et al. (2006a). Virtual reality helmet display quality influences the magnitude of virtual reality analgesia. *The Journal of Pain, 7*, 843–850.

Hoffman, H. G., Richards, T. L., Bills, A. R., et al. (2006b). Using fMRI to study the neural correlates of virtual reality analgesia. *CNS Spectrums, 11*, 45–51.

Hoffman, H. G., Richards, T. L., Van Oostrom, T., et al. (2007). The analgesic effects of opioids and immersive virtual reality distraction: Evidence from subjective and functional brain imaging assessments. *Anesthesia and Analgesia, 105*, 1776–1783. table of contents.

Hoffman, H. G., Patterson, D. R., Seibel, E., et al. (2008a). Virtual reality pain control during burn wound debridement in the hydrotank. *The Clinical Journal of Pain, 24*, 299–304.

Hoffman, H. G., Patterson, D. R., Soltani, M., et al. (2008b). Virtual reality pain control during physical therapy range of motion exercises for a patient with multiple blunt force trauma injuries. *Cyberpsychology & Behavior, 19*, 47–49.

Hoffman, H. G., Chambers, G. T., Meyer, W. J., 3rd, Arceneaux, L. L., Russell, W. J., Seibel, E. J., Richards, T. L., Sharar, S. R., & Patterson, D. R. (2011). Virtual reality as an adjunctive non-pharmacologic analgesic for acute burn pain during medical procedures. *Annals of Behavioral Medicine, 41*, 183–9169.

Hoffman, H. G., Meyer, W. J., 3rd, Ramirez, M., et al. (2014). Feasibility of articulated arm mounted oculus rift virtual reality goggles for adjunctive pain control during occupational therapy in pediatric burn patients. *Cyberpsychology, Behavior and Social Networking, 17*, 397–401.

Jensen, M. P. (2003). The validity and reliability of pain measures in adults with cancer. *Journal of Pain, 4*, 2–21.

Kahneman, D. (1973). *Attention and effort*. Englewood Cliffs: Prentice-Hall.

Keefe, F. J., Huling, D. A., Coggins, M. J., Keefe, D. F., Zachary Rosenthal, M., Herr, N. R., & Hoffman, H. G. (2012). Virtual reality for persistent pain: A new direction for behavioral pain management. *Pain, 153*, 2163–2166.

Keefe, F. J., Main, C. J., & George, S. Z. (2018). Advancing psychologically informed practice for patients with persistent musculoskeletal pain: Promise, pitfalls, and solutions. *Physical Therapy, 98*, 398–407. https://doi.org/10.1093/ptj/pzy024.

Khadra, C., Ballard, A., Déry, J., Paquin, D., Fortin, J. S., Perreault, I., Labbe, D. R., Hoffman, H. G., Bouchard, S., & LeMay, S. (2018). Projector-based virtual reality dome environment for procedural pain and anxiety in young children with burn injuries: A pilot study. *Journal of Pain Research, 11*, 343–353.

Kipping, B., Rodger, S., Miller, K., & Kimble, R. M. (2012). Virtual reality for acute pain reduction in adolescents undergoing burn wound care: A prospective randomized controlled trial. *Burns, 38*(5), 650–657.

Klassen, J. A., Liang, Y., Tjosvold, L., et al. (2008). Music for pain and anxiety in children undergoing medical procedures: A systematic review of randomized controlled trials. *Ambulatory Pediatrics, 8*, 117–128.

Liebovici, V., Magora, F., Cohen, S., & Ingber, A. (2009). Effects of virtual reality immersion and audiovisual distraction techniques for patients with pruritus. *Pain Research & Management, 14*, 283–286.

Maani, C., Hoffman, H. G., DeSocio, P. A., et al. (2008). Pain control during wound care for combat-related burn injuries using custom articulated arm mounted virtual reality goggles. *Journal of CyberTherapy and Rehabilitation, 1*, 193–198.

Maani, C. V., Hoffman, H. G., Morrow, M., et al. (2011a). Virtual reality pain control during burn wound debridement of combat-related burn injuries using robot-like arm mounted VR goggles. *The Journal of Trauma, 71*(1 Suppl), S125–S130.

Maani, C. V., Hoffman, H. G., Fowler, M., et al. (2011b). Combining ketamine and virtual reality pain control during severe burn wound care: One military and one civilian patient. *Pain*

Medicine, 12, 673–678.

Malloy, K. M., & Milling, L. S. (2010). The effectiveness of virtual reality distraction for pain reduction: A systematic review. *Clinical Psychology Review, 30,* 1011–1018.

Martin, M. J., Holcomb, J., Polk, T., Hannon, M., Eastridge, B., Malik, S. Z., ... et al. (2019). The "top 10" Research and development priorities for battlefield surgical care: Results from the committee on surgical combat casualty care research gap analysis. *Journal of Trauma and Acute Care Surgery.* https://doi.org/10.1097/TA.0000000000002200.

McCaul, K. D., & Malott, J. M. (1984). Distraction and coping with pain. *Psychological Bulletin, 95,* 516–533.

McSherry, T., Atterbury, M., Gartner, S., et al. (2018). Randomized, crossover study of immersive virtual reality to decrease opioid use during painful wound care procedures in adults. *Journal of Burn Care & Research, 39,* 278–285.

Melzack, R. (1990). The tragedy of needless pain. *Scientific American, 262,* 27–33.

Montgomery, G. H., DuHamel, K. N., & Redd, W. H. (2000). A meta-analysis of hypnotically induced analgesia: How effective is hypnosis? *The International Journal of Clinical and Experimental Hypnosis, 48,* 138–153.

Morris, L. D., Louw, Q. A., & Grimmer-Somers, K. (2009). The effectiveness of virtual reality on reducing pain and anxiety in burn injury patients: A systematic review. *The Clinical Journal of Pain, 25,* 815–826.

Patterson, D. R. (2001). Is hypnotic pain control effortless or effortful? *Hypnos, 28,* 132–134.

Patterson, D. R. (2010). *Clinical hypnosis for pain control.* Washington, DC: American Psychological Association.

Patterson, D. R., & Jensen, M. P. (2003). Hypnosis and clinical pain. *Psychological Bulletin, 129,* 495–521.

Patterson, D. R., Hoffman, H. G., Palacios, A. G., & Jensen, M. P. (2006). Analgesic effects of posthypnotic suggestions and virtual reality distraction on thermal pain. *Journal of Abnormal Psychology, 115,* 834–841.

Perry, S., Heidrich, G., & Ramos, E. (1981). Assessment of pain by burn patients. *Journal of Burn Care and Rehabilitation, 2,* 322–326.

Ptacek, J., Patterson, D., & Doctor, J. (2000). Describing and predicting the nature of procedural pain after thermal injuries: Implications for research. *Journal of Burn Care and Rehabilitation, 21,* 318–326.

Schmitt, Y. S., Hoffman, H. G., Blough, D. K., et al. (2011). A randomized, controlled trial of immersive virtual reality analgesia, during physical therapy for pediatric burns. *Burns, 37,* 61–68.

Schneider, S. M., Prince-Paul, M., Allen, M. J., et al. (2004). Virtual reality as a distraction intervention for women receiving chemotherapy. *Oncology Nursing Forum, 31,* 81–88.

Shang, A. B., & Gan, T. J. (2003). Optimising postoperative pain management in the ambulatory patient. *Drugs, 63,* 855–867.

Sharar, S. R., Carrougher, G. J., Nakamura, D., et al. (2007). Factors influencing the efficacy of virtual reality distraction analgesia during postburn physical therapy: Preliminary results from 3 ongoing studies. *Archives of Physical Medicine and Rehabilitation, 88,* S43–S49.

Slater, M., & Wilbur, S. (1997). A framework for immersive virtual environments (FIVE): Speculations on the role of presence in virtual environments. *Presence Teleoperators and Virtual Environments, 6,* 603–616.

Soltani, M., Drever, S. A., Hoffman, H. G., Sharar, S. R., Wiechman, S. A., Jensen, M. P., & Patterson, D. R. (2018). Virtual reality analgesia for burn joint flexibility: A randomized controlled trial. *Rehabilitation Psychology, 63,* 487–494.

Steele, E., Grimmer, K., Thomas, B., et al. (2003). Virtual reality as a pediatric pain modulation technique: A case study. *Cyberpsychology & Behavior, 6,* 633–638.

van der Heijden, M. J. E., Jeekel, J., Rode, H., et al. (2018). Can live music therapy reduce distress and pain in children with burns after wound care procedures? A randomized controlled trial. *Burns, 44*, 823–833.

van Twillert, B., Bremer, M., & Faber, A. W. (2007). Computer-generated virtual reality to control pain and anxiety in pediatric and adult burn patients during wound dressing changes. *Journal of Burn Care & Research, 28*, 694–702.

Ward, R. (1998). Physical rehabilitation. In G. Carrougher (Ed.), *Burn care and therapy* (pp. 293–327). New York: Mosby.

Wender, R., Hoffman, H. G., Hunner, H. H., et al. (2009). Interactivity influences the magnitude of virtual reality analgesia. *Journal of Cyber Therapy and Rehabilitation, 2*, 27–33.

Windich-Biermeier, A., Sjoberg, I., Dale, J. C., et al. (2007). Effects of distraction on pain, fear, and distress during venous port access and venipuncture in children and adolescents with cancer. *Journal of Pediatric Oncology Nursing, 24*, 8–19.

Wright, J. L., Hoffman, H. G., & Sweet, R. M. (2005). Virtual reality as an adjunctive pain control during transurethral microwave thermotherapy. *Urology, 66*, 1320.

第9章
虚拟现实技术应用于儿童性犯罪者：
异常性取向的评估

Dominique Trottier，Mathieu Goyette，Massil Benbouriche，Patrice Renaud，
Joanne-Lucine Rouleau，Stéphane Bouchard

一、性取向和性犯罪

在性犯罪领域，异常性取向是临床理论认识中的一个核心特征。在理论层面，许多有影响力的性犯罪理论都认为异常性取向的存在是解释性犯罪行为发生和再犯的关键因素（Finkelhor 1984；Hall and Hirschman 1992；McGuire et al. 1965；Singer 1984；Ward and Beech 2006；Ward and Siegert 2002）。

近10年来，性犯罪的整合理论（the integrated theory of sexual offending，ITSO）（Ward and Beech 2006）已经得到了广泛的认可。该理论认为，性犯罪的发生是由3种主要因素相互作用导致的，这3种因素包括生物学因素、环境因素及神经心理学因素。在临床实践中，包括异常性取向在内的各种异常性行为表现，均可视为这些因素动态交互的结果。更具体地说，ITSO强调生物学和环境脆弱性之间的相互作用如何直接影响与行为和动作紧密相关的神经心理功能。这种影响主要通过3个系统实现，分别是动机和情感系统、知觉和记忆系统，以及动作选择和抑制系统。总体而言，以上3个组成部分之间的相互作用方式及它们如何转化

D. Trottier　Département de psychoéducation et de psychologie, Université du Québec en Outaouais, Gatineau, Québec, Canada；Laboratory for the study of delinquency and sexuality, Université du Québec en Outaouais, Gatineau, Canada；Centre de recherche de l'Institut National de Psychiatrie Légale Philippe-Pinel, Montreal, Canada；e-mail: dominique.trottier@uqo.ca.

M. Goyette　Centre de recherche de l'Institut National de Psychiatrie Légale Philippe-Pinel, Montreal, Canada；Université de Sherbrooke, Longueuil, Québec, Canada.

M. Benbouriche　Centre de recherche de l'Institut National de Psychiatrie Légale Philippe-Pinel, Montreal, Canada；Université de Lille, Lille, France

P. Renaud　Département de psychoéducation et de psychologie, Université du Québec en Outaouais,Gatineau, Québec, Canada；Centre de recherche de l' Institut National de Psychiatrie Légale Philippe-Pinel,Montreal, Canada

J. -L. Rouleau　Université de Montréal, Montreal, Canada

S. Bouchard　Department of Psychoeducation and Psychology/Canada Research Chair in Clinical；Cyberpsychology, University of Québec in Outaouais and CISSS of Outaouais, Gatineau,Québec, Canada；Laboratoire de Cyberpsychologie de l' Université du Québec en Outaouais, Gatineau, Canada

为具体行为，对于每个犯罪者来说都是高度个体化的，并且这3个系统也代表了相应的风险因素。

除了与个体有关的因素外，ITSO认为，异常性行为主要是在特定的情境中发生的。确切地说，性犯罪是个体风险因素通过情境触发而实现的结果，所以个体风险特质和特定的环境条件都必须存在，才能引发异常性行为。正因如此，至关重要的是，理解这些风险特质，并确定它们如何在特定情境中出现和相互作用，从而使个体最终实施性侵犯行为。

通过ITSO来理解性犯罪在实践层面上有具体的意义。首先，性取向评估要求具备必要的环境条件以触发性唤起。其次，评估程序应结合对性取向不同维度的测量来识别风险因素。最后，评估程序应提供信息以说明性犯罪者如何根据其特定的风险因素来调节其与特定环境的持续互动（Benbouriche et al. 2014；Carver and Scheier 2011；Kingston et al. 2012；Ward et al. 1998）。

在临床中，异常性取向的表现是诊断决策、治疗和监管的基石。实际上，根据美国精神医学学会（American Psychiatric Association，APA）的诊断信息，诊断中一个基本的准则是个体存在任何强烈和持久的性取向，而非对生殖器刺激或与表型正常、身体成熟、兴趣相投人类伴侣的性亲昵或性挑逗（APA 2013）。此外，大量的研究论证了异常性取向的存在是与性侵犯再犯风险相关的重要因素之一（Hanson and Bussière 1998；Hanson and Morton-Bourgon 2005）。不过，另一个经过实证验证的关于罪犯的治疗模型，即风险-需求-响应干预模型，强调有针对性地处理与犯罪相关风险因素的重要性（Andrews and Bonta 2010；Andrews et al. 2011；Hanson et al. 2009）。因此，在处理涉及儿童性犯罪者时，对异常性取向进行准确的评估和描述具有重要的现实意义。

二、性取向的评估

在进行异常性取向评估时，通常会考虑多种信息采集渠道，如临床访谈和自行填写的问卷调查。尽管这些信息源对评估过程至关重要，但其在很大程度上取决于受试者在评估过程中的信任程度和填写意愿，这对于可能面临法律后果或社会污名化的客户可能是一个挑战。此外，信息源本身也要求主体拥有一定程度的洞察力和自我意识，个体需要在完全脱离性行为发生环境的情况下记住和分享关于性取向的具体细节。

为了获取关于性取向的客观数据，许多专业诊所使用性器官勃起法（针对男性）。性器官勃起法是一种客观评估方法，它通过测量性器官（男性）周长或体积的变化，通常是在包含与年龄和胁迫相关元素的刺激呈现期间（Marshall and Fernandez 2003b）来获取主体性取向的数据。迄今为止，使用性器官勃起法在性犯罪者群体中进行评估已经得到了广泛的实证支持（Harris et al. 1994；Howes 1998；Malcolm et al. 1993；Quinsey and Chaplin 1988a，1988b）。总体来讲，该方法能够区分儿童性犯罪者和非性犯罪者（Harris et al. 1994；Howes 1998；Serin et al. 1994）。该评估结果还与性侵犯再犯风险存在特别的联系（Hanson and Bussière 1998；Hanson and Morton Bourgon 2005）。

性器官勃起法评估通常依赖于视觉或听觉刺激呈现，2种模式各有优劣。视觉刺激模式包括一系列描绘了不同性别和年龄组个体的图片。尽管这些刺激是有效的（Proulx 1989），但它们很难标准化，而呈现描绘实际儿童和成人以引发性唤醒的刺激也引发了伦理和法律的关注（Card and Olsen 1996）。鉴于这些限制，视觉刺激逐渐被弃用，而采用听觉刺激模式。听觉刺激模式包括一系列叙述场景，描述成人与另一位成人或儿童之间的互动，他们在不同程度上涉及生理和性的胁迫。围绕听觉刺激模式的一个问题是它们在模拟现实生活情境中引发异常性唤醒反应的生态条件方面存在着局限性（Blader and Marshall 1989；Marshall et al. 1999）。实际上，诸多有影响力的研究者认为有必要改进评估程序的生态效度以提高评估的准确性（Haynes 2001；Konopasky and Konopasky 2000；Marshall and Fernandez 2003a；O'Donohue and Letourneau 1992）。另外，无论使用听觉还是视觉刺激，性器官勃起法另一个值得关注的问题是受试者是否能够自主地控制性器官的勃起而不依赖于环境（Golde et al. 2000；Howes 1998；Howitt 1995；Lalumière and Earls 1992；Looman et al. 1998；Mahoney and Strassberg 1991）。

多年来，研究人员一直试图开发解决这一问题的方案（Golde et al. 2000；Henson and Rubin 1971；Laws and Rubin 1969；Mahoney and Strassberg 1991；Malcolm et al. 1985；Marshall 2004；Proulx et al. 1993；Quinsey and Chaplin 1988b），但当前尚无完美的方案或程序能够检测出或者防止受试者独立于环境，主动控制性器官的勃起反应。

总的来说，性器官勃起法是一种有价值的评估工具，也是为数不多能够客观评估性取向的方法之一。然而，如果针对其刺激生态效度及受主体控制的不稳定性进行改进，该评估工具将更为完善。此外，由重要理论驱动研究者对性侵犯行为生态效度的理解，往往意味着相关研究方法的发展。因此，无论是出于临床研究或应用的目的，这些方法都允许研究者模拟出和临床更为适配的研究环境（Barbaree and Marshall 1991；Beauregard et al. 2012；Bouffard 2002，2011；Exum and Zachowics 2014；Gannon 2009；Spokes et al. 2014；Ward 2009）。

三、虚拟现实技术的潜在价值

从技术角度考虑，VR技术能够生成特定的环境、虚拟角色及化身，并提供高度的实验控制，因此这可能有助于克服上述关于异常性取向评估工具的局限性。事实上，VR 技术能够提供尊重客观事实与环境的高生态性评估条件。考虑到异常的性行为的发生需要在特定的环境条件下诱发个体风险因素（Ward and Beech 2006），因此构建特定环境条件具有非常重要的意义。VR 技术似乎为理解和把握涉及异常性取向甚至性犯罪的潜在机制提供了研究的途径。

四、眼动追踪的潜在价值

眼动追踪是一种能够提供关于性功能研究新视角的工具之一，尤其是与性取向机制有关的方面。这种设备可以很容易与VR沉浸式技术相结合，允许记录用户的注视识别过程，并通过指向中心凹（foveated architecture）的红外摄像机获得视觉信息检索的过程。基于该技术的研究表明，视觉注意力在能够与性偏好产生共鸣的刺激物上保持更长的时间，并且特定的眼球运动模式与性取向有关。（Alexander and Charles 2009；Dixson et al. 2011；Fromberger et al. 2012a；Hall et al. 2011；Lykins et al. 2006；2008；Rupp and Wallen 2007）。

此外，眼动追踪研究发现，认知过程对眼动具有调节作用（Engbert and Kliegl 2003；Hafed and Clark 2002；Laubrock et al. 2005；Yarbus 1965，1967）。具体而言，在刺激呈现期间，对同一图像的探索模式会根据受试者的目标而发生变化（Yarbus 1965，1967）。考虑到认知策略在控制性器官勃起反应方面具有重要作用（de Jong 2009；Henson and Rubin 1971；Laws and Holmen 1978；Laws and Rubin 1969），在勃起法评估期间识别与勃起抑制有关的干扰性认知过程可以显著提高评估的内部效度。因此，将眼动追踪与沉浸式VR技术结合用于性取向评估或许是可行的。

虽然VR技术（Glantz et al. 2003；Gregg and Tarrier 2007）和眼动追踪（Rayner 1998；Rosch and Vogel-Walcutt 2013）已经被用于研究一系列生物和行为现象多年，但这些方法在性犯罪者身上的应用是最近才开始的。目前，还没有学者对使用VR技术和眼动追踪评估儿童性犯罪者进行的文献综述。

研究者于2016年4月1日在PsycINFO上使用以下关键词进行了文献检索：Sexual offenders、Sex offenders、Sex offenses、Pedophilia and Virtual reality OR（Eye Tracking、Fixation、Gaze）。在此基础上，研究者还在线检索了相关的学术会议及论文。这些研究内容中必须明确涉及与儿童性犯罪者的性取向评估有关，并提供定量的研究结果，且明确围绕刺激和生理治疗的研究方法。在本章下一部分，研究者将对8项使用VR技术（包括眼动追踪和非眼动追踪）进行性取向评估的研究进行文献综述，根据这些研究的性质进行研究分类。

五、效度研究

自2000年初，Renaud及其同事已基于VR技术和眼动追踪技术开展了一项研究，旨在评估受试者的异常性取向。首先，他们开发了一套标准化的系列三维动画刺激。与其他被修改后用于性取向评估的普通图像相比（Dombert et al. 2013；Fromberger et al. 2015），该研究中的刺激物是以动画形式进行呈现的。其中，动画中的角色动作是由动作捕捉系统生成的，与性取向无关，表达了中立的情感倾向。动画的制作刺激遵循了Tanner提出的五期分类性发育水平（Tanner 1978），表现了在发育过程中突出的生理特性与身体形态特征。研究者共创造了9个由计算机生成的动画刺激（animated computer generated stimuli，ACGS）以表征男女在不同发展阶段的特征，以及一个中性刺激。

第一项研究旨在探讨ACGS的表面效度（Goyette et al. 2008）。研究者招募了140名本科生作为受试者（平均年龄为22.3岁），向他们呈现全部9个ACGS。每个动画刺激持续90秒，对于每一个动画刺激，受试者需要报告他们对动画刺激的感知年龄刺激的真实性及自身性唤起的程度。

研究结果发现，对于平均感知年龄，处于不同发育阶段的动画刺激之间存在显著差异：儿童平均感知年龄为7.63岁，前青春期平均感知年龄为11.79岁，青春期平均感知年龄为15.92岁，成年早期平均感知年龄为23.78岁。而在随后的一项关于性犯罪的相关研究中，研究者发现性犯罪者的平均感知年龄与上述结果在统计层面具有一致性（Goyette et al. 2011）。此外，受试者ACGS的性唤起水平评分受其本身性取向的影响，与所有其他刺激相比，在受试者更加偏向成人的性取向的情况下，他们所报告的性唤起水平显著更高。在真实性评价方面，ACGS的平均总体真实性评分为5.39分（标准差为1.94），评分范围为1分（完全不真实）至10分（与人类相似）。

上述研究结果表明，ACGS的表面效度较高。该研究结果还强调了在人类性行为的背景下，特别是在进行性取向评估时，刺激真实性和图形质量作为重要变量的必要性。事实上，性取向评估所需的真实性和图形质量水平仍然是研究人员在开发实验任务和虚拟环境时需要考虑的重要问题。

为此，Fromberger及其同事（2015）试图确定个体产生性唤醒时所需沉浸程度的最佳水平。他们进行了一系列研究，结合眼动追踪和视觉反应时间来评估受试者的性取向（Fromberger et al. 2012a，2012b，2013，2015）。视觉反应时间是一种对被动数据的记录方式，它要求受试者在执行某项任务的过程中，如评估刺激物对自身的吸引力，同时不引起受试者注意的情况下记录他们在探索刺激物性属性上所花费的时间。诸多研究表明，视觉反应时间与性取向有关，当受试者接触到与其性取向相对应的性刺激类别时，其视觉反应时间较长（Abel et al. 1994；

Lykins et al. 2008）。

在这项特殊的研究（Fromberger et al. 2015）中，研究人员招募了社区中25名异性恋男性和20名同性恋男性，并向所有受试者展示了20个固定的计算机生成的刺激。这些刺激包含了男女裸体成人，其建模和设计是由乔治-奥古斯都-哥廷根大学的技术人员完成的。刺激呈现在3种不同的沉浸条件下进行：①无头部跟踪的单眼平面屏幕；②立体声HMD和头部跟踪；③带有头部跟踪和可转动视图的立体声HMD。实验中要求受试者评估刺激的吸引力和逼真度，同时以视觉反应时间作为衡量受试者性取向的标准。

研究结果表明，2种立体条件下所产生的刺激真实感、性吸引力和存在感在主观评分上显著高于单眼实验条件。然而，沉浸程度对识别性取向刺激的能力没有影响。因为在所有条件下，当受试者探索与其性取向相对应的刺激时，他们的视觉反应时间总是更长。研究结果还表明，当受试者被允许转动刺激时，会出现不同的眼动扫描模式。在这个特殊的条件下，受试者的视线会更频繁地围绕在与他们性取向相对应的刺激物上。因此，受试者与刺激的交互程度似乎是评估性取向时需要考虑的一个重要变量。

以上结果提示立体视觉技术在对性吸引力、真实性和存在感等相关的主观测量上比单眼条件表现得更好，而沉浸水平似乎对评估性取向的客观测量影响不大。关于眼动扫描模式和身体定位的发现也进一步强调了在评估性取向时应关注除勃起反应以外的心理与生理客观指标。

第三项研究旨在探讨VR技术和ACGS两种刺激呈现方式作为性器官勃起测量程序的有效性。Trottier及其同事（2014b）为确定沉浸程序的区分效度及其诊断准确性，招募了22名儿童性犯罪者和42名正常男性受试者。在该研究中，受试者能够通过立体声HMD上观看由Renaud研究小组于2002年开发的5个ACGS。为了减小个体之间在性器官勃起反应上的差异，每次实验中研究者均对勃起反应进行标准化控制（Blanchard et al. 2001）。研究者同时计算了偏离差异，即受试者在不同刺激之间的相对偏好指数（Harris et al. 1992; Seto et al. 2004, 2006）。

研究结果表明，立体呈现的ACGS使受试者产生了具有代表性的勃起反应，并反映了受试者间不同的性取向。具体而言，儿童性犯罪者对儿童刺激的性唤醒较大，而对成年刺激的性唤醒较小。而对照组对成年刺激的性唤醒较大，而对儿童刺激的性唤醒较小。研究者通过操作特征曲线（receiver operating characteristic, ROC）分析获得了与诊断准确性相关的结果。ROC分析能够确定一个测试是否具备区分2个群体的能力（Streiner and Cairney 2007）。在该研究中，曲线下面积（area under the curve, AUC）表示相对于对照个体表现出的随机概率，测试所使用的刺激模式对于性犯罪者而言，产生了更大的，偏离随机水平的概率。AUC的取值范围是0～1之间。当AUC的取值为0.5时，表示诊断处于随机水平，取值越高，诊断能力越强（Streiner and Cairney 2007）。ACGS的诊断准确性显著高于随机水平（AUC=0.90）。在一项平板显示器上使用相同方案的研究中也观察到类似的准确性（AUC=0.85）（Goyette 2012）。因此，ACGS的立体呈现似乎是勃起反应测定的有效呈现方式，具有令人满意的区分效度和分类准确性。

　　总的来说，已发表的文献为使用单眼和立体技术及呈现计算机生成刺激进行性取向评估提供了实证支持。当前研究应该适当地将VR技术及其他相关工具，如眼动追踪进行结合，以获取关于性取向额外信息的研究可能性。

六、综合生理指标的研究

　　目前，共有5项研究结合了VR技术和眼动追踪进行性取向评估。第一项研究的目标是确定在单眼探索ACGS期间记录的某些眼动模式是否与儿童的异常性取向有关（Goyette et al. 2010）。研究者向22名儿童性犯罪者和36名社区成年男性通过平板显示器呈现了由Renaud研究小组于2002年开发的9个ACGS。眼动数据是利用红外线照相机测量角膜反射记录的，随后研究者对获得的数据进行了标准化。

　　在数据分析过程中，研究者人为划定出相互独立，尺寸相同的3个身体区域：头部、胸部和性器官区域（包括臀部）。创建不同的身体区域，使研究者能够观察受试者的注视和扫视在识别的身体区域之间的时空变化关系。该研究的眼动追踪指标考虑了注视次数和持续时间及3个区域之间的注视方向变化。

　　结果表明，与性取向相关的眼动动态特征表现为注视的平均持续时间较短，探索性器官区域的时间更长，性器官区域的注视次数更多，以及向胸部和性器官区域进行注视转变的次数更多。以上眼动数据是在儿童性犯罪者探索儿童刺激时和社区男性探索成年刺激时所获得的。在使用ACGS立体呈现进行相同方案的研究中也获得了类似的结果（Trottier et al. 2014a）。这些结果支持了眼动追踪技术提供有关性取向相关信息的工具性价值，从而使研究者根据个体性犯罪历史进行群体区分成为可能。

　　Fromberger等（2012a，2013）也探讨了性取向评估中的眼球运动特征。具体而言，他们的2项研究使用了相同的研究方案：单眼呈现固定计算机生成的刺激，这些刺激来源于名为非真人标准刺激（not real people set of stimuli）的数据库（Mokros et al. 2011）。研究者从该数据库中选择了128张经计算机修改的裸体和正常着装人物的照片，这些照片表征了2种性别及4个青春期发育阶段：第一阶段和第二阶段为前青春期，第四阶段和第五阶段为青春期和后青春期。2项研究均在同一样本（包括22名对儿童实施性犯罪者、8名对成年女性实施性犯罪者和52名普通男性）中开展。

　　在实验过程中，首先呈现一对持续500ms的刺激，然后受试者需要报告哪些刺激最具吸引力。每组2个刺激由来自相同性别但不同发育阶段的图像组成。在刺激呈现期间记录受试者的眼球运动。在任务结束时,要求受试者按照正常速度来评估对每种刺激的主观唤起程度,同时在他们不知情的情况下记录他们对刺激的观看时间。

在第一项研究中,Fromberger及其同事(2013)假设受试者会偏好与性取向相关的刺激,并在这些刺激中投注更多的注意线索。其研究结果验证了他们的假设,儿童性犯罪者对儿童刺激的唤醒时间较短,而来自普通男性和成年女性性犯罪者,在成人刺激上的唤醒时间较短。

在第二项研究中,Fromberger等(2012a)也观察到基本一致的结果。其中,受试者比较了不同组别在眼动的初始方向、相对注视时间和观看时间等指标上的差异。研究结果表明,初始方向表征了自动注意机制,当儿童性犯罪者面对儿童刺激时,其初始方向比成年女性犯罪者和普通男性更快。同样,对于儿童性犯罪者,在观看儿童刺激时表现出更长的相对注视时间,而在观看成年刺激时相对注视时间则较短。

此外,研究者使用ROC分析评估初始方向和相对注视时间两项指标来表征性偏好,进而区分性别的能力。结果发现,初始方向(AUC=0.90)相对注视时间(AUC=0.83)和视觉反应时间(AUC=0.76)的分类能力均表现出良好的稳定性,并显著优于随机水平。这3个指标的分类准确性在统计效能方面是等效的。Fromberger的这2项研究结果进一步支持了眼动追踪技术在性取向评估中的应用价值。

Trottier研究小组(2014c)开展了一项研究,旨在解决研究中受试者可能伪装性器官勃起的问题。基于眼动分析,该研究评估了在受试者性器官勃起期间,检测他们试图通过认知策略对勃起反应进行有意识控制的可能性。鉴于既往研究已经证实认知过程会产生相应的眼动线索(Engbert and Kliegl 2003;Hafed and Clark 2002;Laubrock et al. 2005;Yarbus 1965,1967),该研究假设通过眼动分析可以检测出受试者是否尝试使用认知策略来伪装性器官的勃起反应。

为了验证这一假设,研究者记录了20名男性在观看ACGS立体呈现刺激期间的眼动情况和勃起反应。所有受试者必须在3种不同的观看条件下探索刺激:①自由视觉探索与性取向相符合的刺激;②自由探索中性刺激;③尝试抑制勃起反应,同时探索与性取向相符的刺激。在第三种情况下,在实验前会向受试者展示具有厌恶情绪线索的图片,而在实验中,受试者被要求通过回忆这些令人感觉厌恶的图片以试图抑制他们的勃起反应。为了提高对数据结果分析的准确性,研究者将刺激图像的感兴趣区域分为3个:①性感区域,将胸部和生殖器区域合并在一起;②非性感区域,将头部和脚部区域合并在一起;③外部区域,包括身体的其他区域。

研究结果表明,当受试者试图抑制对与性取向相符刺激的勃起反应时(第三种实验条件),其眼动模式与自由视觉探索性取向刺激或中性刺激明显不同(前两种实验条件）。与抑制勃起相关的特异性探索模式特征包括对刺激图片的压抑探索、持续性非注视状态及回避刺激物性感区域。因此，眼动追踪和沉浸技术的结合使得研究人员能够识别出在认知策略驱动下的抑制勃起的特异注视模式。在勃起反应评估期间，引入眼动技术识别勃起抑制的认知过程，能够显著提高整体评估过程的内部效度。

最后，研究者进行了一项个案研究，旨在确定性罪犯进行沉浸式"角色扮演"的可行性（Renaud et al. 2009）。虚拟场景是根据受试者的性犯罪经历而设计的，并由临床医生进行认证与场景构建。研究首先由一名临床医生，在其他房间中通过远程技术与罪犯进行为期5分钟的实时互动，互动内容是通过罪犯佩戴的HMD向其展示一个女童的ACGS。语音识别系统可以根据临床医生在互动过程中所使用的词语，自动调整虚拟女童图像的唇部动作。医生通过操控杆来进行ACGS动画演示，并且系统允许医生控制图像动画的身体动作和面部表情。在整个角色扮演过程中，实时记录罪犯的性器官勃起反应，医生可以通过对勃起反应的观察，实时调整ACSG的语言互动内容，身体动作和面部表情。

随着角色扮演的展开，受试者对ACGS动画动作表现出显著的勃起反应，并越来越投入到与角色的口头交流中。这一过程表现了受试者与性犯罪有关的认知扭曲。因为互动是实时进行的，角色扮演能够直接观察到许多风险因素的指标，如认知扭曲、社交技能、情感调节和决策技能等。因此，研究者不仅可以识别出受试者性取向偏离的情况，还可以了解个体风险因素在特定情境中如何出现并产生交互作用，最终导致性侵犯行为的发生。近期开发的特异性ACGS（Dennis et al. 2014）使这种观察在评估和治疗方面更加具有应用前景。

七、讨　论

本章所列举的研究案例均观察了一些具有普适性的结果。首先引入虚拟人类或虚拟化身，无论是动态的呈现方式（Renaud et al. 2002），还是静态的呈现方式（Dombert et al. 2013；Fromberger et al. 2015；Mokros et al. 2011），对于性取向的评估均具有重要的应用价值。除了能够提供标准化的测量数据外，它们还具备对不同群体进行甄别和诊断的准确性（Fromberger et al. 2012a，2013；Goyette 2012；Goyette et al. 2010；Trottier et al. 2014b）。通过沉浸式的研究设置，它们能够引发有性取向或性偏好的生理及注意力反应（Fromberger et al. 2015）。因此，所有沉浸式的研究设置均具有足够的生态效度，以引发个体风险因素，进而发生异常的性兴奋或行为（Goyette et al. 2010；Fromberger et al. 2012a，2013；Renaud et al. 2009；Trottier et al. 2014a，2014b），这对于解释异常性心理活动的临床表现

（Andrews and Bonta 2010；Andrews et al. 2011；Hanson et al. 2009）及其理论框架（Ward and Beech 2006）都极具价值。这些研究的结论支持研究者在临床的研究环境中使用沉浸式技术和ACGS，并以此作为评价异常性心理的工具。

此外，在使用视觉刺激进行性器官勃起测定中，引入如眼动追踪等其他设备来进行综合性性取向评估，有助于测量结果的准确性。目前的研究提示，多个眼动相关变量和指标与性取向具有显著的关联性（Fromberger et al. 2012a，2013，2015；Goyette et al. 2010；Trottier et al. 2014a，2014c）。眼动追踪不仅可以提供研究者直接观察视觉探索模式，还可以观察性唤起过程或性抑制中直接涉及的底层注意机制和认知过程（Engbert and Kliegl 2003；Fromberger et al. 2012a，2013；Hafed and Clark 2002；Laubrock et al. 2005；Trottier et al. 2014c；Yarbus 1965，1967）。除了性取向评估之外，眼动追踪和VR技术的联合使用还可以极大地促进我们对性虐待的理解，使我们能够更为深入地理解与性唤起和性侵行为相关的感知觉运动机制，以及相关的注意机制、自我调节和决策过程。

然而，当前对于该领域还需要进行更多的实证和临床研究。眼动追踪在性取向评估中的应用是非常新颖的。尽管这是一个重要的起点，但目前为止，大多数研究方案都是基于探索性或准实验设计。通常情况下，眼动指标的选择以及后续的数据分析模型都是探索性质的。此外，大多数研究方案严格限制了受试者在虚拟环境中的自主身体运动，仅关注追踪只有3个自由度的头部运动情况。鉴于增加受试者与ACGS之间互动性已被证明可以提高受试者的真实感和性唤起主观评分（Fromberger et al. 2015），因此通过在虚拟环境中拓展6个以上自由度实现自主移动的ACGS程序设置可能进一步改善整体研究的生态效度，进一步提高我们对导致性侵行为的关键因素——接近行为的理解。

到目前为止，使用VR技术和眼动追踪仍然是一项复杂的工作，需要进行适当的培训，以使操作者熟练掌握仪器和软件的使用。此外，每个实验产生的庞大原始数据在正式进入分析阶段前需要进行复杂的转换和预处理。同时使用多个仪器对研究者而言是一个不小的挑战。在基于过去多年研究经验的基础上，我们认为通过联合跨学科、多领域的研究团队，以实现不同领域技能与知识的互补，是这个研究领域内有待解决的优先任务。

未来的研究工作应该致力于开发VR技术结合眼动追踪支持的评估和治疗方案，以充分发挥这些新工具在性犯罪领域的潜力。刺激物在身体外观和情感表达方面的灵活性可以允许研究者针对成年强奸犯及其他类型的性倒错者制订个体化的评估方案（Hogue and Perkins 2011）。此外，使用特殊人物和环境可以再现针对性的个体风险情境，并为使用VR技术进行更广泛的评估甚至治疗性犯罪奠定基础（Renaud et al. 2009）。例如，可以使用VR技术构建一种虚拟情境，其中受试者必须穿过如充满儿童ACGS的校园或公共泳池等公共场所。

一方面，这些方案可以与传统的认知行为干预策略，如角色扮演（Renaud et al. 2009）结合使用，以促进自我调节过程。这种程序可以整合到整体的治疗计划中，并允许患者在受控环境中与治疗师的协助下巩固强化他们在处理风险情况时学习到的知识。此外，这种整合程序还允许治疗师调整情境的难度，并随时终止停止治疗过程以识别患者的认知扭曲，提出更具适应性的建议，或协助有自我调节问题的患者进行学习与练习。另一方面，将这些角色扮演用作治疗后评估程序的一部分，可以通过对患者在治疗期间获得行为技能的现场测试，帮助其提供行为监测条件或就进一步的治疗计划提出建议。

VR结合眼动追踪技术在性犯罪研究领域仍然局限于对异常性心理或性行为的评估。在这一过程中，还需要更多的概念验证研究及临床RCT。另外，还需要注意的是，未来VR环境在该领域的研究中理应提供比当前研究更多的动态特征信息，并同时考虑到特定患者的行为反应，这是VR虚拟环境交互耦合特征所决定的（Bevacqua et al. 2014）。

如果VR技术的总体目标是模拟更接近现实的环境，则其关键特征仍然是行为反馈逻辑，在该逻辑中，受试者的任何行为反馈都会以连续的方式导致新的行为逻辑。例如，虚拟环境应该充分考虑根据受试者特定的反应进行情境或行为上的反馈。想象一下与虚拟化身互动，如果在一定时间内检测到受试者的性反应超过系统界定的阈值，则虚拟化身的面部可能会表现出恐惧或厌恶的表情。而患者接收到这种动态和连续的反馈信息后，其后续进一步的行为反应将帮助研究者收集相关的临床信息，因为这个过程与行为的自我调节直接相关。

总而言之，因为能在自然环境中开展，VR结合眼动追踪似乎是解决性器官勃起测评中部分问题的潜在途径，还能够帮助人们更好地理解与性犯罪相关的交互作用因素。

（赵文涛　徐　勇　译）

参 考 文 献

Abel, G. G., Lawry, S. S., Karlstrom, E., Osborn, C. A., & Gillespie, C. F. (1994). Screening tests for pedophilia. *Criminal Justice and Behavior, 21*, 115–131.

Alexander, G. M., & Charles, N. (2009). Sex differences in adults' relative visual interest in female and male faces, toys, and play styles. *Archives of Sexual Behaviour, 38*, 434–441.

American Psychiatric Association. (2013). *Diagnostic and statistical manual of mental disorders* (5th ed.). Washington, DC: Author.

Andrews, D. A., & Bonta, J. (2010). *The psychology of criminal conduct* (5th ed.). New Providence: Anderson Publishing.

Andrews, D. A., Bonta, J., & Wormith, J. S. (2011). The Risk-Need-Responsivity (RNR) model: Does adding the good lives model contribute to effective crime prevention? *Criminal Justice and Behavior, 38*(7), 735–755.

Barbaree, H. E., & Marshall, W. L. (1991). The role of male sexual arousal in rape: Six models. *Journal of Consulting and Clinical Psychology, 59*, 621–630.

Beauregard, E., Leclerc, B., & Lussier, P. (2012). Decision-making in the crime-commission process: Comparing rapists, child molesters, and victim-crossover sex offenders. *Criminal Justice and Behavior, 39*, 1275–1295.

Benbouriche, M., Nolet, K., Trottier, D., & Renaud, P. (2014, May). Virtual reality applications in forensic psychiatry. *Proceeding of the virtual reality international conference: Laval virtual*, 4 pp.

Bevacqua, E., Stankovic, I., Maatallaoui, A., Nedelec, A., & De Loor. P. (2014, August). Effects of coupling in human-virtual agent body interaction. *Proceedings of the 14th international conference on intelligent virtual agent*, LNAI 8637. Boston.

Blader, J. C., & Marshall, W. L. (1989). Is assessment of sexual arousal in rapists worthwhile? A critique of current methods and the development of a response compatibility approch. *Clinical Psychology Review, 9*, 569–587.

Blanchard, R., Klassen, P., Dickey, R., Kuban, M. E., & Blak, T. (2001). Sensitivity and specificity of the phallometric test for pedophilia in nonadmitting sex offenders. *Psychological Assessment, 13*, 118–126.

Bouffard, J. A. (2002). The influence of emotion on rational decision making in sexual aggression. *Journal of Criminal Justice, 30*, 121–134.

Bouffard, J. A. (2011). "In the heat of the moment?" Mediating versus moderating relationships between sexual arousal and perceived sanctions. *Journal of Crime and Justice, 34*, 24–44.

Card, R. D., & Olsen, S. E. (1996). Commentary: Visual plethysmograph stimuli involving children: Rethinking some quasi-logical issues. *Sexual Abuse, 8*, 267–271. https://doi.org/10.1007/BF02260162.

Carver, C. S., & Scheier M. F. (2011). Self-regulation of affect and action. In K. D. Vohs & R. F. Baumeister (Eds.), *Handbook of self-regulation: Research, theory, and applications* (2e éd.) (pp. 3–21). New York: Guilford Press.

de Jong, D. C. (2009). The role of attention in sexual arousal: Implications for treatment of sexual dysfunction. *Journal of Sex Research, 46*, 237–248.

Dennis, E., Rouleau, J. L., Renaud, P., Nolet, K., & Saumur, C. (2014). A pilot development of virtual stimuli depicting affective dispositions for penile plethysmography assessment of sex offenders. *The Canadian Journal of Human Sexuality, 23*(3), 200–208.

Dixson, B. J., Grimshaw, G. M., Linklater, W. L., & Dixson, A. F. (2011). Eye-tracking of men's preferences for waist-to-hip ratio and breast size of women. *Archives of Sexual Behavior, 40*(1), 43–50.

Dombert, B., Mokros, A., Brückner, E., Schlegl, V., Antfolk, J., Bäckström, A., et al. (2013). The virtual people set: Developing computer-generated stimuli for the assessment of pedophilic sexual interest. *Sexual Abuse: a Journal of Research and Treatment*. https://doi.org/10.1177/1079063212469062.

Engbert, R., & Kliegl, R. (2003). Microsaccades uncover the orientation of covert attention. *Vision Research, 43*, 1035–1045.

Exum, M. L., & Zachowics, A. (2014). Sexual arousal and the ability to access sexually aggressive consequences from memory. In J. L. Van Gelder, H. Elffers, D. Reynald, & D. Nagin (Eds.), *Affect and cognition in criminal decision making* (pp. 97–118). London: Routledege.

Finkelhor, D. (1984). *Child sexual abuse: New theory and research*. New York: Free Press.

Fromberger, P., Jordan, K., Steinkrauss, H., von Herder, J., Witzel, J., Stolpmann, G., et al. (2012a). Diagnostic accuracy of eye movements in assessing pedophilia. *The Journal of Sexual Medicine, 9*, 1868–1882.

Fromberger, P., Jordan, K., von Herder, J., Steinkrauss, H., Nemtschek, R., Stolpmann, G., & Müller, J. L. (2012b). Initial orienting towards sexually relevant stimuli: Preliminary evidence from eye movement measures. *Archives of Sexual Behavior, 41*, 919–928.

Fromberger, P., Jordan, K., Steinkrauss, H., von Herder, J., Stolpmann, G., Kröner-Herwig, B., &

Müller, J. L. (2013). Eye movements in pedophiles: Automatic and controlled attentional processes while viewing prepubescent stimuli. *Journal of Abnormal Psychology, 122*(2), 587–599.

Fromberger, P., Meyer, S., Kempf, C., Jordan, K., & Müller, J. L. (2015). Virtual viewing time: The relationship between presence and sexual interest in Androphilic and Gynephilic men. *PLoS One, 10*, e0127156. https://doi.org/10.1371/journal.pone.0127156.

Gannon, T. A. (2009). Current cognitive distortion theory and research: An internalist approach to cognition. *Journal of Sexual Aggression, 15*, 225–246.

Glantz, K., Rizzo, A., & Graap, K. (2003). Virtual reality for psychotherapy: Current reality and future possibilities. *Psychotherapy: Theory, Research, Practice, Training, 40*(1–2), 55–67.

Golde, J. A., Strassberg, D. S., & Turner, C. M. (2000). Psychophysiologic assessment of erectile response and its suppression as a function of stimulus media and previous experience with plethysmography. *Journal of Sex Research, 37*, 53–59.

Goyette, M. (2012). Évaluation des intérêts sexuels auprès d'agresseurs sexuels d'enfants par la vidéo-oculographie et la présentation de stimuli générés par ordinateur. [Assessing child sexual offenders' sexual interests with eye-tracking and computer-generated stimuli.] Doctoral thesis, Montreal, University of Montreal, 195pp.

Goyette, M., Renaud, P., Rouleau, J.-L., & Proulx, J. (2008, June). Évaluation et traitement de la *délinquance sexuelle par le recours à la réalité virtuelle: Résultats préliminaires et pistes de développement. [Assessment and treatment of sexual deviance with virtual reality: preliminary results and futur developements.]* Paper presented at the colloque du Regroupement des Intervenants en Matière d'Agression Sexuelle, Lac Beauport.

Goyette, M., Trottier, D., & Renaud, P. (2010, October). *Assessing sexual arousal toward children using eye-tracking devices and cumputer-generated stimuli.* Paper presented at the 29th annual conference of the association for the treatment of sexual abusers. Phoenix.

Goyette, M., Trottier, D., Rouleau, J.-L., Renaud, P., & Longpré, N. (2011). Exploration d'indicateurs physiologiques liés aux intérêts sexuels envers les mineurs. [Exploring physiological indicators associated to sexual interests towards minors.] In M. Tardif (Éd.), L'agression sexuelle: transformations et paradoxes, CIFAS 2009. (p 236–255). Montréal: Cifas-Institut Philippe-Pinel de Montréal. http://www.cifas.ca/et http://www.psychiatrieviolence.

Gregg, L., & Tarrier, N. (2007). Virtual reality in mental health. *Social Psychiatry and Psychiatric Epidemiology, 42*(5), 343–354.

Hafed, Z. M., & Clark, J. J. (2002). Microsaccades as an overt measure of covert attention shifts. *Vision Research, 42*, 2533–2545.

Hall, G. C. N., & Hirschman, R. (1992). Sexual aggression against children: A conceptual perspective of etiology. *Criminal Justice and Behavior, 19*, 8–23.

Hall, C. L., Hogue, T., & Guo, K. (2011). Differential gaze behavior towards sexually preferred and non-preferred human figures. *Journal of Sex Research, 48*(5), 461–469.

Hanson, K. R., & Bussière, M. T. (1998). Predicting recidivism: A meta-analysis of sexual offender recidivism studies. *Journal of Consulting and Clinical Psychology, 66*, 348–362.

Hanson, K. R., & Morton-Bourgon, K. E. (2005). The characteristics of persistent sexual offenders: A meta-analysis of recidivism studies. *Journal of Consulting and Clinical Psychology, 73*, 1154–1163.

Hanson, K. R., Bourgon, G., Helmus, L., & Hodgson, S. (2009). The principles of effective correctional treatment also apply to sexual offenders: A meta-analysis. *Criminal Justice and Behavior, 36*(9), 865–891.

Harris, G. T., Rice, M. E., Quinsey, V. L., Chaplin, T. C., & Earls, C. (1992). Maximizing the discriminant validity of phallometric assessment data. *Psychological Assessment, 4*, 502–515.

Harris, G. T., Rice, M. E., Quinsey, V. L., & Chaplin, T. C. (1994). Psychopathy as a taxon: Evidence that psychopaths are a discrete class. *Journal of Consulting and Clinical Psychology, 62*, 387–397.

Haynes, S. N. (2001). Clinical applications of analogue behavioral observation: Dimensions of psychometric evaluation. *Psychological Assessment, 13*, 73–85.

Henson, D. E., & Rubin, H. B. (1971). Volontary control of eroticism. *Journal of Applied Behavior Analysis, 4*, 37–44.

Hogue, T., & Perkins, D. (2011, November). *Using eye tracking and behaviour segmentation to better understand interest to sexual violence*. Paper session presented at the 30th annual conference of the association for the treatment of sexual abusers, Toronto.

Howes, R. J. (1998). Plethysmographic assessment of incarcerated nonsexual offenders: A comparison with rapists. *Sexual Abuse: Journal of Research and Treatment, 10*, 183–194.

Howitt, D. (1995). *Paedophiles and sexual offences against children*. West Sussex: Wiley.

Kingston, D. A., Yates, P. M., & Firestone, P. (2012). The self-regulation model of sexual offending: Relationship to risk and need. *Law and Human Behavior, 36*(3), 215.

Konopasky, R. J., & Konopasky, A. W. B. (2000). Remaking penile plethysmography. In D. R. Laws, S. M. Hudson, & T. Ward (Eds.), *Remaking relapse prevention with sex offenders: A sourcebook* (pp. 257–284). Thousand Oaks: Sage publications.

Lalumière, M. L., & Earls, C. M. (1992). Voluntary control of penile responses as a function of stimulus duration and instructions. *Behavioral Assessment, 14*, 121–132.

Laubrock, J., Engbert, R., & Kliegl, R. (2005). Microsaccade dynamics during covert attention. *Vision Research, 45*, 721–730.

Laws, D. R., & Holmen, M. L. (1978). Sexual response faking by pedophiles. *Criminal Justice and Behavior, 5*, 343–356.

Laws, D. R., & Rubin, H. B. (1969). Instructional control of an autonomic sexual response. *Journal of Applied Behavioral Analysis, 2*, 93–99.

Looman, J., Abracen, J., Maillet, G., & DiFazio, R. (1998). Phallometric nonresponding in sexual offenders. *Sexual Abuse: Journal of Research and Treatment, 10*, 325–336.

Lykins, A. D., Meana, M., & Kambe, G. (2006). Detection of differential viewing patterns to erotic and non-erotic stimuli using eye-tracking methodology. *Archives of Sexual Behavior, 35*(5), 569–575.

Lykins, A. D., Meana, M., & Strauss, G. P. (2008). Sex differences in visual attention to erotic and non-erotic stimuli. *Archives of Sexual Behavior, 37*, 219–228.

Mahoney, J. M., & Strassberg, D. S. (1991). Voluntary control of male sexual arousal. *Archives of Sexual Behavior, 20*, 1–16.

Malcolm, P. B., Davidson, P. R., & Marshall, W. L. (1985). Control of penile tumescence: The effect of arousal level and stimulus content. *Behaviour Research and Therapy, 23*, 273–280.

Malcolm, P. B., Andrews, D. A., & Quinsey, V. L. (1993). Discriminant and predictive validity of phallometrically measured sexual age and gender preference. *Journal of Interpersonal Violence, 8*, 486–501.

Marshall, W. L. (2004). Overcoming deception in sexual preference testing: A case illustration with a child molester. *Clinical Case Studies, 3*, 206–215.

Marshall, W. L., & Fernandez, Y. M. (2003a). *Phallometric testing with sexual offenders: Theory, research, and practice*. Brandon: Safer Society Press.

Marshall, W. L., & Fernandez, Y. M. (2003b). Sexual preferences: Are they useful in the assessment and treatment of sexual offenders? *Aggression and Violent Behavior, 8*, 131–143.

Marshall, W. L., Anderson, D., & Fernandez, Y. (1999). *Cognitive behavioural treatment of sexual offenders*. Wiley: Chincherster.

McGuire, R. J., Carlisle, J. M., & Young, B. G. (1965). Sexual deviations as conditioned behaviour. *Behaviour Research and Therapy, 2*, 185–190.

Mokros, A., Butz, M., Dombert, B., Santtila, P., Bäuml, K.-H., & Osterheider, M. (2011). Judgment of age and attractiveness in a paired comparison task: Testing a picture set developed for diagnosing paedophilia. *Legal and Criminological Psychology Journal, 16*, 323–334.

O'Donohue, W., & Letourneau, E. (1992). The psychometric properties of the penile tumescence assessment of child molester. *Journal of Psychopathology and Behavioral Assessment, 14*,

123–174.

Perkins, D., & Hogue, T. (2011, November). *Phallometric responses to consenting sex, rape and violence in relation to eye movement responses*. Paper session presented at the 30th annual conference of the association for the treatment of sexual abusers, Toronto.

Proulx, J. (1989). Sexual preference assessment of sexual aggressors. *International Journal of Law and Psychiatry, 12*, 275–280.

Proulx, J., Coté, G., & Achille, P. A. (1993). Prevention of voluntary control of penile response in homosexual pedophiles during phallometric testing. *The Journal of Sex Research, 30*, 140–147.

Quinsey, V. L., & Chaplin, T. C. (1988a). Peniles responses of child molesters and normals to descriptions of encounters with children involving sex and violence. *Journal of Interpersonal Violence, 3*, 259–274.

Quinsey, V. L., & Chaplin, T. C. (1988b). Preventing faking in phallornetric assessments of sexual preference. *Annals of the New York Academy of Sciences, 528*, 49–58.

Rayner, K. (1998). Eye movements in reading and information processing: 20 years of research. *Psychological Bulletin, 124*(3), 372.

Renaud, P., Rouleau, J.-L., Granger, L., Barsetti, I., & Bouchard, S. (2002). Measuring sexual preferences in virtual reality: A pilot study. *CyberPsychology and Behavior, 5*, 1–9.

Renaud, P., Dufresne, M.-H., Dassylva, B., Nicole, A., Goyette, M. (2009, May). *Personnages synthétiques et morphisme: le développement de situations virtuelles idiosyncrasiques dédiées à la sensibilisation aux comportements sexuels déviants. [Synthetic characters and morphysm: Developing idiosyncratic virtual situations dedicated to raising awareness to deviant sexual behaviours.]* Paper session presented at the fifth Conférence Internationale Francophone sur l'Agression Sexuelle, Montreal.

Rosch, J. L., & Vogel-Walcutt, J. J. (2013). A review of eye-tracking applications as tools for training. *Cognition, Technology & Work, 15*(3), 313–327.

Rupp, H. A., & Wallen, K. (2007). Sex differences in viewing sexual stimuli: An eye-tracking study in men and women. *Hormones and Behavior, 51*(4), 524–533.

Serin, R. C., Malcolm, P. B., Khanna, A., & Barbaree, H. E. (1994). Psychopathy and deviant sexual arousal in incarcerated sexual offenders. *Journal of Interpersonal Violence, 9*, 3–11.

Seto, M. C., Harris, G. T., Rice, M. E., & Barbaree, H. E. (2004). The screening scale for pedophilic interests predicts recidivism among adult sex offenders with child victims. *Archives of Sexual Behavior, 33*, 455–466.

Seto, M. C., Cantor, J. M., & Blanchard, R. (2006). Child pornography offences are a valid diagnostic indicator of pedophilia. *Journal of Abnormal Psychology, 115*, 610–615.

Singer, B. (1984). Conceptualizing sexual arousal and attraction. *The Journal of Sex Research, 20*, 230–240.

Spokes, T., Hine, D. W., Quain, P., Marks, A. D. G., & Lykins, A. D. (2014). Arousal, working memory capacity, and sexual decision-making in men. *Archives of Sexual Behavior, 43*, 1137–1148.

Streiner, D. L., & Cairney, J. (2007). What's under the ROC? An introduction to receiver operating characteristics curves. *Canadian Journal of Psychiatry, 52*, 121–128.

Tanner, J. M. (1978). *Fœtus into man: Physical growth from conception to maturity*. Cambridge: Havard University Press.

Trottier, D., Goyette, M., Rouleau, J-L., Marshall-Levesque, S, & Renaud, P. (2014a). *From a sex offender's perspective: The use of eye-tracking and virtual immersion during plethysmographic assessment*. Poster session presented at the 14th annual meeting of the International Association of Forensic Mental Health Services. Toronto.

Trottier, D., Renaud, P., Rouleau, J.-L., Saumur, C., Boukhalfi, T., & Bouchard, S. (2014b). Enhancing forensic assessment of sexual deviance: The use of virtual immersion and made-to-measure synthetic characters. *Virtual Reality, 18*, 37–47.

Trottier, D., Rouleau, J.-L., Renaud, P., & Goyette, M. (2014c). Using eye-tracking to identify faking attempts during penile plethysmography assessment. *Journal of Sex Research, 51*(8), 946–955.

Ward, T. (2009). The extended mind theory of cognitive distortions in sex offenders. *Journal of Sexual Aggression, 15*, 247–259.

Ward, T., & Beech, A. (2006). An integrated theory of sexual offending. *Aggression and Violent Behavior, 11*, 44–63.

Ward, T., & Siegert, R. J. (2002). Toward a comprehensive theory of child sexual abuse: A model. *Psychological, Crime and Law, 9*, 125–143.

Ward, T., Hudson, S. M., & Keenan, T. (1998). A self-regulation model of the sexual offense process. *Sexual Abuse: A Journal of Research and Treatment, 10*(2), 141–157.

Yarbus, A. L. (1965). *Role of eye movements in the visual process*. Oxford: Nauka.

Yarbus, A. L. (1967). *Eye movements and vision*, New York: Plenum. (Originally published in Russian 1962).

第10章
新技术作为孤独症谱系障碍儿童治疗和教育的工具

Eynat Gal，P. L.（Tamar）Weiss，Massimo Zancanero

孤独症谱系障碍（autism spectrum disorder，ASD）是一种神经发育障碍，其诊断依据是社会互动和沟通方面的缺陷，以及兴趣狭窄和重复刻板行为（APA 2013）。

与同龄人相比，ASD儿童发起或回应恰当的社会互动行为较少，同时社交互动十分有限，大部分时间都是独自玩耍（Koegel et al. 2001；Hilton et al. 2008）。他们通常表现出严重的注意力（Courchesne et al. 1994；Pierce et al. 1997）和语言缺陷（Rutter 1978），以及在社交（Pierce and Schreibman 1995）和情感（Hobson et al. 1988）能力任务中表现出困难。ASD儿童"心理理论"（theory of mind，TOM）能力较差，表现为很难判断他人的心理状态并预测他人的社会行为。因此，他们的社交互动能力——即推断他人的情感、欲望和意图方面存在严重问题（Baron-Cohen 2000）。

虽然保留认知功能的ASD儿童同样存在社会缺陷、兴趣狭窄和重复刻板行为，但与其他ASD儿童不同的是，他们的语言和认知功能相对完整（Volkmar and Lord 2007）。因此，他们往往对文字语境的感知功能良好，但在社会环境中，却难以使用语言进行社交互动（Klin et al. 2005）。

许多ASD儿童，特别是高功能孤独症谱系障碍（high functioning Autism spectrum disorder，HFASD）儿童，能够使用语言技能进行日常交流，并能够独立完成日常生活中的大部分活动，包括自我照顾及有组织地完成学业任务。因此，他们通常能融入正常的学校环境中。然而，他们在日常行为中仍然表现出困难的迹象，特别是在沟通和社交互动方面（APA 2013），这些能力的缺陷限制了他们参与学校和社区举行的多种活动。

ASD是一种终身残疾。许多在ASD儿童中普遍存在的社交障碍会持续到青春期和成年期，并对ASD成人日常生活产生长期不利影响。事实上，在社交能

E. Gal, P. L. (Tamar) Weiss　Deptartment of Occupational Therapy, University of Haifa, Haifa, Israel.

M. Zancanero　i3 Research Unit, Fondazione Bruno Kessler, Trento, Italy

力方面表现出缺陷的ASD成人在成年后很难实现生活独立（Howlin et al. 2004）、维持就业（Szatmari et al. 1989），以及创造和维持有意义的社会关系（Howlin et al. 2004）。因此，ASD患者经常因为很难应对生活中的挑战而感到沮丧、自尊心丧失、焦虑甚至抑郁（Howlin et al. 2004），最终导致他们的生活质量总体呈现下降趋势（Gal et al. 2015）。

在各类研究中，诸多社会能力干预方案与技术已被证明能够成功提高ASD患者的社交和沟通技能。这些干预方案大多借鉴了CBT的原则和技术，强调了儿童在社会环境中思考、感受和行为之间的相互作用，以帮助他们与同龄人进行更有效的互动，并增强他们对社交结构的了解，以及在社交过程中对社会认知的理解（Bauminger-Zviely et al. 2013；Lopata et al. 2010；Solomon et al. 2004）。

不同于社交互动，ASD儿童似乎对计算机一类的工具更感兴趣。因此，研究者使用计算机的创新技术来解决ASD相关问题，以帮助患者更好地参与日常活动（包括工作休闲和娱乐）。近年来，围绕计算机技术开发的ASD治疗和教育工具受到了研究者的青睐，因为ASD患者通常能够在计算机任务中收获高度激励（Hart 2005；Grynszpan et al. 2005）。专注于电脑屏幕，只提供必要的相关信息，这可以帮助ASD患者减少外部感官的刺激干扰。此外，计算机程序通常不会受到社会需求的影响，并且可以提供一致且可预测的行为反应模式。一项具有明确定义或规则的任务似乎有助于ASD患者在任务进行过程中集中注意力（Murray 1997），所以这些计算机程序有利于对ASD患者的干预。因为当任务或事件变得有迹可循，甚至可以预测时，ASD患者通常会对这类环境刺激产生更多的反应（Ferrara and Hill 1980）。然而，部分专业人士和家长并不信任计算机的干预程序，因为他们担心计算机程序的使用会加剧ASD儿童的社会退缩行为（Panyan 1984；Bernard-Opitz et al. 1990）。

在过去的20年中，在ASD儿童和成人群体中开展基于计算机技术为核心治疗和教育工具的探索和研究越来越多。本章将概述这些治疗和教育工具的特点，特别是它们如何提高ASD儿童和青少年的社交互动、沟通技能和社会参与程度。研究者特别强调视频建模、共享交互界面、VR和机器人技术。当然，本章的目的并非对上述技术进行逐一详尽的特点分析，而是通过它们说明创新性技术在提高患者社交能力、沟通和其他生活技能方面的用途，这些技能是ASD患者能够参与正常社会活动的基础。

一、孤独症谱系障碍儿童康复与训练的创新技术概述

个体参与休闲娱乐活动的意愿主要取决于自身的兴趣爱好（Searle and Jackson 1985）。随着个人电脑日益普及，计算机技术深刻地改变了人们参与更为广

泛社交活动的行为，为突破时空的社会互动提供了巨大的便利。这间接促进了个人寻求自我发展、参加线上教育、职业及娱乐活动的意愿。换言之，计算机技术的普及促使个体在家庭、学校或社区环境中能够获得更多的社会交互的机会（Garton and Pratt 1991）。

近年来，越来越多以计算机技术为核心的程序被开发出来，旨在帮助孤独症患者提高他们的社交和沟通技能，如增强个体情感表达（Silver and Oakes 2001）、词汇学习（Moore and Calvert 2000），以及提高社会问题解决（Bernard-Opitz et al. 2001）和日常功能性活动（Josman et al. 2008）的能力。其技术特征包括多模态计算机接口的学习活动（Bernard-Opitz et al. 2001；Bosseler and Massaro 2003）、视频建模（Dowrick 1999）、VR 技术（SikLányi and Tilinger 2004；Parsons et al. 2006）、机器人技术（Dautenhahn 1999）和共享交互界面（Dautenhahn 1999）。

（一）视频模仿和视频自我模仿

"模仿"在心理学中被称为观察学习或替代性学习，是 40 多年前由 Bandura 和 Menlove（1968）提出的。他们认为学习是可以在替代的基础上发生的，也就是说学习是可以通过观察他人的行为和其强化性的结果来实现。作为一种能够提高语言、情绪反应和社交技能的干预手段，观察学习在相关文献中受到研究者的广泛关注。Bandura 和 Menlove 特别指出，儿童倾向于利用观察他人来获得新的技能，而不是主要基于他们自己的个人经验。在过去 20 年中，视频语音及回放技术的发展已经拓展了关于模仿（观察学习）的实践，各领域的相关技能都可以通过视频语音的形式供人们学习和研究。视频模仿（video modeling，VM）技术是一种通过视频来展示所需要学习的行为或知识的技术，VM 干预的通用程序是个体观看包含适应性行为或目标行为的视频演示，同时模仿视频中的内容。VM 可以与同伴、兄弟姐妹或者成人一起观看，他们本身也可以是 VM 的视频内容或视频内容的原型。

基于视频的自我模仿（video self-modeling，VSM）是 VM 中一类特殊的模式，它鼓励个体通过观察自己成功执行的行为来模仿目标行为（Dowrick 1999）。VSM 干预通常可分为两类：积极自我评价（positive self-review，PSR）和视频反馈（Dowrick 1999）。在 PSR 条件下，个体观看自己曾有效参与的一种他们不经常发生或使用的日常行为技能，观察这些行为表现似乎会增加他们再次复刻相同行为技能的频率。在视频反馈条件下，个体通过"内隐支持"（如来自成人的暗示）成功地执行超出他们当前能力的行为技能，然后从录制的视频影像中删除关于内隐支持的片段供个体观看（Bellini and Akullian 2007）。个体在没有支持线索的情况下最终完成目标行为技能似乎会提高他们的自尊水平，并对他们随后独立复刻相同行为技能具有激励作用。

VM和VSM技术已经在不同的学科和人群中被广泛应用于各种技能的学习，包括且不限于运动行为、社交技能、沟通技巧、自我监控、功能性技能、职业技能、运动表现、情绪调节和游戏行为。Nikopoulos和Keenan（2004）研究了VM干预对3名ASD儿童的社交启动和游戏行为的影响。在该研究中，每名儿童都需要看一盘录像带，视频内容是一个正常发育的同龄人与一个成人进行简单的、单一的玩具社交互动游戏。在VM干预后，研究者发现3名ASD儿童的社交启动和互动游戏技能得到了提高，并在1个月和3个月后技能得以维持。在另外2项研究中，D'Ateno（2003）及MacDonald的研究团队（2005）也测试了VM干预对学龄前ASD儿童游戏行为的影响。在这2项研究中，研究者发现，VM有助于ASD儿童程序性知识的习得，包括语言和动作技能。但干预并没有提高患儿非程序性知识的获得。

Charlop-Christy和Daneshvar（2003）使用VM干预来增强ASD儿童的观点选择能力（理解他人的精神状态以解释或预测他人行为的能力）。Cihak研究团队（2012）则采用"社会故事"的VM干预方法，以减少4名ASD中学生的注意力寻求和任务回避行为。结果发现，只有当社会故事中描述的行为与受试者在日常参与任务时所表现的行为相互匹配时，干预才会有效。而当观看的社会故事与受试者具体行为表现不匹配时，干预就无法起效。这一结果表明，VM干预的内容所展示的行为需要与个人的兴趣与能力相互匹配。

Wert和Neisworth（2003）证明了VSM在提高4名ASD儿童在学校环境中自发提出口头请求能力方面的有效性。Buggy团队（1999）发现，VSM使ASD学龄儿童在游戏相关语言反应的习得和维持方面具有显著改善作用（尽管研究观察到技能维持效果较差）。

多年来，VM技术一直是以电视和录像机为硬件载体（Coyle and Cole 2004；Mechling 2005）。在过去的10年里，数字录音和回放技术极大提高了VM和VSM使用的便利性。Cihak和Schrader（2008）使用了一套笔记本电脑系统，向患有ASD的青少年学生展示了VSM，这些VSM包含了学生们自身在工作环境中独立和适应性地执行有针对性的职业任务的视频内容。学生们可以通过观看这些VSM中自己在工作环境中的行为表现，进而从中进行学习和改进。这项技术也为患者提供了较大的便利，因为他们可以通过简单回放这些视频内容更为仔细地观察和学习。Cihak团队（2008）也证明了VM技术在促进严重残疾学生在职业培训期间进行独立过渡的有效性。

Ayres和Langone（2005）认为，当使用数字技术进行视频制作与呈现时，VM的应用潜能更大，因为它可以非常便捷地整合到软件的应用程序中。近期，这种软件层面进行集成的一个典型案例是"儿童和青少年冲突导向谈判训练系统"（conflict orientation negotiation training among children and teens，CON-TACT）。这是一个面向多用户的协同应用程序，在技术支持和构建主义学习环境的理论框架下，提供识别、分类冲突情境及学习解决冲突技能的功能。它的底层技术支持来源于COSPATIAL No-Problem计算机应用程序（http：//cospatial.fbk.eu/），并能够将VM和VSM整合到计算机应用程序中，旨在加强青少年对社会冲突中谈判策略的学习。另外，"Simu-Voc"是最近另一个涉及VM和VSM的应用程序，该程序主要针对HFASD青少年，为他们提供职业前技能的训练平台，如为工作面试做准备（Rosen et al. 2017）。根据用户对CONTACT和Simu-Voc的可用性和有效性的反馈，对于ASD患者，它们似乎是一个友好、易于操作且有效的应用程序，用户可以通过它们查询青少年在冲突情境中的正确反应（Hochhauser et al. 2016；Rosen et al. 2017）。

总之，VM和VSM已被证明是解决ASD儿童和青少年社会沟通技能和功能性技能学习的有效干预策略。这类工具使用便捷，因此被广泛应用于教育和临床中。然而，还需要进一步的研究来确定使用这些工具所学习到的行为有多少可以泛化到日常生活中以提高患者日常任务的参与水平。事实上，尽管在上述提及的研究中，儿童似乎学习到了有针对性的技能行为，并且在多种情况下得以维持，但对于那些没有通过VM学习过的情景或事件，他们似乎无法维持学习到的行为技能（如MacDonald et al. 2005；Cihak et al. 2012）。

（二）共享交互界面

共享交互界面（shared interactive surface，SIS）是同时允许多个用户在同一界面上进行实时互动的设备（Zancanaro 2012）。通常来说，这类设备的主要技术特点可以概括为按照水平（"桌面"设备）或垂直（墙挂式或投屏式）的方向放置的大型显示器。SIS代表从单人单机模式转变为多人互动模式，研究者希望进一步探索这种支持协作活动在实际研究中带来的优势（Müller-Tomfeld 2010）。

SIS的特征是它们支持处理同时触摸屏幕用户的行为的数据，以及提供区分不同用户的可能性。同一时间多个用户触摸屏幕（如与他人合作或手势）的数量是SIS使用中的重要变量。标准的触摸屏在同一时间内仅允许对屏幕进行单次触摸，而一些功能完备且较大的显示器则允许同一时间内用户进行多次触摸。

Diamond Touch（一款智能手机）具有识别不同用户触摸后作出不同反馈的功能（Dietz and Leigh 2001），其屏幕能够识别出具体用户及用户触摸的位置（目前市场上的智能手机或智能电脑普遍搭载了这样的功能）。这种识别技术产生了全新的实验设计思路，如在屏幕上将一个游戏的部分操纵权限分配给一个孩子，另一部分操控权限分配给另一个孩子。为了游戏的顺利通关，他们必须以协作的方式进行游戏。

通常来讲，SIS 的一个重要优势在于用户可以直接通过触摸来操作数字对象。尽管在桌面界面上直接触摸的准确性不如鼠标精准（Forlines et al. 2007），但一些研究表明，对于协作任务，直接触摸界面比使用多个外设指向性设备更直接有效，特别是在进行更高水平的意识、交流互动和空间记忆方面的任务（Ha et al. 2006；Hornecker et al. 2008；Antle et al. 2009；Müller-Tomfeld 2012）。

直接操作对于那些可能在运动协调能力方面存在困难的儿童特别有用（Piper et al. 2006；Hourcade et al. 2012）。这些设备的另一个优势是它们足够大，允许多个用户同时操作而不显得拥挤，而普通电脑显示器或平板电脑的屏幕不够大，无法满足 2 个以上用户使用相同的视角观看屏幕或进行互动。在大屏幕的基础上增加设计精妙的任务，可以使 SIS 成为提高 ASD 儿童社交技能的理想硬件平台。

部分研究探讨了 SIS 在 ASD 儿童群体中应用的潜在优势，这些研究特别关注 SIS 是否能够加强社交互动（Hourcade et al. 2012；Giusti et al. 2011；Zancanaro et al. 2011；Piper et al. 2006；Ben-Sasson et al. 2013）。这些基于 SIS 的部分应用程序共享桌面设备的接口，并遵循一套结构化的数据互动规则，使得应用程序的内部合作更为有效。Piper 团队（2006）使用一项应用程序用于 4 名阿斯伯格综合征（asperger syndrome，AS）儿童的研究。该程序包含了一个由计算机强制执行的轮流机制，迫使受试者进行一致性投票，以便游戏的继续执行。在 Gal 研究小组（2005，2009）进行的研究中，2 名患有 HFASD 的儿童使用一款名为"StoryTable"的应用程序（Zancanaro et al. 2007），利用 Diamond Touch 提供的多用户协作功能，以相互协作的形式共同讲述了一个故事。该应用程序提供了一个虚拟模拟环境，用户可以根据特定故事背景的上下文线索来操作相应的对象和图表。它支持多用户联合叙述，即故事在讲述到一定阶段时，需要用户联合触摸屏幕上的图表。这种联合触摸形式被称为"强制合作"，是该系统支持的行为交互模式，其目的在于让受试者在共同活动中对数字对象进行联合行动（Cappelletti et al. 2004）。研究发现，强制合作在各种互动环境中是一种必要且有效的互动模式，如在小学课堂中，学生可以通过这种模式来创造一个新的故事或写作素材（Zancanaro et al. 2007）。

Gal 等（2005，2009）的研究发现，当对 ASD 儿童使用同样的"强制合作"范式时，能够对患有 HFASD 儿童的社交互动产生积极影响。在干预后，他们的积极社会行为和合作游戏的比例明显提高，而消极社交互动的比例则显著降低。在 3 周后通过非技术导向任务进行测试时，这些效果得以维持和进一步改善，表明在干预期间他们所学习到的社交技能得到了泛化。

协作益智游戏（collaborative puzzle game，CPG）也是基于 Diamond Touch 的多用户协作属性开发出来的应用程序。与 StoryTable 不同之处在于，它需要使用的是用户的视觉空间能力而非叙事能力。在一项研究中，2 名儿童通过共同选择和拖动单独的方块来合作完成一个拼图任务（Battocchi et al. 2008，2010；Ben-Sasson et al. 2013）。这项 CPG 的研究结果表明，强制合作与合作积极性有关，主要体现在 2 个受试者同时活动时，他们的游戏速度得到了显著提升（Battocchi et al. 2010）。Winoto 和 Tang（2017）延续了类似的研究思路，同时调查了游戏类型和合作水平对儿童合作的影响作用。他们的研究结果表明，游戏类型与合作水平对患有不同程度的 ASD 儿童的联合注意能力均有影响。

在其他研究领域中，强制合作范式已经与 CBT 进行结合，并作为一项旨在加强 HFASD 儿童社会合作能力的干预技术（Giusti et al. 2011；Wass and Porayska-Pomsta 2014；Bauminger-Zviely et al. 2013）。研究者基于这种干预技术的联合，开发了一款应用程序（Giusti et al. 2011），该程序由 3 个社会故事构成，每个故事都是一个独立的游戏，并表征了通过合作来达成游戏目标的不同维度，包括一同做事、分享和扮演不同的角色。另一项遵循相同干预理念的应用程序名为 No-Problem，该程序包括教授用户社交对话和社交互动概念的内容。在一项研究中，研究者使用 CBT 角色扮演技术（通过 VM 和 VSM）来帮助 2 名患有 HFASD 的儿童实践学习到的社会概念。在研究过程中，他们使用上述 2 个应用程序开展了为期 6 周旨在改善社会认知领域的干预。在干预后，研究者发现儿童能够对社会问题提供更为积极的问题解决方案，并且能够对合作和社交中的对话进行更为恰当的理解（Bauminger-Zviely et al. 2013）。Diamond Touch 的多用户功能允许开发者在 SIS 中嵌入社会规则，从而使它们更容易被儿童接受。此外，系统提供的支持可加强开发者对互动流程的管理，以提高其在社会能力训练中的有效性（Zancanaro et al. 2011）。

在一项涉及同伴的研究中，Eden 团队（2011）比较了基于 CBT 两种版本的 No-Problem 程序训练社交对话技能的效果。其中一种是使用 Diamond Touch，另一种则是使用配备 3 只鼠标的标准电脑（每只鼠标仅能控制自己的光标）。结果发现，虽然大多数儿童更喜欢使用桌面程序，但他们在这 2 种形式的训练过程中均表现出效果相当的训练结果、感知选择，并且在使用 2 种程序时均未体验到程度较高的紧张感。这一结果为那些因各类原因无法使用触摸屏幕，而使用更小、更便宜的设备的机构等提供了干预效果层面的证据支持。

Hourcade 团队（2012）基于多点触控平板电脑开发了一套简单的应用程序（比大屏更小，且更便宜）。他们的研究观察表明，该程序能够增加用户合作和协调等亲社会行为，同时能激发对社会活动的兴趣，这为儿童提供了新的参与社会互动的方式。研究者指出，与他人一起使用电脑似乎能够使电脑本身成为受试者的关注对象，从而降低他们在启动社交互动行为时所感受到的压力与焦虑水平。

总的来说，上述研究为 SIS 技术在 ASD 儿童康复与教育应用中的潜在优势提供了证据，特别是那些以合作行为和社会技能康复为主要目标的训练程序（如对对象的共同注意、合作和模仿行为）。虽然上述研究结果主要是通过多用户设备开展的，不过使用更小、更便宜的硬件似乎也能得到效果类似的研究结果。例如，研究者注意到最近有研究者开始使用平板电脑来开展领域内的相关研究（Escobedo et al. 2012；Hourcade et al. 2012；Fage et al. 2016）。

（三）虚拟现实技术

VR技术的相关定义在之前的内容中已被反复提及，因此不再进行相关论述。VR技术的核心特征是可以提供与真实世界物体或事件相似的场景与情境（Sheridan 1992；Rizzo et al. 1997；Weiss and Jessel 1998）。基于VR技术独特的技术属性，它同样被广泛应用于教育和康复领域，以提供高生态性的有效体验式任务。这些人物通常具有激励性和挑战性，但在实操过程中又可以保证安全性（Rizzo et al. 2002；Schultheis and Rizzo 2001）。VR环境提供了自动化的刺激呈现方式，使得治疗师能够关注对象的行为表现，观察他们是否使用了有效策略来应对刺激，同时记录相应的行为结果。临床医生和教师也可以利用VR技术，通过改变任务的复杂程度、反馈类型与数量，以及受试者独立活动的程度，实现各种研究或干预目标。上述这些任务参数与ASD患者的行为表现均存在高度相关性（Strickland et al. 1996；Trepagnier 1999；Parsons and Cobb 2011）。

在1996年一项具有开创性意义的研究中，Strickland研究小组使用HMD桌面虚拟环境来教授2名年龄分别为7.5岁和8岁患有ASD的儿童过马路的技能。他们发现2名受试者都可以成功地适应和使用HMD（当年HMD的重量比现在的设备要重许多），并专注于完成既定任务。在学习过程中，他们都学会了在虚拟环境中进行导航、定向及接近移动物体。这项研究的最终目标是要求受试者到达指定位置后停下来，2人中只有1人最终完成了这一最终目标。尽管这项具有开创性意义的研究的结果令人鼓舞，但由于受试者数量较少，以及儿童群体使用HMD可能造成的风险，这项研究的影响力有限。

Cobb研究小组在2002年使用计算机桌面系统探讨了虚拟咖啡馆对AS青少年社交技能学习的适用性。这项研究背后的基本原理是：如果社交场景可以在虚拟环境中进行真实的复制，这将为人们学习社交技能提供一个安全且具有支持性的环境，由计算机界面提供的有限的个人互动将会对患有AS的年轻人更具吸引力（Parsons et al. 2000）。这个虚拟环境代表了大多数用户都很熟悉的典型社会情境，其设计围绕2个具体任务中的社会互动行为来展开，包括排队进入咖啡馆和找地方坐下。这要求受试者在虚拟咖啡馆中控制他们的虚拟化身（其行为代表了用户的虚拟人物）的移动，对其他虚拟角色做出恰当的反应，并决定何时与他人交流及他们在交流过程中应该诉说什么内容。对教育者如何利用虚拟环境来支持课堂中对特定技能教学的观察研究表明，受试者会利用虚拟环境作为视觉提示来促进他们对社交场景中发生的事情及人物行为原因的思考（Neale et al. 2002）。这种虚拟环境的教学研究结果提示，虚拟环境可以帮助学生思考与讨论他们在处理社交情况时出现的焦虑体验（Neale et al. 2002）。

而在虚拟咖啡厅任务中，对受试者在咖啡厅中的运动模式进行观察，记录他们在特定位置花费的时间（如离其他虚拟角色的远近），以及他们的行为是否恰当（如他们是坐在咖啡馆的空桌上还是坐在已经被占用的桌子上）。研究结果发现 ASD 患者知道如何以一种非文字的方式对虚拟环境的各种刺激物和刺激条件做出反应，这归因于他们将虚拟化身理解为"人"，并驱使她们"像人一样"进行各种社会行为（Parsons 2001）。此外，ASD 青少年能够对虚拟环境做出恰当的使用和理解，这有效地支持了他们学习社交技能（Parsons et al. 2004，2005，2006；Mitchell et al. 2007）。

在另一项研究中，患有 ASD 的儿童和青少年使用了一个过马路的虚拟情境（不同于上述的"过马路"任务），以检查他们是否能够在简单的桌面环境（没有 HMD 显示或控制）的帮助下学习过马路技能，以及虚拟环境是否能够帮助他们学会在真实情境下过马路的技能（Josman et al. 2008）。研究结果表明，研究组（2 名患有 ASD 的儿童）和对照组（健康儿童）在成功穿过虚拟街道的初始能力方面存在差异，但作为行人，他们在适当行为的相关指标方面（如向左和向右看的次数），两组之间并未观察到显著差异。这一发现与 Parsons 研究小组（2004，2005）的研究发现类似，他们发现 ASD 青少年和健康对照者在虚拟行人和咖啡店模拟中的所有指标均无显著差异。

Cassell（2004）与其同事（Cassell and Bickmore 2003；Ryokai et al. 2003）开发了一个"虚拟同伴"的程序，它是一个和与之互动的儿童真人大小相似的动画角色。虚拟同伴似乎为 ASD 儿童反复练习语言和非语言互动技能创造了机会。它同时赋予儿童操控它们的权利，并鼓励儿童开展和练习对话的行为，分享他们的想法。在随后的系列研究中，虚拟同伴的方法被证明可以通过讲故事而成功地发展儿童与同伴社会互动的技能（Tartaro 2011）。近期的一项研究考察了通过基于 VR 技术的社会认知训练干预来提高个体社会技能、社会认知和社会功能的可行性（Kandalaft et al. 2013）。在该研究中，8 名 18～26 岁的 HFASD 患者 5 周完成了 10 次治疗干预。虚拟环境中的人物化身被编辑为图像形式以代表受试者和他们的老师。训练结束后，这些患者的与心理理论和情绪认知理论相关的社会认知指标，以及现实生活中的社会和职业功能均显著提升。

作为 COSPATIAL 应用程序项目（Parsons and Cobb 2014）的一部分，研究者开发了 2 个具有合作性质的三维互动虚拟环境，使多位用户能够在虚拟环境中实时定向并进行相互交流。合作式虚拟环境的优势包括鼓励用户使用口语进行言语交流，同时也为儿童对社交互动的自然反应提供了相应的情境支持。例如，*Block Challenge* 是一个需要双人来进行问题解决的双用户游戏（Cobb et al. 2010），每个孩子的游戏目标和实现方式有所不同但目标间存在相互依赖的关系（如建造一个由不同颜色和图案组成的积木塔）。尽管在游戏过程中，玩家完全了解自己需要搭建的图案，但他们并不知道另一名玩家的目标图案信息。因此，他们需要进行沟通来确定需要与对方分享哪些颜色的积木。尽管 Parson 和 Cobb（2014）所使用的 *Block Challenge* 与之前 Bauminger-Zviely 研究小组（2013）所使用的桌面合作范式有很大不同，但 2 种范式似乎都进一步鼓励了受试者的社会互动和对话行为。在最近的一项研究中，Strickland 团队（2013）评估了 JobTIPS 项目的有效性。JobTIPS 是一个基于互联网的培训项目，由心理理论的社会互动指导、VM、视觉支持和 VR 实践课程组成，用于向 HFASD 患者教授适当的工作与面试技能。研究结果表明，与没有接受此类培训的对照组相比，那些完成了该项目的患者在工作面试技巧方面得到了显著提高。

Fernández-Herrero 团队（2018）对 VR 技术作为 HFASD 儿童教育工具的使用进行了文献量化研究。最终的研究结果确定了社交或情感技能研究的 6 个领域。文献结果显示，相对于情感技能，在社交技能中的干预研究占据主导地位，并且个人互动范式比合作范式的应用更为普遍，其中基于桌面技术的研究明显比沉浸式 VR 的使用多。约 7% 的被引论文为文献综述或荟萃分析。除了提高社交技能的子研究领域外，与儿童安全、运动和认知技能相关的问题研究的引用率越来越高，说明研究者对实践技能干预的关注热度持续升高。

综上所述，虽然当前研究的对象数量普遍偏少，但学者们一致认为，VR 技术是一套有效地用于提高患有 ASD 儿童社交能力的干预工具，并让他们有机会将学习到的技能泛化到日常生活中（Parsons and Cobb 2011）。较为简单的虚拟环境可以在成本低廉的计算机上运行，然而目前仍然缺乏能够用于临床和教育领域的普适性 VR 软件程序。

（四）机器人技术

机器人是一种电子机械设备，它能够利用微处理器技术，对一个或多个传感器接收到的信息进行处理运算，随后操纵其周围环境中的物体（Preising et al. 1991）。为了创造一个容易被人们所认可的机器人，它们的外观、设计和功能通常是基于人类模型而开发的（类人模型）。临床上，机器人可以在康复治疗中被用作替代或辅助功能性假肢或矫形器，也可以作为一种增加和促进患者锻炼，或为其提供社会援助，或鼓励与监测社会互动及锻炼情况的工具。这种机器人技术通常用于 ASD 患者的康复治疗。

迄今为止，关于机器人技术应用于ASD的文献并不丰富，这些文献通常旨在激励和监测ASD患者的游戏行为和社会互动。Weir和Emanuel（1976）报道了使用原始的LOGO机器人所提供的学习环境来促进ASD患儿的积极交流。这个机器人系统并不具备自主性，儿童也无法与之进行身体互动。另外2个早期的交互式机器人系统，即"命运"（Breazeal 2003）和"机器人娃娃"（Billard 2003），在外形设计上都遵循类人模式，能够与他人产生表达性的社会互动。他们的研发目的是鼓励机器人和人类之间通过模仿、语言和手势来发展社会关系。Robins团队（2005）开展了一项纵向研究，其研究重点是探索ASD患儿与机器人的互动方式。研究结果表明，在系列治疗过程中，儿童对机器人的反应是积极的。然而，这一过程并没有体现出自适应过程。因为这些机器人是以固定的编程逻辑执行程序的，它们的互动模式是完全可以预测的。Scassellati（2005）研究了机器人在ASD诊断和治疗中的应用价值。他专注于使用非感知机器人，即可以执行脚本动作，但不能感知也不能动态响应的机器人。他认为机器人在ASD患者中的应用具有很大的潜力，因为机器人很容易吸引ASD患儿。这也在一定程度上解释了为什么机器人常被开发并作为ASD患儿的互动玩伴（Montemayor et al. 2000）。

在自主移动式机器人应用于ASD儿童干预的领域中，AURORA机器人迈出了重要的一步（Dautenhahn 1999），它能够帮助患者理解并更多地参与人类社会行为中的重要互动模式（如眼神接触、共同注意、模仿等）。儿童被鼓励以他们喜欢的任何姿势和方式与机器人展开互动（例如，躺在地板上或站着与机器人互动，也可以是触摸或从远处观看机器人）。AURORA机器人特意采用非拟人化设计，以避免ASD患儿在社交互动中对面部表情和其他社交线索的解读困难。该机器人的开发目标是提供具有高度预测性的运动和社会反应的互动情境。AURORA机器人的初步研究结果显示，大多数儿童能够对机器人做出积极反应，并对与之互动的过程展现出较高的兴趣。一项对AURORA机器人与被动非机器人玩具的比较研究表明，儿童对与机器人的互动比与无生命玩具更感兴趣（Werry and Dautenhahn 2007）。此外，儿童在与机器人玩耍时表现出较少的孤独症典型症状和重复刻板行为。

Feil-Seifer和Mataric（2008）设计了一套基于行为干预体系结构（behavior-based behavior intervention architecture，B3IA）的自主机器人。它能够感知儿童的行为，并理解其在特定社会环境中的大致含义，在此基础上能够在特定交互场景中进行自主行动，对当下感知到的情况及随着时间推移的互动做出相应反应。B3IA机器人通过环境中的传感器，或儿童佩戴的传感器来观察儿童的行为。研究人员认为，与有既定目标的机器人（即能够对用户的行为做出明确反应的机器人）进行互动的儿童会比与随机反应的机器人互动时表现出更积极的社会行为。例如，当儿童按下一个按钮时，有既定目标的机器人会在转动时吹泡泡。当儿童不按任何一个按钮时，机器人就什么也不做。儿童身上的传感器使机器人能够以一种接近真实生活的方式对儿童的行为做出反应。

正如最近一篇关于孤独症和社会机器人的系统综述（Pennisi et al. 2016）总结的那样，孤独症儿童与机器人伙伴的合作往往比同龄人或成人表现得更好。在与机器人互动过程中，他们往往表现出重复和刻板行为的次数减少。而且在某些情况下，社交机器人似乎可以在治疗过程中改善患者的自发语言。因此，社交辅助机器人可能为治疗师和研究人员提供了一种促进社交互动的额外手段。然而，在这一领域的研究数量仍然很少，特别是那些使用高级方法进行设计的研究。由于样本量普遍较小，如儿童的性别、智商和年龄等变量对治疗结果的影响也尚未得到充分探讨。当前也没有足够的文献证明机器人治疗后的任何有益影响能够迁移到日常生活中。

更重要的是，到目前为止，这项技术对于常规的临床或家庭使用来说价格还是有些昂贵。机器人是用于特定研究的定制化工具，因此在它们广泛应用于普通家庭之前，可能还需要进一步的开发。为此，Barakova研究团队（2013）最近一项研究提出了一种参与式设计过程（基于可重用性、模块化、自然交互的普适性和易用性），可促进研究人员对机器人编程并鼓励ASD儿童的社交技能行为。在基于蒂诺的可视化编程环境（Tino's visual programming environment，TiViPE）的机器人控制平台上的实验结果为使用参与式设计机器人的研究提供了证据支持（Barakova et al. 2013）。

二、讨　论

基于文献结果表明，上述各类技术在更广泛地应用于孤独症儿童临床和教育方面具有巨大的潜力。VM、VSM、SIS、VR和机器人等相关技术均为实现ASD治疗和教育目标提供了技术支持，它们能够解决ASD患者在社交、沟通、情感、游戏和日常生活技能等相关指标上的监测与干预。

如表10.1总结的信息所示，各类技术在帮助ASD儿童提高目标技能方面所积累的证据等级不同。表10.1使用了三级评分模式，其中三颗星表示该技术已被证明具有相当大的潜力，一颗星表示证据不足。VM技术目前被认为是证据等级最强的。诸多研究已经证明了VM技术在社交、情感和游戏技能方面具有较大的应用潜力，但很少有证据表明它在沟通和功能活动方面也具有干预效果。SIS是一个相对较新的研究领域，主要关注ASD患者社交技能的应用，已被证明在这方面具有巨大的应用潜力。到目前为止，VR技术主要涉及ASD患者社交技能和功能活动（如过马路），在沟通和游戏技巧方面涉及较少。尽管机器人技术的研究已经有几十年的历史，但它们在ASD儿童中的应用相对较晚，目前仍处于临床研究的初始阶段。

表10.1　本章涉及的相关技术来实现治疗或教育目标的工具潜力

	视频建模	共享交互式界面	虚拟现实	机器人技术
社交技能	***	***	***	*
沟通	**	*	**	*
情感技能	***	*	*	*
游戏技巧	***	**	**	**
功能活动	*	*	***	

注：工具包括视频建模、共享交互界面、虚拟现实和机器人技术。***表示该技术已被证明具有相当大的潜力；**表示证据等级为中等；*表示证据不足。

　　部分家长和教育工作者可能对ASD患者使用上述技术心存忧虑（Moore et al. 2000）。其中的一个主要顾虑是担心技术的介入可能会进一步增加那些容易遭受社会孤立儿童的社会退缩行为。为了减少人们的这种担忧，当前的许多技术都是同时用于2个或2个以上的儿童。这种团体式互动对教师而言可能是具有价值的，因为他们在课堂中需要经常满足更大的群体的教育需求。

　　研究人员和临床医生发现，ASD儿童似乎是通过技术导向的学习过程而获得新的技能，并在基于技术干预后显示出诸多ASD核心症状的改善（Dautenhahn and Weery　2004；Gal et al. 2009）。ASD儿童对这些技术应用表现出强烈的偏好和兴趣。在技术干预后各领域技能提升的证据也显示基于技术的干预在提高ASD儿童和成人的参与性方面同样具有较大的潜力。通过训练，能够提高一个人在生活环境中的参与程度。有一部分干预措施可能仅针对某一特定行为进行训练与泛化，其泛化的结果也仅表现在日常生活中的特定行为上。另一部分干预措施则面向更为广泛的技能泛化，在使用新技术干预后，能够扩大患者在积极的社会交互行为上的范围。

　　但必须强调的是，在更为广泛的技能泛化干预技术中，很有可能对患者的任务参与程度存在积极影响。对于部分患有ASD的儿童来说，他们积极的社会行为能力非常有限，如即使是习得一项小的技能或获得一项积极的社会行为，也可能对儿童参与程度产生巨大影响。参与日常生活是人类发展和获得生活经验的重要组成部分。任务实现和参与程度（也可以理解为任务卷入程度）之间存在一个叠加关系：任务实现或技能的学习会影响患者的参与程度，而患者参与或介入到一个新的任务情境中，同样有助于帮助个人获得新技能，在与他人互动的过程中，找到生活中的目的和意义（Law 2002）。通过技术支持来扩大患者行为范围可能会对个体的生活产生非常有意义的改变。

　　然而，尽管文献表明对ASD儿童使用这些创新性技术具有许多优势，并且有可能提高他们的参与性，但迄今为止，基于创新性技术治疗只解决了部分关键的临床问题。在上述内容中引用的综述结果表明，创新性技术的主要应用集中在 ASD 儿童社交互动、游戏和语言技能方面，只有少数应用涉及情感问题和日常活动技能。

此外，尽管相关研究已经取得了一定进步，但临床观察和调查数据显示，目前只有最基本的技术类型在教育环境中得以使用（如简单的教育软件、互联网和录像技术）。相比之下，VR、SIS、VM 和机器人技术的使用频率较低。大部分与 ASD 儿童一起工作的教师甚至没有意识到这些技术作为教育工具的潜力，也没有相应的财政和技术资源来支持他们使用这些工具。

技术应用的潜力与其实际用途之间的差距可以归因于部分客观限制。首先，由于成本相对较高且需要技术支持，教师、临床医生和家长往往无法使用这些设备。此外，许多工具仅仅作为研究的原型，并未进行充分的转化和商业化，在日常使用之前还有待进一步研发。特别是针对这些创新性设备，通常涉及复杂的操作，它们最终还没有面向普通用户来进行更为简洁的设计与操作。

总而言之，尽管文献中有大量关于创新性技术对 ASD 患者受益的研究，但患儿父母和临床医生仍然对这些技术设备的可行性和有效性心存疑虑。事实上，当前迫切需要缩小技术创新发展与患有 ASD 儿童和青少年的实际应用之间的差距，使相关技术更容易应用于 ASD 人群，并在适当的时间使其更贴近每个患儿，并制订个性化的干预计划。此外，这些项目应该为教师提供具体的培训方案，使他们能够操作不同类型的设备。同时也要进一步增加这类技术设备在之前未关注到的环境中的使用次数，以不断增强其技术优势，最大限度地减少其劣势（如针对患者的社会退缩和自发言语）。未来的研究、开发和商业转化必须首先解决这些非常重要的问题。

（陈　苗　赵文涛　徐　勇　译）

参 考 文 献

American Psychiatric Association. (2013). *Diagnostic and statistical manual of mental disorders* (5th ed.). Washington, DC: American Psychiatric Publishing.

Antle, A. N., Droumeva, M., & Ha, D. (2009). Hands on what? Comparing children's mouse-based and tangible-based interaction. In *Proc. IDC 2009* (pp. 80–88). ACM Press.

Ayres, K. M., & Langone, J. (2005). Intervention and instruction with video for students with autism: A review of the literature. *Education and Training in Developmental Disabilities, 40*, 183–196.

Bandura, A., & Menlove, F. L. (1968). Factors determining vicarious extinction of avoidancebehavior through symbolic modeling. *Journal of Personality and Social Psychology, 8*, 99–108.

Barakova, E. I., Gillesen, J. C. C., Huskensb, B. E. B. M., & Lourens, T. (2013). End-user programming architecture facilitates the uptake of robots in social therapies. *Robotics and Autonomous Systems, 61*, 704–713.

Baron-Cohen, S. (2000). Theory of mind and autism: A fifteen-year review. *Understanding other minds: Perspectives from Developmental Cognitive Neuroscience, 2*, 3–20.

Battocchi, A., Gal, E., Ben Sasson, A., Pianesi, F., Venuti, P., Zancanaro, M., & Weiss, P. (2008). Collaborative puzzle game–an interface for studying collaboration and social interaction for children who are typically developed or who have autistic spectrum disorder. In P. Sharkey (Ed.), *Proceedings of the 7th International conference series on disability, virtual reality and associated technologies (ICDVRAT)*. Portugal: Maia.

Battocchi, A., Ben-Sasson, A., Esposito, G., Gal, E., Pianesi, F., Tomasini, D., Venuti, P., Weiss, P. L., & Zancanaro, M. (2010). Collaborative puzzle game: A tabletop interface for fostering collaborative skills in children with autism spectrum disorders. *Journal of Assistive Technologies, 4*, 4–13.

Bauminger-Zviely, N., Eden, S., Zancanaro, M., Weiss, P. L., & Gal, E. (2013). Increasing social engagement in children with high-functioning autism spectrum disorder using collaborative technologies in the school environment. *Autism, 17*, 317–339.

Bellini, S., & Akullian, J. (2007). A meta-analysis of video modeling and video self modeling interventions for children and adolescent with ASD. *Exceptional Children, 73*, 264–287.

Ben-Sasson, A., Lamash, L., & Gal, E. (2013). To enforce or not to enforce? The use of collaborative interfaces to promote social skills in children with HFASD. *Autism: International Journal of Research, 17*(5), 608–622.

Bernard-Opitz, V., Ross, K., & Tuttas, M. L. (1990). Computer assisted instruction for children with autism. *Annals of Academy of Medicine, 19*, 611–616.

Bernard-Opitz, V., Sriram, M., & Nakhoda-Sapuan, S. (2001). Enhancing social problem solving in children with autism and normal children through computer-assisted instruction. *Journal of Autism and Developmental Disorders, 31*, 377–384.

Billard, A. (2003). ROBOTA: Clever toy and educational tool. *Robotics and Autonomous Systems, 42*, 259–269.

Bosseler, A., & Massaro, D. (2003). Development and evaluation of a computer-animated tutor for vocabulary and language learning for children with autism. *Journal of Autism and Developmental Disorders, 33*, 653–672.

Breazeal, C. (2003). Towards sociable robots. *Robotics and Autonomous Systems, 42*, 167–175.

Buggy, T., Toombs, K., Gardner, P., & Cervetti, M. (1999). Training responding behaviors in students with autism: Using videotaped self-modeling. *Journal of Positive Behavior and Intervention, 1*, 205–214.

Cappelletti, A., Gelmini, G., Pianesi, F., Rossi, F., Zancanaro, M. (2004). Enforcing cooperative storytelling: first studies. *Proceedings of the international conference on advanced learning technologies*. ICALT2004, Josuu Finland.

Cassell, J. (2004). Towards a model of technology and literacy development: Story listening systems. *Journal of Applied Developmental Psychology, 25*(1), 75–105.

Cassell, J., & Bickmore, T. (2003). Negotiated collusion: Modeling social language and its relationship effects in intelligent agents. *User Modeling and User-Adapted Interaction, 13*(1–2), 89–132.

Charlop-Christy, M., & Daneshvar, S. (2003). Using video modeling to teach perspective taking to children with autism. *Journal of Positive Behavior Interventions, 5*, 12–21.

Cihak, D. F., & Schrader, L. (2008). Does the model matter? Comparing video self-modeling and video adult modeling for task acquisition and maintenance by adolescents with autism spectrum disorders. *Journal of Special Education Technology, 23*(3), 9–20.

Cihak, D. F., Kildare, L. K., Smith, C. C., McMahon, D. D., & Quinn-Brown, L. (2012). Using video social stories™ to increase task engagement for middle school students with autism spectrum disorders. *Behavior Modification, 36*(3), 399–425. https://doi.org/10.1177/0145445512442683.

Cobb, S., Beardon, L., Eastgate, R., Glover, T., Kerr, S., Neale, H., Parsons, S., Benford, S., Hopkins, E., Mitchell, P., Reynard, G., & Wilson, J. R. (2002). Applied virtual environments to support learning of social interaction skills in users with Asperger's Syndrome. *Digital Creativity, 13*, 11–22.

Cobb, S. V. C., Parsons, S., Weiss, P. L., Bauminger, N., Zancanaro, M., Millen, L., Garib-Penna, S., Gal, E., Eden, S., Giusti, L., & Glover, T. (2010). An integrative approach for designing collaborative technologies for social competence training in children with autism spectrum conditions. In *Proceedings of the International Conference on Disability*. Vina Del Mer: Virtual Reality and Associated Technologies.

Courchesne, E., Townsend, J., Akshoomoff, N., Saitoh, O., Yeung-Courchesne, R., Lincoln, A., Haas, R., Schreibman, L., & Lau, L. (1994). Impairment in shifting attention in autistic and cerebellar patients. *Behavioral Neuroscience, 108*, 1–17.

Coyle, C., & Cole, P. (2004). A videotaped self-modeling and self-monitoring treatment program to decrease off-task behavior in children with autism. *Journal of Intellectual and Developmental Disability, 29*, 3–15.

D'Ateno, P., Mangiapanello, K., & Taylor, B. (2003). Using video modelling to teach complex play sequences to prescholler with autism. *Journal of Positive Behavior Interventions, 5*, 5–11.

Dautenhahn, K. (1999). Robots as social actors: Aurora and the case of autism. Proceedings CT99: The Third International Cognitive Technology Conference.

Dautenhahn, K., & Weery, I. (2004). Towards interactive robots in autism therapy. *Pragmatics and Cognition, 12*, 1–35.

Dietz, P. & Leigh, D. (2001).Diamondtouch: A multi-user touch technology. Proceedings of ACM Symposium on User Interface Software and Technology (UIST).

Dowrick, P. W. (1999). A review of self-modeling and related interventions. *Applied and Preventive Psychology, 8*, 23–39.

Eden, S., Weiss, P. L., Gal, E. & Zancanaro, M. Social competence training for children on the autism spectrum disorder using multi-touch tabletop surface: A usability study, Joint Virtual Reality Conference, 20-21 September 2011, Nottingham UK.

Escobedo, L., Nguyen, D. H., Boyd, L., Hirano, S., Rangel, A., Garcia-Rosas, D et al. (2012, May). MOSOCO: A mobile assistive tool to support children with autism practicing social skills in real-life situations. In *Proceedings of the SIGCHI Conference on Human Factors in Computing Systems*(pp. 2589–2598). ACM.

Fage, C., Pommereau, L., Consel, C., Balland, E., & Sauzéon, H. (2016). Tablet-based activity schedule in mainstream environment for children with autism and children with ID. *ACM Transactions on Accessible Computing (TACCESS), 8*(3), 9.

Feil-Seifer, D. J., & Mataric, M. J. (2008). B3IA: architecture for autonomous robot-assisted behavior intervention for children with autism spectrum disorders. In *IEEE Proceedings of the International Workshop on Robot and Human Interactive Communication*. Germany: Munich.

Fernández-Herrero, J., Lorenzo-Lledó, G. & Lledó Carreres, A. (2018). A bibliometric study on the use of virtual reality (VR) as an educational tool for high-functioning Autism Spectrum Disorder (ASD) children, Contemporary Perspective on Child Psychology and Education Şenay Çetinkaya, IntechOpen, DOI: https://doi.org/10.5772/intechopen.71000. Available from: https://www.intechopen.com/books/contemporary-perspective-on-child-psychology-and-education/a-bibliometric-study-on-the-use-of-virtual-reality-vr-as-an-educational-tool-for-high-functioning-au

Ferrara, C., & Hill, S. D. (1980). The responsiveness of autistic children to the predictability of social and nonsocial toys. *Autism and Developmental Disorders, 10*(1), 51–57.

Forlines, C., Wigdor, D., Shen, C., & Balakrishnan, R. (2007). Direct-Touch vs. Mice input for tabletop displays. In *Proc. CHI'07* (pp. 647–656). ACM Press.

Gal, E., Goren-Bar, D., Gazit, E., Bauminger, N., Cappelletti, A., Pianesi, F., Stock, O., Zancanaro, M., & Weiss, P. L. (2005). Enhancing social communication through storytelling among high-functioning children with autism. In M. Maybury, O. Stock, & W. Wahlster (Eds.), *Intelligent technologies for interactive entertainment* (pp. 320–323). New York: Springer.

Gal, E., Bauminger, N., Goren-Bar, D., Pianesi, F., Stock, O., Zancanaro, M., & Weiss, P. L. (2009). Enhancing social communication of children with high functioning autism through a co-located interface. *Artificial Intelligence & Society, 24*, 75–84.

Gal, E., Selanikyo, E., Erez, A., & Katz, N. (2015). Integration in the vocational world: How does it affect quality of life and subjective well-being of young adults with ASD. *International Journal of Environmental Research and Public Health, 12*(9), 10820–10832.

Garton, A. F., & Pratt, C. (1991). Leisure activities of adolescent school students: Predictors of participation and interest. *Journal of Adolescence, 14*, 305–321.

Giusti L., Zancanaro M., Gal E., & Weiss P.L. (2011) Dimensions of collaboration on a table-top interface for children with autism spectrum disorder. In Proceedings of the ACM Annual Conference on Human Factors in Computing Systems (CHI'11). Vancouver, Canada, May 2011.

Grynszpan, O., Martin, J. C., & Nadel, J. (2005). Designing educational software dedicated to people with autism. In A. Pruski & H. Knops (Eds.), *Assistive Technology: From Virtuality to Reality, Proceedings of AAATE 2005* (pp. 456–460). Lille: IOS Press.

Ha, V., Inkpen, K., Mandryk, R., & Whalen, T. (2006). Direct intentions: The effects of input devices on collaboration around a tabletop display. In: Proceedings of the First IEEE International Workshop on Horizontal Interactive Human-Computer Systems (TABLETOP 2006).

Hart, M. (2005). Autism/excel study. In ASSETS 2005: The Seventh International ACM SIGACCESS Conference on Computers and Accessibility.

Hilton, C. L., Crouch, M. C., & Israel, H. (2008). Out-of-school participation patterns in children with high-functioning autism spectrum disorders. *American Journal of Occupational Therapy, 62*, 554–563.

Hobson, R. P., Ouston, J., & Lee, A. (1988). Emotion recognition in autism: Coordinating faces and voices. *Psychological Medicine, 18*, 911–923.

Hochhauser, M., Gal, E., & Weiss, P. L. (2016). Enhancing conflict negotiation strategies of adolescents with Autism Spectrum Disorder using video-modeling. *Assistive Technology, 21*, 1–12.

Hornecker, E., Marshall, P., Dalton, N. S., & Rogers, Y. (2008). Collaboration and Interference: Awareness with Mice or Touch input. In *Proc. CSCW'08* (pp. 167–176). ACM Press.

Hourcade, J. P., Bullock-Rest, N. E., & Hansen, T. E. (2012). Multitouch tablet applications and activities to enhance the social skills of children with autism spectrum disorders. *Personal and Ubiquitous Computing, 16*, 157–168.

Howlin, P., Goode, S., Hutton, J., & Rutter, M. (2004). Adult outcome for children with autism. *Journal of Child Psychology and Psychiatry, 45*(2), 212–229.

Josman, N., Milika Ben-Chaim, H., Friedrich, H., & Weiss, P. L. (2008). Effectiveness of virtual reality for teaching street-crossing skills to children and adolescents with autism. *International Journal on Disability and Human Development, 7*, 49–56.

Kandalaft, M. R., Didehbani, N., Krawczyk, D. C., Allen, T. T., & Chapman, S. B. (2013). Virtual reality social cognition training for young adults with high-functioning autism. *Journal of Autism and Developmental Disorders., 43*(1), 34–44. https://doi.org/10.1007/s10803-012-1544-6.

Klin, A., McPartland, J., & Volkmar, F. (2005). Asperger's Syndrome. In F. R. Volkmar, R. Paul, A. Klin, & D. Cohen (Eds.), *Handbook of autism and pervasive developmental disorders* (3rd ed., pp. 88–125). Hoboken: Wiley.

Koegel, L. K., Koegel, R. L., Frea, W. D., & Fredeen, R. M. (2001). Identifying early intervention target for children with autism in inclusive school settings. *Behavior Modification, 25*, 754–761.

Law, M. (2002). Participation in the occupations of everyday life. *American Journal of Occupational Therapy., 56*, 640–649.

Lopata, C., Thomeer, M. L., Volker, M. A., Toomey, J. A., Nida, R. E., Lee, G. K., Smerbeck, A. M., & Rodgers, J. D. (2010). RCT of a manualized social treatment for high-functioning autism spectrum disorders. *Journal of Autism and Developmental Disorders, 40*, 1297–1310.

MacDonald, R., Clarck, M., Garrigan, E., & Vangala, M. (2005). Using video modelling to teach pretend play to children with autism. *Behavioral Interventions, 20*, 225–238.

Mechling, L. (2005). The effects of instructor-created video programs to teach students with disabilities: A literature review. *Journal of Special Education Technology, 20*, 25–36.

Mitchell, P., Parsons, S., & Leonard, A. (2007). Using virtual environments for teaching social understanding to adolescents with autistic spectrum disorders. *Journal of Autism and Developmental Disorders, 37*, 589–600.

Montemayor, J., Alborzi, H., Druin, A., Hendler, J., Pollack, D., Porteous, J., Sherman, L., Afework, A., Best, J., Hammer, J., Kriskal, A., Lal, A., PlaisantSchwenn, T., Sumida, L., & Wagner, R. (2000). From PETS to Storykit: Creating new technology with an intergenerational design team. In *Proc. 2000 Workshop on Interactive Robotics and Entertainment (WIRE-2000)*. Pittsburgh: Carnegie Mellon University.

Moore, D. (1998). Computers and people with autism/Asperger syndrome. Communication (magazine of The National Autistic Society) Summer, 20e–21.

Moore, M., & Calvert, S. (2000). Brief report: Vocabulary acquisition for children with autism: Teacher or computer instruction. *Journal of Autism and Developmental Disorders, 30*, 359–362.

Moore, D., McGrath, P., & Thorpe, J. (2000). Computer-aided learning for people with autism-a framework for research and development. *Innovations in Education and Training International, 37*(3), 218–228.

Müller-Tomfelde, C. (Ed.). (2010). *Tabletops – Horizontal Interactive Displays*. London: Springer.

Müller-Tomfelde, C. (2012). Interacting with mouse and touch devices on horizontal interactive displays. *Universal Access in the Information Society, 11*, 285–294.

Murray, D. K. C. (1997). Autism and information technology: Therapy with computers. In S. Powell & R. Jordan (Eds.), *Autism and learning: A guide to good practice* (pp. 100–117). London: David Fulton.

Neale, H. R., Kerr, S. J., Cobb, S. V. G., & Leonard, A. (2002). Exploring the role of virtual environments in the special needs classroom. In *Proceedings of the 4th International Conference on Disability, Virtual Reality and Associated Technologies (ICDVRAT)*. Veszprem.

Nikopoulos, C. K., & Keenan, M. (2004). Effects of video modeling on social initiations by children with autism. *Journal of Applied Behavior Analysis, 37*, 93–96.

Panyan, M. (1984). Computer technology for autistic students. *Journal of Autism and Developmental Disorders, 14*, 357–382.

Parsons, S. (2001). Social conventions in virtual environments: investigating understanding of personal space amongst people with autistic spectrum disorders. In *Robotic & Virtual Interactive Systems in Autism Therapy*. Hatfield: University of Hertfordshire.

Parsons, S., & Cobb, S. (2011). State-of-the art of virtual reality technologies for children on the autism spectrum. *European Journal of Special Needs Education, 26*(3), 355–336.

Parsons, S., & Cobb, S. V. (2014). State-of-the-art of virtual reality technologies for children on the autism spectrum. *European Journal of Special Needs Education., 26*(3), 355–366.

Parsons, S., Beardon, L., Neale, H. R., Reynard, G., Eastgate, R., Wilson, J. R., Cobb, S. V., Benford, S., Mitchell, P., & Hopkins, E. (2000). Development of social skills amongst adults with Asperger's Syndrome using virtual environments: The AS Interactive project. In *3rd International Conference on Disability*. Sardinia: Virtual Reality and Associated Technologies.

Parsons, S., Mitchell, P., & Leonard, A. (2004). The use and understanding of virtual environments by adolescents with autistic spectrum disorders. *Journal of Autism and Developmental Disorders, 34*, 449–466.

Parsons, S., Mitchell, P., & Leonard, A. (2005). Do adolescents with autistic spectrum disorders adhere to social conventions in virtual environments? *Autism, 9*, 95–117.

Parsons, S., Leonard, A., & Mitchell, P. (2006). Virtual environments for social skills training:

comments from two adolescents with autistic spectrum disorder. *Computers & Education, 47*, 186–206.

Pennisi, P., Tonacci, A., Tartarisco, G., Billeci, L., Ruta, L., Gangemi, S., & Pioggia, G. (2016). Autism and social robotics: A systematic review. *Autism Research, 9*, 165–183.

Pierce, K., & Schreibman, L. (1995). Increasing complex social behaviors in children with autism: Effects of peer-implemented pivotal response training. *Journal of Applied Behavior Analysis, 28*, 285–295.

Pierce, K., Glad, K., & Schreibman, L. (1997). Social perception in children with autism: An attentional deficit? *Journal of Autism and Developmental Disorders, 27*, 265–282.

Piper, A. M., O'Brien, E., Morris, M. R., & Winograd, T. (2006). Sides: a cooperative tabletop computer game for social skills development. In *Proceedings of the 2006 20th anniversary conference on Computer supported cooperative work*. Alberta.

Preising, B., Hsia, T. C., & Mittelstadt, B. (1991). A literature review: Robots in medicine. *IEEE Engineering in Medicine and Biology, 10*, 13–22.

Rizzo, A. A., Buckwalter, J. G., & Neumann, U. (1997). Virtual reality and cognitive rehabilitation: A brief review of the future. *Journal of Head Trauma and Rehabilitation, 12*, 1–15.

Rizzo, A. A., Buckwalter, J. C., & Van der Zaag, C. (2002). Virtual environment applications in clinical neuropsychology. In K. Stanney (Ed.), *The handbook of virtual environments* (pp. 1027–1064). New York: Lawrence Erlbaum Associates, Inc.

Robins, B., Dautenhahn, K., te Boekhorst, R., & Billard, A. (2005). Robotic assistants in therapy and education of children with autism: Can a small humanoid robot help encourage social interaction skills? *International Journal of Universal Access in the Information Society (UAIS), 4*, 105–120.

Rosen, R., Weiss, P. L., Zancanaro, M., & Gal, E. (2017). Usability of video modeling computer application for vocational training of adolescents with autism spectrum disorders. *British Journal of Occupational Therapy, 80*, 208–215.

Rutter, M. (1978). Diagnosis and definition. In M. Rutter & E. Schloper (Eds.), *Autism: A Reappraisal of Concepts and Treatments* (pp. 1–25). New York: Plenum Press.

Ryokai, K., Vaucelle, C., & Cassell, J. (2003). Virtual peers as partners in storytelling and literacy learning. *Journal of Computer Assisted Learning, 19*, 195–208.

Scassellati, B. (2005). Using social robots to study abnormal social development. Fifth International Workshop on Epigenetic Robotics (EpiRob). Nara.

Schultheis, M. T., & Rizzo, A. A. (2001). The application of virtual reality technology in rehabilitation. *Rehabilitation Psychology, 46*, 296–311.

Searle, M. S., & Jackson, E. L. (1985). Recreation non-participation and barriers to participation: Considerations for the management of recreation delivery systems. *Journal of Park and Recreations Administration, 3*, 23–36.

Sheridan, T. B. (1992). Musings on telepresence and virtual presence. *Presence: Teleoperators and Virtual Environments, 1*, 120–125.

SikLányi, C., & Tilinger, A. (2004). Multimedia and virtual reality in the rehabilitation of autistic children. In K. Miesenberger (Ed.), *IHCCP 2004, LNCS 3118* (pp. 22–28). Berlin: Springer.

Silver, M., & Oakes, P. (2001). Evaluation of a new computer intervention to teach people with autism or asperger syndrome to recognize and predict emotions in others. *Autism, 5*(3), 299–316.

Solomon, M., Goodlin-Jones, B. L., & Anders, T. F. (2004). A social adjustment enhancement intervention for high functioning autism, Asperger's syndrome, and pervasive developmental disorder NOS. *Journal of Autism and Developmental Disorders, 34*, 649–668.

Strickland, D., Marcus, L. M., Mesibov, G. B., & Hogan, K. (1996). Brief report: two case studies using virtual reality as a learning tool for autistic children. *Journal of Autism & Developmental Disabilities, 26*, 651–659.

Strickland, DC., Coles, CD., & Southern, LB. (2013). JobTIPS: a transition to employment program for individuals with autism spectrum disorders. *Journal of Autism & Developmental*

Disorder, 43(10):2472–83. https://doi.org/10.1007/s10803-013-1800-4.

Szatmari, P., Bremner, R., & Nagy, J. (1989). Asperger's syndrome: A review of clinical features. *The Canadian Journal of Psychiatry/La Revue Canadienne De Psychiatrie, 34*(6), 554–560.

Tartaro, A. (2011). Authorable virtual peers: technology as an intervention for difficulties with peer social interaction in autism spectrum and related disorders. Doctoral dissertation, 252 pages, Northwestern University: Evanston, IL, USA.

Trepagnier, C. G. (1999). Virtual environments for the investigation and rehabilitation of cognitive and perceptual impairments. *NeuroRehabilitation, 12,* 63–72.

Volkmar, F., & Lord, C. (2007). *Diagnosis and definition of autism and other pervasive developmental disorders in autism and pervasive developmental disorders* (2nd ed.). New York: Cambridge University Press.

Wass, S. V., & Porayska-Pomsta, K. (2014). The uses of cognitive training technologies in the treatment of autism spectrum disorders. *Autism, 18*(8), 851–871.

Weir, S.,& Emanuel, R. (1976). Using Logo to catalyse communication in an autistic child. DAI research report No. 15, University of Edinburgh.

Weiss, P. L., & Jessel, A. S. (1998). Virtual reality applications to work. *Work, 11,* 277–293.

Werry, I., & Dautenhahn, K. (2007). The emergent nature of human–robot interaction: an experimental study with children with autism. In G. Müller & M. Laubichler (Eds.), *Modeling biology: Structures, behavior, evolution.* Cambridge, MA: MIT Press.

Wert, B. Y., & Neisworth, J. T. (2003). Effects of video self modeling on spontaneous requesting in children with autism. *Journal of Positive Behavior I Interventions, 5,* 30–34.

Winoto, P., & Tang, T. Y. (2017). Training joint attention skills and facilitating proactive interactions in children with autism spectrum disorder: A loosely coupled collaborative tabletop-based application in a Chinese special education classroom. *Journal of Educational Computing Research,* 1–26.

Zancanaro, M. (2012). Shared interfaces for Co-located interaction. In A. Krüger & T. Kuflik (Eds.), *Ubiquitous display environments.* Berlin: Springer.

Zancanaro, M., Pianesi, F., Stock, O., Venuti, P., Cappelletti, A., Iandolo, G., Prete, M., & Rossi, F. (2007). Children in the museum: an environment for collaborative storytelling. In O. Stock & M. Zancanaro (Eds.), *PEACH: intelligent interfaces for museum visits* (pp. 165–184). Berlin: Springer.

Zancanaro M., Giusti L., Gal E., & Weiss P.L. 2011 Three around a table: The facilitator role in a Co-Located interface for social competence training of children with Autism spectrum disorder. In Proceedings of 13th IFIP TC13 Conference on Human-Computer Interaction – INTERACT 2011, Lisbon Portugal, September 5–9.

第11章
虚拟课堂环境的神经心理评估综述

Thomas D. Parsons，Albert "Skip" Rizzo

虽然传统的神经心理学评估方法对心理测量提供了高度系统化的控制和解决方案，但其在生态效度领域的限制也饱受批评（Parsons 2015；Rizzo et al. 2004）。在神经心理领域，生态效度是指一个测试或训练系统相对真实世界所表现出的相关性和一致性，以及其在预测或改善日常功能方面的价值（Wilson et al. 1998；Chaytor et al. 2006）。赞同这一观点的学者对存在限制的传统纸笔测试和模拟任务在测量现实世界中复杂问题的综合方面时所表现出的有效性提出了质疑。作为替代，以计算机为基础的神经心理学评估与传统纸笔测试相比有许多优点，具体包括：①提高了测量的标准化；②增加了时间测量的准确性，以表征反应延迟；③易于对数据进行收集与管理；④对于重复操作和测量任务，能够对测量刺激进行随机化，并表现出较高的稳定性收集（Parsey and Schmitter-Edgecombe 2013；Parsons et al. 2018；Schatz and Browndyke 2002）。然而，这些评估通常是在一个高度控制条件下的实验室环境中进行的，几乎和真实世界没有关系，因此这种评估同样因缺少生态效度受到相关学者的质疑。这个问题在额叶纹状体功能受影响的神经发育障碍个体中，特别是对于存在注意缺陷多动障碍（attention deficit and hyperactivity disorder，ADHD）的个体评估可能尤为突出。

目前对于ADHD的评估测量方案依赖于行为评定量表、传统纸笔测试及计算机化的注意力测量任务（如持续表现任务）。这些方法的局限性在于缺乏对日常生活状态的概括性评价。对于解决ADHD评估测量方案中生态效度问题的一个可能答案，是将受试者安排在一个虚拟教室环境中。目前，这种用来评估个体执行功能的虚拟教室已经被研究者开发出来（Rizzo et al. 2006）。研究者发现，这类虚拟环境比传统的评估和观察方法更具显著优势。

本章讨论内容的计划如下。第一部分将讨论目前ADHD评估和方法。第二部分将描述基于VR技术的范式在神经发育障碍中的应用。第三部分将介绍围绕虚拟教室的相关研究。第四部分将展示应用虚拟教室的研究案例。

T. D. Parsons Computational Neuropsychology and Simulation (CNS) Laboratory, University of North；Texas, Denton, TX, USA；Department of Psychology, University of North Texas, Denton, TX, USA；e-mail: thomas.parsons@unt.edu.

A. Rizzo Institute for Creative Technologies, University of Southern California, Los Angeles, CA, USA

一、注意力缺陷多动障碍

ADHD是一种神经发育障碍，其病因未明，症状多样，典型症状包括注意力持续困难、注意力分散、冲动控制和多动障碍等（Biederman 2005）。有研究者提出ADHD源于抑制控制能力的核心缺陷所导致的执行功能多维度缺陷和损伤（Barkley 1997，2000；Scheres et al. 2004）。ADHD患者可能难以组织自身行为来解决问题和改变思维定式（Schachar et al. 2000）。由于这种疾病特征具有异质性，学术界就该疾病制订相应的诊断共识具有挑战性。

传统的ADHD评估大多基于临床医生他评，或患者自我报告评定量表，常用量表工具包括Conner成人ADHD评定量表（Conners et al. 1999）和ADHD评定量表（第4版）（DuPaul et al. 1998）。这些量表工具虽然在心理测量结构上是合理的，但其预测效度（Lahey et al. 2006）和对治疗效用的预测存在局限性（Scotti et al. 1996）。此外，尽管这些量表工具可以提供个体在一个或多个维度的行为特征描述，但是患者在评估过程中的诈病及主观性始终令研究者担忧（Abikoff et al. 1993；Sayal and Taylor 2005）。更麻烦的是，结构式访谈对患者的监护人（通常是父母）和临床医生来说费时费力，因此这些测量工具的实用性和成本效益较差。此外，当所测量和评估的行为会随着时间推移而发生变化时，结构式访谈可能会在初次访谈后随时间进展而失效。

最近，研究人员对患有ADHD儿童执行功能的评估进行了检验。ADHD儿童执行功能障碍假说已在许多研究中得到支持（Barkley et al. 1992；Grodzinsky and Barkley 1999；Schachar et al. 2000；Scheres et al. 2004）。用以区别ADHD儿童与正常发育儿童的检查包括Stroop任务（Barkley et al. 1992；Nigg 1999）、受控言语关联测试（controlled oral word association test，COWA；Grodzinsky and Diamond 1992）和韦氏儿童智力量表（第三版）（Wechsler intelligence scale for children-Ⅲ，WISC-Ⅲ；Pineda et al. 1998）中的图片排列。虽然这些测试具有较高的结构效度，也显示出足够的预测效度，但它们同样因生态效度方面的不足而受到批评（Chaytor et al. 2006；Farias et al. 2003；Gioia and Isquith 2004；Odhuba et al. 2005；Plehn et al. 2004；Ready et al. 2001；Silver 2000）。这些测试通常在安静、控制条件良好的环境中进行，所有在现实生活中可能令人注意力分散的事物均被控制和排除，以防止对受试者的干扰。带来的结果就是，低生态效度导致测量结果无法对现实世界的行为与情境进行有效预测。

执行功能的评估是神经心理学测量的主要目标。这些执行功能由注意监督系统和执行系统组成，如选择性注意、抑制控制、计划、问题解决和短时记忆的某些方面（Baddeley 1996；Baddeley and Hitch 1974；Norman and Shallice 1986；

Burgess and Simons 2005；Diamond 2013）。执行功能和注意加工的部分理论认为，执行功能是一个整体的心理结构。而另一些理论则认为，注意加工可能是一个独立网络系统（Raz and Buhle 2006）。考虑到ADHD是许多儿童和成人疾病的病理基础，理解注意加工的不同方面及定位它们在中枢神经系统中的解剖位置十分重要。进一步来讲，执行功能缺陷同样是许多疾病的基础，包括ADHD（Rothbart and Bates 2006），因此，对于理解执行功能的各个方面及其解剖位置也是十分必要的。不同的障碍会导致不同的注意力缺陷模式，所以需要区分不同的注意加工过程（Posner and Rothbart 2007）。这就对注意力的测量程序提出了要求，需要创新对注意力过程的评估测量方式，以提高区分特定注意加工过程的能力，因为不同的病理特征会表现出不同的注意缺陷模式（Chaytor and Schmitter-Edgecombe 2007；Posner and Rothbart 2007）。

Posner和Rothbart（2007）提出了一个注意网络理论。他们认为人类的注意系统从功能和解剖上可以分为3个独立的网络：警觉、定向和执行注意（请参阅Fan et al. 2012；Posner and Petersen 1990）。注意网络任务（attention network test，ANT）是由Posner及其同事开发的一项计算机注意力评估系统，可以测量注意网络的3个方面（Fan et al. 2002）。ANT评估系统将线索探测（Posner 1980）和侧抑制类型范式（Eriksen 1974）结合起来，并允许通过特定反应时间（reaction time，RT）模式对注意力的3个维度（警觉、定向和执行功能）进行行为评估（Fan et al. 2002）。有学者认为ANT对评估ADHD患者的注意力缺陷有着特殊的价值。许多使用ANT的研究都详细揭示了警觉和执行控制子系统的具体缺陷（Johnson et al. 2008；Abbes et al. 2009）。值得注意的是，Adólfsdóttir团队（2008）认为ANT对ADHD评估的主要贡献在于其准确性和可变性指标，而不是对3个注意子系统的测评。ANT也被认为有助于区分ADHD的不同亚型（Lundervold et al. 2007；Oberlin et al. 2005）。

其他基于计算机的ADHD测量方法也同样被开发出来。与传统的综合自我报告方法相比，其具有很多临床优点，包括提高成本和时间效益，提高了对数据的规范化管理等（Nichols and Waschbusch 2004）。ADHD最常用的计算机评估方法之一是持续性操作测试（continuous performance task，CPT）。CPT要求受试者对持续不断的干扰因素中的特定刺激保持警觉（Eliason and Richman 1987）。ADHD患者往往认为这个过程冗长乏味，因此可以通过评估警觉性、活力和努力水平来区分正常发育儿童和ADHD儿童（Rapport et al. 2000；Nichols and Waschbusch 2004；Corkum and Siegel 1993）。

虽然基于计算机的测量方法在刺激呈现和反应测量方面更为先进，但对于在本来空白的电脑屏幕上连续出现视觉符号进行反应，同样缺乏了在现实世界中个体会面临的复杂情况的相关设计和考虑。虽然现有研究明确了这些神经心理测量具有一定的预测价值，但它们的低生态效度可能会减少对现实世界功能的预测力。传统的神经认知测量方法无法复制ADHD患者和其他神经发育障碍患者生活的不同环境。此外，标准的神经认知模式倾向于检测神经心理功能的不同成分和过程，因此可能不能准确反映神经认知障碍中不同的认知结构域（Dodrill 1999；Wilson 1993）。虽然今天的神经心理评估程序仍被广泛使用，但神经心理学家们在适应技术对其专业的影响方面的进展缓慢。虽然部分基于计算机的神经心理学测量方法与传统纸笔测试相比具有更多优势，但这些测量方法的生态效度提升与研究却未被重视。只有少数针对日常行为所开展的神经心理学测试方法可供研究者使用，如与虚拟学校环境中的教师和同龄人交往，参与社区活动、杂货店购物和其他日常活动等测试范式。在那些已经开发完成的产品中，很少有人利用更加先进的计算机技术与普通测量工具进行结合。总之，当前ADHD的诊断依赖于临床医生所积累的临床访谈经验、行为评定量表和计算机化神经心理测试。这些工具都缺乏预测现实世界真实功能所必需的生态效度成分。此外，由于ADHD疾病的异质性和不同的症状表现形式，ADHD的诊断往往需要多元化的综合评估作为诊断基础。

二、运用虚拟环境进行神经发育障碍评估

当前，一个可行的方法是利用VR技术进一步对神经发育障碍的评估测量方式进行革新。虚拟环境可以为儿童注意力评估和干预提供平台，这样不仅保证了足够的生态效度，也可以提供更为科学严谨的控制条件，同时保证了变量控制和生物-行为数据无偏记录能力（Rizzo et al. 1998a，1998b；Rizzo and Schultheis 2002；Rizzo et al. 2012，2006）。VR是一种人机互动界面，它允许用户沉浸在计算机生成的数字环境中，并与其中的虚拟事物或者虚拟化身进行互动（Bohil et al. 2011；Parsons 2015；Schultheis et al. 2002）。VR环境同样允许对受试者的行为进行复杂、客观、实时的测量（如视觉注意），或者对其训练效果进行类似的评估（Rizzo and Kim 2005）。近期，VR技术成本的进一步降低更是直接促进了其与临床相关的应用的发展，这些应用可以解决很多生理和认知疾病（Parsons et al. 2009；Rizzo et al. 1997；Rizzo and Buckwalter 1997a，1997b；Rizzo 2005；Schultheis and Rizzo 2001）。

认知与情感损伤是神经发育障碍领域中重点关注的研究问题之一。目前，专注于评估认知（Rose et al. 2005）和情感（Parsons and Rizzo 2008a；Powers and Emmelkamp 2008）成分及相关疾病治疗的VR应用程序正在被开发和进一步测试。最近的应用实例是（过去10年）神经心理学研究中使用的VR评估包括注意力（Law et al. 2006；Parsons et al. 2007；Rizzo et al. 2006）、空间能

力（Beck et al. 2010；Foerster et al. 2016）、情景记忆（Parsons and Rizzo 2008b；Plancher et al. 2010，2012，2013）、预期记忆（Knight and Titov 2009）、空间记忆（Goodrich-Hunsaker and Hopkins 2010；Zakzanis et al. 2009）、执行功能（Armstrong et al. 2013；Denmark et al. 2017；Jovanovski et al. 2012a，2012b；Parsons et al. 2013；Parsons and Courtney 2014；Renison et al. 2012）及日常活动（Besnard et al. 2016）。使用虚拟情境评估以增加工具的生态效度，可能有助于临床鉴别诊断和治疗计划。在一个虚拟世界中，有可能系统地呈现特殊的认知任务，这些特殊认知任务是传统神经心理测试方式无法构建的（Parsons and Phillips 2016；Rizzo and Kim 2005）。通过更好地控制感知环境可以在虚拟世界中增强神经心理评估的可靠性，呈现更一致的刺激，以及更精确及更准确的计分。虚拟环境还可以通过对离散行为反应增量化来提高神经认知测量的有效性，允许对更特定的认知域进行识别（Gaggioli et al. 2009）。虚拟环境允许在更具有生态效度的情形下进行神经认知测试。受试者可以在模拟现实世界的环境中被观测评估，而不是一个类实验室条件测试环境（Gorini et al. 2008）。此外，它还弥补了计算机神经心理评估生态效度不足的劣势，借助VR所发展的评估超越了传统的临床或实验室评估的边界。

总而言之，传统评估方法缺乏生态效度的问题，一个可能的解决方案是利用VR技术进行创新式解决。VR计算机测试的优势包括：①通过将个体沉浸于类似于现实世界的虚拟环境从而增强了生态效度；②施测人员可以呈现和控制干扰生态性的因素；③客观记录行为数据的能力；④信度的增加也提升了对感知世界和刺激呈现变量的控制。到目前为止，研究者在一些临床和非临床人群中已经测试了许多虚拟环境的稳定性和生态性。

对神经发育障碍个体来说，一个具有理想生态效度诊断方法是利用VR技术在受控条件下模拟教室中群体教育环境（Parsons 2014）实现的。在神经发育障碍的诸多临床案例中，ADHD这一群体较为普遍，且伴随注意力功能衰退。此外，受注意力缺陷影响的临床病例还包括创伤性脑损伤、孤独症谱系障碍和其他类型的神经发育障碍及神经退行性疾病。因为在VR沉浸过程中，可以增强控制条件并引入更少的外部干扰，因此在评估该类疾病时运用VR技术极具实用价值。

虚拟教室项目是南加州大学和加拿大数字媒体工厂联合协作（Rizzo et al. 2006）开发的。虚拟教室的设计目的是为研究、评估和再现认知功能过程而设计的，特别是在有中枢神经系统功能障碍的临床人群中。该项目的愿景是将虚拟教室视为可以推动对典型认知行为过程开展科学研究的方式，同时也可以提高临床人群理解、测量和治疗损伤的能力。最初，虚拟课堂项目的重点是评估ADHD患者的注意力。由于ADHD的异质性，对ADHD的正确诊断和治疗在临床上总是难以达成共识。目前，对于ADHD评估的重点是针对父母和老师给出的一些行为检查条目。诊断是由基于这些条目和量表所合并论证最终得出的。这样的量表容易产生诸多误差，如受试者偏见，因此可能无法保证较高的信效度。因此，虚拟课堂的目标是成为一个可靠且客观的，针对ADHD患者注意力功能的评估方案（Rizzo et al. 2006）。

虚拟教室使用一个能用来观察环境的HMD。HMD能够隔绝外部干扰，将受试者的注意力集中在视听干扰刺激被严格控制的VR虚拟环境中。VR技术可以由此准确识别个体由于干扰而导致错误发生的时间，并确定哪种类型的干扰可避免错误。此外，VR技术允许在受试者的头部、手臂和腿上安装一些跟踪装置，以跟踪除了头部运动以外的其他动作，以此作为多动症状的客观评价指标。基于这些技术的加持，虚拟课堂不仅能够客观评估ADHD的认知异常，也能评估其异常行为，而传统上有效的整合信息只能通过分开开展认知测评和行为测评获得（Rizzo et al. 2006）。

虚拟课堂利用了一个在ADHD评估中常用的持续性操作任务范式（continuous performance task paradigm，CPT）。受试者被要求观看在黑板上连续呈现的一系列字母。他们被要求只在看到字母A后出现字母X时点击鼠标做出回应。重点在点击的速度和准确性上。在CPT中，患有ADHD的个体通常会出现更多漏选错误（没能对一个目标做出反应）和错选错误（对一个非目标做出反应）。漏选错误表明其注意力缺乏，而错选错误则表明过度活动（Nichols and Waschbusch 2004）。在多干扰任务中，外部干扰控制也被评估。开始任务时，受试者沉浸在虚拟教室中，坐在能看到别的孩子、老师、窗户和其他东西，并靠近教室中央的一张桌子旁。在通过计算机扬声器将指令传递给受试者后，任务就开始了。受试者被要求通过点击鼠标对每个目标（字母A后出现字母X）做出反应，同时当所有非目标出现时不要点击鼠标。虚拟教室在教室的不同区域会出现干扰。视听干扰包括一辆行驶过的校车、一辆越野车、一本书掉落在地板上、孩子们传递笔记、一个孩子举起手、老师开教室门、校长进入教室。视觉干扰包括一架纸飞机飞过教室。听觉干扰包括纸张嘎吱声，一支铅笔掉落在地上，一架飞机从头顶飞过，对讲机中传来的一个声音，如铃声、打喷嚏声或咳嗽声。这些干扰分散在教室的左边、右边和中间的位置。虚拟教室的一个重要特征是能在受控环境中模拟现实世界的复杂性。受试者沉浸在这个环境中，周围是桌子、其他孩子们、一个老师和一个白板，与他们现实世界中的教室非常相似。此外，视听干扰也很像现实世界中他们会遇到的干扰，这些干扰可以被激活也可以被消除，研究者可以操控环境的复杂性。这种在虚拟环境中操控复杂刺激的能力允许神经心理学家从这些标准测试中概括推论出个体在现实世界中的功能表现。

三、用于注意力缺陷多动障碍的虚拟教室

如上所述，目前对ADHD的评估依赖于行为评价量表、纸笔认知量表及注意力的计算机测量方法（如CPT）等。这些方法在对日常活动的概括性方面是有限的。在评估ADHD时缺乏生态效度这一问题可能的解决方法是将受试者沉浸在一个虚拟教室环境中。用来评估执行功能的一个虚拟课堂已经被开发出来（Rizzo et al. 2006）。与传统的诊断和观察方法相比，这些虚拟环境具有显著的优势。

在一项虚拟教室的初步临床试验中，Parsons团队（2007）比较了10名患有ADHD的儿童和10名正常发育的儿童的表现。研究者观察到ADHD儿童与正常儿童的表现在以下几个方面存在显著不同：①ADHD儿童表现出更多错选和漏选错误；②ADHD儿童表现出更多的全身性活动；③ADHD儿童受干扰刺激的影响更大。此外，在VR课堂中受试者的行为绩效指标与传统测量和行为量表条目测试得分存在显著相关性（Parsons et al. 2007）。因此，该研究结果提示虚拟教室不仅能够评估注意力异常，同时还能评估行为异常。

另一项使用虚拟课堂的研究关注ADHD患者的注意力分散情况。研究者比较了19名患有ADHD的青春期男孩和16名年龄匹配的正常发育男孩在虚拟课堂中CPT的表现。实验条件包括伴有或不伴有现实干扰刺激，以及在一个没有干扰条件下的传统CPT。研究结果发现，与传统的CPT相比，虚拟教室在ADHD组和控制组中表现出更好的区分度，ADHD青少年更容易出现错选错误和整体错误。此外，虚拟教室可以正确识别87.5%的健康青少年，而在标准CPT中，只有68.8%的健康青少年能被程序识别出来。此外，在任务中呈现具有生态效度的干扰刺激，似乎对ADHD青少年的影响更大。Adam团队（2009）将ADHD组较差的绩效表现归因于这些干扰，这解释了患有ADHD的青少年无法合理应对新异性刺激的原因。

Pollak团队使用虚拟教室评估了一种治疗ADHD的药物——哌甲酯（Methylphenidate，MPH）的效果。在该研究中，27名ADHD儿童完成了虚拟课堂中的CPT任务、传统CPT任务，以及注意变量测试（test of variably of attention，TOVA）。这些儿童被分成MPH组和非MPH（即安慰剂）组。服用MPH的儿童在所有测量条件中减少了漏选错误。然而，与TOVA和传统CPT任务条件相比，服用MPH的儿童在虚拟课堂中出现漏选错误的频次更低。这些结果表明，与传统的评估方法相比，虚拟教室可能对注意力缺陷的识别和检测更为敏感。此外，儿童认为虚拟教室比TOVA或传统的CPT任务（2010）更有趣。表11.1包含了最近使用这个虚拟教室的部分研究细节。

表11.1　近几年虚拟课堂研究情况

研究者	样本	研究设计和传统测试	结果
Adamset al.（2009）	包括35名年龄在8～14岁的男孩。比较19名ADHD儿童和16名年龄匹配的对照儿童	研究设计：比较虚拟课堂和非虚拟课堂中受试者在持续性操作测试中的成绩	揭示了虚拟课堂CPT更高的特异性
		传统测试：包括儿童行为评估量表（behavior assessment system for children，BASC）	虽然两组间不具有显著性差异，但目标区分的正确性和错选错误是有显著区别的
		VIGIL持续操作测试（VIGIL continuous performance test，VIGIL CPT）	
Bioulas et al.（2012）	包括36名年龄在7～10岁的男孩。比较20名ADHD儿童和16名年龄匹配的对照儿童	研究设计：ADHD儿童和正常对照儿童首先进行传统计算机CPT。10分钟后对他们分别进行虚拟CPT	研究发现ADHD受试者表现为成绩明显下降，同时正确点击的次数也下降了，反应时间也延长了
		传统测试：包括持续性操作测试（第2版）（CPT Ⅱ）	实验显示ADHD儿童在虚拟课堂CPT和传统计算机CPT中的表现都比正常对照儿童差
		Conners父母评价量表	
		儿童行为清单	
		状态-特质焦虑量表	
Gilboaet al.（2011）	包括54名受试者。29名患有神经纤维素瘤（NF1），其中69%为女性，平均年龄为12.2岁。25名正常对照儿童，72%为女性，平均年龄为12.2岁	实验设计：比较虚拟CPT和传统测试。横断面设计	实验揭示了虚拟课堂CPT中NF1儿童和正常对照儿童漏选错误和错选错误的显著差异性
		传统测试：包括Conners父母评价量表（修订版）	发现NF1儿童有更差的表现
			目标正确区分的数目，错选错误的数目和反应时间之间被发现有显著关联性
Gilboa et al.（2015）	包括76名受试者。41名年龄在8～16岁的患有后天脑损伤的儿童。35名年龄和性别匹配的正常对照儿童	研究设计：横断面设计	揭示了虚拟课堂CPT中组间正确区分目标数的显著差异性
		传统测试：包括儿童每天注意力测试	45%的AB Ⅰ患儿在虚拟课堂CPT中表现出持续性注意力方面的缺陷
		韦氏智力测试精简版（矩阵推理和词汇）	
		Conners父母评价量表（修订版）	注意力表现与年龄，以及受伤/诊断和治疗的年龄相关
Lalonde et al.（2013）	包括38名年龄在13～17岁的青少年	研究设计：一个虚拟课堂Stroop任务的描述性/相关性研究。收敛效度研究	揭示了虚拟课堂Stroop任务与D-KEFS和BRIEF相关
			虚拟课堂Stroop任务中的表现与纸笔Stroop任务测试中的表现相关

续表

研究者	样本	研究设计和传统测试	结果
Lalonde et al.（2013）	包括 38 名年龄在 13 ～ 17 岁的青少年	传统测试：包括 Delis-Kaplan 执行功能系统（路径制作，塔，20 个问题，言语流畅，色词干扰）	VR 课堂 Stroop 任务在反映日常行为功能方面更精确
		执行功能的行为评价量表	
		儿童行为清单	
Nolin et al.（2009）	包括 8 名年龄在 8 ～ 12 岁的后天脑损伤儿童	研究设计：重复测量比较	发现在虚拟课堂 CPT 和传统计算机 CPT 中漏选错误的总数没有显著差异性
		传统测试：包括 VIGIL CPT	在虚拟课堂 CPT 中表现出更多的错误和更长的反应时间
Nolin et al.（2012）	包括 50 名受试者。其中 25 名为运动相关性脑震荡患者，25 名为相匹配的正常对照青少年	研究设计：比较传统 CPT 和虚拟 CPT	发现虚拟课堂 CPT 对运动相关性脑震荡的细微影响更敏感
		平衡受试者	值得注意的是，运动相关性脑震荡者比正常对照者报告了更多的细胞损伤症状
		传统测试：包括 VIGIL CPT	
Parsons et al.（2007）	样本包括 20 名受试者，10 名为被诊断为 ADHD 的男孩，另外 10 名是相匹配的正常对照者	研究设计：患有 ADHD 的受试者和正常对照者的组间比较	研究发现在虚拟课堂 CPT 中 ADHD 者展现出更多漏选错误、错选错误和全身运动
		传统测试：包括 SWAN 行为清单（SWAN check list）	在虚拟课堂 CPT 中 ADHD 者更易受干扰影响
		Conners 持续性操作测试（第 2 版）	虚拟课堂 CPT 与传统 ADHD 评估工具，行为清单和传统计算机 CPT 具有相关性
		Stroop 任务	
		连线测试	
		儿童神经心理发展测试（包括视觉注意，设计流畅，言语流畅）	
		韦氏智力测试（第三版）（数字广度测试，编码，算术，词汇）	
		线方向判断	
Parsonsand Carlew（2016）	报告了 2 项研究。研究 1：样本包括 50 名大学本科学生（平均年龄为 20.37 岁，78% 为女性）	研究设计：两种研究（一般性研究和临床研究）	研究发现虚拟课堂 Stroop 任务与传统 Stroop 任务具有相关性，也呈现了与经典 Stroop 任务中发现的干扰效应相似的表现
		研究 1：一般性研究比较受试者在虚拟 Stroop 任务和传统任务中的差异	

续表

研究者	样本	研究设计和传统测试	结果
Parsonsand Carlew (2016)	研究2：样本包括8名高功能孤独症患者（平均年龄=22.88）和10相匹配的正常对照组	研究2：横断面研究	在虚拟课堂 Stroop 任务的干扰条件下，ASD 组表现下降
		传统测试：包括韦氏成人阅读测试	
		Delis-Kaplan 执行功能系统：色词干扰测试	
		自动化的神经心理评估矩阵 Stroop 任务	
		韦氏智力测试精简版（第二版）	
Pollak et al. (2009)	样本包括37名年龄在9～17岁之间的男孩，其中20名被诊断为 ADHD，17名为正常对照	研究设计：在常规电脑屏幕上交叉设计比较虚拟课堂	研究发现 ADHD 组在所有 CPT 中表现较差
		传统测试：包括注意力变量测试（TOVA）	虚拟课堂 CPT 显示出与 TOVA 相似的效应规模
		短反馈问卷	虚拟 CPT 的自评偏好
Pollak et al. (2010)	包括27名临床诊断为 ADHD 的受试者，其中16名男孩，11名女孩	研究设计：双盲、安慰剂对照研究，交叉研究	研究发现与非虚拟课堂 CPT 和 TOVA 相比，哌甲酯（MPH）在虚拟课堂 CPT 中较大程度上减少了漏选错误，哌甲酯在所有类型的 CPT 中都减少了 CPT 措施
		传统测试：包括注意力变量测试（TOVA）	儿童认为虚拟课堂 CPT 比其他类型的 CPT 更令人愉快

四、虚拟教室研究范式的拓展

虚拟教室也被用于评估患有运动相关性脑震荡的青少年注意力损伤。在一项研究中，研究者比较了25名患有运动相关性脑震荡与25名未患有运动相关性脑震荡的青少年在虚拟课堂中的CPT任务，以及传统CPT任务的表现。结果发现，虚拟教室比传统的CPT在检测运动相关性脑震荡所引起的细微注意力缺陷方面具有更高的敏感度。研究者发现，在患有运动相关性脑震荡青少年中检测到的头部活动和错选错误比未患有运动相关性脑震荡的青少年显著增加（Nolin et al. 2012）。

Gilboa团队利用虚拟教室评估了患有 I 型神经纤维瘤病（neurofibromatosis type 1，NFI）的儿童注意力缺陷情况。NFI是一种遗传性神经疾病，其典型症状为注意力缺陷（2011）。NFI与ADHD在临床中存在高度共病现象，有30%～50%的患者同时符合这2种疾病的诊断标准（Keyhan et al. 2006）。在该研究中，29名患有NFI的儿童和25名正常发育的儿童对照完成了虚拟教室CPT任务与Conners父母评价量表（修订加长版）（Conners' parent rating scales-revised：long，CPRS = R：L；Conners 1997），这是一种用于评估ADHD的问卷。结果显示，患有NFI的儿童的表现明显比正常发育的儿童差，他们容易出现更多的错选错误和漏选错误。此外，进一步的相关性分析也发现，量表评估与虚拟教室中的行为绩效存在显著相关性（Gilboa et al. 2011）。

维多利亚大学的研究人员开发了一种虚拟课堂技术，能够通过Stroop任务测量受试者的干扰控制能力。Stroop任务是一种应用广泛、重复性良好的测试工具。在具体实验任务中，研究者会为被试呈现一些关于颜色的文字（如红、绿、蓝等），这些文字会以与其语义不同的颜色油墨进行印刷（如"红"这个文字的字体颜色可能是绿色的）。在实验中，要求受试者抑制基于语义报告颜色的名称的优势反应，而报告与语义存在冲突的文字印刷颜色。在一项效度对比研究中，研究者发现VR课堂Stroop任务能够诱导受试者出现与传统Stroop任务类似的"干扰效应"。不过，VR教室Stroop任务的反应速度总体上偏慢，可能是由于进行心理加工的需求增加了。然而，VR教室Stroop依然被证明是一种有效的干扰控制评估方法（Rizzo et al. 2006）。最近，Parsons和Carlew（2016）应用虚拟教室Stroop任务来比较孤独症谱系障碍患者和正常发育者的行为绩效表现。他们发现，孤独症谱系障碍患者和正常发育者在纸笔测试及计算机Stroop任务中未观察到显著差异，而当孤独症谱系障碍患者在虚拟教室Stroop任务中被刺激干扰时，他们会表现出明显较差的行为绩效。这些研究发现提示虚拟教室Stroop任务在区分高功能孤独症受试者优势反应抑制（非干扰条件）和抵抗干扰抑制（干扰条件）时的潜力。

总之，研究表明虚拟教室是一种针对多类人群注意力缺陷的，并且生态效度高，特异度良好，且令人愉快的评估测量方式。此外，虚拟课堂中的表现成绩与诸多过去经验证的注意力测量工具存在高相关性，这些工具包括CPT、TOVA和行为评价量表等。未来的研究应该着重评估更为广泛的人群。此外，虚拟教室已经扩展到CPT以外的神经心理测量任务，包括Stroop任务。虚拟教室的进一步发展旨在扩大其临床应用，超越传统的康复和治疗中的评估程序。

五、结　　论

本章回顾了以往执行功能研究领域内最常依赖的传统纸笔测试和计算机心理测试方法。尽管这些方法提供了高度的系统控制，但它们在生态效度方面的限制也饱受研究人员的质疑。一个可能的解决方案是将受试者沉浸在一个虚拟课堂环境中。

VR技术能够复制现实世界的环境与事物，并在这些环境中呈现标准化的神经心理测试任务。此外，VR技术亦能为研究者提供控制干扰刺激和额外变量的能力。这些功能通过使个体沉浸在模拟他们日常生活的受控环境中，最终完成神经心理评估，从而提高测量评估的生态效度。这些评估的结果也更具有普遍性和推论性，更为准确地代表了一个人在现实世界的真实功能情况。

虚拟教室最初是作为一种ADHD注意力评估方法被开发的。许多初步研究已经证实了虚拟教室在ADHD评估中的效能。虚拟教室能够根据他们在植入环境中的CPT和行为数据把ADHD儿童与正常对照者精准地区分开来。此外，受试者报告，相比标准的CPT，虚拟课堂更让人感觉愉快且可接受。

当前，虚拟教室的应用已经扩展到不同的人群当中，同时也被扩展到不同的神经心理学任务中（如Stroop任务）。由于在这些研究中已经取得了初步成功，未来，在其他人群中也应该进行虚拟课堂的推广与探索。虚拟课堂在孤独症谱系障碍疾病患者群体中可能尤其适用。ADHD和该疾病的症状存在高度重叠，因此诊断的可靠性和特异度是至关重要的临床问题。需要特别注意的是，许多孤独症患者存在感知觉问题，因此未来应探索一种比HMD侵入性更低的虚拟环境呈现方式。

（于　菲　赵文涛　徐　勇　译）

参 考 文 献

Abbes, Z., Bouden, A., Amado, I., Chantal Bourdel, M., Tabbane, K., & Béchir Halayem, M. (2009). Attentional impairment in children with attention deficit and hyperactivity disorder. *La Tunisie Médicale, 87*, 645–650.

Abikoff, H., Courtney, M., Pelham, W. E., Jr., & Koplewicz, H. S. (1993). Teachers' ratings of disruptive behaviors: The influence of halo effects. *Journal of Abnormal Child Psychology, 21*, 519–533.

Adams, R., Finn, P., Moes, E., Flannery, K., & Rizzo, A. S. (2009). Distractibility in attention/deficit/hyperactivity disorder (ADHD): The virtual reality classroom. *Child Neuropsychology, 15*, 120–135.

Adólfsdóttir, S., Sorensen, L., & Lundervold, A. J. (2008). The attention network test: A characteristic pattern of deficits in ADHD. *Behavioral and Brain Function, 12*, 9.

Armstrong, C., Reger, G., Edwards, J., Rizzo, A., Courtney, C., & Parsons, T. D. (2013). Validity of the Virtual Reality Stroop Task (VRST) in active duty military. *Journal of Clinical and Experimental Neuropsychology, 35*, 113–123.

Baddeley, A. D. (1996). Exploring the central executive. *The Quarterly Journal of Experimental Psychology, 49*, 5–28.

Baddeley, A. D., & Hitch, G. J. (1974). Working memory. In G. Bower (Ed.), *The psychology of learning and motivation* (Vol. 8, pp. 47–90). San Diego: Academic.

Barkley, R. A. (1997). Attention-deficit/hyperactivity disorder, self-regulation, and time: Toward a more comprehensive theory. *Journal of Developmental and Behavioral Pediatrics, 18*, 271–279.

Barkley, R. A. (2000). Genetics of childhood disorders: xvii. ADHD, Part 1: The executive functions and ADHD. *Journal of the American Academy of Child and Adolescent Psychiatry, 39*, 1064–1068.

Barkley, R. A., Grodzinsky, G., & DuPaul, G. J. (1992). Frontal lobe functions in attention deficit disorder with and without hyperactivity: A review and research report. *Journal of Abnormal Child Psychology, 20*, 163–188.

Beck, L., Wolter, M., Mungard, N. F., Vohn, R., Staedtgen, M., Kuhlen, T., & Sturm, W. (2010). Evaluation of spatial processing in virtual reality using functional magnetic resonance imaging (FMRI). *Cyberpsychology, Behavior and Social Networking, 13*, 211–215.

Besnard, J., Richard, P., Banville, F., Nolin, P., Aubin, G., Le Gall, D., et al. (2016). Virtual reality and neuropsychological assessment: The reliability of a virtual kitchen to assess daily-life activities in victims of traumatic brain injury. *Applied Neuropsychology: Adult, 23*(3), 223–235.

Biederman, J. (2005). Attention-deficit/hyperactivity disorder: a selective overview. *Biological Psychiatry, 57*, 1215–1220.

Bioulac, S., Lallemand, S., Rizzo, A., Philip, P., Fabrigoule, C., & Bouvard, M. P. (2012). Impact of time on task on ADHD patient's performances in a virtual classroom. *European Journal of Paediatric Neurology, 16*(5), 514–521.

Bohil, C. J., Alicea, B., & Biocca, F. A. (2011). Virtual reality in neuroscience research and therapy. *Nature Reviews: Neuroscience, 12*(12), 752.

Burgess, P. W., & Simons, J. S. (2005). Theories of frontal lobe executive function: Clinical applications. In *The effectiveness of rehabilitation for cognitive deficits* (p. 211). Oxford: Oxford University Press.

Chaytor, N., & Schmitter-Edgecombe, M. (2007). Fractionation of the dysexecutive syndrome in a heterogeneous neurological sample: Comparing the dysexecutive questionnaire and the brock adaptive functioning questionnaire. *Brain Injury, 21*, 615–621.

Chaytor, N., Schmitter-Edgecombe, M., & Burr, R. (2006). Improving the ecological validity of executive functioning assessment. *Archives of Clinical Neuropsychology, 21*, 217–227.

Conners, C. K. (1997). *Conners' rating scales—revised: User's manual*. North Tonawanda: Multi-Health Systems.

Conners, C. K., Erhardt, D., & Sparrow, E. (1999). *Conners' Adult ADHD Rating Scales:(CAARS)*. Toronto: MHS.

Corkum, P. V., & Siegel, L. S. (1993). Is the continuous performance task a valuable research tool for use with children with attention-deficit-hyperactivity disorder? *Journal of Child Psychology and Psychiatry, 34*, 1217–1239.

Denmark, T., Fish, J., Jansari, A., Tailor, J., Ashkan, K., & Morris, R. (2017). Using virtual reality to investigate multitasking ability in individuals with frontal lobe lesions. *Neuropsychological Rehabilitation*, 1–22.

Diamond, A. (2013). Executive functions. *Annual Review of Psychology, 64*, 135–168.

Dodrill, C. B. (1999). Myths of neuropsychology: Further considerations. *The Clinical Neuropsychologist, 13*, 562–572.

DuPaul, G. J., Anastopoulos, A. D., Power, T. J., Reid, R., Ikeda, M. J., & McGoey, K. E. (1998). Parent ratings of attention-deficit/hyperactivity disorder symptoms: Factor structure and normative data. *Journal of Psychopathology and Behavioral Assessment, 20*, 83–102.

Eliason, M. J., & Richman, L. C. (1987). The continuous performance test in learning disabled and nondisabled children. *Journal of Learning Disabilities, 20*, 614–619.

Eriksen, B. A., & Eriksen, C. W. (1974). Effects of noise letters upon the identification of a target letter in a nonsearch task. *Perception & Psychophysics, 16*(1), 143–149.

Fan, J., McCandliss, B. D., Sommer, T., Raz, A., & Posner, M. I. (2002). Testing the efficiency and independence of attentional networks. *Journal of Cognitive Neuroscience, 14*, 340–347.

Fan, J., Bernardi, S., Van Dam, N. T., Anagnostou, E., Gu, X., Martin, L., Park, Y., Liu, X., Kolevzon, A., Soorya, L., Groberg, D., & Hollander, E. (2012). Functional deficits of the attentional networks in autism. *Brain and Behavior, 2*, 647–660.

Farias, S. T., Harrell, E., Neumann, C., & Houtz, A. (2003). The relationship between neuropsychological performance and daily functioning in individuals with Alzheimer's disease: Ecological validity of neuropsychological tests. *Archives of Clinical Neuropsychology, 18*, 655–672.

Foerster, R. M., Poth, C. H., Behler, C., Botsch, M., & Schneider, W. X. (2016). Using the virtual reality device Oculus Rift for neuropsychological assessment of visual processing capabilities. *Scientific Reports, 6*, 37016.

Gaggioli, A., Keshner, E. A., Weiss, P. L., & Riva, G. (2009). *Advanced technologies in rehabilitation – Empowering cognitive, physical, social and communicative skills through virtual reality, robots, wearable systems and brain-computer interfaces*. Amsterdam: IOS Press.

Gilboa, Y., Rosenblum, S., Fattal-Valevski, A., Toledano-Alhadef, H., & Josman, N. (2011). Using a Virtual Classroom environment to describe the attention deficits profile of children with Neurofibromatosis type 1. *Research in developmental disabilities, 32*(6), 2608–2613.

Gilboa, Y., Kerrouche, B., Longaud-Vales, A., Kieffer, V., Tiberghien, A., Aligon, D., et al. (2015). Describing the attention profile of children and adolescents with acquired brain injury using the virtual classroom. *Brain Injury, 29*, 1691–1700. https://doi.org/10.3109/02699052.2015.1 075148.

Gioia, G. A., & Isquith, P. K. (2004). Ecological assessment of executive function in traumatic brain injury. *Developmental Neuropsychology, 25*, 135–158.

Goodrich-Hunsaker, N. J., & Hopkins, R. O. (2010). Spatial memory deficits in a virtual radial arm maze in amnesic participants with hippocampal damage. *Behavioral Neuroscience, 124*, 405–413.

Gorini, A., Gaggioli, A., Vigna, C., & Riva, G. (2008). A second life for eHealth: prospects for the use of 3-D virtual worlds in clinical psychology. *Journal of Medical Internet Research, 10*, 1–21.

Grodzinsky, G. M., & Barkley, R. A. (1999). Predictive power of frontal lobe tests in the diagnosis of attention deficit hyperactivity disorder. *The Clinical Neuropsychologist, 13*(1), 12–21.

Grodzinsky, G. M., & Diamond, R. (1992). Frontal lobe functioning in boys with attention-deficit hyperactivity disorder. *Developmental Neuropsychology, 8*, 427–445.

Johnson, K. A., Robertson, I. H., Barry, E., Mulligan, A., Dáibhis, A., Daly, M., Watchorn, A., Gill, M., & Bellgrove, M. A. (2008). Impaired conflict resolution and alerting in children with ADHD: Evidence from the Attention Network Task (ANT). *Journal of Child Psychology and Psychiatry, 49*, 1339–1347.

Jovanovski, D., Zakzanis, K., Campbell, Z., Erb, S., & Nussbaum, D. (2012a). Development of a novel, ecologically oriented virtual reality measure of executive function: The multitasking in the city test. *Applied Neuropsychology: Adult, 19*(3), 171–182.

Jovanovski, D., Zakzanis, K., Ruttan, L., Campbell, Z., Erb, S., & Nussbaum, D. (2012b). Ecologically valid assessment of executive dysfunction using a novel virtual reality task in patients with acquired brain injury. *Applied Neuropsychology: Adult, 19*(3), 207–220.

Keyhan, N., Minden, D., & Ickowicz, A. (2006). Clinical case rounds in child and adolescent psychiatry: Neurofibromatosis type 1, cognitive impairment, and attention deficit hyperactivity disorder. *Journal of the Canadian Academy of Child an Adolescent Psychiatry, 15*, 87–89.

Knight, R. G., & Titov, N. (2009). Use of virtual reality tasks to assess prospective memory: Applicability and evidence. *Brain Impairment, 10*, 3–13.

Lahey, B. B., Pelham, W. E., Chronis, A., Massetti, G., Kipp, H., Ehrhardt, A., & Lee, S. S. (2006). Predictive validity of ICD-10 hyperkinetic disorder relative to DSM-IV attention-deficit/ hyperactivity disorder among younger children. *Journal of Child Psychology and Psychiatry, 47*, 472–479.

Lalonde, G., Henry, M., Drouin-Germain, A., Nolin, P., & Beauchamp, M. H. (2013). Assessment of executive function in adolescence: A comparison of traditional and virtual reality tools. *Journal of Neuroscience Methods, 219*(1), 76–82.

Law, A. S., Logie, R. H., & Pearson, D. G. (2006). The impact of secondary tasks on multitasking in a virtual environment. *Acta Psychologica, 122*, 27–44.

Lundervold, A. J., Adolfsdottir, S., Halleland, H., Halmoy, A., Plessen, K., & Haavik, J. (2007). Attention network test in adults with ADHD—the impact of affective fluctuations. *Behavioral and Brain Function, 27*, 27.

Neguţ, A., Matu, S. A., Sava, F. A., & David, D. (2016a). Virtual reality measures in neuropsychological assessment: A meta-analytic review. *The Clinical Neuropsychologist, 30*(2), 165–184.

Neguţ, A., Matu, S. A., Sava, F. A., & David, D. (2016b). Task difficulty of virtual reality-based assessment tools compared to classical paper-and-pencil or computerized measures: A meta-analytic approach. *Computers in Human Behavior, 54*, 414–424.

Nichols, S. L., & Waschbusch, D. A. (2004). A review of the validity of laboratory cognitive tasks used to assess symptoms of ADHD. *Child Psychiatry and Human Development, 34*, 297–315.

Nigg, J. T. (1999). The ADHD response-inhibition deficit as measured by the stop task: Replication with DSM–IV combined type, extension, and qualification. *Journal of Abnormal Child Psychology, 27*, 393–402.

Nolin, P., Martin, C., & Bouchard, S. (2009). Assessment of inhibition deficits with the virtual classroom in children with traumatic brain injury: A pilot-study. *Studies in Health Technology and Informatics, 144*, 240–242.

Nolin, P., Stipanicic, A., Henry, M., Joyal, C. C., & Allain, P. (2012). Virtual reality as a screening tool for sports concussion in adolescents. *Brain Injury, 26*, 1564–1573.

Norman, D. A., & Shallice, T. (1986). Attention to action: Willed and automatic control of behavior. In R. J. Davidson, G. E. Schwartz, & D. Shapiro (Eds.), *Consciousness and self regulation: Advances in research and theory* (Vol. 4, pp. 1–18). New York: Plenum.

Oberlin, B. G., Alford, J. L., & Marrocco, R. T. (2005). Normal attention orienting but abnormal stimulus alerting and conflict effect in combined subtype ADHD. *Behavioral Brain Research, 165*, 1–11.

Odhuba, R. A., Broek, M., & Johns, L. C. (2005). Ecological validity of measures of executive functioning. *British Journal of Clinical Psychology, 44*, 269–278.

Parsey, C. M., & Schmitter-Edgecombe, M. (2013). Applications of technology in neuropsychological assessment. *The Clinical Neuropsychologist, 27*(8), 1328–1361.

Parsons, T. D. (2014). Virtual teacher and classroom for assessment of neurodevelopmental disorders. In S. Brahnam & L. C. Jain (Eds.), *Serious games, alternative realities, and play therapy* (pp. 121–137). Germany: Springer.

Parsons, T. D. (2015). Virtual reality for enhanced ecological validity and experimental control in the clinical, affective, and social neurosciences. *Frontiers in Human Neuroscience, 9*, 1–19.

Parsons, T. D., & Carlew, A. R. (2016). Bimodal virtual reality stroop for assessing distractor inhibition in autism spectrum disorders. *Journal of Autism and Developmental Disorders, 46*(4), 1255–1267.

Parsons, T. D., & Courtney, C. (2014). An initial validation of the virtual reality paced auditory serial addition test in a college sample. *Journal of Neuroscience Methods, 222*, 15–23.

Parsons, T. D., & Phillips, A. (2016). Virtual reality for psychological assessment in clinical practice. *Practice Innovations, 1*, 197–217.

Parsons, T. D., & Rizzo, A. A. (2008b). Initial validation of a virtual environment for assessment of memory functioning: Virtual reality cognitive performance assessment test. *CyberPsychology and Behavior, 11*, 17–25.

Parsons, T. D., & Rizzo, A. A. (2008a). Affective outcomes of virtual reality exposure therapy for anxiety and specific phobias: A meta-analysis. *Journal of Behavior Therapy and Experimental Psychiatry, 39*, 250–261.

Parsons, T. D., Bowerly, T., Buckwalter, J. G., & Rizzo, A. A. (2007). A controlled clinical comparison of attention performance in children with ADHD in a virtual reality classroom compared to standard neuropsychological methods. *Child Neuropsychology, 13*, 363–381.

Parsons, T. D., Rizzo, A. A., Rogers, S. A., & York, P. (2009). Virtual reality in pediatric rehabilitation: A review. *Developmental Neurorehabilitation, 12*, 224–238.

Parsons, T. D., Courtney, C., & Dawson, M. (2013). Virtual reality stroop task for assessment of supervisory attentional processing. *Journal of Clinical and Experimental Neuropsychology,*

35, 812–826.

Parsons, T. D., McMahan, T., & Kane, R. (2018). Practice parameters facilitating adoption of advanced technologies for enhancing neuropsychological assessment paradigms. *The Clinical Neuropsychologist, 32*(1), 16–41.

Pineda, D., Ardila, A., Rosselli, M. N., Cadavid, C., Mancheno, S., & Mejia, S. (1998). Executive dysfunctions in children with attention deficit hyperactivity disorder. *International Journal of Neuroscience, 96*, 177–196.

Plancher, G., Gyselinck, V., Nicolas, S., & Piolino, P. (2010). Age effect on components of episodic memory and feature binding: A virtual reality study. *Neuropsychology, 24*(3), 379–390.

Plancher, G., Tirard, A., Gyselinck, V., Nicolas, S., & Piolino, P. (2012). Using virtual reality to characterize episodic memory profiles in amnestic mild cognitive impairment and Alzheimer's disease: Influence of active and passive encoding. *Neuropsychologia, 50*(5), 592–602.

Plancher, G., Barra, J., Orriols, E., & Piolino, P. (2013). The influence of action on episodic memory: A virtual reality study. *The Quarterly Journal of Experimental Psychology, 66*(5), 895–909.

Plehn, K., Marcopulos, B. A., & McLain, C. A. (2004). The relationship between neuropsychological test performance, social functioning, and instrumental activities of daily living in a sample of rural older adults. *The Clinical Neuropsychologist, 18*, 101–113.

Pollak, Y., Weiss, P. L., Rizzo, A. A., Weizer, M., Shriki, L., Shalev, R. S., & Gross-Tsur, V. (2009). The utility of a continuous performance test embedded in virtual reality in measuring ADHD-related deficits. *Journal of Developmental and Behavioral Pediatrics, 30*, 2–6.

Pollak, Y., Shomaly, H. B., Weiss, P. L., Rizzo, A. A., & Gross-Tsur, V. (2010). Methylphenidate effect in children with ADHD can be measured by an ecologically valid continuous performance test embedded in virtual reality. *CNS Spectrums: The International Journal of Neuropsychiatric Medicine, 15*.

Posner, M. I. (1980). Orienting of attention. *Quarterly Journal of Experimental Psychology, 32*, 3–25.

Posner, M. I., & Petersen, S. E. (1990). The attention system of the human brain. *Annual Review of Neuroscience, 13*, 25–42.

Posner, M. I., & Rothbart, M. K. (2007). Research on attention networks as a model for the integration of psychological science. *Annual Review of Psychology, 58*, 1–23.

Powers, M. B., & Emmelkamp, P. M. (2008). Virtual reality exposure therapy for anxiety disorders: A meta-analysis. *Journal of Anxiety Disorders, 22*, 561–569.

Rapport, M. D., Chung, K. M., Shore, G., Denney, C. B., & Isaacs, P. (2000). Upgrading the science and technology of assessment and diagnosis: Laboratory and clinic-based assessment of children with ADHD. *Journal of Clinical Child Psychology, 29*(4), 555–568.

Raz, A., & Buhle, J. (2006). Typologies of attentional networks. *Nature Reviews Neuroscience, 7*, 367–379.

Ready, R. E., Stierman, L., & Paulsen, J. S. (2001). Ecological validity of neuropsychological and personality measures of executive functions. *The Clinical Neuropsychologist, 15*, 314–323.

Renison, B., Ponsford, J., Testa, R., Richardson, B., & Brownfield, K. (2012). The ecological and construct validity of a newly developed measure of executive function: The virtual library task. *Journal of the International Neuropsychological Society, 18*(3), 440–450.

Rizzo, A. (2005, March). Virtual reality technology for behavioral/cognitive/neuropsychologicai assessment and intervention: Applications and issues. In *Virtual reality. Proceedings. VR 2005. IEEE* (pp. 309–309).

Rizzo, A. A., & Buckwalter, J. G. (1997a). The status of virtual reality for the cognitive rehabilitation of persons with neurological disorders and acquired brain injury. *Studies in Health Technology and Informatics, 39*, 22.

Rizzo, A. A., & Buckwalter, J. G. (1997b). Virtual reality and cognitive assessment. *Virtual Reality in Neuro-Psycho-Physiology: Cognitive, Clinical and Methodological Issues in Assessment and Rehabilitation, 44*, 123.

Rizzo, A., & Kim, G. J. (2005). A SWOT analysis of the field of virtual reality rehabilitation and therapy. *Presence: Teleoperators & Virtual Environments, 13*(2), 119–146.

Rizzo, A. A., & Schultheis, M. T. (2002). Expanding the boundaries of psychology: The application of virtual reality. *Psychological Inquiry, 13*(2), 134–140.

Rizzo, A. A., Buckwalter, J. G., & Neumann, U. (1997). Virtual reality and cognitive rehabilitation: A brief review of the future. *The Journal of Head Trauma Rehabilitation, 12*(6), 1–15.

Rizzo, A. A., Wiederhold, B., Riva, G., & Van Der Zaag, C. (1998a). General reviews of virtual reality and neuropsychology. *CyberPsychology and Behavior, 1*(4), 413–426.

Rizzo, A. A., Wiederhold, M. D., & Buckwalter, J. G. (1998b). Basic issues in the use of virtual environments for mental health applications. *Studies in Health Technology and Informatics*, 21–42.

Rizzo, A. A., Schultheis, M., Kerns, K. A., & Mateer, C. (2004). Analysis of assets for virtual reality applications in neuropsychology. *Neuropsychological Rehabilitation, 14*(1–2), 207–239.

Rizzo, A., Bowerly, T., Buckwalter, J., Klimchuk, D., Mitura, R., & Parsons, T. D. (2006). A virtual reality scenario for all seasons: The virtual classroom. *CNS Spectrums, 11*(1), 35–44.

Rizzo, A., Parsons, T. D., Kenny, P., & Buckwalter, J. G. (2012). Using virtual reality for clinical assessment and intervention. In *Handbook of technology in psychology, psychiatry, and neurology: Theory, research, and practice* (pp. 277–318). Hauppauge: Nova Science Publishers.

Rose, F. D., Brooks, B. M., & Rizzo, A. A. (2005). Virtual reality in brain damage rehabilitation: Review. *CyberPsychology and Behavior, 8*, 241–262.

Rothbart, M. K., & Bates, J. E. (2006). Temperament. In W. Damon, R. Lerner, & N. Eisenberg (Eds.), *Handbook of child psychology*. Hoboken: Wiley.

Sayal, K., & Taylor, E. (2005). Parent ratings of school behaviour in children at risk of attention deficit/hyperactivity disorder. *Acta Psychiatrica Scandinavica, 111*, 460–465.

Schachar, R., Mota, V. L., Logan, G. D., Tannock, R., & Klim, P. (2000). Confirmation of an inhibitory control deficit in attention-deficit/hyperactivity disorder. *Journal of Abnormal Child Psychology, 28*, 227–235.

Schatz, P., & Browndyke, J. (2002). Applications of computer-based neuropsychological assessment. *Journal of Head Trauma Rehabilitation, 17*, 395–410.

Scheres, A., Oosterlaan, J., Geurts, H., Morein-Zamir, S., Meiran, N., Schut, H., et al. (2004). Executive functioning in boys with ADHD: Primarily an inhibition deficit? *Archives of Clinical Neuropsychology, 19*(4), 569–594.

Schultheis, M. T., & Rizzo, A. A. (2001). The application of virtual reality technology in rehabilitation. *Rehabilitation Psychology, 46*(3), 296–311.

Schultheis, M. T., Himelstein, J., & Rizzo, A. A. (2002). Virtual reality and neuropsychology: Upgrading the current tools. *The Journal of Head Trauma Rehabilitation, 17*(5), 378–394.

Scotti, J. R., Morris, T. L., McNeil, C. B., & Hawkins, R. P. (1996). DSM-IV and disorders of childhood and adolescence: Can structural criteria be functional? *Journal of Consulting and Clinical Psychology, 64*, 1177.

Silver, C. H. (2000). Ecological validity of neuropsychological assessment in childhood traumatic brain injury. *The Journal of Head Trauma Rehabilitation, 15*(4), 973–988.

Wilson, B. A. (1993). Ecological validity of neuropsychological assessment: Do neuropsychological indexes predict performance in everyday activities? *Applied and Preventive Psychology, 2*, 209–215.

Wilson, B. A., Evans, J. J., Emslie, H., Alderman, N., & Burgess, P. (1998). The development of an ecologically valid test for assessing patients with a dysexecutive syndrome. *Neuropsychological Rehabilitation, 8*, 213–228.

Zakzanis, K. K., Quintin, G., Graham, S. J., & Mraz, R. (2009). Age and dementia related differences in spatial navigation within an immersive virtual environment. *Medical Science Monitor, 15*(4), CR140–CR150.

第 12 章
虚拟现实技术应用于发育障碍与学习障碍

P. J. Standen，David J. Brown

　　发育障碍患者通常是最后受益于技术进步的群体之一。然而在信息技术领域却是例外，在特殊教育领域很早就已经开始使用信息技术来进行教学，甚至信息技术一度为主流的特殊教育提供范式（Lilley 2004）。在研究者为特殊学校和成人培训中心开发教育虚拟环境时，VR技术仍然是一种新式教育技术（Standen and Brown 2004，2005，2006）。虚拟环境中有许多非常适合发育障碍患者应用的技术特征，正因如此，它们很容易被患者及其教师接受。然而，随着信息技术的不断迭代，便捷且成本低廉的信息设备已成为流行趋势。目前，研究者仍然在利用最新技术开发新的应用以帮助发育障碍患者。本章将回顾这一系列新技术在发育障碍领域的研究工作，这些新技术优先被应用于培训和教育领域，其次才被应用于治疗和康复领域。

一、术 语 界 定

　　在美国与加拿大，"发育障碍"（developmental disability）或"残疾"（disability）被用来特指由精神和身体损伤引起的一系列严重慢性疾病的结果。根据国家疾病控制和预防中心（Center for Disease Control and Prevention，CDCP）的调查（http：//www.cdc.gov/ncbddd/dd/），发育障碍患者在语言、行动、学习、自主和独立生活等主要生活活动方面存在问题。虽然大多数发育障碍与产前或围生期事件有关，但发育障碍可以在出生前至18岁的任何时候出现，通常会持续一生。一小部分患者是染色体或基因异常导致的，还有一部分患者可能是由于围产期脑损伤或感染、胎龄较小的早产、母体饮食不当、物质滥用或妊娠期吸烟导致的不良宫内环境造成的。对大多数患者来说，基本无法找到确切的致病原因。由于神经系统在发育过程中的脆弱性，这些致病因素可能会造成复杂的神经系统损伤。这一群体中大多数患者会伴有智力障碍（intellectual disability，ID），其他可

　　P. J. Standen　Division of Rehabilitation and Ageing, University of Nottingham, Medical School, QMC, Nottingham, UK；e-mail: P.Standen@nottingham.ac.uk.

　　D. J. Brown　School of Science and Technology, Nottingham Trent University, Clifton Lane, Nottingham, UK

能与智力障碍共存的疾病有脑瘫、感觉障碍和孤独症谱系障碍。这一群体中大多数患者存在智力障碍，所以"发育障碍"与"智力障碍"这两个术语在本章将交替使用。

　　在大多数西方国家，发育障碍影响了1%～2%的人口，不过很难确定这一范围的准确性。在英国，大概只有21.6%的智力障碍患者能被当地福利机构知晓（Emerson et al. 2011）。众所周知，智力障碍的患病人数正在逐年增加。Emerson和Hatton（2008）研究了英国智力障碍人群的流调数据，得出以下结论：2009～2026年，智力障碍的成年患者对社会护理服务的需求持续增加。估计在未来10年，社会将需要向额外47000（34%）～113000（82%）人次的成人提供服务与支持。他们的研究确定了推动这一增长背后的人口学变化事实：年龄较大的智力障碍患者和需求复杂的严重智力障碍儿童死亡率下降。在过去20年里，在人口出生率的变化，以及"婴儿潮一代"老龄化对总人口数量造成影响的大背景下，智力障碍的发生率似乎在升高。Silverman等（1998）预测，到2030年美国65岁以上的智力障碍人数将达到70万～400万人。将这些预测与西方社会的其他变化结合起来，如单亲家庭的增加、产妇就业率升高及父母很可能已经去世或非常虚弱的智力障碍老人占比升高，非正式服务机构所提供的护理能力可能会进一步下降。与此同时，欧洲和北美目前的政策导向旨在使智力障碍患者可以对生活有尽可能多的选择和控制，帮助他们参与社区生活，并在工作中为社会做出有价值的贡献。因此，确实需要找到新的方法来支持智力障碍或发育障碍群体回归社会。

二、技术变革的历史

　　为了了解VR技术和相关技术在发育障碍患者生活中发挥的作用，需要了解近期信息技术快速更迭的相关信息。早在20世纪90年代初，上述人口情况和政策变化的影响并没有如此紧迫。信息技术的发展促进了主流教育界和特殊教育界专业人士对发育障碍人群的教育持乐观态度。信息技术对发育障碍患者的一个重要作用是帮助他们使用虚拟环境来学习一项生活技能。虚拟环境通常是计算机渲染生成的三维环境，允许用户进行实时探索和交互。在主流教育中，计算机已经被作为辅助学习的工具，一些教育工作者认为它很有可能彻底改变特殊教育的形式。虚拟环境的互动性将鼓励学习者积极参与学习，使学习者可以按照自己的节奏进行学习，为学习者提供控制学习过程的体验。计算机不会厌倦学习者一遍又一遍地尝试相同的任务，也不会因为学习者的速度慢或专注于特定的细节而变得不耐烦，因此学习者可以出现尽可能多的错误，且不会影响他人。

　　计算机除了以上支持教育和培训方面的优势外，桌面虚拟环境还被认为具有特别适合发育障碍人群的特点（Cromby et al. 1996）。虚拟环境可以描绘真实世界的场景，因此它们可以为发育障碍患者创造机会，让他们通过试错来学习新技能，并且不会因出错而遭受真实的、具有羞辱性的后果或危险。对于发育障碍患者而言，那些可能促进他们进一步学习的真实世界经验经常会被剥夺，因为在真实情境中，他们的监护人会考虑他们在学习过程中因错误所造成的严重后果，因此，与他们共同参与到一个能够提供技能学习的真实环境中，可能非常困难，然而，在虚拟环境中，即使他们行动不便，他们也可以去任何想去的地方。虚拟世界可以以现实世界无法实现的方式进行操纵。在现实世界，学习者可以得到学习的"脚手架"（即训练支持，如来自他人的支持或自我帮助手册），因为世界本身是无法改变的。当学习者熟悉任务的各个要素时，"脚手架"或训练支持就会逐渐被移除。最后，当学习任务全部完成时，所有的"脚手架"都会被移除，使学习者在没有帮助的情况下独立完成工作和任务。然而，在虚拟环境中，世界可以按照设计者或教师要求的任何方式进行构建。例如，可以先构建一个简单的世界，然后随着用户对任务熟悉程度的提高，用更复杂的世界来代替原有简单的世界。对于丧失语言功能或对语言能力掌握有限的个体来说，虚拟环境还有另一个好处，即可以不使用语言或其他符号系统就可以传达规则和抽象概念。根据Bricken（1991）的说法，虚拟环境有自己的"自然语义"，用户可以通过与对象的交互发现对象的特征。例如，当在虚拟环境中过马路，学习者不需要掌握条件语句："如果你在红灯时过马路，你可能会被车撞"。因为通过体验虚拟环境，他们可以亲身了解到如果在错误的时间过马路会发生什么后果，因此虚拟环境可以通过实践活动来促进概念形成。

早期，有许多公共出版物描述了为发育障碍患者创建和评估虚拟环境的价值（Standen and Brown 2004，2005，2006），但与其他应用一样，当时VR技术不受教育领域的欢迎。当考虑到VR技术的广泛应用时，Rizzo（2002）提及的"期望与现实"不成正比，他认为"真实的应用情况从来就没有完全达到最初媒体炒作所产生的期望那样"。事实上，VR技术未能实现深度应用的原因之一是当时的技术水平不够先进（Barry and Phillips 2002）。人们对技术的期望远远领先于现有技术的实际水平，但在20世纪90年代中期，情况有所变化。虽然随着计算机技术迅速发展导致了更为复杂的虚拟环境，但游戏市场的发展也推动了技术上对环境和人物更真实的构建。之后，伴随手机这种移动通信工具的出现，其硬件体积大幅缩小，因此在任何地方都可以借助手机来实现虚拟情境体验。

信息技术水平导致发育障碍患者的诸多早期应用都依赖于台式电脑。虽然这种交互模式在教育和娱乐领域仍然有一定的作用，特别是在低成本的三维虚拟环境体验方面，但技术的进步意味着小型化的可以随身携带的个人电脑不可避免地取代了传统的台式电脑。而笔记本电脑和电子记事本（personal digital assistant，

PDA）的出现进一步使得普通民众也可以拥有高科技电子产品。此外，低成本的智能手机包含媒体播放器、摄像头、高分辨率触摸屏、网页浏览器、全球定位导航（global positioning system，GPS）、无线网络（wireless fidelity，Wi-Fi）和移动宽带接入等。而发育障碍患者也能认识到这种高科技设备的重要性，以及它们在同龄人群中的使用价值，因此这些移动设备对他们来讲极具吸引力。尽管手持设备可能会对一些残障患者的学习带来严重的挑战，特别是那些视力或灵巧度较差的人，但这依然无法妨碍这些移动设备被应用于针对发育障碍患者的应用程序研发。游戏产业也在技术更新发展的背景下迎来了新的发展契机，玩家通过使用任天堂的 Wii、微软的 Kinect 这种现成的产品，或者通过低成本的数据捕捉方法，如通过红外线甚至脑电图来实现对电脑终端的控制。最近上市的轻便 HMD 的出现，为发育障碍患者沉浸式使用 VR 设备带来了新的可能性。早期的实验研究证明发育障碍患者有望使用 HMD，但仅适用于那些伴有轻微残疾的患者。Frein 和 Canessa（2015）在围绕 HMD 的可接受性进行了一项小规模实验，他们为有轻度智力障碍的儿童设计了一款教育主题游戏。9 名智力损伤的年轻人试图戴着 Oculus Rift（一款商业化的 HMD）在虚拟城镇中行走。只有 2 人在研究过程中表现出主观痛苦，并在实验结束前就摘下了设备。其余的受试者均可以成功地戴上 HMD，并且未表现出过多的痛苦。Gelsomini 研究小组（2016）在 5 名患有轻度智力和发育障碍或中度孤独症的儿童中试验了他们的系统。参与这项研究的一位治疗师报告说，沉浸式教育对每个孩子来说都是一段愉快的经历。

上述回顾的所有研究都证明了该技术在领域内的广泛应用。事实上，这些应用是根据它们的使用目的而非技术属性来进行细分的，具体的研究类型包括对目标人群培训和学习新技能，从而促进他们的独立和就业以及康复和治疗。

三、培训和学习新技能以促进独立和就业

研究者早期使用三维环境的最大动力来源于虚拟环境提供了有效的形式来支持患者获取经验与知识，以帮助他们进行独立生活和就业。虚拟环境能够描述客观真实世界的环境与情境，所以非常适合帮助目标人群学习生活技能。例如，在最早的一项小型随机对照研究中，研究者使用虚拟环境去教授智力障碍的学龄期学生获得日常生活技能。结果发现，学生可以习得从图片购物清单中找到对应商品的技能，并在 VMall 中把它们带到收银台。随后，他们很快就将在 VMall 中学习到的技能迁移到了真实生活中（Standen et al. 1998）。已有学者对诸多早期领域内的相关研究进行了文献综述，读者可以直接阅读已经发表的综述以获得更为详尽的信息（Standen and Brown 2004，2005，2006）。最近的研究则可以大致区分为职业培训和就业技能训练，或者是像数学技能这样通常被描述为课堂技能的

提升。然而真正的情况是，有时候很难将研究准确地完全划分到对应的类别中。

Loup-Escande等（2012）最近的一篇报道是为数不多的利用虚拟环境来达到这些目的的文章之一，其中具体描述了为教授洗碗技能而设计的虚拟环境。他们的研究并没有评估这作为提高就业技能的干预措施的有效性，而是比较了2种交互技术：鼠标和触摸屏对于智力障碍者在虚拟环境中执行任务时的效能。他们发现触摸屏的性能比鼠标更好，也更容易被接受。

第二个关于三维模拟的应用来源于欧洲的一个项目（Sik Lányi et al. 2012），该项目开发了一个基于电脑游戏的虚拟学习环境（virtual learning environment，VLE），并提供给智力障碍和其他感官障碍的年轻人，以教授他们就业技能。然而，促进学习的游戏思想的特征是其项目背后的动机。设计游戏的目的是帮助用户学习如何为工作做好准备，以及如何处理工作中的日常情况，包括理财和独立旅行等。这些游戏都是基于Flash动画制作而成的，但是VLE不同，它包含一个三维工作环境，即模拟用户工作的一天，让他们在一个包含工作室、休息室及代表部门经理和同事的虚拟角色的通用办公室布局中进行自由探索和安排。这个三维"工作之旅"是通过修改游戏《半条命2》的起源引擎实现的。此外，VLE还包含一个旨在帮助学生学习理财技能的三维VMall。这种环境与早期研究所描述的不同之处在于，它是高度结构化的，可促进技能获得，而非通过探索来进行学习。当用户进入超市，他们会收到虚拟钱包、购物清单和购物车，任务是购买清单上的所有物品并交付数目正确的钱。用户可以从收银员和收银机处得到行为反馈。不过，目前还没有对VLE的完整评估。

Savidis及其同事（2007）为克里特岛智力障碍患者设计了2款电脑游戏，以帮助他们获得就业技能。这些游戏都是基于经典的太空入侵者和乒乓街机游戏，但都是以一种可访问和高度可配置的格式制作而成的。它们被集成在一个软件包中，包括2个培训应用程序。第一个培训应用程序旨在培训有智力障碍的患者，让他们在一个典型的食堂环境中担任收银员角色的执行管理工作；第二个培训应用程序是多媒体缝纫教程应用程序，学习用真正的缝纫机完成典型的缝纫任务。Savidis及其同事希望通过2种游戏对日常训练应用进行补充，这不仅能激励学习者，还能提高他们的基本运动技能、定向能力、短期战略思维、决策能力和自尊水平。让学习者接触游戏和这2个培训应用程序的目的是增强行为训练的效果，以缩短他们的学习周期。其他的一些案例研究也支持这种训练方法，但颇有趣的是，研究者发现确保智力障碍患者能够反复进行游戏的动机，是让电脑游戏尽可能具备允许家庭成员参与或和其他"受限社会群体"一同游戏的桌面游戏特征。

对于发育障碍患者而言，严肃游戏在这一群体中的应用价值与潜力将在另一本著作中进行更为详细的探讨，但这里有必要简要地强调2个例子来说明如何利用游戏提升技能的学习与迁移。Brown 等（2011）观察到，与对照组相比，患有智力障碍的学龄期学生在进行了若干回合的"俄罗斯方块"类的游戏后（这款游戏是在传统台式电脑上首先发布的），对于分数的理解有所提高。Pareto（2012）研究了一项专门通过图形直观表现来提高数学技能的游戏，尽管这款游戏是为成绩较差的普通学生设计的，但依然值得讨论。在该研究中，研究者创造了一个增强现实版的纸牌和棋盘游戏，数学概念则用图形表示。增强现实的内容是一个可以进行交互的白板和三维立方体，玩家必须移动这些立方体来形成问题的答案。此外，玩家之间还需要相互合作才能完成游戏。在游戏后，研究者对包括患有智力障碍的学生在内的受试者进行能力评估，发现他们在数学理解、战略思维和沟通方面取得了明显的进步。

协作学习模式很容易与现有的新技术相互适配。虽然改善沟通并不是游戏的主要目的，不过 Pareto（2012）和 Battocchi（2010）等研究者还是研究了合作游戏是否能够成功地用于增强患有孤独症青少年的社交互动。他们在患有孤独症谱系障碍（ASD）和发育正常的男孩群体中开展了一种合作解谜类游戏。这是一款基于桌面游戏设计理念的合作游戏，为了移动桌面屏幕上的数字拼图，2 名玩家必须分工合作，同时对不同的数字对象进行触摸与拖动。对患有 ASD 的儿童来说，这个游戏能够有效地触发与任务协调和沟通协商相关的行为。

上述两项研究都强调了在合作游戏中社交和沟通技能在促进独立方面的重要性。而在实际生活中，移动设备也可以发挥类似的作用，因为它们的技术特征决定了它们支持互动交流的功能属性。Rodríguez-Fórtizv 及其同事（2009）开发了一款基于移动设备能够增强和替代交流的应用程序，使患有严重交流障碍的学生能够与健康同龄人一起参与教学活动。van der Meer 及其同事（2011）也一直致力于将 iPodTouch（一款便携式音乐播放器）作为缺乏语言能力的发育障碍患者的交流设备。3 名参与研究的患者中有 2 名成功的学会了通过 iPodTouch 上的图形符号来索要零食和玩具。

虽然上述研究案例集中于较为复杂的行为，但通常一些简单的事物或刺激也可以让人变得更独立。移动设备使用的初衷之一是促使个人完成日常任务，这方面研究的先驱是 Vanderheiden 和 Cress（1992）。在个人手机出现之前，他们提出并研发了一种名为 Companion 的设备，他们将这个设备描述为一种集实时闹钟、语音合成和 GPS 连接为一体的袖珍电脑，智力障碍患者可以使用这一设备来更好地独立生活。作为一种导航设备，它可以提醒用户按照正确的顺序执行任务，从而帮助他们完成原本无法完成的工作。随着更为现代化的便捷移动设备出现（如智能手机），这种方法又重新得到了关注，尤其是对于患有 ASD 的年轻人。为了提高这一群体的就业技能，Burke 等（2010）改编了一个标准的 iPhone 应用程序，该程序具有提示功能。随后通过这个程序向 6 名 ASD 年轻患者教授防火安全方面的知识。应用程序的提示信息显示在一台iPod上，研究者可以用iPhone对其进行控制。虽然这是一项小规模的研究，但结果表明，这个系统比单独的行为技能训练更有效，而且学习者和家长对它都有很高的满意度。

Gentry等（2010）采用了一种更为复杂的方法。他们训练了22名患有ASD的年轻人进行时间管理，将药物时间表、家庭作业、家务安排和其他项目的信息从纸质日历输入到平板电脑上，并设置闹钟提醒。在8周的研究时间结束时，他们似乎都能够开展新的时间管理项目，尽管不同受试者之间开展新的时间管理项目的数量存在较大的差异。虽然这项研究没有设置对照组，但在8周后，患者在加拿大职业绩效量表（Canadian occupational performance measure，COPM）的职业表现评估较基线期有显著改善。这组受试者被诊断为孤独症，并由于伴有认知行为问题，在日常工作中表现出困难，所以目前还不清楚他们的认知功能水平如何。不过，受试者报告这些设备提高了他们在进行功能性活动时的独立性，这提示基于移动硬件的辅助方法有望对智力障碍严重程度较高的人群进行探索性研究。

正是带着帮助这一特殊群体的目的，Brown研究团队（2010）开发了"RouteMate"。它基于谷歌的安卓（Android）操作系统，利用手机的位置进行跟踪，并帮助智力障碍患者规划和演练新的行进路线，然后以安全的方式协助患者独立实践这些规划与训练好的路线。路线的移动引导系统已被车辆驾驶员普遍使用，并成为该项辅助路线跟踪研究项目系统的基础（Lemoncello et al. 2010）。然而，尽管这种系统明显减轻了司机的精神负担，但在使用过程中会抑制驾驶员的认知或心理地图的发展。而这种认知或心理地图的心理功能对于智力残疾者尤为重要。因为当他们迷路时，想要找到正确的路线或回到起点，依靠辅助路线跟踪设备是没有任何帮助的（Lindström 2007）。因此，RouteMate的设计目的是促进患者对路线学习，而不是为患者提供路线指导，从而促进他们认知地图能力的发展。

该设备能够定位用户的位置，所以它可以追踪用户在之前训练路线上的表现，并可以在时间或距离方面指出他们实际的路线与计划路线是否存在显著差异。这个功能有2个好处，首先，它可以向用户发出警报信息，然后提供路线的纠正建议；其次，它可以自动将用户的GPS位置和街道名称发送到指定监护人的移动设备上，或语音呼叫预先设定好的监护人，通过监护人的语音指令帮助用户移动到安全的地方。有智力障碍年轻人的监护人往往能够意识到他们孩子的能力与那些健康同龄人之间的差距越来越大，因此他们会觉得需要更长的时间来保护孩子，而不能像对待其他孩子那样给予他们独立的生活。对他们而言，在日常的监护和照料中，能够接收到警报信息将使他们有可能针对特殊紧急情况而采取相应的补救措施，如通过电话为孩子提供建议，引导他们前往安全地带。有智力障碍的患者经常强调，当他们在旅途中无法确定自己的位置时，通过一些方法来确定自己当前的位置非常重要（Lindström 2007）。而RouteMat一类设备有望帮助智力障碍患者的监护人提高对患者独立参与生活的信心。

Brown等（2013）对RouteMate的使用效果进行了评估。8名智力障碍的年轻人在准备离开学校前，首先使用RouteMate的高度支持模式来规划和学习线路（该模式附加了下一步去哪里和下一步做什么的提示）。随后，高度支持模式的提示语言被删除。他们将使用普通模式来进行路线导航。结果发现，在经过规划和学习后，他们在独立使用该设备的过程中，路线导航的实践中出现错误的次数明显减少，与早期的训练阶段相比，需要的帮助也更少。这一结果表明，智力障碍患者可以使用RouteMate获得越来越有效的导航技能，并更为独立地进行操作。在一项定性研究中，研究者联合了4个合作伙伴国家的5个测试中心进行了43项案例调查研究。最终，所有的测试中心均报告，在以越来越独立的方式重复3次使用RouteMate应用程序的过程中，遵循STAR成果模型（一种评估和报告项目或计划成果的框架，"S"即"situation"，代表背景；"T"即"task"，代表问题；"A"即"action"，代表行动；"R"即"result"，代表结果）的研究结果提示，患者的自信心、敬业度、自尊等指标均有所改善。

移动设备的另一个优势是，它们支持学习者所选择的任何学习环境。在传统的"桌面教学"时代，教材与知识信息的传递仅限于特定空间位置，如教室。而通过移动设备，学习需求一旦产生，学习可以在多个情境中开展。对于一些特殊知识与经验的学习，学习体验与情境之间存在密切的关系（Naismith et al. 2004）。对于那些"场依存型"的学习者而言，确保学习行为能够发生在与学习内容相似的环境中尤为重要。这些特殊学习者所表现出的特征是僵化、依赖于环境或盲目遵守规则。对他们来说，从一种环境中学习到的技能迁移到另一种环境是不可靠的（Gow et al. 1990）。因此将学习环境转移到现实生活和实时情境当中，也可能有助于弥补这一类学生糟糕的记忆迁移技能（Burack and Zigler 1990）。如果可以认识到学习的社会属性，那么学生就可以与在不同地点的同学合作完成学习内容，并通过提升家庭的参与度来对课堂教学内容进行查漏补缺。

移动式学习的简单实现是基于移动设备来制作相关的学习材料，并允许学习者在合适他们的学习环境中访问这些材料。Norness等（2011）采用这种方法报告了手持计算设备在数学学习应用中的部分研究结果。他们报告了3个存在学习品行障碍的二年级学生在使用设备后，减法技能取得了显著的进步。

另外2个案例展示了如何利用移动技术更广泛的技术属性来支持学习。Schelhowe和Zare（2009）为轻度至重度智力障碍患者开发了一款移动应用程序，可通过服务器下载学习材料到本地设备，并个性化地将这些资料配置为个人资料。它允许用户保持灵活的学习进度，但用户个人资料的配置文件一旦设置后就无法重新配置。第二个例子是由Fernández-López等（2013）描述的，它是一个可以在iPodTouch、iPhone（商业个人手机）和iPad（商业个人平板电脑）上展示学习资料的应用程序，供有特殊需求的用户使用。它涵盖了4种学习内容：联想、猜谜、分类和探索。这些学习内容是面向个人的，用户可以单独使用，也可以合作使用，但学习者只会与教师认为应该呈现给他们的活动来进行互动。研究者对39名有特殊教育需求的学生进行了一组前测和后测评估，结果发现他们在使用该应用程序后，语言、数学、环境意识、自主性和社交技能等基本技能均有所提高。

四、康 复 治 疗

发育障碍是一种终身疾病，使用"康复"这一术语可能有些突兀，因为这一般暗示着治疗的目的是帮助个体恢复到患病前的状态，如脑卒中或创伤性脑损伤的康复。然而，当前对于发育障碍的康复治疗越来越能够被临床普遍接受，其意义在于减少疾病及残疾对患者日常生活的影响，并帮助他们发挥自身的潜力。毫无意外，目前大部分领域内的康复治疗研究聚焦于患者的认知技能，不过越来越多的研究也逐渐关注到患者的身体活动和运动康复。

最近有商业软件的开发者声称，他们开发的软件可以提高认知功能，尤其是针对中年人对衰老的恐惧。有一些证据表明，这种方法似乎存在一定价值。例如，在针对大学生群体的应用研究中，研究者观察到一些积极的结果。Green和Bavelier（2003）发现，在玩过动作类电子游戏后，大学生对视野内更多物体的识别能力增强，而且反应速度也比不玩同类型游戏的人快。后来的一项研究（Green and Bavelier 2007）表明，研究中所观察到的认知改善不仅可以归因为游戏策略的变化，还可以用视觉处理基本单元的变化进行解释。Mahncke团队（2006a）对大鼠的研究成果发现大脑在任何年龄段都具有适应性，并具有终身细化感官输入信号或运动的时间与空间特征的能力。Mahncke和他的同事们还回顾了几项相关研究，这些研究报告称，在接受了基于大脑可塑性训练的儿童和年轻人中，语言相关的认知功能、言语记忆和处理效率都有所改善。60岁以上的老人在与训练任务直接相关的评估中有显著改善，无接触随访3个月，其记忆力持续增强。

已经有个别的研究开始尝试采取类似的干预措施去探讨这种方法是否可能有益于智力障碍的人群。为智力障碍患者设计游戏的具体细节可以参考Eva和David书中所介绍的相关信息。关于这些游戏对智力障碍患者认知技能的影响，已经有少量的研究探索。Standen等（2009a）评估了玩家进行带有反应时间限制的开关控制电脑游戏后对他们选择反应时间的影响。研究发现，与相同时间内进行另一款没有时间限制的游戏的对照组相比，他们的选择反应时间明显缩短。在另一项研究中，Standen及其同事（2009b）调查了电脑游戏是否能够为智力障碍患者提供练习决策基本要素的机会，这是一项解决困难情境的技能。在反复进行类似"俄罗斯方块"的游戏后，研究者发现干预组在2项纸质决策测试中表现出显著的进步，而对照组变化不显著。

记忆功能也经常被作为发育障碍康复治疗的一个重要领域。在关于记忆功能的康复方面，计算机软件很自然地被作为主要的干预工具。Brown研究团队（2008）和van der Molen等研究者（2010）报告了这一领域积极的研究结果。他们称有智力障碍的年轻人的记忆能力可以通过玩电脑游戏进一步提高。van der Molen开展的研究可能是领域内最为严格的研究之一。共有95名13～16岁患有轻度或边缘性智力障碍的青少年（智商水平在55～85），被随机分为3组。具体的训练内容与条件包括针对每名青少年工作记忆方面进行的适应性训练、非适应性的工作记忆训练和仅进行普通游戏的对照（游戏的界面与2种条件中的游戏类似，但游戏过程中不涉及任何记忆技能的介入与联系）。这些受试者每周训练3次，每次6分钟，持续5周。研究者分别在5周训练前后和10周随访期对受试者进行结果测量。结果发现，与对照组相比，接受适应性训练组的言语短期记忆在干预后较基线测试有显著改善，并在随访中维持了稳定的效果。另一个有趣的发现是，与对照组相比，干预组在10周随访时在视觉短期记忆、算术和故事回忆方面的成绩高于干预结束后的成绩。此外，非适应性训练组在视觉空间记忆方面也有显著改善。为了解释这一结果，研究者引用了Holmes等（2009）提出的理论，他们在正常发育儿童的相关研究中发现了类似的结果。他们对此现象的解释是：任何由训练引起的对有助于学习的认知改善都需要一段时间才能表现为标准化能力测试中的进步。目前，尚未有研究者对这种现象的内在确切机制进行深入探究，不过，在未来任何关于记忆训练干预效果的评估中，进行后续评估及长期随访肯定是明智的选择。

在Harrell等（2013）的研究中，他们使用的干预工具是一个商业化的计算机应用程序，旨在提供用户注意力训练、工作记忆和处理速度的练习范式。受试者是23名患有迪格奥尔格综合征（染色体22q11.2段缺失）的青少年。这些青少年的智商水平在59～109，并表现出某种程度的认知障碍。这些患者以非随机的方式被分配至干预组和对照组。干预组在随后的12周，每周在家中玩4次游戏，每次玩应用程序中的3个游戏，总计干预时长约32小时。对照组则没有被要求完成电脑游戏。尽管研究的样本量较小，但研究最终在干预组中观察到2个显著的结果：一是认知功能的综合指数，二是基于Stroop的一个测量结果，这2个指标反映了干预组在简单处理速度方面的提升。另一个有趣的研究结果是研究者对4名退出干预组的受试者进行了进一步详细调查，其中2名受试者是由于网络或电脑技术问题导致的脱落，另外，2名受试者则是由于他们自己或其监护人缺乏继续干预的动机。根据研究者的说法，技术问题导致样本脱落的具体细节是：前一个受试者的监护人卖掉了他的笔记本电脑，另一个受试者则是其监护人担心孩子在使用网络过程中可能引发不良后果而禁止他使用网络。这两个样本脱落的原因强调了计算机网络硬件设备的重要性，而这对于不擅长使用电子设备的长辈来说，要想让他们接受使用先进的电子产品的理念，本身可能就是一个巨大的挑战。

据报道，唐氏综合征（Down's syndrome，DS）患者通常存在言语短期记忆（short term memory，STM）缺陷。此外，与年龄匹配的健康对照组相比，他们在视觉空间领域的功能同样存在缺陷。Bennett等（2013）使用了一种商业化的软件工具，旨在帮助DS患者改善注意力和工作记忆，并进一步探讨这种工具能否有效改善DS患者认知缺陷的能力。受试者年龄为7～12岁，心理年龄为4～7岁。10名儿童被随机分配到一个使用学龄前版本的Cogmed JM（一种记忆训练程序）训练小组中，该训练工具需要受试者每天完成3个视觉空间工作记忆任务，每周5天，持续5周。在基线期、训练后（5周后）和4个月后随访，对儿童进行自动化工作记忆评估，并由家长使用简要执行功能评估（儿童版）（brief rating of executive function - preschool version，BRIEF-P）对其执行功能进行评分。结果发现，相比未接受训练的对照组，干预组在训练前后，其视空间STM任务上的能力显著提高，并在随后4个月的随访中效果得以维持。此外，干预组的儿童在行为评分上有部分改善，根据BRIEF-P的测量结果，干预组的儿童在4个月的随访中保持了这种进步，但对照组并未观察到显著进步。不过，研究者对上述结果的解读非常谨慎，因为他们研究中的BRIEF-P测试是由受试者的父母完成的，并且在实验的分组上并没有遵循随机和盲法的分组原则。

总体来讲，上述研究的综合结果是积极的，因为部分研究的设计较为良好（van der Molen et al. 2010），样本量也可以接受（Harrell et al. 2013）。虽然Mahncke等（2006a）的干预研究也证明了基于神经可塑性理论的干预技术是有效的，但并非所有的研究都遵循神经可塑性原理。对于那些只能获取有限的支持学习的经验和方法的群体来说，一些简单的、便捷的干预范式仅仅是能帮助他们接触到从未体验过的学习环境。

五、体 能 活 动

有研究发现，生活在社区环境中的智力障碍青少年可能存在久坐的不健康生活方式，并且与他们的心血管健康水平有关。来自英国的一项研究（Messent 1997）发现，与普通人群相比，轻度和中度智力障碍的成人心肺健康水平较差。

研究还显示，93% 的受试者活动水平明显低于标准的每天最低体力活动水平（每周至少 5 天，每次 30 分钟中等强度的活动）。他们的运动水平与 75 岁以上人群的活动水平相当。因此，增加他们的体能活动不仅有助于改善心血管健康，而且对于控制体重和增强行动能力具有广泛的好处。此外，Vogt 等（2013）发现，对于有智力和发育障碍的青少年来说，适度的自行车运动可以暂时提高与人际表现相关的神经元的活动。那么，信息和计算机技术能在智力障碍人群的体能运动方面提供一些帮助吗？

在南非开展的一项研究（Ferguson et al. 2013）试图回答上述这一疑问。研究者招募的受试来自开普敦的一个低收入社区的 3 所普通小学，这些受试者被诊断为发展性协调障碍（developmental co-ordination disorder，DCD）。考虑到这项研究的对象是认知功能水平较低的人群，因此鉴于那些不止一次留级的儿童可能对同一年级内的学科知识表现出更高的认知功能，将这类儿童排除研究之外。有趣的是，这项研究开展的最终目的是帮助解决社区内儿童的物理治疗服务资源匮乏的问题。有广泛的证据表明，贫困与残疾之间存在关联性，尽管本书不会对这种关联性做进一步论述，但有必要搞清楚这一点，特别是在为患者推荐干预措施时，因为干预本身的高昂费用可能会进一步造成患者更糟糕的结果。该团队比较了 2 种提高运动功能和锻炼身体的方式，分别是神经运动任务训练（neuromotor task training，NTT）和任天堂公司出品的 Wii 健身训练应用程序。NTT 的内容涉及治疗师使用认知策略，如减少恐惧、增加动机、改善运动控制过程（如参数设置和运动规划）等来解决运动问题。该研究比较了 NTT 和 Wii 健身训练应用程序在改善 DCD 儿童运动活动和损伤方面的效果。从基线到后测期间，2 种干预措施都显示 DCD 儿童在运动和无氧运动性能方面的改善。然而，NTT 组的总运动分数随时间的变化更大，在功能力量和有氧运动表现分数上也有所改善。研究者认为，仅通过当前研究就得出支持 NTT 的结论为时尚早，因为他们认为使用 Wii 健身训练应用程序可能会涉及更多新技能的学习，而这些新技能学习的过程需要进一步研究，以确定是否会有助于提高身体健康，特别是针对那些认知功能水平较低的人群。最后，他们补充到，受试者决定使用哪种干预方法可能会受到资源和时间限制的影响。

即使是那些存在严重残疾的人，也可以借助创新型科技设备进行更多的锻炼。Lancioni 等（2013）评估了微开关辅助程序的价值，以帮助 3 名患有多种残疾而无法行走的成人锻炼下肢。这对于受试者来说是一项重要的活动，因为在日常活动中，他们下肢的活动总是在很大程度上被忽略，而该程序能帮助他们有针对性地根据反应激活他们的下肢，而下肢活动可能有助于减轻甚至消除对身体躯干的影响，如血液循环不畅、肿胀和肌肉力量不足。干预的重点是要求受试者先关注一侧下肢的运动情况，然后再关注另一侧下肢。通过微开关监测反应，然后自动发送最优的刺激类型，如音乐听觉刺激或振动触觉刺激。结果显示，在干预阶段和干预后3周的检查中，3名受试者的下肢反应水平都很高。研究人员还报告了受试者积极参与过程中沉浸其中的表情，如他们做了与音乐节奏相关的头部摇摆动作，微笑或触摸振动设备等。

六、未 来 方 向

如上所述，技术的进步正将发育障碍的相关干预方式研发推向一个积极的方向，然而遗憾的是，目前在一些关键领域几乎没有进行相应的研究。在此，本书凝练了几个在未来可能存在前景的研究重点，而这些研究可能会为发育障碍患者带来突破性的治疗和康复受益。

更多基于科技的评估方式。早在2001年，Schultheis和Rizzo就为患有多动症的儿童设计了一款用于评价认知和行为功能的虚拟教室。在记忆功能维度使用计算机技术进行评估也已被开发完成（Parsons and Rizzo 2008），并被应用于特定学习困难的儿童（如用于注意缺陷多动障碍儿童的QBTest）。此外，它在那些存在更广泛发育障碍儿童的临床评估中也具有潜力。

提升大多数残疾人使用信息技术的机会。许多智力障碍患者都存在精细运动障碍，因为他们可能患有中枢神经系统受损相关的疾病，如脑瘫。这导致他们在控制台式电脑和小型便携设备进行信息输入时可能受遇到困难。这些问题无疑使他们无法使用桌面虚拟环境，因为他们在虚拟环境中对定向导航和与之交互的传统设备的使用在理论上和事实上都存在困难（Standen et al. 2006）。

上述许多研究使用的工具都是针对那些存在一定能力的发育障碍患者而进行设计的。Kagohara等（2013）在最近进行的一项系统综述中纳入了15项研究。这些研究在发育障碍人群的教学项目中使用iPod、iPodTouch和ipad工具，其中第一个明确的研究出现在2009年。他们注意到，文献中普遍缺少对患有严重和多重残疾个体的研究。因此，他们得出结论，针对这一功能严重损害的群体，在基于技术干预设计方面可能面临严峻的挑战。此外，如Kagohara等（2010）的一篇论文所论述的一样，部分个体在学习操作这些设备时表现出困难，无法通过充分的运动控制来激活设备和软件。这使得为有严重运动障碍的群体设计设备变得不切实际，除非采用有效的信息通信接口解决方案，如自适应微开关或蓝牙扫描开关等。

近年来，可能由于医学进步导致早产儿存活率显著增加（Moore et al. 2012），越来越多的儿童被明确患有严重和多重智力残疾（profound and multiple intellectual disability，PMID）。这一群体的护理需求往往最为复杂，因为智力和社交功能极度迟缓，他们无法使用语言与他人进行交流，并且通常伴有其他相关疾病

（通常为神经、感觉或身体障碍）（Bellamy et al. 2010）。正是这一群体的激增造成了发育障碍患者人数的全面增加，而今后的赡养政策也需要考虑到这一点。虽然现有描述的大多数干预工具是针对有一定能力的患者而设计的，但基于技术的干预工具的真正服务对象应该是那些丧失能力的患者，这也是创新性工具真正起作用的地方。这一群体，特别是无法自主行动的群体，往往处于被社会边缘化的高危状态，技术支持可以减少社会对他们的孤立，帮助他们在与周围环境的互动中获得一定程度的独立性。

20世纪90年代初，Brooks（2011）开发了一款基于红外传感器的系统，使那些有多重残疾的患者能够通过手势或身体运动来控制多媒体。Lancioni开展的大量工作（Lancioni et al. 2008）也已经证明，存在一种几乎任何人都可以激活的微开关。微开关可以通过多种方式激活，最常见的是推动开关，它是通过对一个按钮施加压力来激活的。然而，它们也可以由轮椅扶手上的压力传感器、下巴或眼睑的运动（Lancioni et al. 2005）或声带发声（Lancioni et al. 2001）来触发。这样，用户就可以对周围的环境施加控制，如想要说话交流时，仅需激活一下设备就可以让其他人理解他的想法，或者在感觉无聊时通过激活设备，来为自己提供一些愉快的刺激。

最近，一款低成本的耳机的问世，使重度残疾者能够与周围环境进行互动。这款耳机允许用户通过自己的大脑活动与游戏内容进行互动（这种技术被称为"脑机接口"技术）。Welton等（2014）使用Emotive Epoch（一款14通道的便携脑电采集分析系统）对一组有智力障碍的年轻人进行了试点研究，帮助他们执行简单的命令。

对正常发育儿童的研究表明，机器人可以在很多方面帮助儿童获得学习成就，特别是通过机器人的激励和强化程序（Barker and Ansorge 2007；Johnson 2003）。许多机器人已经被应用于残疾儿童（Salter et al. 2008）的学习与康复工作中，尽管其中大多数研究集中于ASD或轻度残疾的儿童。例如，Robin等（2005）对3名ASD儿童与机器人和成人互动的试验片段进行了深入评估。他们很想知道在与机器人互动的场景中是否有助于共同注意力的产生，因为共同注意力在人类发展和社会理解中起至关重要的作用，但共同注意能力在ASD儿童中却未得到充分发展。机器人在患有发育障碍的儿童身上有着巨大的应用潜力，尤其是针对那些有严重残疾的儿童，他们能得到的支持与帮助往往较少（Alper and Raharinirina 2006）。虽然涉及严重残疾儿童的研究很少，但目前也有研究者完成了相关的部分工作，他们通常把机器人作为激励行为的工具。这在游戏学习中是一种常用的行为干预策略，它代表儿童以愉悦的方式学习的"自然"方式（Kronreif et al. 2005）。Klein等（2011）发现，与机器人一起工作增加了发育障碍儿童的游戏性，使儿童能够主动参与，并鼓励发展他们的实用技能。Ibrani等（2011）

使用移动机器人平台治疗各种残疾儿童。结果发现所有儿童都表现出高度的积极性和参与度，这对残疾儿童学习是至关重要的。针对严重残疾学龄儿童使用机器人的初始阶段，Hedgecock 等（2014）采访了智力障碍儿童的训练和监护教师，以了解他们对使用机器人作为教育工具的看法，他们认为哪些儿童会从中受益，学习目标是什么，以及他们会建议采用什么方法来实现这些目标。从访谈中获得的信息被用来设计包含5个案例的系列研究，以评估机器人应用的潜在教学方法和结果。例如，在一个案例研究中，一个有严重智力障碍和视力下降的9岁男孩学会了通过鼓掌来让机器人表演舞蹈。然而，他存在持续动作的问题，因为课程的目标是帮助他学会只执行一次动作，并在机器人完成他想要的动作后停止。研究者对案例研究进行了录像和分析，以衡量受试者参与程度、教师协助和目标实现的情况。该研究还使用了由教师填写的问卷，以比较课堂上的参与度与最后一次课程中的参与度。访谈的分析结果强调了机器人拥有合适输入设备的重要性，如通过使其对语音、手势或开关操作等各类方式实现机器人的互动，无论儿童喜欢什么方式，机器人都可以根据儿童的信息给出反馈。教师还强调了"生产性学习"的重要性，机器人不应仅仅被视为游戏，而应该根据个人需求和兴趣结合机器人进而设计相应的课程。在案例研究中，与没有使用机器人的学生相比，与机器人一起合作的学生表现出了参与度显著提高，这种参与度的提高在5次课程中一直持续存在。

上述结果提示机器人在特殊群体的使用上同样具有价值，进一步的研究来评估控制机器人的新干预手段已经在有条不紊地开展当中，未来将更为广泛地在严重残疾儿童群体中进行推广使用。

认识到科技在娱乐方面的潜力。毫不夸张地说，无论是通过Playstation或Wii等专用设备，还是通过手机或平板电脑，主流信息和计算技术的大部分使用都是为了娱乐而开发推广的。专注于获得职业技能和认知康复的研究，往往忽视了科技可以是娱乐性质的事实。除了Weiss 等（2003）的一项初步研究，几乎没有研究承认专业干预领域内娱乐的必要性。有研究者指出，由于身体能力的限制，脑瘫（cerebral palsy，CP）患者从事独立休闲活动的机会相对较少，加剧了他们对监护人的依赖，并导致依赖行为模式的泛化和习得性无助。初步研究着眼于在与不同游戏类虚拟环境的物理互动中VR如何提供积极而愉快的休闲体验，这有可能提高患者的自尊和自我赋权。Weiss的研究纳入5名患有CP和严重智力障碍的年轻成年男性。他们不能说话，也不能坐轮椅，分别体验了3种类似游戏的虚拟场景，这些场景会对他们的动作做出实时反应。参与者对这一体验表现出极大的热情，因此应敦促领域内研究者关注这种积极愉快的休闲体验提高残疾群体的自尊和赋权意识。

七、结　　论

近年来，致力于将信息和计算机技术用于发育障碍者的研究有所增加。从桌面虚拟环境的早期研究来看，手机和游戏技术的应用范围是令人备受鼓舞的。大多数应用程序是为了满足那些留存了一定功能的患者开发设计的，因此需要将重点集中在开发满足那些有严重和多重残疾患者需求的系统上。鉴于技术的发展进步，越来越多的方法可以满足这些挑战。但大多数经过审查的出版物所描述的不是未评估的研究进展，就是进行了最低限度或试点评价的研究，这说明领域内仍然缺少高质量研究。有部分设计良好、执行良好的研究值得进一步优化评估程序，为研究者判断干预措施的价值提供所需的证据。然而，缺乏系统地、严格地评估最有可能的原因是缺乏资金支持，这需要领域内的研究者、治疗师及政策制订者通过社会宣传，带动医疗产业投资来解决。

（李　婧　赵文涛　徐　勇　译）

参 考 文 献

Alper, S., & Raharinirina, S. (2006). Assistive technology for individuals with disabilities: A review and synthesis of the literature. *Journal of Special Education Technology, 21*(2), 47–64.

Barker, B. S., & Ansorge, J. (2007). Robotics as means to increase achievement scores in an informal learning environment. *Journal of Research on Technology in Education, 39*(3), 229–243.

Barry, P.L, & Phillips, R. (2002) Whatever happened to virtual reality? http://www.firstscience.com/site/articles/virtual_reality.asp

Battocchi, A., Ben-Sasson, A., Esposito, G., Gal, E., Pianesi, F., Tomasini, D., et al. (2010). Collaborative puzzle game: a tabletop interface for fostering collaborative skills in children with autism spectrum disorders. *Journal of Assistive Technologies, 4*(1), 4–13.

Bellamy, G., Croot, L., Bush, A., Berry, H., & Smith, A. (2010). A study to define: Profound and multiple learning disabilities (PMLD). *Journal of Intellectual Disabilities, 14*(3), 221–235.

Bennett, S., Holmes, J., & Buckley, S. (2013) Computerized memory training leads to sustained improvement in visuo-spatial short term memory skills in children *American Journal on Intellectual and Developmental Disabilities. 118*(3), 179–192

Bricken, W. (1991). *Training in virtual reality in Proceedings of the 1st International Conference on Virtual Reality*. London: Meckler International.

Brooks, A. L. (2011) *Soundscapes: the evolution of a concept, apparatus and method where ludic engagement in virtual interactive space is a supplemental tool for therapeutic motivation* PhD thesis http://vbn.aau.dk/files/55871718/PhD.pdf

Brown, D. J., McIver, E., Standen, P. J., & Dixon, P. (2008). Can serious games improve memory skills in people with ID? *Journal of Intellectual Disability Research, 52*(8, 9), 678.

Brown, D. J., McHugh, D., Standen, P., Evett, L., Shopland, N., & Battersby, S. (2010). Designing location based learning experiences for people with intellectual disabilities and additional sensory impairments. *Computers & Education, 56*(1), 11–20. https://doi.org/10.1016/j.compedu.2010.04.014.

Brown, D. J., Ley, J., Evett, L., & Standen, P. J. (2011, November). *Can participating in games based learning improve mathematics skills in students with intellectual disabilities.* Paper presented at IEEE 1st International Conference on Serious Games and Applications for Health (SeGAH 2011), Braga, Portugal. Retrieved from http://www.proceedings.com/14390.html

Brown, D., Standen, P., Saridaki, M., Shopland, N., Roinioti, E., Evett, L., Grantham, S., & Smith, P. (2013). Engaging students with intellectual disabilities through games based learning and related technologies. *Lecture Notes in Computer Science.*

Burack, J. A., & Zigler, E. (1990). Intentional and incidental memory in organically mentally retarded, familial retarded, and nonretarded individuals. *American Journal on Mental Retardation, 94,* 532–540.

Burke, R. V., Andersen, M. N., Bowen, S. L., Howard, M. R., & Allen, K. D. (2010). Evaluation of two instruction methods to increase employment options for young adults with autism spectrum disorders. *Research in Developmental Disabilities, 31,* 1223–1233.

Cromby, J. J., Standen, P. J., & Brown, D. J. (1996). The potentials of virtual environments in the education and training of people with learning disabilities. *Journal of Intellectual Disability Research, 40*(6), 489–501.

Emerson E, & Hatton C (2008) Estimating future need for adult social care services for people with learning disabilities in England. CeDR Research Report 2008:6, November 2008 http://eprints.lancs.ac.uk/21049/.

Emerson E, Hatton C, Robertson J, Roberts H, Baines S, Evison F, et al (2011) People with Learning Disabilities in England 2011: Services & Supports http://www.improvinghealthandlives.org.uk/securefiles/120530_1136//IHAL2012-04PWLD2011.pdf

Ferguson, G. D., Jelsma, D., Jelsma, J., & Smits-Engelsman, B. C. M. (2013). The efficacy of two task-orientated interventions for children with developmental coordination disorder: Neuromotor task training and Nintendo Wii fit training. *Research in Developmental Disabilities, 34,* 2449–2461.

Fernández-López, Á., Rodríguez-Fórtiz, M. J., Rodríguez-Almendros, M. L., & Martínez-Segura, M. J. (2013). Mobile learning technology based on iOS devices to support students with special education needs. *Computers & Education, 61,* 77–90.

Freina, L., & Canessa, A. (2015). Immersive versus desktop virtual reality in game based learning. In *Proceedings of the ninth European conference on game based learning. Eds R Munkvold, L Kolås* (pp. 195–202).

Gelsomini, M., Garzotto, F., Montesano, D., & Occhiuto, D. (2016). Wildcard: A wearable virtual reality storytelling tool for children with intellectual developmental disability. *38th Annual International Conference of the IEEE Engineering in Medicine and Biology Society (EMBC),* 5188–5191.

Gentry, T., Wallace, J., Kvarfordt, C., & Lynch, K. (2010). Personal digital assistants as cognitive aids for high school students with autism: Results of a community based trial. *Journal of Vocational Rehabilitation, 32,* 101–107.

Gow, L. P., Balla, J., & Butterfield, E. (1990). The relative efficacy of cognitive and behavioural approaches to instruction in promoting adaptive capacity. In W. I. Fraser (Ed.), *Key issues in mental retardation Research* (pp. 366–376). Routledge.

Green, C. S., & Bavelier, D. (2003). Action video game modifies visual selective attention. *Nature, 423,* 534–537.

Green, C. S., & Bavelier, D. (2007). Action video game experience alters the spatial resolution of vision. *Psychological Science, 18*(1), 88–94.

Harrell, W., Eack, S., Hooper, S. R., Keshavan, M. S., Bonner, M. S., Schoch, K., & Shashi a, V. (2013). Feasibility and preliminary efficacy data from a computerized cognitive intervention in children with chromosome 22q11.2 deletion syndrome. *Research in Developmental Disabilities, 34*(2013), 2606–2613.

Hedgecock, J., Standen, P. J., Beer, C., Brown, D. J., & Stewart, D. S. (2014). Evaluating the role of a humanoid robot to support learning in children with profound and multiple disabilities.

Journal of Assistive Technologies, 8(3), 111–123.

Holmes, J., Gathercole, S. E., & Dunning, D. L. (2009). Adaptive training leads to sustained enhancement of poor working memory in children. *Developmental Science, 12*(4), F9–F15.

Ibrani, L., Allen, T., Brown, D., Sherkat, N., & Stewart, D. (2011). *Supporting Students with Learning and Physical Disabilities using a Mobile Robot Platform*. Paper presented at the Interactive Technologies and Games (ITAG), Nottingham, UK. http://itag.gamecity.org/proceedings/2011-2/

Johnson, J. (2003). Children, robotics, and education. *Artificial Life and Robotics, 7*(1–2), 16–21.

Kagohara, D. M., van der Meer, L., Achmadi, D., Green, V. A., O'Reilly, M., Mulloy, A., et al. (2010). Behavioral intervention promotes successful use of an iPod-based communication device by an adolescent with autism. *Clinical Case Studies, 9*, 328–338.

Kagohara, D. M., van der Meer, L., Ramdoss, S., O'Reilly, M. F., Lancioni, G. E., Davis, T. N., Rispoli, M., Lang, R., Marschik, P. B., Sutherland, G. V. A., & Sigafoos, J. (2013). Using iPods1 and iPads1 in teaching programs for individuals with developmental disabilities: A systematic review. *Research in Developmental Disabilities, 34*, 147–156.

Klein T, Gelderblom G J, de Witte L, & Vanstipelen S (2011) Evaluation of short term effects of the IROMEC robotic toy for children with developmental disabilities. Paper presented at the 2011 IEEE international conference on rehabilitation robotics (ICORR). http://ieeexplore.ieee.org/xpls/abs_all.jsp?arnumber=5975406&tag=1 retrieved 2 August 2013.

Kronreif, G., Prazak, B., Mina, S., Kornfeld, M., Meindl, M., & Furst, M. (2005, 28 June-1 July 2005). PlayROB–robot-assisted playing for children with severe physical disabilities. Paper presented at the 9th International Conference on Rehabilitation Robotics (ICORR), 2005.

Lancioni, G. E., O'Reilly, M. F., Oliva, D., & Coppa, M. M. (2001). A microswitch for vocalization responses to foster environmental control in children with multiple disabilities. *Journal of Intellectual Disability Research, 45*(3), 271–275.

Lancioni, G. E., O'Reilly, M. F., Singh, N. N., Oliva, D., Coppa, M. M., & Montironi, G. (2005). A new microswitch to enable a boy with minimal motor behaviour to control environmental stimulation with eye blinks. *Behavioral Interventions, 20*, 147–153.

Lancioni, G. E., O'Reilly, M. F., Singh, N. N., Sigafoos, J., Oliva, D., Antonucci, M., Tota, A., & Basili, G. (2008). Microswitch-based programs for persons with multiple disabilities: An overview of some recent developments. *Perceptual and Motor Skills, 106*, 355–370.

Lancioni, G. E., Singh, N. N., O'Reilly, M. F., Sigafoos, J., Alberti, G., Oliva, D., & Campodonico, F. (2013). Three non-ambulatory adults with multiple disabilities exercise foot–leg movements through microswitch-aided programs. *Research in Developmental Disabilities, 34*, 2838–2844.

Lemoncello, R., Sohlberg, M. M., & Fickas, S. (2010). How best to orient travellers with acquired brain injury: A comparison of three directional prompts. *Brain Injury., 24*(3), 541–549.

Lilley, C. (2004). A whole school approach to ICT for children with physical disabilities. In Florian and Hegarty (Ed.), *ICT and special educational needs*.

Lindström, J., (2007). New technologies to help people with disabilities and elderly people. In PRW Roe (ed) *Towards an inclusive future: Impact and wider potential of information and communication technologies*. Retrieved 20 March 2012. http://www.tiresias.org/cost219ter/inclusive_future/inclusive_future_book.pdf

Loup-Escande, E., Christmann, O., Damiano, R., Hernoux, F., & Richir, S. (2012) Virtual reality learning software for individuals with intellectual disabilities: Comparison between touchscreen and mouse interactions *proceedings of the ninth international conference on disability, Virtual reality and associated technologies*. PM Sharkey, E Klinger (Eds) pp 295–303 Laval, France 10-12 September 2012.

Mahncke, H. W., Bronstone, A., & Merzenich, M. M. (2006a). Brain plasticity and functional losses in the aged: Scientific bases for a novel intervention. *Progress in Brain Research, 157*, 81–109.

Mahncke, H. W., Connor, B. B., Appelman, J., Ahsanuddin, O. N., Hardy, J. L., Wood, R. A.,

Joyce, N. M., Boniske, T., Atkins, S. M., & Merzenich, M. M. (2006b). Memory enhancement in healthy older adults using a brain plasticity-based training program: A randomized, controlled study. *Proceedings of the National Academy of Sciences, 103*(33), 12523–12528.

Messent, P. R. (1997). *The contribution of physical activity and exercise to quality of llife of aduts with learning disabilities.* PhD thesis, Leeds Metropolitan University.

Moore, T., Hennessy, E. M., Myles, J., Johnson, S. J., Draper, E. S., Costeloe, K. L., & Marlow, N. (2012). Neurological and developmental outcome in extremely preterm children born in England in 1995 and 2006: The EPICure studies *as. BMJ, 345,* e7961.

Naismith, L., Lonsdale, P., Vavoula G & Sharples, M. (2004) Literature review in mobile technologies and learning. NESTA FutureLab Series Report 11. Retrieved on 20 March 2012 from http://elearning.typepad.com/thelearnedman/mobile_learning/reports/futurelab_review_11.pdf.

Nordness, P. D., Haverkost, A., & Volberding. (2011). An examination of hand-held computer-assisted instruction on subtraction skills for second grade students with learning and behavioral disabilities. *Journal of Special Education Technology, 26*(4), 15–24.

Pareto L (2012) Mathematical literacy for everyone using arithmetic games, *Proceedings of the Ninth International Conference on Disability, Virtual Reality and Associated Technologies.* PM Sharkey, E Klinger (Eds), pp. 87–96, Laval, France, 10–12 Sept. 2012.

Parsons, T. D., & Rizzo, A. A. (2008). Initial validation of a virtual environment for assessment of memory functioning: Virtual reality cognitive performance assessment test. *Cyberpsychology & Behavior, 11*(1), 17–25.

Rizzo, A. A. (2002). Virtual reality and disability: Emergence and challenge. *Disability and Rehabilitation., 24*(11–12), 567–569.

Robins, B., Dautenhahn, K., te Boekhorst, R., & Billard, A. (2005). Robotic assistants in therapy and education of children with autism: Can a small humanoid robot help encourage social interaction skills? *Universal Access in the Information Society, 4*(2), 105–120.

Rodríguez-Fórtiz, M. J., González, J. L., Fernández, A., Entrena, M., Hornos, M., Pérez, A., Carrillo, A., & Barragán, L. (2009). Sc@ut: Developing adapted communicators for special education. *Procedia - Social and Behavioral Sciences, 1*(1), 1348–1352.

Salter, T., Werry, I., & Michaud, F. (2008). Going into the wild in child–robot interaction studies: Issues in social robotic development. *Intelligent Service Robotics, 1*(2), 93–108.

Savidis, A., Grammenos, D., & Stephanidis, C. (2007). Developing inclusive e-learning and e-entertainment to effectively accommodate learning difficulties. *Universal Access in the Information Society, 5*(4), *401–419.*

Schelhowe, H. S., & Zare, S. (2009). Intelligent Mobile interactions: A learning system for mentally disabled people (IMLIS). In C. Stephanidis (Ed.), *Universal access in HCI (lecture notes in computer science), LNCS vol. 5614, part 1* (pp. 412–421). Heidelberg: Springer Verlag.

Schultheis, M. T., Rizzo, A. A. (2001). The application of virtual reality technology in rehabilitation. Rehabilitation Psychology, Vol 46(3), Aug 2001, 296–311.

Sik Lányi, C., Brown, D. J., Standen, P., Lewis, J., & Bukute, V. (2012). Results of user interface evaluation of serious games for students with intellectual disability. *Acta Polytechnica Hungarica, 9*(1), 225–245.

Silverman, W., Zigman, W., Kim, H., Krinsky-McHale, S., & Wisniewski, H. (1998). Aging and dementia among adult with mental retardation and down syndrome. *Topics in Geriatric Rehabilitation, 13,* 29–64.

Standen, P. J., & Brown, D. J. (2004). Using virtual environments with students with learning disabilities. In L. Florian & J. Hegarty (Eds.), *Special educational needs and ICT: Participation through technology* (Vol. 7, pp. 96–108). Cambridge: Open University press.

Standen, P. J., & Brown, D. J. (2005). The use of virtual reality in the rehabilitation of people with intellectual disabilities. *CyberPsychology and Behaviour, 8*(3), 272–282.

Standen, P. J., & Brown, D. J. (2006). Virtual reality and its role in removing the barriers that turn cognitive impairments into intellectual disability. *Virtual Reality, 10*(3–4), 241–252.

Standen, P. J., Cromby, J., & Brown, D. (1998). Playing for real. *Mental Health Care, 1*(12), 412–415.

Standen, P. J., Brown, D. J., Anderton, N., & Battersby, S. (2006). A systematic evaluation of current control devices used by people with intellectual disabilities in non-immersive virtual environments. *CyberPsychology and Behaviour, 9*(5), 608–613.

Standen, P. J., Karsandas, R. B., Anderton, N., Battersby, S., & Brown, D. J. (2009a). An evaluation of the use of a computer game in improving the choice reaction time of adults with intellectual disabilities. *Journal of Assistive Technologies, 3*(4), 4–11.

Standen, P. J., Rees, F., & Brown, D. J. (2009b). Effect of playing computer games on decision making in people with intellectual disabilities. *Journal of Assistive Technologies, 3*(2), 6–14.

Van der Meer, L., Kagohara, D., Achmadi, D., Green, V. A., O'Reilly, M. F., Lancioni, G. E., Lang, R., & Rispoli, M. (2011). Teaching functional use of an iPod-based speech-generating device to students with developmental disabilities. *Journal of Special Education Technology., 26*(3), 1–11.

Van der Molen, M. J., Van Luit, J. E. H., Van der Molen, M. W., Klugkist, I., & Jongmans, M. J. (2010). Effectiveness of a computerised working memory training in adolescents with mild to borderline intellectual disabilities. *Journal of Intellectual Disability Research, 54*(5), 433–447.

Vanderheiden, G., & Cress, C. (1992). Applications of artificial intelligence to the needs of perons with cognitive impairments: The Companion aid. In H. J. Murphy (Ed.), *Proceedings of the |Third International Conference: Virtual Reality and Persons with Disabilities*. Northridge: California State University Centre on Disabilities.

Vogt, T., Schneider, S., Anneken, V., & Ströder, H. K. (2013). Moderate cycling exercise enhances neurocognitive processing in adolescents with intellectual and developmental disabilities. *Research in Developmental Disabilities, 34*, 2708–2716.

Weiss, P. L., Bialik, P., & Kizony, R. (2003). Virtual reality provides leisure time opportunities for young adults with physical and intellectual disabilities. *CyberPsychology and Behavior, 6*(3), 335–342.

Welton, T., Brown, D. J., Evett, L., & Sherkat, N. (2014). *A brain-computer Interface for the dasher alternative text entry system. Universal access in the information society* (pp. 1–7). Berlin Heidelberg: Springer.

第13章
虚拟环境与精神障碍

Roos Pot-Kolder，Wim Veling，Willem-Paul Brinkman，Mark van der Gaag

VR技术在精神卫生保健领域的早期研究阶段，研究者发表了几篇综述报道（Gregg and Tarrier 2007；G. Riva 2002；2003；2005）。然而，这些综述并没有提及VR技术在精神病性障碍中的具体研究应用，尽管在同一时期，已经有研究者开始围绕VR技术探讨其在精神障碍领域应用的情况，并有相关的报道陆续发表。不同的精神病性障碍具有各自特定的症状领域、症状强度和持续时间的组合。Wood等（2011）根据精神症状的发展，从经历精神病症状初期到严重的持续性精神疾病发作后期，提出精神疾病的维度分期。大量研究表明，精神病性症状可以被视为跨诊断的、在普通人群中广泛存在的表型（J. van Os and Reininghaus 2016）。当精神病性症状持续存在时，就有可能转变为精神障碍。精神障碍的主要可识别症状是幻觉和妄想症状。幻觉通常是指在没有相应的外部刺激情况下个人所经历的感知觉，5种感官均存在不同形式的幻觉（幻视、幻听、幻味、幻嗅、幻触）。例如，精神分裂症患者经常会出现幻听，这些幻听内容可以是评论性质的，也可以是命令性质的（给患者下命令或谩骂）。妄想是人们对外部现实的扭曲信念，尽管有强有力的证据反对这些信念，或信念本身通常不被患者所处的文化群体或亚文化群体的其他成员所接受，但是患者却坚信不疑。精神疾病中最常见的妄想形式是被害妄想（偏执）。患有被害妄想的个体会感到来自其他人（已知或未知）的监视、跟踪并感觉自身安全受到威胁（van der Gaag 2012）。幻觉和妄想往往会导致焦虑，进而导致社交回避，可以通过暴露疗法治疗。精神障碍的其他典型症状是阴性症状和认知功能损伤。有阴性症状的患者会出现情绪表达障碍和意志减弱。认知功能受损通常表现为学习功能的缺陷，可能是思维形式障碍引起

R. Pot-Kolder　Arkin BasisGGZ, Amsterdam, The Netherlands & VU University, Amsterdam, The Netherlands；e-mail: r.kolder@parnassiagroep.nl.

W. Veling　Department of Psychiatry, University Medical Center Groningen, University of Groningen, Groningen, The Netherlands.

W.-P. Brinkman　Interactive Intelligence Group, Delft University of Technology, Delft, The Netherlands.

M. van der Gaag　Parnassia Psychiatric Institute, The Hague, The Netherlands

的，也可能是其他缺陷导致的。对于阴性症状和认知功能受损患者，可以通过认知训练帮助患者学习和掌握新的技能。精神障碍还有其他一些典型的症状表现（表13.1），但VR技术的相关应用研究暂时未涉猎这些症状表现。

表13.1 精神障碍的典型症状（Heckers et al. 2013）

1. 妄想：尽管有相反的证据，但仍持有固定的信念
2. 幻觉：在没有相应外部刺激的情况下产生的感知
3. 言语紊乱：语词新作、松散联想和固执重复
4. 异常精神运动行为：不寻常的动作或手势
5. 阴性症状：情感表达和意志力消退
6. 认知损伤：尤其是在记忆力、注意力和执行能力方面
7. 抑郁症状：情绪低落或处于异常的不活跃的状态
8. 躁狂症状：情绪高涨或处于异常的活跃状态

　　尽管在过去的几十年里，医学和心理治疗领域已经开发出更为有效的治疗方案来应对精神疾病，但这些方案并非对每一位患者都能达到理想效果。接受治疗后，患者依然可能持续出现上述精神症状，且存在功能限制（Galderisi et al. 2013；Üçok and Ergül 2014；Zimmermann et al. 2005）。VR技术可以辅助研究者提高对精神障碍症状的理解和认识，并提供一个便捷的和现实相似的环境供患者进行暴露练习，最终获得治疗效果。来自同一团队发表的2项研究结果表明，短暂的虚拟体验对于有精神疾病的患者（Fornells-Ambrojo et al. 2008）及被评估为精神疾病高风险状态的患者（Valmaggia et al. 2007）是安全且可以接受的，进一步为VR技术应用研究开辟了可能性。最近一项综述证实了对有精神病症状的患者使用VR技术的安全性和可接受性（Rus-Calafell et al. 2017）。2008年Freeman发表了一篇有趣的关于精神疾病VR使用的综述——"关于使用VR技术治疗精神分裂症的研究：一种新的研究范式"。Freeman概述了VR技术治疗精神疾病的7种潜在用途，表13.2提供了相关信息。其中的2个类别包括了评估和治疗，这表明VR技术在精神障碍的科学研究中已经有了一个不错的开端。Veling等（2014）发表的一篇综述阐述了VR技术应用于精神疾病评估和治疗的最新进展。用于评估和治疗的VR技术应用似乎有巨大的潜力来帮助研究者提高对精神障碍的理解和认识，并通过虚拟环境训练和虚拟环境暴露治疗来拓展原有的行为治疗体系。系统综述提示，尽管评估和治疗很有前景，但其应用目前还处于起步阶段，对于大多数其他类别应用的工作才刚刚开始（Valmaggia et al. 2016）。即使研究者还没有完全了解内在的疗效机制，但新的治疗方法正在快速地研究中。这种"认知落后于实用"的现象在心理学中很常见，治疗和探索有效的治疗成分及它们之间的相互作用是未来研究的主体方向。

表 13.2　Freeman 提出的虚拟现实治疗精神障碍 7 种可能用途（2008）

1. 症状评估
2. 建立症状关联性
3. 识别疾病预测变量
4. 鉴别不同的疾病预测变量
5. 鉴别环境预测因素
6. 确定因果因素
7. 发展治疗手段

当新技术可以转化应用时，第一个合乎逻辑的步骤是使用新工具来优化和加强现有的研究方法和治疗方法。VR 技术应用程序也一直遵循这样的发展理念。社交技能训练通过使用虚拟人物代替真实的人，使用三维虚拟迷宫代替电脑上的平面迷宫来完成。偏执的测量同样可以用虚拟社交情境来代替真实情境来进一步研究。VR 技术为上述核心研究提供了新的可能性，并应该进一步探索。但基于 VR 技术的研究发展应该跳出固有的框架思维，利用 VR 技术开发创新型精神疾病医疗保健工具。本章旨在全面概述 VR 技术在评估和治疗精神障碍过程中所做的相关科学工作，以及需要解决的挑战和未来的种种可能性。

一、评　　估

VR 技术在精神病障碍应用的一个主要方向是评估。一篇关于使用 VR 技术客观化诊断精神疾病的综述（van Bennekom et al. 2017）显示了 VR 技术在评估精神疾病异常行为和症状方面的潜力。另一篇类似的综述也提示，VR 技术是一种很有前途的，建立认知缺陷和相关临床症状评估的可行方法（M. Rus-Calafell et al. 2017）。关于精神障碍的 2 个症状领域——妄想和认知功能的评估也有一些初步研究结果。此外，关于评估患者幻觉和阴性症状的相关研究也逐步开始出现。

（一）关于幻觉与妄想的评估

精神疾病的最常见症状之一是偏执。偏执是一种与社会环境密不可分的症状表现。环境因素与偏执等精神病症状的发生发展有关（van Os et al. 2010；Wim Veling et al. 2006）。在 Ellett 等（2008）的研究中，他们将 30 名有迫害妄想的患者暴露于一种特定的贫困城市环境中，研究环境对患者的影响作用。结果发现患者会更多地表现出焦虑情绪、对他人的消极信念和仓促下结论等临床特点，同时患者的偏执症状进一步加重。Freeman（2008）描述了使用 VR 应用程序研究偏执症状的一些优势。在某些情况下，对现实生活中他人的怀疑可能确实是合理的。

但VR技术提供的虚拟环境可以排除这种特殊情况。因为VR技术允许研究人员完全控制社会环境，任何基于现实的偏执想法都可以被排除。此外，现实生活中他人在社会环境中的奇怪行为可能与偏执型患者的行为产生交互作用。如果一个偏执症状的人表现出异常或笨拙的行为，环境中的其他人一定会注意到并对此做出反应。VR技术的另一个优势是实现对社会环境的控制。虽然现实生活中的社会环境是可变的，但VR技术每一次可以用来创造与现实一致的社会环境。在一项关于VR技术用于评估迫害妄想症患者的安全性和可行性研究（Fornells-Ambrojo et al. 2008）中，研究者比较了20例偏执症状患者和20例非临床受试者在虚拟情境中的表现。每个受试者在一列带有中性虚拟人物的地铁上坐4分钟，结果发现有较高比例（65%）的迫害妄想受试者对虚拟火车中的中性虚拟人产生了偏执的想法。有趣的是，这个比例与非临床组受试者之间并没有统计学差异。其他研究结果显示，VR体验不会引发焦虑或晕动症一类疾病的症状。在随访期间，受试者未报告任何副作用。另一项研究（Veling et al. 2016）将虚拟社交环境和偏执症状关联起来，研究对象包括55例近期发病的精神障碍患者、20例精神疾病高危个体、42例精神障碍患者的兄弟姐妹和53例健康对照组。受试者参加了5个不同程度的社会压力实验，他们被要求在一个虚拟咖啡馆（图13.1）中行走约4分钟。研究者测试了3种可疑的环境因素对偏执症状的影响：虚拟环境中游客密度（在拥挤或不太拥挤的环境中）、虚拟人物的种族（有自己或其他种族的咖啡馆游客）和充满敌意的虚拟化身（化身以一种愤怒、敌意的方式看着受试者）。研究发现，大多数受试者对虚拟化身会表现出某种程度偏执的想法。在虚拟环境中，偏执感受和主观痛苦情绪随着社会压力程度的增加而增加。精神疾病倾向和先前存在的症状显著影响了在社会压力反应中的偏执和痛苦水平。

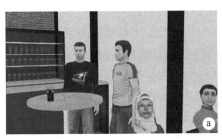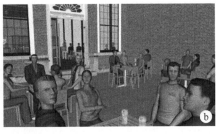

图 13.1　虚拟咖啡厅

彩图

此外，另一项关于在受控的虚拟社会环境下评估威胁的研究（Fornells-Ambrojo et al. 2013）再次观察到存在迫害妄想的受试者的偏执程度与非临床受试者相同。而对受试者关于决策过程的访谈分析表明，迫害妄想受试者在非焦虑的中性环境中判断潜在威胁时能够使用与健康对照组类似的策略。然而，与对照组相比，他们似乎不可能进行积极的假设推论，而是更倾向于将其环境中所经历的影响作为迫害意图的证据。在随后的一项研究中，研究者对非临床人群进行了更广泛的研究（Freeman et al. 2008a，2008b）。该研究共纳入200例受试者，其中相当一部分人报告在中性社会环境（虚拟火车）中对虚拟化身产生了偏执想法。这种偏执是可以通过焦虑、担忧、知觉异常和认知僵化水平进行观察，进一步推论这些类似的因素同样可以用于预测迫害妄想患者的偏执水平。Freeman继续使用VR技术检测了3组不同程度偏执水平的受试者，进一步观察其反应妄想信念水平的连续变化（Freeman et al. 2010a，2010b）。研究对象包括非临床组低偏执水平受试者（$n=30$）、非临床组高偏执水平受试者（$n=30$）及迫害妄想患者（$n=30$）。结果表明，3组受试者在虚拟环境中经历的偏执程度存在统计学差异。总的来说，这项研究的结果与一般人群中同样存在偏执的看法是一致的。这些研究共同表明，获益于VR技术，越来越多的研究为证明偏执是普通人群的普遍特征提供了证据。但当偏执以严重脱离事实而存在时，便成为精神障碍疾病的一种特征。这也意味着，在虚拟环境的早期开发中，唤起用户偏执思维的能力最初可以通过非临床样本来进行评估，并且在后期阶段可以逐步推广至临床样本。这种偏执能力甚至可以在虚拟环境中通过视频展示和在暴露于虚拟环境前阅读有关攻击性的文本进一步增强（Isnanda et al. 2013）。

在日常社会环境中，为什么有些人会变得偏执，有些人会变得社交焦虑呢？基于VR技术的研究似乎能够给出准确的答案。VR技术不仅可以帮助区分患者和健康对照者，还可以辅助研究者区分重叠的症状。在一项关于预测偏执症状和社交焦虑的大型研究（Freeman et al. 2008a，2008b）中，研究者评估了200例非临床受试者。所有受试者均暴露在中立的虚拟环境中5分钟，这恰好是火车穿过2个站台的时间。研究表明，偏执症状和社交焦虑有较多重叠的预测因素，如焦虑、抑郁、担忧和人际关系敏感度。然而，丰富的异常感知觉体验是偏执症状的唯一预测因素。这些感知异常的体验增加了偏执症状的风险，但也降低了社交焦虑的风险。研究表明，自信心水平也会影响偏执症状的发生（Atherton et al. 2016）。患者不仅在解释社会情境方面存在困难，而且现实感知异常或者扭曲、自我形象和情绪处理的功能障碍似乎使他们与环境的互动更加复杂。现实感知异常或扭曲是精神分裂症的常见表现。Sorkin等（2008）在研究中创建了一个具有不连贯性的虚拟环境，在这些不连贯的虚拟场景中有一片红色的云、一把发出喇叭声的吉他和一只在商店里闲逛的长颈鹿。研究者要求精神分裂症患者（$n=43$）和健康对照者（$n=29$）检查环境中是否存在不连贯的事物。结果发现，健康人群能够可靠地发现这些场景中的不一致事物，而88%的精神分裂症患者未能完成任务。当视听环境不一致时，他们在感知方面同样存在特定的困难，这与阳性与阴性症状量表（positive and negative syndrome scale，PANSS）中的幻觉维度显著相关。

（二）阴性症状和认知功能损伤的评估

许多精神障碍患者的情绪处理方面均存在功能性障碍。Park研究团队（2009a）利用VR技术构建了表达快乐、中性或愤怒情绪的虚拟化身来模拟社交接触。有27名精神分裂症患者和27名健康对照者参与了这项研究。在实验组，当患者与快乐的虚拟化身进行互动时，其焦虑状态水平明显高于对照组，这种与表达快乐情绪的虚拟化身有关的焦虑状态水平与患者阴性症状测评结果，如社交快感缺乏、情感迟钝和情绪退缩行为呈显著相关。此外，研究者发现精神分裂症患者在社交互动中的愉悦体验受阻。Dyck及其同事（2010）在一项针对20例精神分裂症患者和20例健康对照者的研究中发现，无论是面对自然面孔情绪，还是虚拟面孔情绪，患者均出现面部情绪识别障碍，这进一步证实了虚拟人脸在探索情绪识别机制中的可信度。Souto等（2013）在一项针对12例精神分裂症患者和12例健康对照的小型试点研究中进行了情绪识别测试。结果显示，与其他情绪相比，两组受试者对快乐和愤怒情绪的识别准确性更高，而在识别恐惧和厌恶情绪上均出现困难。Bekele等（2017）的研究表明，VR技术可用于比较研究精神分裂症患者与健康人群对情绪面孔处理和反应方式的差异。同样，这些VR技术为研究者对精神分裂症情绪识别过程的认识提供了新的见解。

虚拟环境同样可以作为认知功能的衡量标准（Zawadzki et al. 2013）。这些关于记忆（García-Montes et al. 2014；Spieker et al. 2012；Weniger and Irle 2008；Wilkins et al. 2013a，2013b）和视觉空间机制（Thirioux et al. 2014）的研究使研究者可以更好地理解大脑功能在精神障碍疾病中发挥作用的过程。Sorkin等（2005，2006）试图开发一种用于诊断精神分裂症的自动化工具，通过VR迷宫中的导航任务来研究工作记忆过程中感觉的整合。39例精神分裂症患者和21例健康对照者参与了这项研究。研究者开发的诊断工具主要是基于VR迷宫受试者的认知表现特征，该分类系统正确地预测了85%的精神分裂症患者和所有的健康对照者。Man等（2016）使用VR技术评估了患者的记忆功能，结果发现在首发精神分裂症患者中，VR评估显示出良好的结构效度、重测信度、敏感度和特异度。在非精神分裂症的其他精神障碍中，患者也经常存在类似的认知损伤问题。然而，由于患有除精神分裂症以外的其他精神障碍的人也经常遇到类似的认知问题，当前用于诊断和评估精神分裂症的VR工具可能同样适用于更普遍的认知障碍评估。认知灵活性的缺乏曾被认为与精神分裂症有关，认知僵化阻碍了患者在问题解决情境中寻找替代性方案的能力。一项关于认知灵活性评估的研究发现

（Han et al. 2012），VR技术是针对精神分裂症患者认知灵活性的一种高生态效度衡量方法。

许多精神障碍患者的日常生活功能受到损害，因此Greenwood等（2016）创建了一个虚拟购物环境对患者的日常生活功能进行评估。结果发现，除了现有的传统认知测试外，虚拟购物测试程序还可以提高研究者对患者日常生活功能水平的预测。此外，有研究发现，可以通过使用VR技术来评估患者药物依从性的行为特征。精神障碍的首要治疗方式是药物治疗，但药物依从性始终是决定患者康复水平的一个重要因素。依从性较差的原因之一是患者认知功能受损。在一项VR研究（Baker et al. 2006）中，研究者利用虚拟公寓观察了25名患者和18名对照者的药物依从性行为。虚拟公寓环境中包括时钟和冰箱上的提醒。结果显示，参与研究的患者比对照者更难以遵守用药方案，这预示着未来可以使用这种VR任务作为药物依从性的衡量标准。

对于精神障碍患者，研究者对他们的社会功能损伤也十分感兴趣。在一项针对精神分裂症患者的虚拟社会环境的社会行为研究（K.-M. Park et al. 2009b）中，研究者纳入了包括24例女性患者和15例健康女性对照者。使用HMD为受试者呈现一个三维虚拟环境，研究者对受试者与虚拟人物进行社交互动的表现进行测量。结果显示，两组在社会功能表现方面存在显著差异。该研究同时表明，虚拟评估技术在评估社会功能变化方面较为敏感，这使其应用于短期临床试验成为可能。在现实生活中，社会环境往往是复杂的，Han等（2014）创造了一个更复杂的虚拟社会环境，评估了23名精神分裂症患者与22名健康对照者的社会功能。他们创建了一个虚拟的三方对话任务，过程中包括充满情绪线索的对话情境，研究者对具体的交流过程进行了细致的测量。结果发现，精神分裂症患者在三方谈话中会主动避免眼神交流。尽管现有研究有限，仍需进一步发展，但虚拟环境似乎确实能够补充现有的评估精神病患者症状和行为的方法。

VR技术也为探索疾病机制提供了更多创新的选择。Freeman等（2014）将个体的身高作为社会地位和权威的标志，在虚拟社会环境中操纵受试者虚拟化身的高度，并要求他们在虚拟车站之间进行随机顺序的火车旅行。在这一过程中，同时控制他们身高，可以让他们维持正常的身高或降低他们的身高。有趣的是，在虚拟社交环境中降低一个人的身高确实会导致对自我与他人更多的负面看法。当他们的身高降低时，他们的偏执程度也会增加，这完全是由社会比较的变化进行调节。

二、治　疗

探索VR技术应用于精神障碍的第二个研究方向是临床治疗。VR技术已被应用于增强现有的治疗方法，如技能训练和VR辅助行为治疗（M. Rus-Calafell et al. 2017）。CBT常被应用于治疗当患者出现妄想或幻觉时所出现的回避行为。技能训练可应用于治疗患者的阴性症状、社交技能和认知功能受损。

（一）妄想和幻觉的治疗

虚拟环境也可以用于治疗精神障碍患者的社交焦虑。精神病患者的社交焦虑症状较为常见，即使在其精神病症状得到缓解之后也持续存在。研究者利用基于视频捕获技术创设的虚拟环境，进行了对妄想和幻觉症状相关的初步研究，这些虚拟环境被作为CBT的补充。在一项涉及6例精神障碍和社交焦虑患者的治疗项目中，研究者使用虚拟环境对患者进行互动暴露。视频捕捉系统的有趣之处在于，受试者能够看到真人大小的自己在社会环境中互动。结果表明，使用VR技术可以帮助患者了解回避行为和使用安全行为在症状发展和维持中的作用的相关知识，并帮助研究者进一步了解CBT技术在虚拟社交环境中暴露是否能让患者在现实生活中改变他们的行为。

有充分的证据表明，虚拟暴露的CBT可用于治疗焦虑障碍（Meyerbröker and Emmelkamp 2010; Opriş et al. 2012）。现有证据表明，该技术可以用于治疗精神病患者的焦虑症状。但是，虚拟暴露下的CBT是否也可以用于治疗精神障碍中由妄想和幻觉引起的回避行为？根据现有证据的提示，该技术治疗偏执障碍似乎是合适的第一选择，因为焦虑和回避在偏执妄想的发展和持久性中发挥了重要作用。前面提到的Veling等研究（2014）发现，患者在日常生活中体验到的偏执感与虚拟社交环境中的偏执体验相关。Broome等（2013）向32例健康受试者展示了一个基于当地贫困地区实际街道所模拟出的VR城市街景。他们的研究证明了虚拟街景能够比虚拟室内环境更容易引起受试者的偏执体验。这些结果支持了城市环境因素在偏执性思维中的关键作用，因此城市内的虚拟社交环境可以作为治疗师的暴露工具。Freeman研究团队（2016）进行的一项实验表明，即使是短暂的VR技术干预也可以减轻妄想信念和现实世界的困扰。下一步研究的明确方向是研究VR技术中的CBT与暴露治疗在治疗精神障碍患者中的具体应用的转化。目前，荷兰的一项研究正在尝试对上述技术进行临床转化（www.controlled-trials.com/ISRCTN12929657/）。从技术角度看，下一步是增强治疗师对虚拟环境中刺激的控制，使他们能够个性化地设置环境刺激，并在VR中逐渐增加刺激性材料的不同等级与级别。Isnanda等（2014）开发了一个包括许多可控刺激元素的虚拟餐厅环境（图13.2），这些元素包括虚拟餐厅访客的面部表情，他们在对话过程中的眼神，招呼顾客的对话或笑声，电视屏幕上的快讯消息，经过的人也可能停下来四处张望等。Isnanda纳入24例非临床样本的研究发现，控制虚拟环境中这些事件的发生率可以影响人们在虚拟餐厅环境中对偏执感的体验与主观报告。

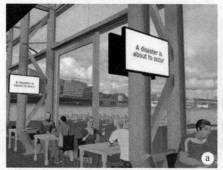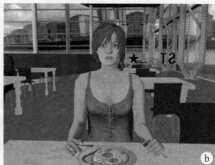

彩图

图 13.2　虚拟餐厅

VR技术也可以用于开发新的治疗干预措施。Leff研究团队（2013）创造了一种治疗言语性幻听的新方法，称为"阿凡达疗法"（虚拟化身心理治疗）。存在言语性幻听的患者往往会认为幻听的声音具有强大的控制力，它们能够惩罚不听话的患者。通过CBT技术，治疗师可以帮助患者进行行为实验，虽然幻听声音会让患者感受不舒服，但不造成伤害。阿凡达疗法研究小组开发了一种计算机系统，使患者可以创建一个虚拟化身来代表迫害他们的幻听，并且治疗师可以通过借助这个虚拟化身来与患者开展对话。这种方法使患者与虚拟化身之间建立三方对话模式。在治疗过程中，治疗师可以控制虚拟化身对患者的态度。逐渐地，治疗师会使虚拟化身对患者的态度从控制转向屈服，使患者在对话中拥有更多的控制权。最近相关的试点研究（Craig et al. 2014）表现出令人鼓舞的结果。阿凡达疗法目前正在伦敦大学国王学院精神病学、心理学和神经科学研究所开展一项更大规模的随机对照研究，预计将于2017年公布结果。另外一些阿凡达疗法研究的试验结果可以在图13.3中看到。

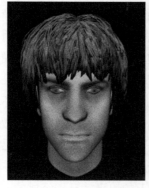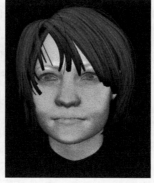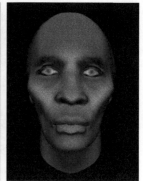

彩图

图 13.3　虚拟化身心理治疗

（二）阴性症状和认知障碍的治疗

除了焦虑是导致社交失败的一个重要因素外，一些患者可能因为阴性症状及认知障碍导致他们缺乏与他人交往所需的基本社交技能。VR技术提供了在一个社会环境中专门训练技能的可能性。患有精神障碍的人群主要面临的问题之一是就业率较低。因为就业是自我赋权和创造属于自己生活的重要组成部分，这对于精神障碍患者是一个非常重要的问题。Bell和Weinstein（2011）为有精神障碍的患者开发了一套工作面试技能培训工具，这些受试者包括被诊断为精神分裂症的患者。研究者的目标是提供一种为受试者提高工作面试技能体验的工具，减少患者恐惧感，增加患者对工作面试的信心。该工具的一个特殊功能是屏幕上的虚拟教练可以根据受试者的行为持续进行反馈。结果显示，受试者认为虚拟环境的工作面试技能培训工具易于使用，并认为它的体验逼真且对自身具有帮助。受试者同时表示随着技能的提高，他们的焦虑水平也降低了。关于VR工作面试培训的其他研究，特别是针对被诊断为精神分裂症的个体，研究者发现受训者更有可能获得工作机会，并且在获得工作机会之前需要等待的时间也更短（Smith et al. 2015）。虚拟工作面试技能培训可以在就业的第一步为患者提供巨大的帮助。但是VR技术也能够为职业培训提供帮助，提高患者保住工作的概率吗？有研究者对这一问题进行了探讨。Tsang和Man（2013）构建了一个基于VR技术的职业培训项目，并进行单盲RCT（n=95）。为此他们开发了一个虚拟商店，为受试者创造了一个超市的工作环境，包括仓库、入口和内部商店。受试者可以以实习生的身份与虚拟顾客互动，并练习解决问题的技能。结果发现，VR培训组的患者表现出认知功能的显著改善。

另外，相关结果还表明，使用VR技术训练可能比接受治疗师管理训练的患者表现出更好的泛化效果。在相同的训练时间下，VR技术训练组在现实环境中的绩效表现优于治疗师训练组。一项针对精神分裂症患者的VR职业康复培训项目（Sohn et al. 2016）发现，患者经训练后，其一般的社会心理功能和记忆均有所改善。Rus-Calafell等（2014）同样创建了一个VR程序用于社交技能培训干预。这个VR程序可以帮助符合精神分裂症或分裂情感性标准（n=12）诊断的患者借助虚拟化身达到实现社会干预的目的。该项目侧重于社交技能的学习，并提供积极或消极的强化程序。虚拟环境包括与虚拟化身的对话互动，研究者特别注意了面部表情在干预中的重要性。初步研究显示，患者的社交焦虑、感觉不适和社交功能均有所改善。该研究的一个重要结论是，VR程序有助于帮助患者将获得的技能泛化到日常生活中。Park等（2011）发现，在精神分裂症患者人群中，使用基于VR技术的角色扮演干预可能特别有助于提高他们的对话技能和自信。同时研究者也发现接受VR角色扮演干预的患者，其技能训练和泛化动机比接受传统角色扮演的患者更为明显。

　　正如研究者在VR评估相关内容所提到的，精神分裂症患者常会遭遇现实扭曲感的困扰，并进一步影响他们的正常生活功能。那么VR技术是否有助于减少这种现实扭曲感呢？Moritz等（2014）围绕这一问题，开展了一项涉及33例精神分裂症患者的试点研究。在这个研究中，研究者对患者进行了一项实验，评估了他们的妄想症状。实验中，患者在2种情况下（有噪声和无噪声条件）通过虚拟街道，并与6个不同的虚拟行人进行互动。之后，患者被要求回忆这些行人的面部情感信息。在给予来自计算机显示和研究者的错误反馈后，研究者观察到，患者的妄想评分有显著下降，效应量处于中等水平。不过，研究者对出现这种现象的解释还比较匮乏，因此需要进一步地研究来探索这种现象背后的神经心理过程。Chan等（2010）探讨了在老年精神分裂症患者中使用VR技术进行认知训练计划的可能性。在该研究中，受试者被随机分为干预组（$n=12$）和对照组（$n=15$）。经过10次训练课程，干预组在总体认知功能方面表现明显优于对照组。总的来说，使用VR技术学习新技能是一个有前途的研究领域。特别有趣的是，VR训练涉及的技能往往会普及泛化到现实生活中，而这恰恰是传统技能训练的常见问题与劣势。

三、研究结论与未来展望

　　一项基于互联网和移动式干预治疗精神障碍患者的系统综述结果显示（Alva-rez-Jimenez et al. 2014），74%～86%的患者能够有效地使用基于网络的干预工具。其中75%～92%的患者认为这些干预措施是积极、有用的。70%～86%的人在随访中能够完成干预或积极参与干预。因此，针对精神障碍的互联网和移动干预措施是可接受的，也是可行的，并有潜力改善全社会的精神心理预防与保健。Ben-Zeev（2014）进一步概述了这些新技术的重要优势，如这些技术增加了患者获得循证科学护理治疗的机会。Ben-Zeev进一步提出，技术可以促进新的治疗范式产生，使用无线连接、电话和平板电脑上的传感器及互联网，有助于个性化治疗方案的产生。VR技术是我们在日常生活中看到的较为突出的技术领域，它提供了一系列的工具，其中包括增强现实和实时应用程序。围绕VR技术，研究者开发了新的循证治疗方法，并提高研究人员和临床医生对精神障碍的理解。当前，大多数VR技术与精神障碍的研究集中于评估和治疗两大领域。然而，大部分的研究通常是概念验证性质的研究或者小型试点研究。所以，研究者对于VR技术的其他可能用途在很大程度上还未开展进一步探索。大部分研究探讨了使用VR技术来增强现有的评估和治疗方法。在此基础上，越来越多的研究者开始探索VR技术在精神心理障碍应用中的新的疗法和规范。

除了需要进一步拓展已有关于 VR 和精神障碍的有限研究成果，研究者还要挑战如何充分利用这项新技术的全部潜力的问题。VR 技术作为精神障碍研究和治疗过程的一部分，使我们可以从治疗师办公室的非真实世界向日常生活的实时现实世界转变。VR 技术将真实世界带入治疗室，而增强现实等其他技术则是将治疗带入真实世界。理想情况下，未来我们可以在真实生活中直接为患者提供更为丰富的干预措施，因为智能手机、手表、增强现实眼镜和应用程序可以帮助监测和提示患者问题发生的时刻，并可以即时提供个性化的干预措施。直到最终研究和治疗范式完全融入日常生活，我们才会离精神障碍日常康复这一目标更进一步。

（梁娜娜　赵文涛　徐　勇　译）

参 考 文 献

Achim, A. M., Maziade, M., Raymond, E., Olivier, D., Merette, C., & Roy, M. A. (2011). How prevalent are anxiety disorders in schizophrenia? A meta-analysis and critical review on a significant association. *Schizophrenia Bulletin, 37*(4), 811–821. https://doi.org/10.1093/schbul/sbp148.

Alvarez-Jimenez, M., Alcazar-Corcoles, M. A., González-Blanch, C., Bendall, S., McGorry, P. D., & Gleeson, J. F. (2014). Online, social media and mobile technologies for psychosis treatment: A systematic review on novel user-led interventions. *Schizophrenia Research, 156*(1), 96–106. https://doi.org/10.1016/j.schres.2014.03.021.

Atherton, S., Antley, A., Evans, N., Cernis, E., Lister, R., Dunn, G., et al. (2016). Self-confidence and paranoia: An experimental study using an immersive virtual reality social situation. *Behavioural and Cognitive Psychotherapy, 44*(1), 56–64. https://doi.org/10.1017/S1352465814000496.

Baker, E. K., Kurtz, M. M., & Astur, R. S. (2006). Virtual reality assessment of medication compliance in patients with schizophrenia. *Cyberpsychology & Behavior, 9*(2), 224–229.

Bekele, E., Bian, D., Peterman, J., Park, S., & Sarkar, N. (2017). Design of a virtual reality system for affect analysis in facial expressions (VR-SAAFE); application to schizophrenia. *IEEE Transactions on Neural Systems and Rehabilitation Engineering, 25*(6), 739–749. https://doi.org/10.1109/TNSRE.2016.2591556.

Bell, M. D., & Weinstein, A. (2011). Simulated job interview skill training for people with psychiatric disability: Feasibility and tolerability of virtual reality training. *Schizophrenia Bulletin, 37*(suppl 2), S91–S97. https://doi.org/10.1093/schbul/sbr061.

Ben-Zeev, D. (2014). Technology-based interventions for psychiatric illnesses: Improving care, one patient at a time. *Epidemiology and Psychiatric Sciences, 23*(04), 317–321. https://doi.org/10.1017/s2045796014000432.

Broome, M. R., Zányi, E., Hamborg, T., Selmanovic, E., Czanner, S., Birchwood, M., et al. (2013). A high-fidelity virtual environment for the study of paranoia. *Schizophrenia Research and Treatment, 2013*, 1–7. https://doi.org/10.1155/2013/538185.

Chan, C. L. F., Ngai, E. K. Y., Leung, P. K. H., & Wong, S. (2010). Effect of the adapted virtual reality cognitive training program among Chinese older adults with chronic schizophrenia: A pilot study. *International Journal of Geriatric Psychiatry, 25*(6), 643–649. https://doi.org/10.1002/gps.2403.

Craig, T., Garety, P., Ward, T., Rus-Calafell, M., Williams, G., Huckvale, M., & Leff, J. (2014). Computer assisted therapy for auditory hallucinations: The avatar clinical trial. *Schizophrenia Research, 153*(S1), S74. https://doi.org/10.1016/s0920-9964(14)70240-3.

Dyck, M., Winbeck, M., Leiberg, S., Chen, Y., & Mathiak, K. (2010). Virtual faces as a tool to study emotion recognition deficits in schizophrenia. *Psychiatry Research, 179*(3), 247–252. https://doi.org/10.1016/j.psychres.2009.11.004.

Ellett, L., Freeman, D., & Garety, P. A. (2008). The psychological effect of an urban environment on individuals with persecutory delusions: The Camberwell walk study. *Schizophrenia Research, 99*(1–3), 77–84. https://doi.org/10.1016/j.schres.2007.10.027.

Fornells-Ambrojo, M., Barker, C., Swapp, D., Slater, M., Antley, A., & Freeman, D. (2008). Virtual reality and persecutory delusions: Safety and feasibility. *Schizophrenia Research, 104*(1–3), 228–236. https://doi.org/10.1016/j.schres.2008.05.013.

Fornells-Ambrojo, M., Freeman, D., Slater, M., Swapp, D., Antley, A., & Barker, C. (2013). How do people with persecutory delusions evaluate threat in a controlled social environment? A qualitative study using virtual reality. *Behavioural and Cognitive Psychotherapy, 43*(01), 89–107. https://doi.org/10.1017/s1352465813000830.

Freeman, D. (2008). Studying and treating schizophrenia using virtual reality: A new paradigm. *Schizophrenia Bulletin, 34*(4), 605–610. https://doi.org/10.1093/schbul/sbn020.

Freeman, D., Gittins, M., Pugh, K., Antley, A., Slater, M., & Dunn, G. (2008a). What makes one person paranoid and another person anxious? The differential prediction of social anxiety and persecutory ideation in an experimental situation. *Psychological Medicine, 38*(8), 1121–1132. https://doi.org/10.1017/s0033291708003589.

Freeman, D., Pugh, K., Antley, A., Slater, M., Bebbington, P., Gittins, M., et al. (2008b). Virtual reality study of paranoid thinking in the general population. *The British Journal of Psychiatry, 192*(4), 258–263. https://doi.org/10.1192/bjp.bp.107.044677.

Freeman, D., McManus, S., Brugha, T., Meltzer, H., Jenkins, R., & Bebbington, P. (2010a). Concomitants of paranoia in the general population. *Psychological Medicine, 41*(05), 923–936. https://doi.org/10.1017/s0033291710001546.

Freeman, D., Pugh, K., Vorontsova, N., Antley, A., & Slater, M. (2010b). Testing the continuum of delusional beliefs: An experimental study using virtual reality. *Journal of Abnormal Psychology, 119*(1), 83–92. https://doi.org/10.1037/a0017514.

Freeman, D., Evans, N., Lister, R., Antley, A., Dunn, G., & Slater, M. (2014). Height, social comparison, and paranoia: An immersive virtual reality experimental study. *Psychiatry Research, 218*(3), 348–352. https://doi.org/10.1016/j.psychres.2013.12.014.

Freeman, D., Bradley, J., Antley, A., Bourke, E., DeWeever, N., Evans, N., et al. (2016). Virtual reality in the treatment of persecutory delusions: Randomised controlled experimental study testing how to reduce delusional conviction. *The British Journal of Psychiatry, 209*(1), 62–67. https://doi.org/10.1192/bjp.bp.115.176438.

Galderisi, S., Mucci, A., Bitter, I., Libiger, J., Bucci, P., Wolfgang Fleischhacker, W., & Kahn, R. S. (2013). Persistent negative symptoms in first episode patients with schizophrenia: Results from the European first episode schizophrenia trial. *European Neuropsychopharmacology, 23*(3), 196–204. https://doi.org/10.1016/j.euroneuro.2012.04.019.

García-Montes, J. M., Noguera, C., Álvarez, D., Ruiz, M., & Cimadevilla Redondo, J. M. (2014). High and low schizotypal female subjects do not differ in spatial memory abilities in a virtual reality task. *Cognitive Neuropsychiatry, 19*(5), 427–438. https://doi.org/10.1080/13546805.20 14.896786.

Gega, L., White, R., Clarke, T., Turner, R., & Fowler, D. (2013). Virtual environments using video capture for social phobia with psychosis. *Cyberpsychology, Behavior and Social Networking, 16*(6), 473–479. https://doi.org/10.1089/cyber.2013.1510.

Greenwood, K. E., Morris, R., Smith, V., Jones, A. M., Pearman, D., & Wykes, T. (2016). Virtual shopping: A viable alternative to direct assessment of real life function? *Schizophrenia*

Research, 172(1–3), 206–210. https://doi.org/10.1016/j.schres.2016.02.029.

Gregg, L., & Tarrier, N. (2007). Virtual reality in mental health. *Social Psychiatry and Psychiatric Epidemiology, 42*(5), 343–354. https://doi.org/10.1007/s00127-007-0173-4.

Han, K., Young Kim, I., & Kim, J.-J. (2012). Assessment of cognitive flexibility in real life using virtual reality: A comparison of healthy individuals and schizophrenia patients. *Computers in Biology and Medicine, 42*(8), 841–847. https://doi.org/10.1016/j.compbiomed.2012.06.007.

Han, K., Shin, J., Yoon, S. Y., Jang, D.-P., & Kim, J.-J. (2014). Deficient gaze pattern during virtual multiparty conversation in patients with schizophrenia. *Computers in Biology and Medicine, 49*, 60–66. https://doi.org/10.1016/j.compbiomed.2014.03.012.

Heckers, S., Barch, D. M., Bustillo, J., Gaebel, W., Gur, R., Malaspina, D., et al. (2013). Structure of the psychotic disorders classification in DSM-5. *Schizophrenia Research, 150*(1), 11–14. https://doi.org/10.1016/j.schres.2013.04.039.

Isnanda, R. G., Brinkman, W. P., Veling, W., van der Gaag, M., & Neerincx, M. A. (2013). Priming to induce paranoid thought in a non clinical population. *Studies in Health Technology and Informatics, 191*, 95–99. https://doi.org/10.3233/978-1-61499-282-0-95.

Isnanda, R. G., Brinkman, W. P., Veling, W., van der Gaag, M., & Neerincx, M. (2014). Controlling a stream of paranoia evoking events in a virtual reality environment. *Studies in Health Technology and Informatics*, (199), 55–60.

Leff, J., Williams, G., Huckvale, M. A., Arbuthnot, M., & Leff, A. P. (2013). Computer-assisted therapy for medication-resistant auditory hallucinations: Proof-of-concept study. *The British Journal of Psychiatry, 202*(6), 428–433. https://doi.org/10.1192/bjp.bp.112.124883.

Man, D. W. K., Ganesan, B., Yip, C. C. K., Lee, C. O. P., Tsang, S. Y. L., Yu, P. W. P., et al. (2016). Validation of the virtual-reality prospective memory test (Hong Kong Chinese version) for individuals with first-episode schizophrenia. *Neuropsychological Rehabilitation, 28*, 1–14. https://doi.org/10.1080/09602011.2016.1251949.

Meyerbröker, K., & Emmelkamp, P. M. G. (2010). Virtual reality exposure therapy in anxiety disorders: A systematic review of process-and-outcome studies. *Depression and Anxiety, 27*(10), 933–944. https://doi.org/10.1002/da.20734.

Moritz, S., Voigt, M., Köther, U., Leighton, L., Kjahili, B., Babur, Z., et al. (2014). Can virtual reality reduce reality distortion? Impact of performance feedback on symptom change in schizophrenia patients. *Journal of Behavior Therapy and Experimental Psychiatry, 45*(2), 267–271. https://doi.org/10.1016/j.jbtep.2013.11.005.

Opriş, D., Pintea, S., García-Palacios, A., Botella, C., Szamosközi, Ş., & David, D. (2012). Virtual reality exposure therapy in anxiety disorders: A quantitative meta-analysis. *Depression and Anxiety, 29*(2), 85–93. https://doi.org/10.1002/da.20910.

Park, I. H., Kim, J. J., Ku, J., Jang, H. J., Park, S. H., Kim, C. H., … Kim, S. I. (2009a). Characteristics of social anxiety from virtual interpersonal interactions in patients with schizophrenia. Psychiatry, 72(1), 79–93.

Park, K.-M., Ku, J., Park, I.-H., Park, J.-Y., Kim, S. I., & Kim, J.-J. (2009b). Improvement in social competence in patients with schizophrenia: A pilot study using a performance-based measure using virtual reality. *Human Psychopharmacology: Clinical and Experimental, 24*(8), 619–627. https://doi.org/10.1002/hup.1071.

Park, K.-M., Ku, J., Choi, S.-H., Jang, H.-J., Park, J.-Y., Kim, S. I., & Kim, J.-J. (2011). A virtual reality application in role-plays of social skills training for schizophrenia: A randomized, controlled trial. *Psychiatry Research, 189*(2), 166–172. https://doi.org/10.1016/j.psychres.2011.04.003.

Riva, G. (2002). Virtual reality for health care: The status of research. *Cyberpsychology & Behavior, 5*(3), 219–225.

Riva, G. (2003). Virtual environments in clinical psychology. *Psychotherapy: Theory, Research, Practice, Training, 40*(1/2), 68–76. https://doi.org/10.1037/0033-3204.40.1/2.68.

Riva, G. (2005). Virtual reality in psychotherapy: Review. *Cyberpsychology & Behavior, 8*(3),

220–230.

Rus-Calafell, M., Gutiérrez-Maldonado, J., & Ribas-Sabaté, J. (2014). A virtual reality-integrated program for improving social skills in patients with schizophrenia: A pilot study. *Journal of Behavior Therapy and Experimental Psychiatry, 45*(1), 81–89. https://doi.org/10.1016/j.jbtep.2013.09.002.

Rus-Calafell, M., Garety, P., Sason, E., Craig, T. J. K., & Valmaggia, L. R. (2017). Virtual reality in the assessment and treatment of psychosis: A systematic review of its utility, acceptability and effectiveness. *Psychological Medicine*, 1–30. https://doi.org/10.1017/S0033291717001945.

Smith, M. J., Fleming, M. F., Wright, M. A., Roberts, A. G., Humm, L. B., Olsen, D., & Bell, M. D. (2015). Virtual reality job interview training and 6-month employment outcomes for individuals with schizophrenia seeking employment. *Schizophrenia Research, 166*(1–3), 86–91. https://doi.org/10.1016/j.schres.2015.05.022.

Sohn, B. K., Hwang, J. Y., Park, S. M., Choi, J. S., Lee, J. Y., Lee, J. Y., & Jung, H. Y. (2016). Developing a virtual reality-based vocational rehabilitation training program for patients with schizophrenia. *Cyberpsychology, Behavior and Social Networking, 19*(11), 686–691. https://doi.org/10.1089/cyber.2016.0215.

Sorkin, A., Peled, A., & Weinshall, D. (2005). Virtual reality testing of multi-modal integration in schizophrenic patients. *Studies in Health Technology and Informatics, 111*, 508–514.

Sorkin, A., Weinshall, D., Modai, I., & Peled, A. (2006). Improving the accuracy of the diagnosis of schizophrenia by means of virtual reality. *The American Journal of Psychiatry, 163*(3), 512–520.

Sorkin, A., Weinshall, D., & Peled, A. (2008). The distortion of reality perception in schizophrenia patients, as measured in virtual reality. *in Proc: 16th Annual Medicine Meets Virtual Reality (MMVR)*. http://icnc.huji.ac.il/files/SorkinMMVR2008.pdf.

Souto, T., Baptista, A., Tavares, D., Queiros, C., & Marques, A. (2013). Facial emotional recognition in schizophrenia: Preliminary results of the virtual reality program for facial emotional recognition. *Revista De Psiquiatria Clinica, 40*(4), 129–134.

Spieker, E. A., Astur, R. S., West, J. T., Griego, J. A., & Rowland, L. M. (2012). Spatial memory deficits in a virtual reality eight-arm radial maze in schizophrenia. *Schizophrenia Research, 135*(1–3), 84–89. https://doi.org/10.1016/j.schres.2011.11.014.

Thirioux, B., Tandonnet, L., Jaafari, N., & Berthoz, A. (2014). Disturbances of spontaneous empathic processing relate with the severity of the negative symptoms in patients with schizophrenia: A behavioural pilot-study using virtual reality technology. *Brain and Cognition, 90*, 87–99. https://doi.org/10.1016/j.bandc.2014.06.006.

Tsang, M. M. Y., & Man, D. W. K. (2013). A virtual reality-based vocational training system (VRVTS) for people with schizophrenia in vocational rehabilitation. *Schizophrenia Research, 144*(1–3), 51–62. https://doi.org/10.1016/j.schres.2012.12.024.

Üçok, A., & Ergül, C. (2014). Persistent negative symptoms after first episode schizophrenia: A 2-year follow-up study. *Schizophrenia Research, 158*(1–3), 241–246. https://doi.org/10.1016/j.schres.2014.07.021.

Valmaggia, L. R., Freeman, D., Green, C., Garety, P., Swapp, D., Antley, A., et al. (2007). Virtual reality andparanoidideations in peoplewith an 'at-risk mental state' for psychosis. *British Journal of Psychiatry, 191*(S1), S63–S68.

Valmaggia, L. R., Day, F., & Rus-Calafell, M. (2016). Using virtual reality to investigate psychological processes and mechanisms associated with the onset and maintenance of psychosis: A systematic review. *Social Psychiatry and Psychiatric Epidemiology, 51*(7), 921–936. https://doi.org/10.1007/s00127-016-1245-0.

van Bennekom, M. J., de Koning, P. P., & Denys, D. (2017). Virtual reality objectifies the diagnosis of psychiatric disorders: A literature review. *Frontiers in Psychiatry, 8*. https://doi.org/10.3389/fpsyt.2017.00163.

Van Der Gaag, M. (2012). Cognitive-behavioral therapy. In J.D. Blom and I.E. Sommer (Eds). Hallucinations. Research and Practice (pp. 361–374). New York: Springer.

van Os, J., & Reininghaus, U. (2016). Psychosis as a transdiagnostic and extended phenotype in the general population. *World Psychiatry, 15*(2), 118–124. https://doi.org/10.1002/wps.20310.

van Os, J., Kenis, G., & Rutten, B. P. F. (2010). The environment and schizophrenia. *Nature, 468*(7321), 203–212. https://doi.org/10.1038/nature09563.

Veling, W., Selten, J.-P., Veen, N., Laan, W., Blom, J. D., & Hoek, H. W. (2006). Incidence of schizophrenia among ethnic minorities in the Netherlands: A four-year first-contact study. *Schizophrenia Research, 86*(1–3), 189–193. https://doi.org/10.1016/j.schres.2006.06.010.

Veling, W., Moritz, S., & van der Gaag, M. (2014). Brave new worlds--review and update on virtual reality assessment and treatment in psychosis. *Schizophrenia Bulletin, 40*(6), 1194–1197. https://doi.org/10.1093/schbul/sbu125.

Veling, W., Pot-Kolder, R., Counotte, J., van Os, J., & van der Gaag, M. (2016). Environmental social stress, paranoia and psychosis liability: A virtual reality study. *Schizophrenia Bulletin, 42*(6), 1363–1371. https://doi.org/10.1093/schbul/sbw031.

Weniger, G., & Irle, E. (2008). Allocentric memory impaired and egocentric memory intact as assessed by virtual reality in recent-onset schizophrenia. *Schizophrenia Research, 101*(1–3), 201–209. https://doi.org/10.1016/j.schres.2008.01.011.

Wilkins, L. K., Girard, T. A., King, J., King, M. J., Herdman, K. A., Christensen, B. K., & King, J. (2013a). Spatial-memory deficit in schizophrenia spectrum disorders under viewpoint-independent demands in the virtual courtyard task. *Journal of Clinical and Experimental Neuropsychology, 35*(10), 1082–1093. https://doi.org/10.1080/13803395.2013.857389.

Wilkins, L. K., Girard, T. A., Konishi, K., King, M., Herdman, K. A., King, J., et al. (2013b). Selective deficit in spatial memory strategies contrast to intact response strategies in patients with schizophrenia spectrum disorders tested in a virtual navigation task. *Hippocampus, 23*(11), 1015–1024. https://doi.org/10.1002/hipo.22189.

Wood, S. J., Yung, A. R., McGorry, P. D., & Pantelis, C. (2011). Neuroimaging and treatment evidence for clinical staging in psychotic disorders: From the at-risk mental state to chronic schizophrenia. *Biological Psychiatry, 70*(7), 619–625. https://doi.org/10.1016/j.biopsych.2011.05.034.

Zawadzki, J. A., Girard, T. A., Foussias, G., Rodrigues, A., Siddiqui, I., Lerch, J. P., et al. (2013). Simulating real world functioning in schizophrenia using a naturalistic city environment and single-trial, goal-directed navigation. *Frontiers in Behavioral Neuroscience, 7*. https://doi.org/10.3389/fnbeh.2013.00180.

Zimmermann, G., Favrod, J., Trieu, V. H., & Pomini, V. (2005). The effect of cognitive behavioral treatment on the positive symptoms of schizophrenia spectrum disorders: A meta-analysis. *Schizophrenia Research, 77*(1), 1–9. https://doi.org/10.1016/j.schres.2005.02.018.

第14章
脑卒中后使用虚拟现实技术进行评估和康复文献综述

Pierre Nolin，Jérémy Besnard，Philippe Allain，Frédéric Banville

本章将重点介绍脑卒中后使用VR技术进行评估与康复的文献综述。脑卒中的特征是缺血性脑卒中（血栓引起）或脑出血（血管破裂，随后出血进入大脑或大脑周围组织引起）后，由于脑供血中断而导致的大脑正常功能的突发性丧失。脑部供血中断导致神经元破坏。脑卒中导致的脑功能损伤程度和形式因人而异，这主要取决于大脑损伤的解剖位置。脑卒中是致残的主要原因之一，仅在美国就有75万人罹患脑卒中。超过1/2的幸存者会存在后遗症，包括身体和认知功能方面的长期损伤（Williams et al. 1999），因此许多患者需要开展持久的康复治疗。这一人群往往面临较高且更为严重的身体和心理功能损害风险，如瘫痪或偏瘫、感觉丧失、言语障碍、视力损伤及其他认知障碍，如空间定向障碍、记忆力减退和执行功能障碍综合征。

原著者检索了Academic Search complete、CINAHL、MEDLINE、PsychIN-FO、Psychological and Behavioural Sciences数据库，对1980～2017年发表的相关文献进行综述性研究。使用的检索关键词如下：脑卒中（stroke）、血管性脑损伤（vascular brain injury）、认知功能（cognitive functions）、认知（cognition）、注意力（attention）、记忆（memory）、知觉（perceptual）、执行功能（executive functions）和虚拟现实（virtual reality）。对于文献的排除标准如下：①在数据库中重复出现的文献；②未涉及认知功能的文献；③描述性质的研究；④仅包含评论性的，或没有研究结果的文献；⑤样本中存在不同的诊断或为混合诊断的研究；对于脑卒中这一领域，初步获得了143篇相关文献，经文献查阅与质控，最终纳入分析50篇文献。

本章共分三部分。第一部分主要论述既往文献综述中涉及的研究内容。第二

P. Nolin　Département de psychologie, Université du Québec à Trois-Rivières, Québec, Québec, Canada；e-mail: Pierre.Nolin@uqtr.ca.

J. Besnard, P. Allain　LUNAM, Laboratoire de Psychologie des Pays de la Loire (EA 4638), Université d'Angers, Angers, France.

F. Banville　Département des sciences infirmières, Université du Québec à Rimouski, Rimouski, Québec, Canada

部分主要介绍 VR 技术在脑卒中患者中的部分应用研究，这些研究主要涉及患者不同认知功能，包括注意力、空间忽略、路径表征、情景记忆、前瞻性记忆、执行功能/多任务处理等。第三部分以讨论的形式总结前两个部分的信息。

一、文献综述综合

在文献检索过程中，一部分公开发表的文献本身也是文献综述，本部分将对这些综述的结论进行讨论。Rose 及其同事（2005）对 VR 技术作为脑损伤（包括脑卒中和创伤性脑损伤）导致特定残疾的评估与康复工具进行了首次综述研究。这些综述纳入的文献涉及患者执行功能障碍、记忆障碍、空间功能障碍、注意力缺陷、单侧空间忽略和一些日常生活技能（如开车、过马路、旅行、准备食物等）损伤等研究。研究者指出，虽然 VR 技术作为脑损伤康复工具仍未成熟，但它越来越受到患者、研究者与临床医生的欢迎，并有可能在未来若干年内成为脑损伤评估与康复工具的重要组成部分。

Morganti 发表的一篇综述（2004）也探讨了 VR 技术在神经心理疾病（包括脑卒中）评估和康复中的应用。Morganti 讨论了 VR 技术在神经心理科学领域的优势，特别是涉及以下认知功能的领域：记忆、计划与运动能力、执行功能和空间知识表征。Cherniack（2011）同样发表了关于 VR 技术在老年认知障碍（主要涉及阿尔茨海默病、帕金森病和脑卒中）的识别与康复中的应用研究的综述。该综述与前 2 篇综述的不同之处在于，检索信息是根据使用设备（桌面视觉显示系统、头戴式显示系统和其他设备）进行组织的。Cherniack 指出，VR 技术在解决老年患者特定健康需求方面的应用潜力，但也列出了既往研究在方法学层面上的诸多问题，包括样本量不足、研究设计薄弱、系统昂贵及未能考虑年轻受试者和老年受试者在使用 VR 技术方式的差异。这些方法学层面的限制提示 VR 技术在老年疾病诊疗中的应用尚处于起步阶段。需要注意的是，以上 3 篇综述均涵盖了各类不同神经病理学导致的神经疾病，脑卒中仅仅是其中的一种疾病形式，因此并不能构成关于脑卒中患者 VR 使用的综述基础。

Crosbie 及其同事（2007）的一篇综述纳入了 1980 年至 2004 年 9 月关于 VR 技术在脑卒中康复领域应用的相关研究，在 11 篇初步筛选的文献基础上，最终仅纳入了 2 篇研究文献。因为这些经过筛选的文献必须符合美国脑瘫与发育医学学会（the American Academy of Cerebral Palsy and Developmental Medicine，AACPDM）对 Sackett 教授工作的改编标准。该标准以研究设计为基础，分为 5 个质量等级（Ⅰ级为随机对照研究，Ⅴ级为描述性案例研究）。该综述纳入的第一项研究（Rose et al. 1999）涉及血管性脑损伤后，以记忆和空间布局训练为目的导向的 VR 模拟房间任务。该研究的质量等级被归类为Ⅰ级。第二项研究（Weiss et al. 2003）则聚焦于训练患有空间忽略症状的脑卒中患者安全通过马路，该研究的质量等级被归类为Ⅲ级（病例对照研究，具有历史对照组的队列研究）。这两项研究将在本章后面的内容进行更为详细的讨论。这篇综述的作者得出以下最终结论：相关研究结果总体上是积极的，这两项涉及认知功能的研究都报告了显著的、具有统计学意义的结果。然而，鉴于研究之间在内容（不同的认知维度）、使用工具（患者与VR技术的交互界面）和研究设计方面存在较大的异质性，因此要证明VR技术对脑卒中的临床有效性仍然需要进一步更为规范的研究。该作者还指出，应该考虑VR技术带来的不良临床效应（如晕动症、视疲劳、前庭系统症状等）和人口学变量（年龄、种族、体能等）的重要性，因为这些因素都会影响受试者实际的表现。他们还建议，对听力受损或患有精神障碍的个体，在应用VR技术时需要谨慎。

Tsirlin等（2009）发表的一篇综述专门讨论了应用VR技术检查单侧空间忽略的问题。该综述论述了7项关于VR技术在评估单侧空间忽略患者中的潜在应用研究（Gupta et al. 2000; Tanaka et al. 2005; Broeren et al. 2007; Kim et al. 2004; Myers and Bierig 2003; Baheux et al. 2004; Buxbaum et al. 2008）和6项关于VR技术针对此类患者训练的潜在应用研究（Ansuini et al. 2006; Castiello et al. 2004; Glover and Castiello 2006; Katz et al. 2005; Smith et al. 2007; Rushton et al. 1996）。Tsirlin等认为，VR技术是对目前单侧空间忽略评估、治疗和研究重要的补充工具。例如，VR技术使收集头部和眼球运动、姿势偏差和肢体运动学的数据成为可能。同时，VR技术也使其有可能在刺激环境中研究不同的感觉模式，这比目前的程序更能表征真实的日常生活。不过，Tsirlin等最后也提到了关于VR应用推广前必须解决的问题，如VR设备在受试者存在身体局限的情况使用时（活动受限、瘫痪、使用轮椅等），需要进一步加强人体工程学方面的设计。Tsirlin等还指出开发直观易用应用程序的重要性，这样VR技术就可以在不依赖专业人士的帮助下独立进行使用。此外，Tsirlin等讨论了关于降低VR技术成本的重要性（通过开发在兼容平台上运行的环境），以及开发用于诊断和康复的多模态成套测试的重要性。最后，Tsirlin等认为应该鼓励不同学科的专业人员（神经心理学家、研究人员、计算机科学家等）进行跨学科的合作研究，以确保VR技术在不久的将来能够在临床应用中取得成功。

最近，Lisa等（2013）对脑卒中患者单侧忽略康复不同治疗模式的临床有效性进行了系统综述。该综述共纳入15篇RCT，其中2篇采用了VR技术。这2篇文献分别是由Katz的研究团队（2005）和Kim的研究团队（2011a）开展的2项研究的结果，在本章后面会进行详细介绍。Lisa等得出以下结论：VR技术是脑卒中后单侧忽略症状最为有效的治疗方法之一。

二、认 知 功 能

本部分将介绍 VR 技术作为脑卒中患者的各种认知功能评估或康复工具的相关研究。

（一）空间注意与忽略

Baheux 及其同事（2004，2006）开发了一种结合眼球追踪装置的三维触觉 VR 系统，旨在对具有单侧忽略患者进行评估与康复。该系统内置的任务包括目标取消、线段等分、绘制副本及一个抓取物体的虚拟任务（从盘子里拿起寿司）。他们使用这套系统开展了一项包括 6 名健康受试者和 5 名偏瘫患者的研究（Baheux et al. 2005）。结果发现，与健康受试者相比，偏瘫患者在拾取物品时采取了不同的方法。偏瘫患者通过不断尝试和出现错误来寻找合适的方法，可能由于肢体功能受限，他们需要通过试错来找到最适合的方法。相反，健康受试者会将自己靠近物体，并放慢动作来更准确地拾取物品。尽管 Baheux 等在这项研究中并未报告关于 VR 康复方面的任何数据，但他们正在这一领域进行更深入的研究。Tanaka 及其同事（2010）的研究也表明，使用 HMD 进行路线取消任务，可以用来评估脑卒中患者的单侧空间忽略（案例研究）。

Broeren 研究团队（2007）使用虚拟取消任务（virtual cancellation task）和传统的忽略测试（neglect tests）评估了 8 名右半球脑卒中患者和 8 名对照者的单侧忽略情况。患者在脑卒中后 5～39 周进行测试。虚拟取消任务刺激是桌面显示器上的三维图像（受试者可以使用立体快门眼镜观察刺激）。受试者被要求使用视线内的触摸式控制笔（触觉设备）与虚拟物体进行交互。这项研究的结果表明，VR 程序能够检测到传统纸笔测试无法检测到的患者微小行为变化。

Kim 研究团队（2004）同样开发了一种 VR 系统，包括 HMD 和具有 3 个自由度的位置传感器。该系统可以测量患者头部运动以确定其主观视野中的中线。该团队开发的 VR 系统使单侧忽略患者的评估和训练成为可能。在测试开始前，首先使用一个校准任务来测量每个受试者的主观视野中线。虚拟环境会呈现一个放置于视野中心位置的圆球。受试者的任务是当球在现实屏幕上移动时，尽量保持住他们对球的视线。凝视过程用一个小"十字形状"来表征，受试者可以通过控制这个小十字来调整他们的目光位置。这项任务设置了不同的难度，实验者可以通过向受试者传递听觉或视觉线索来帮助他们完成任务。研究者最终对 12 例单侧忽略患者、20 例具有丰富计算机操作经验的对照 I 组、20 例计算机操作经验不足的对照 II 组开展了相关的研究。VR 评估系统记录了 6 个参数（偏斜角度、非注意时间、扫描时间、线索数、遗漏失败率、左右扫描比），结果显示，单侧忽略组的任务难度明显高于对照组，而对照组之间无明显差异。此外，根据3名研究受试者的经验，支持该系统作为单侧忽略患者训练工具的潜力。

几年后，在上述技术发展的基础上，Kim及其团队（2007）开发了一种用于脑卒中单侧忽略患者康复的三维沉浸式虚拟过街方案。在该方案中，受试者将沉浸于虚拟环境中，使用能够测量头部运动的HMD。虚拟环境包括一个三维街道和一个位于十字路口中间的虚拟角色。受试者必须通过观察2个方向的车辆来保护虚拟化身的安全。车辆随机从左边或右边以不同的速度穿梭于马路中间，受试者可以通过鼠标按键反应来控制这些虚拟车辆停止。在这项研究中，研究者将受试者分为3组。第一组由10名右侧大脑半球脑卒中和左侧视觉忽略患者组成。第二组由20名具有较高计算机经验的健康受试者组成，作为第一组的对照组。第三组由20名计算机经验不足的受试者组成，作为对照组，研究计算机能力对视觉忽略的影响。结果显示，该系统可有效地训练单侧忽略患者，他们在虚拟环境过马路时，右扫/左扫行为的比例随着训练次数的增加而逐渐下降。

最近，Kim研究团队（2010）研究了32例右侧大脑半球脑卒中的住院患者。根据是否存在单侧忽略症状，受试者被人为分为两组，每组16人。两组患者在年龄、性别、改良Barthel指数（modified Barthel index score）、功能性步行分级、计算机体验评分方面均无显著的统计学差异（$P < 0.05$）。研究结果显示，存在单侧忽略症状的受试者完成任务的难度较大。另外，研究者还使用VR系统检测了包括斜视角度、左侧视觉和听觉提示率、左侧的任务失败率和由左向右的反应时间比等相关指标，并发现患者在这些指标上的表现普遍较差。Kim等还指出，他们的系统很容易检测到脑卒中后患者在对个人空间以外的忽视。

Katz等（2005）也曾研究利用虚拟环境训练患有单侧空间忽略的右侧大脑半球脑卒中患者安全过马路。他们对19例右侧大脑半球脑卒中患者进行研究。其中11例患者接受计算机桌面VR过马路训练，8例患者接受计算机视觉扫描任务。两组受试者均在4周内完成了12次训练，共持续9小时。其中，虚拟环境（非沉浸式）由计算机桌面呈现过马路任务的具体情境。这个训练有不同的难度等级，每个等级都是根据接近人行横道的汽车数量和速度及它们所靠近的一侧（右或左）来划分的。使用这种环境可以测量3个变量分数：①受试者向左看和向右看的次数；②完成每一关的总时间；③发生事故的次数。受试者同时还完成了单侧空间忽略的传统纸笔测试，以及根据视频片段完成真实的过马路任务。这项研究的结果表明，两组在单侧忽视的经典常规测试中表现相同。然而，接受VR训练的患者在虚拟情境和真实过马路任务中表现更好。Weiss等（2003）在一项初步研究中也得到了类似的结果，支持在因单侧空间忽略而难以过马路的脑卒中患者群体中，虚拟环境的训练是具有良好效果的。

Buxbaum研究团队（2008）探讨了VR作为评估空间注意与忽略工具的潜力。他们的研究对象为9例右侧大脑半球脑卒中患者和4例健康对照者。受试者坐在电动轮椅上，由安装在轮椅右臂上的操纵杆进行控制，并在投射范围为42英寸（约107cm）×31英寸（约79cm）的平板显示器呈现的虚拟环境中移动。受试者的任务是沿着一条虚拟的无分支的公路旅行，而虚拟户外物体出现在公路的右侧或左侧。受试者必须尽可能精确地命名这些物体。任务在以下设置参数上存在差异：①复杂性（包括要命名的物体数量）不同；②轮椅可以由受试者自身控制，也可以由研究者控制；③公路上有"来"和"去"两个方向。研究结果提示，这种VR任务是训练现实生活导航能力的一种敏感而有效的方法。

与之前的工作一致，Dawson研究团队（2008）和Buxbaum研究团队（2012）开发了一套基于VR技术的偏侧注意测试系统（virtual reality lateralized attention test，VRLAT）。该系统具备心理测量学方面的特征。使用这套测试工具，研究者对脑卒中患者（第一项研究的受试者为18名，第二项研究的受试者为70名）开展了注意测试及其他神经心理测试。VRLAT要求受试者以恒定的速度沿着一条无分支的道路行进。受试者必须识别呈现在道路右侧或左侧的虚拟对象。他们同时需要避免与物体碰撞。研究者同样证明了该测试是评估偏侧注意和导航能力的一种敏感且有效的方法。与传统纸笔测试相比，VRLAT还显示出对现实世界发生碰撞概率的良好预测效能。在5分钟VRLAT中，该工具同样具有可用性。

Fordell等（2011）在一项研究中使用VR技术开发了一套更敏感的空间忽视组合评估模式。该研究纳入31例老年脑卒中患者，其中12例患者为左侧病变，19例患者为右侧病变。研究者根据是否存在空间忽略症状将研究对象分为两组：存在空间忽略组（$n=9$）和未存在空间忽略组（$n=22$）。研究者使用默奥大学VR实验室开发的VR-DiSTRO系统。该系统由一台带立体声耳机的台式电脑、一支自动笔、一个独立的数字键盘、一个19英寸（约48厘米）的阴极射线管（cathode ray tube，CRT）显示器和立体视觉快门眼镜组成。VR-DiSTRO包括4个子测试任务：①VR星形取消测试（VR star cancellation test），用于视觉扫描测试；②VR线段等分测试（VR line bisection），用于空间判断测试；③VR视觉消失测试（VR visual extinction），用于区分注意力和感觉因素；④VR烘焙盘任务（VR baking tray task），用于空间判断的功能性测量。该研究表明，VR-DiSTRO是一套具有高敏感度的空间忽略评估测试组合模式。本研究同时说明VR技术是一种在老年脑卒中患者中具有较高可行性的评估工具，具有对这一类人群的筛查潜力。

Kim研究团队（2011a）使用VR技术对24例脑卒中患者进行了单侧空间忽略的康复治疗。这些患者被随机分配到常规治疗组（视觉追踪、阅读和写作训练等）和VR治疗组。VR治疗是通过沉浸式康复系统（immersive rehabilitation exercise，IREX）进行的，该系统由显示器、摄像机和计算机追踪手套组成。摄像机能够识别患者的动作或位置，并将他们映射到虚拟空间中。研究者使用"鸟与球""椰子"和"容器"三个虚拟环境，受试者需要在虚拟环境中移动，并刺激他们左侧身体的物品。例如，在"鸟与球"环境中，受试者必须触摸飞起来的球，当他们触摸到球时，这些球就会变成鸟。2组受试者每天接受30分钟的治疗，每周治疗5天，持续治疗3周。结果发现，在4项测试评估中，受试者在2个测试（星形消除测试和凯瑟林-波哥量表）的表现上存在治疗前后的显著差异。研究者认为，VR技术可能是一种有益于治疗脑卒中引起的单侧忽略的技术。Kim研究团队（2011a，2011b）对28例脑卒中患者使用了相同IREX，并得出以下结论：VR训练结合基于计算机的认知康复，可能对这一人群的认知障碍训练有额外的益处。

Glover和Castiello（2006），以及Ansuini等（2006）使用VR技术对6例左侧视觉忽略的右侧大脑半球脑卒中患者开展了相关研究。根据脑卒中位置，研究者将患者分为背侧额顶叶组和腹侧颞顶叶组，并与健康对照组进行比较。这项研究使用的设备包括一个放置在一个中空盒子上方的显示器。受试者可以将手伸入盒子。通过在肢体和眼睛之间放置一个黑色隔板，阻挡受试者在盒子内部观察到伸出手的视觉。用于抓取的目标包括以下两种情况：①一个放置在桌子上的真实物体（直径为8cm的白色聚苯乙烯球）；②在计算机屏幕上呈现的虚拟物体（一个圆球）。受试者通过数据追踪手套实时控制虚拟手部的运动。任务包含"运动"和"感觉"两种成分，所谓运动成分，需要受试者必须拿起物体，而感觉成分则要求受试者必须说出物体出现的位置。这些物体既可以位于中线的中心，也可以位于中线左右约30°的位置。整个实验包括基线任务期、训练任务期和训练后感觉任务期，所有实验内容都在同一天完成。研究结果表明，虚拟训练是有效的，但只适用于病变不影响下顶叶/颞上区的患者，这表明这些区域在空间感知的功能恢复中起着至关重要的作用。

由于单侧空间忽略的研究主要集中在视觉领域，Guilbert等（2016）提出了一种评估患者听觉领域的方法。在该研究中，14例右侧大脑半球脑卒中患者（包括10例单侧空间忽略的患者）被要求在虚拟环境中（受试者的头部位于正方形虚拟房间的中心位置）执行2项计算机化听觉提示任务：目标检测和定侧任务。检测任务为感知到信号后立即用右手食指按下鼠标按钮，定侧任务为根据目标的空间位置按下鼠标左键或右键。研究结果发现，单侧空间忽略患者仅在偏侧化任务中表现出困难。虽然Guilbert等没有比较视觉和听觉的表现，但这些结果证明了单侧空间忽略同样包括听觉定向缺陷，这进一步支持开发使用基于VR技术的听觉注意评估工具。

单侧空间忽略同样受空间远近距离的影响。因此，Yasuda等（2017）提出了一种身临其境的VR康复方案，使用HMD来训练近空间和远空间的忽视。他们对

10例脑卒中单侧空间忽略患者在2种条件下进行评估。第一种条件为远空间条件，虚拟屏幕被放置于距离15m的位置，不同刺激从屏幕的左侧到右侧闪动，这项任务要求患者识别闪动的物体。第二种条件为近空间条件，是由3个放置在虚拟书桌上的物体构成的抓取任务。考虑到单侧空间忽视受非忽视半侧存在刺激的影响，研究者在虚拟环境中加入了一个移动的缝隙，通过关闭右侧空间的刺激来吸引注意力到左侧并促进注意力脱离。这个方法的潜在好处是可以通过评估在虚拟训练前和训练后针对空间忽略的近距离和远距离任务刺激来客观评价受试者的行为表现。近远距离的任务刺激分别是：①在患者面前以水平放置在40cm处的A4纸上展示刺激；②通过使用投影仪将刺激投射到墙上，受试者身体中线和显示器之间距离240cm。经虚拟康复训练后，受试者仅远距离的单侧空间忽略得到改善，但这一结果依然表明虚拟环境对视觉单侧空间忽略康复的优势。

（二）路径表征

Carelli等（2011）使用虚拟迷宫对40名健康受试者和8名脑卒中相关脑局灶性病变患者的路径表征能力进行了研究。研究者开发了8种不同的三维迷宫，这些迷宫是韦氏儿童智力量表修订版（Wechsler intelligence scale for children-revised，WISC-R）中纸笔迷宫测试的计算机版本。受试者首先完成WISC-R的纸笔迷宫测试，随后进入虚拟环境，他们必须在虚拟环境中找到他们刚才完成的对应的迷宫。定位装置安装在电脑屏幕前，受试者使用键盘在虚拟环境中进行导航。他们在整个测试中以标准的步行速度行进，并在整个过程中维持不变。基于统计学的考量，研究者将受试者分为Ⅰ组（50～59岁）和Ⅱ组（60～71岁）。虚拟环境中的测量变量包括迷宫的完成总次数和VR执行总时间。研究者将2个患者组在2个指标上的表现与健康对照者进行比较。结果发现，Ⅰ组患者在VR迷宫的完成总次数显著低于健康对照者，不过Ⅱ组患者却未观察到这种差异。在纸笔迷宫测试方面，脑卒中患者与健康对照者间存在显著差异。

（三）短期记忆和工作记忆

Cameirão研究团队（2016）对训练脑卒中患者的注意力和短时记忆缺陷抱有浓厚兴趣，他们认为这些缺陷严重影响了患者日常生活。他们的研究纳入中老年脑卒中患者10例（女性7例，男性3例），患者平均年龄为（54.2±9.2）岁。他们使用的实验设备包括眼动仪、动作追踪手套和基于高分辨率显示器的虚拟环境。患者在桌面上通过手臂运动可以与虚拟环境进行交互。在该研究中，他们使用不同效价（积极、消极和中性）的情绪刺激来增强患者的注意力和短时记忆过程。根据社会情感选择理论，研究者认为情绪显著性可能会出现在积极和中性的刺激上，而不是消极的刺激上。实验任务包括从14个中性干扰物中找到目标图像，并通过手臂运动选择目标图像。在完成这个虚拟任务后，进行一个回忆任务，患者需要在与目标图像数量相匹配的干扰物中再认目标图像。该研究结果证实了研究者的假设：患者对负面刺激会产生更多的错误记忆（更多的错误识别图像）。总之，这项研究提供了关于在虚拟环境中使用情绪内容进行短期记忆训练可行性的论据。

Gamito等（2017）报告了一项研究结果，该研究旨在测试VR技术对脑卒中幸存者在神经心理康复方面的作用。他们开发了一个基于VR技术的严肃游戏程序，内置专门用于训练注意力和记忆力的训练模块。例如，涉及工作记忆任务的虚拟场景要求患者在一家商店购买几件目标物品。在该研究中，20例脑卒中患者被随机分为2组：暴露干预组和等待治疗对照组（认知刺激训练）。对照组受试者在住院期间进行认知训练前后接受韦氏记忆量表（Wechsler memory scale-Ⅲ，WMS-Ⅲ）测试评估。干预组受试者在接受虚拟干预（包括60分钟的认知刺激训练和严肃游戏训练）的前后同样接受相同的评估测试。结果显示，干预组患者的记忆功能（包括工作记忆能力）在接受训练后明显改善，而对照组患者的记忆功能改善效果并不显著。这项研究结果支持了虚拟环境对脑卒中患者认知康复的有效性。

Maier等（2017）注意到与脑卒中相关的认知缺陷很少单独发生，因此他们指出这些认知损害可能具有共同的神经基础。基于这一背景，他们提出一种基于VR技术的康复方案。该方案综合考虑了脑卒中患者的各类认知缺陷，包括短时记忆和工作记忆等。同时基于该方案开发出的VR康复系统还涉及与记忆能力相关的其他认知领域（空间注意力、执行功能）训练，并且系统能够与患者各个认知领域的损伤程度进行自动化适配。在具体的研究中，11例脑卒中患者被随机分配到试验组（$n=6$）或对照组（$n=5$）。所有患者均接受为期6周，每天30分钟（每周5次）的康复训练。实验训练包括3个持续时间为10分钟的认知训练场景，其中2个场景涉及短时记忆和工作记忆训练。对照组患者接受总计需要完成30项面向个体的认知任务，每天完成一项时长为30分钟的任务。在治疗前后，研究者采用成套神经心理测试对受试者进行评估。结果表明，不同领域的认知缺陷存在相关性，而VR训练能够帮助这些认知缺陷随时间推移逐步改善（包括短时记忆和工作记忆）。总而言之，这项研究提示，当存在综合性认知缺陷时，认知训练是有效且必要的。

（四）情境记忆

Rose等（1999）对48名脑卒中患者（24名左半球损伤患者，24名右半球损伤患者）和48名对照者开展关于血管性脑损伤后记忆再训练研究。他们将受试者分为两组：主动虚拟环境任务条件组和被动虚拟环境任务条件组。虚拟环境由一个包含4个房间的空间（卧室、音乐室、休息室和厨房）组成，其中有20件物品（如相机、一瓶酒等）。游戏环境呈现在电脑桌面上，需要受试者使用操纵杆进行探索。在主动任务条件中，受试者必须找到通过不同房间的正确路线。研究者要求每个受试者留意他们所看到的物体，并找到一辆玩具车。玩具车被放置于虚拟环境的最后一个房间（厨房）中。在主动虚拟环境任务条件下完成任务的受试者，他们的动作将被计算机存储在内存中，并播放给即将参加下一个被动任务条件的受试者。研究结束后，两组受试者均完成了基于虚拟环境的空间识别和物体识别任务。这项研究结果表明，血管性脑损伤患者可以执行虚拟人物，尽管他们的表现比对照者差。此外，在不同组别和不同实验条件下，受试者的表现模式也存在差异，这可能涉及不同的记忆康复模式。

（五）前瞻性记忆

Brooks 等（2004）评估了42例患者（21例右侧半球损伤患者，20例左侧半球损伤患者，1例双侧半球损伤患者）在脑卒中后1周至2个月的前瞻性记忆水平。该研究同时纳入了18名健康对照者。研究使用的虚拟游戏环境由4个房间的空间组成，呈现在桌面电脑上，受试者使用操纵杆进行探索，并使用鼠标进行操作。在评估开始时，受试者被告知房间的主人（研究者）将搬到更大的房子中，他们必须在家具和物品上贴上"离开"的标签。受试者必须完成3项前瞻性记忆任务。首先，他们需要让主人，也就是研究者在玻璃做的物品上贴上"易碎"字样的标签（基于事件的任务）。其次，他们必须让搬运工进入房间，并要求主人每隔5分钟就按一下大厅里时钟旁边的红色按钮（基于时间的任务）。最后，他们必须要求主人每次离开厨房时都把门关上，这样猫就不会跑出去（基于活动的任务）。本研究结果显示，与对照组相比，脑卒中患者在基于事件的任务和基于活动的任务中，前瞻性记忆功能严重受损。

（六）执行功能和多任务处理

Rand研究团队（2005）开发了虚拟商场系统（VMall）来训练个体不同的功能（运动、认知、元认知功能等），并评估受试者在购物任务中的能力表现。这个虚拟环境模拟了一个包含几个过道的大型超市。每个过道最多有60种产品，根据不同的类别（如烘焙食品、清洁用品）放置在货架上。同时还有一个标识，用于显示产品名称和图像，货架上的信息也可以提示用户产品类型。灵活的环境允许用户选择不同类型、不同号码和不同位置的产品。同一类商品有4件，摆放在货架上。如果用户拿了其中一件，货架上依然会有一些剩余的商品。用户在选择商品时，商品图像会放大，并出现商品名称。在这个过程中，还有一些听觉刺激（如购物中心类型的背景音乐），其目的是增加用户的沉浸感。VMall最终集成在一套VR系统的IREX上。受试者进入VMall后，通过触摸箭头来实现移动，箭头会使屏幕向左或向右滚动。戴上红色的动作捕捉手套，受试者可以通过触摸通道上的标志来选择物品。选定的商品将出现在购物车中。在具体的实验过程中，受试者可能被要求执行不同的任务，如为食谱挑选原料或根据购物清单来购买商品。VMall能够记录许多行为分数，如正确选择的项目的数量、执行任务所花费的时间、选择项目的顺序等。在进行了一些技术调整后，研究者对8例脑卒中患者（5例右侧大脑半球脑卒中患者，3例左侧大脑半球脑卒中患者）开展预试验。这项研究证实了VMall对脑卒中人群的可用性，因为受试者能够沉浸其中并执行任务，他们报告这种训练和评估形式非常有趣。

Rand及其同事（2007）使用VMall比较了14例脑卒中患者的表现，其中11例患者处于亚急性期，3例患者处于慢性期。研究者将他们的表现与儿童、青年人和老人三组的健康对照者进行比较。所有受试者必须在VMall执行4项购物任务。结果发现，脑卒中组的平均总购物时间显著低于其他3个健康对照组（$P < 0.05$）。

多任务测试（multiple errands test，MET）最初由Shallice和Burgess于1991年开发，是一种旨在评估个体在现实生活中执行功能的工具。该测试由3个任务组成（购买6种商品、查找4个关键信息、与施测者在预定位置及特定时间见面）。在完成这些任务的过程中，受试者需要遵循一定的规则。整个测试是在真实的购物中心完成的。虚拟多任务测试（virtual multip errands test，VMET）由Rand等（2009a）根据MERT开发而来。VMET与MET医院版本（multiple errands test-hospital version，MET-HV，Knight et al. 2002）具有相同的任务数量和部分相同的任务指令（即购买物品和查找信息）。但是，VMET的设计更符合VMall的特点。MET的第三个任务（即"与施测者在预定位置及特定时间见面"）在VMET中被替换为"在特定时间检查购物车中的物品"。为了完成这个任务，在测试过程中，受试者可以在屏幕左下方看到一个时钟。研究者会全程观察受试者执行上述任务的过程，并记录一些得分（如效率、违反规则次数、使用策略错误、任务完成度及错误总数等）。在VMET的验证研究中，Rand等（2009a）的研究表明，这项创新性测试任务在统计层面能够成功区分9例脑卒中患者（6例右侧大脑半球脑卒中，3例左侧大脑半球脑卒中，4例处于慢性期，5例处于急性期后）和健康受试者（青年与老年）。此外，脑卒中患者和健康老人的MET和VMET得分之间均存在显著相关性。

在另一项研究中，Rand 等（2009b）使用 VMET 对 4 名脑卒中患者进行了 10 次多任务处理能力训练，每次训练持续 60 分钟。每个阶段的任务主要为在 VMall 进行购物。通过训练前后评估，研究者发现这种虚拟环境训练显著改善了患者的执行功能和多任务处理的表现。

Riva 研究团队（2009）开发的 NeuroVR 1.5 系统是一套开源的免费 VR 平台，可供临床医生和研究人员使用，以满足不同人群的评估和康复需求（http：//www.neurovr.org）。在 Carelli 等（2009）的一项研究中，这个虚拟平台被用来提供一套 VMall 情境，他们计划通过这个虚拟情境来协助 2 名缺血性脑损伤患者（年龄分别为 59 岁和 72 岁）注意力转移和行动计划功能的康复。VMall 呈现在电脑显示器的桌面上。受试者可以使用手柄在超市的不同通道中穿行。在这项研究中，受试者被要求从货架上挑选购买各种商品。这项任务可以根据受试者需要购买的产品数量或挑选产品的顺序来设置不同的难度级别。研究者可以记录受试者在购物过程中的购物时间及错误分数等数据。对购物时间的测量表明，VR 程序比传统的神经心理学评估更敏感，只有在 VR 环境中才能发现患者的部分认知问题。至于错误分数，VR 测试和传统纸笔测试都能鉴别出患者的认知问题。这项研究提示，受试者在 VR 环境中的行为能够代表他们在复杂现实情境中的行为。

Raselli 团队（2010）进行了一项关于 6 名脑卒中患者和 14 名健康对照者的对比研究。他们同样使用了 NeuroVR 虚拟购物的任务程序。研究结果显示，与对照组相比，脑卒中患者的任务表现较差，尤其是在执行时间和维持任务目标直至完成目标这两个维度的评分上。这些研究结果支持了在 NeuroVR 的 VMall 中设置 MET，可以检测脑卒中患者执行功能缺陷的观点。Raselli 团队（2011）的另一项研究也支持这种虚拟环境设置的有效性，他们发现受试者的执行功能之间存在相关性。

Lee 研究团队（2003）也开发了一个由 4 个货架、4 个冰箱（每个冰箱都有门）和 2 个门向上打开的冰箱组成的 VMall。受试者使用操纵杆在虚拟环境中导航，他们需要打开冰箱门，拿起商品并把它们放入购物车中。研究者在这个虚拟环境的任务执行过程中会测量多个参数，如经过的时间、移动的距离、碰撞墙壁的次数、选择的商品数量、打开冰箱门的次数、按下操纵杆按钮的次数和错误率等。研究最终纳入 5 例脑外伤或脑卒中患者。患者在 5 天内完成 5 次任务。研究者在该研究中并未使用严格的统计学分析，不过通过观察采集到的数据，研究者发现，随着时间的推移，受试者所消耗的时间、距离、碰撞次数和错误率呈下降趋势，而选择物品的次数和按键次数呈上升趋势。然而，研究者同时观察到，受试者在使用桌面系统上存在较大困难，如难以使用操纵杆。在对这套系统进行改进后，该团队随后发表了另一项研究（Kang et al. 2008），该研究对 20 名被诊断为单侧脑损伤的脑卒中患者和 20 名健康对照者开展了相同的对比研究。结果显示，两组人员在虚拟环境中测量到的行为参数（表现错误、延迟识别记忆评分、注意力和执行指数）存在差异。尽管虚拟系统有所改进，但仍有很大比例的受试者报告在使用操作界面时遇到困难。因此，这类系统在能够更广泛地作为该类人群的培训工具之前，研究者必须首先解决这一问题。

Jovanovski等（2012）开发了一种新的虚拟环境心理测量工具——城市多任务处理测试（multiple city test，MCT）。他们使用该工具对11名脑卒中患者和2名创伤性脑损伤患者开展研究。该研究样本还包括30名健康对照者。MCT的虚拟环境包含邮局、药店、文具店、咖啡店、杂货店、验光师办公室、医生办公室、餐厅酒吧、银行、干洗店、宠物店和受试者的家。受试者需要在15分钟内购买物品，从银行取钱，并与医生进行预约。受试者可以在电脑显示器底部查看相关信息（如出行计划、钱包金额等）。结果表明，MCT可以通过定量（即错误的数量）而非定性（即错误的类型）的形式将患者与正常人区分开来。研究者进一步分析了MCT任务表现与前额叶系统行为量表（frontal systems behaviour scale，FrSBe）的相关性，并证明了该测评工具的生态效度。Jovanovski等认为，MCT是预测获得性脑损伤患者真实世界功能极具价值的评估测量工具。

Faria等（2016）开发了一种基于VR技术的脑卒中后执行功能的干预方法，其中包含了一套模拟城市系统（Reh@City），用来帮助患者在几个认知领域的开展康复。研究者比较了两组来自2个康复中心的脑卒中患者。实验组共9名患者，接受VR干预。对照组也有9名患者，接受常规认知康复治疗。两组患者均接受为期4～6周的12次干预（每次20分钟）。两组患者的疗效指标均为干预前后的传统神经心理测试得分，这些测试主要涉及执行功能，包括路径追踪测试（trail making test）、韦氏成人智力测试（Wechsler adult intelligence scale Ⅲ）中的图片排列分测试。同时，Reh@City也可以通过预设受试者需要完成的目标来评估执行功能（包括解决问题、计划和推理等）。组内分析显示，对照组患者在社会参与和自我报告的记忆力方面有所改善，而实验组患者认知缺陷的多个维度均有显著改善。此外，组间分析显示，实验组患者较对照组患者，在执行功能及其他认知功能方面的改善更为显著，提示基于VR技术的训练比传统治疗效率更高。

Nir-Hadad及其同事（2017）指出，执行功能的评估必须考虑生态效度。他们检验了4项购物任务改编版本（adapted four-item shopping task）的生态效度。该任务是一项专门用于评估购物相关行为的任务，是用于测量日常生活行为的工具性任务。在该研究中，受试者在虚拟交互式购物环境和真实购物环境（医院食堂）中完成购物任务。研究目的是通过确定虚拟任务与临床执行功能测量之间的关系来检验购物任务的聚合效度和结构效度，并通过受试者在虚拟购物环境和真实食堂中的行为表现关系来检验测试的生态效度。该研究样本包括19名脑卒中患者（年龄在50～85岁）及20名年龄和性别匹配的健康参与者。研究者发现患者在虚拟购物任务中的行为表现与他们的临床评估之间存在部分相关性。此外，他们观察到，在脑卒中患者中，他们在虚拟环境与真实食堂的行为表现同样存在关联。有70%的受试者表示他们感觉就像在真正的购物环境中一样，这一结果突出了虚拟环境的生态效度。总体而言，研究结果积极地支持了虚拟购物任务作为日常生活执行功能的工具性评估工具。

三、增 强 现 实

混合现实康复系统（mixed reality rehabilitation system，MRRS）是一种用来帮助因大脑病理性问题而存在身体和认知功能缺陷患者进行康复活动的技术。混合现实（mixed reality，MR）可以被认为是位于VR和物理现实之间的连续统一体的一部分（参见第 1 章相关内容）。其核心特点是通过将真实世界和虚拟元素结合到一个单一的无缝景观中，是一种改进后的VR技术。该技术的硬件载体是佩戴视频透视式头戴式显示器（video see through head mounted display，VST-HMD）。通过该设备可以创建一个由真实物理世界构成，同时通过虚拟元素进行增强的环境。Salva等（2009）在一项研究中使用了这项技术。他们对14名18～63岁有脑血管意外（cerebrovascular accident，CVA）的患者开展了研究。要求患者沉浸在MR环境中，并给他们分配与虚拟环境相关的娱乐和互动内容，以帮助他们对自身身体和认知缺陷进行康复和治疗。研究者认为，这种互动体验是非常有前景的康复活动形式，但也指出在部分领域的技术层面需要进一步改进。另外，研究者还强调了这种康复形式在帮助脑卒中患者和其他面临神经系统问题的人群在非医疗机构的日常生活中进行康复活动的潜力（Pridmore et al. 2007；Edmans et al. 2004）。

Dvorkin及其同事（2008，2012）开发了虚拟现实和机器人光学操作机器（virtual reality and robotics optical operations machine，VRROOM），用于研究脑卒中后患者单侧空间忽略。他们的研究对象包括存在和不存在空间忽略的脑卒中患者，以及健康对照者。VRROOM系统包括一个用于渲染虚拟环境的个人式增强现实沉浸式系统（personal augmented reality immersive system，PARIS），图形会叠加在一个大的工作空间上。虚拟环境由一个三维房间形状组成，其中三维的虚拟球状物（"目标"）会出现在空间的不同位置和高度上。每个受试者坐在黑暗的房间中，面对VRROOM系统，右手握住响应按键，头部固定在下巴托上。受试者必须在检测到目标时尽快按下响应按键。Dvorkin的2项研究结果表明，存在空间忽略的患者会表现出不对称性，其特征是对于整个空间的注意力会逐渐减少，这种减少不是突然发生的，而是一个线性递减过程。他们的研究还表明，虚拟任务能够对恢复期的空间忽略症状进行定量评估和监测，这比传统纸笔测试更敏感。Jannink等的研究（2009）也表明，虚拟三维测试具有测量亚急性期和慢性期脑卒中患者单侧空间忽略的潜力。

四、讨　论

综上所述，大多数针对成年脑卒中患者开展的VR研究似乎都支持这样一个事实，即VR技术对这类疾病引起的认知缺陷的识别具有高敏感度，而且这种技术也有希望作为康复工具进一步改善他们的认知功能。通过对这些公开发表的文献进行分析，我们需要强调的是，目前的研究只涉及认知功能的几个方面，这些功能主要涉及空间注意、空间忽略、执行功能。此外，现有研究还涉及注意力、短时记忆、工作记忆、情境记忆和前瞻性记忆等认知功能。

过去发表的文献强调，VR的优势之一在于比经典测试更为贴近生活。部分研究（Jovanovski et al. 2012；Rand et al. 2009a）发现患者在虚拟环境中的表现与实际的日常生活中的功能存在有趣的关联，因此支持这种工具或方法的生态价值。一些研究发现，在评估脑卒中造成的缺陷方面，VR比传统纸笔测试具有更高的敏感度（Broeren et al. 2007；Buxbaum et al. 2012；Dvorkin et al. 2012；Katz et al. 2005，Rand et al. 2005）。有几位研究者（Cherniack 2011；Crosbie et al. 2007；Morganti 2004；Rose et al. 2005；Tsirlin et al. 2009）强调，与传统评估相比，VR具有应用潜力。然而，目前可获得的研究结果依然过少，我们还很难确定与传统评估相比VR在该领域内是否真正具有优势。因此，VR环境在认知功能障碍的评估与康复领域的价值仍然需要更多的研究来进一步证实。

在之前发表的文献中，研究者也讨论了关于VR的局限性，以及该技术在脑卒中患者中推广使用的限制。第一个限制是来自方法学层面的研究设计。目前的大部分研究，研究样本数量往往受限。另外，我们需要更多地关注受试者的年龄和脑卒中的病程（急性或慢性），从而更好地区分VR的价值。另一个限制与所使用VR的技术和人体工程学方面有关。设备和沉浸式技术（操纵杆、鼠标、HMD、三维眼镜、混合现实、视频捕捉、平板屏幕、沉浸式或非沉浸式技术等）之间的巨大差异限制了研究的泛化，因为使用相同技术条件的研究太少，因此无法得出有效的结论。鉴于这些限制，未来的研究有必要：①继续围绕各种认知功能开展更为广泛的研究；②在开发研究设计阶段，充分考虑验证VR是一种具备生态效度方法的假设与手段；③将虚拟环境与经典标准化工具进行比较，确定其有效性和可靠性。以上这些重点突出了在这一新兴领域进一步开展工作的重要性。

（姚冠群　赵文涛　徐　勇　译）

参 考 文 献

Ansuini, C., Pierno, A. C., Lusher, D., & Castiello, U. (2006). Virtual reality applications for the remapping of space in neglect patients. *Restorative Neurology and Neuroscience, 24*(4–6), 431–441.

Baheux, K., Yoshikawa, M., Tanaka, A., Seki, K., & Handa, Y. (2004). Diagnosis and rehabilitation of patients with hemispatial neglect using virtual reality technology. *Conference proceedings: Annual international conference of the IEEE engineering in medicine and biology society, 7,* 4908–4911.

Baheux, K., Yoshizawa, M., Tanaka, A., Seki, K., & Handa, Y. (2005). Diagnosis and rehabilitation of hemispatial neglect patients with virtual reality technology. *Technology and health care. Official Journal of the European Society for Engineering and Medicine, 13*(4), 245–260.

Baheux, K., Yoshizawa, M., Seki, K., & Handa, Y. (2006). Virtual reality pencil and paper test for neglect: A protocol. *CyberPsychology & Behaviour, 9*(2), 192–195.

Broeren, J., Samuelsson, H., Stibrant-Sunnerhagen, K., Blomstrand, C., & Rydmark, M. (2007). Neglect assessment as an application of virtual reality. *Acta Neurlogica Scandinavica, 116,* 157–163.

Brooks, B. M., Rose, F. D., Potter, J., Jayawardena, S., & Morling, A. (2004). Assessing stroke patients' prospective memory using virtual reality. *Brain Injury, 18*(4), 391–401.

Buxbaum, L. J., Palermo, M., Mastrogiovanni, D., Read, M., Rosenberg-Pitonyak, E., Rizzo, A. A., & Coslett, H. (2008). Assessment of spatial attention and neglect with a virtual wheel-chair navigation task. *Journal of Clinical & Experimental Neuropsychology, 30*(6), 650–660.

Buxbaum, L. J., Dawson, A. M., & Linsley, D. (2012). Reliability and validity of the virtual reality lateralized attention test in assessing hemispatial neglect in right-hemisphere stroke. *Neuropsychology, 26*(4), 430–441.

Cameirão, M. S., Faria, A. L., Paulino, T., Alves, J., & i Badia, S. B. (2016). The impact of positive, negative and neutral stimuli in a virtual reality cognitive-motor rehabilitation task: a pilot study with stroke patients. *Journal of Neuroengineering and Rehabilitation, 13*(1), 70.

Carelli, L., Rusconi, M. L., Mattioli, F., Stampatori, C., Morganti, F., & Riva, G. (2009). Neuropsychological and virtual reality assessment in topographical disorientation. *Annual Review of Cybertherapy and Telemedicine, 7,* 230–233.

Carelli, L., Rusconi, M. L., Scarabelli, C., Stampatori, C., Mattioli, F., & Riva, G. (2011). The transfer from survey (map-like) to route representations into virtual reality Mazes: effect of age and cerebral lesion. *Journal Of Neuroengineering And Rehabilitation*, 2011 Jan 31; Vol 8, pp 6 Electronic Publication.

Castiello, U., Lusher, D., Burton, C., Glover, S., & Disler, P. (2004). Improving left hemispatial neglect using virtual reality. *Neurology, 62,* 1958–1962.

Cherniack, E. P. (2011). Not just fun and games: Applications of virtual reality in the identification and rehabilitation of cognitive disorders of the elderly. *Disability and Rehabilitation: Assistive Technology, 6*(4), 283–289. https://doi.org/10.3109/17483107.2010.542570.

Crosbie, J. H., Lennon, S., Basford, J. R., & McDonough, S. M. (2007). Virtual reality in stroke rehabilitation: Still more virtual than real. *Disability and Rehabilitation, 29*(14), 1139–1146.

Dawson, A. M., Buxbaum, L. J., & Rizzo, A. A. (2008). The virtual reality lateralized attention test: Sensitivity and validity of a new clinical tool for assessing hemispatial neglect. *Virtual Rehabilitation*, 77–82. https://doi.org/10.1109/ICVR.2008.4625140.

Dvorkin, A. Y., Rymer, W. Z., Harvey, R. L., Bogey, R. A., & Patton, J. L. (2008). Assessment and monitoring of recovery of spatial neglect within a virtual environment. *Proceedings of the IEEE Virtual Rehabilitation*, 88–92.

Dvorkin, A. Y., Bogey, R. A., Harvey, R. L., & Patton, J. L. (2012). Mapping the neglected space: Gradients of detection revealed by virtual reality. *Neurorehabilitation and Neural Repair,*

26(2), 120–131. https://doi.org/10.1177/1545968311410068.

Edmans, J., Gladman, J., Walker, M., Sunderland, A., Porter, A., & Fraser, D. S. (2004). Mixed reality environments in stroke rehabilitation: Development as rehabilitation tools. *International Journal on Disability and Human Development, 6*(1), 39–45.

Faria, A. L., Andrade, A., Soares, L., & i Badia, S. B. (2016). Benefits of virtual reality based cognitive rehabilitation through simulated activities of daily living: A randomized controlled trial with stroke patients. *Journal of Neuroengineering and Rehabilitation, 13*(1), 96.

Fordell, H., Bodin, K., Bucht, G., & Malm, J. (2011). A virtual reality test battery for assessment and screening of spatial neglect. *Acta Neurologica Scandinavica, 123*, 167–174. https://doi.org/10.1111/j.1600-0404.2010.01390.x.

Gamito, P., Oliveira, J., Coelho, C., Morais, D., Lopes, P., Pacheco, J., & Barata, A. F. (2017). Cognitive training on stroke patients via virtual reality-based serious games. *Disability and Rehabilitation, 39*(4), 385–388.

Glover, S., & Castiello, U. (2006). Recovering space in unilateral neglect: A neurological dissociation revealed by virtual reality. *Journal of Cognitive Neuroscience, 18*(5), 833–843.

Guilbert, A., Clément, S., Martin, Y., Feuillet, A., & Moroni, C. (2016). Exogenous orienting of attention in hearing: A virtual reality paradigm to assess auditory attention in neglect patients. *Experimental Brain Research, 234*(10), 2893–2903.

Gupta, V., Knott, B. A., Kodgi, S., & Lathan, C. E. (2000). Using the "vreye" system for the assessment of unilateral visual neglect: Two case reports. *Presence: Teleoperators & Virtual Environments, 9*(3), 268–286.

Jannink, M. J. A., Aznar, M., de Kort, A. C., van de Vis, W., Veltink, P., & van der Kooij, H. (2009). Assessment of visuospatial neglect in stroke patients using virtual reality: A pilot study. *International Journal of Rehabilitation Research, 32*(4), 280–286.

Jovanovski, D., Zakzanis, K., Ruttan, L., Campbell, Z., Erb, S., & Nussbaum, D. (2012). Ecologically valid assessment of executive dysfunction using a novel virtual reality task in patients with acquired brain injury. *Applied Neuropsychology, 19*, 207–220. https://doi.org/10.1080/09084282.2011.643956.

Kang, Y. J., Ku, J., Han, K., Kim, S. I., Yu, T. W., Lee, J. H., & Park, C. I. (2008). Development and clinical trial of virtual reality-based cognitive assessment in people with stroke: Preliminary study. *CyberPsychology & Behaviour, 11*(3), 329–339.

Katz, N., Ring, H., Naveh, Y., Kizony, R., Feintuch, U., & Weiss, P. L. (2005). Interactive virtual environment training for safe street crossing of right hemisphere stroke patients with unilateral spatial neglect. *Disability and Rehabilitation, 27*(20), 1235–1243.

Kim, K., Kim, J., Ku, J., Kim, D. Y., Chang, W. H., Shin, D. I., Lee, J. H., Kim, I. Y., & Kim, S. I. (2004). A virtual reality assessment and training system for unilateral neglect. *CyberPsychology & Behaviour, 7*, 742–749.

Kim, J., Kim, K., Kim, D. Y., Chang, W. H., Park, C.-I., Ohn, S. H., Han, K., Ku, J., Nam, S. W., Kim, I. Y., & Kim, S. I. (2007). Virtual environment training system for rehabilitation of stroke patients with unilateral neglect: Crossing the virtual street. *CyberPsychology & Behaviour, 10*(1), 7–15.

Kim, D. Y., Ku, J., Chang, W. H., Park, T. H., Lim, J. Y., Han, K., Kim, I. Y., & Kim, S. I. (2010). Assessment of post-stroke extrapersonal neglect using a three-dimensional immersive virtual street crossing program. *Acta Neurologica Scandinavica, 121*, 171–177. https://doi.org/10.1111/j.1600-0404.2009.01194.x.

Kim, B. R., Chun, M. H., Kim, L. S., & Park, J. Y. (2011b). Effect of virtual reality on cognition in stroke patients. *Annals of Rehabilitation Medicine, 35*(3), 450–459.

Kim, Y. M., Chun, M. H., Yun, G. J., Song, Y. J., & Young, H. E. (2011a). The effect of virtual reality training on unilateral spatial neglect in stroke patients. *Annals of Rehabilitation Medicine, 35*(3), 309–315.

Knight, C., Alderman, N., & Burgess, P. W. (2002). Development of a simplified version of the multiple errands test for use in hospital settings. *Neuropsychological Rehabilitation, 12*(3), 231–255.

Lee, J. H., Ku, J., Cho, W., Hahn, W. Y., Kim, I. Y., Lee, S.-M., Kang, Y., Kim, D. Y., Yu, T., Wiederhold, B. K., Wiederhold, M., & Kim, S. I. (2003). A virtual reality system for the assessment and rehabilitation of the activities of daily living. *CyberPsychology & Behaviour, 6*(4), 383–388.

Lisa, L. P., Jughters, A., & Kerckhofs, E. (2013). The effectiveness of different treatment modalities for the rehabilitation of unilateral neglect in stroke patients: A systematic review. *NeuroRehabilitation, 33*, 611–620. https://doi.org/10.3233/NRE-130986.

Maier, M., Bañuelos, N. L., Ballester, B. R., Duarte, E., & Verschure, P. F. (2017, July). Conjunctive rehabilitation of multiple cognitive domains for chronic stroke patients in virtual reality. In *Rehabilitation Robotics (ICORR),* 2017 international conference on (pp. 947–952). IEEE.

Morganti, F. (2004). Virtual interaction in cognitive neuropsychology. *Studies in Health, Technologies and Informatics, 99*, 55–70.

Myers, R. L., & Bierig, T. (2003). Virtual reality and left hemineglect: A technology for assessment and therapy. *CyberPsychology & Behaviour, 3*, 465–468.

Navarro, M_. D., Llorens, R., Noé, E., Ferri, J., & Alcaniz, M. (2013). Validation of a low-cost virtual reality system for training street-crossing. A comparative study in healthy, neglected and non-neglected stroke individuals. *Neuropsychological Rehabilitation, 23*(4), 597–618. https://doi.org/10.1080/09602011.2013.806269.

Nir-Hadad, S. Y., Weiss, P. L., Waizman, A., Schwartz, N., & Kizony, R. (2017). A virtual shopping task for the assessment of executive functions: Validity for people with stroke. *Neuropsychological Rehabilitation, 27*(5), 808–833.

Pridmore, T., Cobb, S., Hilton, D., Green, J., & Eastgate, R. (2007). Mixed reality environments in stroke rehabilitation: Interfaces across the real-virtual divide. *International Journal of Disability and Human Development, 6*(1), 87–95.

Rand, D., Katz, N., Kizony, R., & Weiss, P. L. (2005). The virtual mall: a functional virtual environment for stroke rehabilitation. *Annual Review of CyberTherapy and Telemedicine, 3*, 193–198.

Rand, D., Katz, N., & Weiss, P. L. (2007). Evaluation of virtual shopping in the VMall: Comparison of post-stroke participants to healthy control groups. *Disability and Rehabilitation, 29*, 1710–1719.

Rand, D., Basha-Abu Rukan, S., Weiss, P. L., & Katz, N. (2009a). Validation of the virtual MET as an assessment tool for executive functions. *Neuropsychological Rehabilitation, 19*, 583–602.

Rand, D., Weiss, P. L., & Katz, N. (2009b). Training multitasking in virtual supermarket: A novel intervention after stroke. *The American Journal of Occupational Therapy, 63*(5), 535–542.

Raspelli, S., Carelli, L., Morganti, F., Poletti, B., Corra, B., Silani, V., & Riva, G. (2010). Implementation of the multiple errands test in NeuroVR supermarket: A possible approach. *Studies in Health Technology and Informatics, 154*, 115–119.

Raspelli, S., Pallavicini, F., Carelli, L., Morganti, F., Poletti, B., Corra, B., Silani, V., & Riva, G. (2011). Validation of a neuro virtual reality-based version of the multiple errands test for the assessment of executive functions. *Annual Review of CyberTheraphy and Telemedicine, 9*, 72–80.

Riva, G., Carelli, L., Gaggioli, A., Gorini, A., Vigna, C., Corsi, R., Faletti, G., & Vezzadini, L. (2009). *NeuroVR 1.5 – a free virtual reality platform for the assessment and treatment in clinical psychology and neuroscience.* Milan: Applied Technology for Neuro-Psychology Laboratory, Instituto Auxologico Italiano.

Rose, F. D., Brooks, B. M., Attree, E. A., Parslow, D. M., Leadbetter, A. G., McNeil, J. E., Jayawardenas, S., Greenwood, R., & Potter, J. (1999). A preliminary investigation into the use of virtual environments in memory retraining after vascular brain injury: Indications for future strategy? *Disability and Rehabilitation, 21*(12), 548–554.

Rose, F. D., Brooks, B. M., & Rizzo, A. A. (2005). Virtual reality in brain damage rehabilitation: Review. *CyberPsychology & Behaviour, 8*(3), 241–262.

Rushton, S. K., Coles, K. L., & Wann, J. P. (1996). *Virtual reality technology in the assessment and rehabilitation of unilateral visual neglect. 1st European Conference on Disability, Virtual Reality, and Associated Technologies.* Maidenhead.

Salva, A. M., Wiederhold, B. K., Alban, A. J., Hughes, C., Smith, E., Fidopiastis, C., & Wiederhold, M. D. (2009). Cognitive therapy using mixed reality for those impaired by cerebrovascular accident (CVA). *Annual Review of Cybertherapy and Telemedicine, 7*, 253–256.

Shallice, T., & Burgess, P. W. (1991). Deficits in strategy application following frontal lobe damage in man. *Brain, 114*, 727–741.

Smith, J., Hebert, D., & Reid, D. (2007). Exploring the effects of virtual reality on unilateral neglect caused by stroke: Four case studies. *Technology & Disability, 19*, 29–40.

Tanaka, T., Sugihara, S., Nara, H., Ino, S., & Ifukube, T. (2005). A preliminary study of clinical assessment of the left unilateral spatial neglect using a head-mounted display system (HMD) in rehabilitation engineering technology. *Journal of Neuroengineering & Rehabilitation, 2*, 31–40.

Tanaka, T., Ifukube, T., Sugihara, S., & Izumi, T. (2010). A case study of new assessment and training of unilateral spatial neglect in stroke patients: Effect of visual image transformation and visual stimulation by using a head-mounted display system (HMD). *Journal of Neuroengineering and Rehabilitation, 7*(20), 1–8.

Tsirlin, I., Dupierrix, E., Chokron, S., Coquillart, S., & Ohlmann, T. (2009). Uses of virtual reality for diagnosis, rehabilitation and study of unilateral spatial neglect: Review and analysis. *CyberPsychology & Behaviour, 12*(2), 175–181.

Weiss, P. L., Naveh, Y., & Katz, N. (2003). Design and testing of virtual environment to train stroke patients with unilateral spatial neglect to cross a street safely. *Occupational Therapy International, 10*(1), 39–55.

Williams, G. R., Jiang, J. G., Matchar, D. B., & Samsa, G. O. (1999). Incidence and occurrence of total (first-ever and recurrent) stroke. *Stroke, 30*, 2523–2528.

Yasuda, K., Muroi, D., Ohira, M., & Iwata, H. (2017). Validation of an immersive virtual reality system for training near and far space neglect in individuals with stroke: A pilot study. *Topics in Stroke Rehabilitation, 24*(7), 533–538.

第15章

基于虚拟现实技术的创伤性脑损伤评估与康复：人机交互系统回顾与探讨

Frédéric Banville，Pierre Nolin，Thaïna Rosinvil，Eulalie Verhulst，
Philippe Allain

在过去的几年里，创伤性脑损伤（traumatic brain injury，TBI）被医疗卫生领域的专家贴上了"沉默流行病"的标签（Hoffman et al. 2010；Rose et al. 2005；Vaishnavi et al. 2009）。这是因为，TBI在美国和加拿大已然是一个严重的公共卫生问题（Cassidy et al. 2004；Langlois et al. 2006）。事实上，这种疾病相当普遍，每年都会造成世界范围内数百万人残疾甚至死亡（Flanagan et al. 2008）。据估计，美国目前有530万人患有与脑外伤相关的残疾。他们在努力回归正常生活的同时，也面临着诸多挑战（Langlois et al. 2006）。虽然TBI可以发生在任何年龄段，但它主要集中发生在成年期，特别是在45岁以下的年轻人中。同时，它也是儿童和65岁及以上人群最常见的神经损伤之一。而衰老本身也会对这种神经损伤后的康复结局、日常生活和自我赋权（人身自由）产生负面影响（Thompson et al. 2006）。

根据严重等级的临床分类，TBI可以分为三类：重度、中度和轻度。这种分类是基于创伤后不久观察到的几种医学线索最终确定的。分类标准的参考指标包括格拉斯哥昏迷量表（Coma Glasgow scale，CGS）评分、创伤后遗忘（post-traumatic amnesia，PTA）的持续时间、意识丧失的时间长短和是否存在明显的脑损伤。将这些参考指标综合在一起，就可以得到更为准确的判断。事实上，Casiddy团队（2004）指出："从公共卫生的角度了解TBI的发病率是十分重要的，因为这些信息可以为前瞻性地规划医疗保健政策和供应提供参考"。Hoffman团队（2010）也认为TBI的损害将是广泛而持久的。

TBI极大地影响了人们在日常生活中的各种适应性行为（Sosin et al. 1996）。

F. Banville　Département des sciences infirmières, Université du Québec à Rimouski, Rimouski, Québec, Canada；Département de psychologie, Université de Montréal, Laval, Québec, Canada；e-mail: frederica.banville@uqar.ca.

P. Nolin　Département de psychoéducation, Université du Québec à Trois-Rivières, Québec, Québec, Canada.

T. Rosinvil　Laboratoire Angevin de Recherche en Ingénierie des Systèmes (EA 73115), Université d'Angers, Angers, France.

E. Verhulst　Département de psychologie, Université de Montréal, Laval, Québec, Canada.

P. Allain　LUNAM, Laboratoire de Psychologie des Pays de la Loire (EA 4638), Université d'Angers, Angers Cedex 1, France

这些影响往往会伴随个体TBI发生后到逐步康复过程持续很长时间（Anderson and Knight 2010）。具体来说，脑创伤可能导致各种认知障碍，如记忆问题、执行障碍、学习或注意力缺陷等问题。从神经心理学角度来看，先进行评估，再进行手术，最后进行康复训练是目前TBI康复治疗的主要流程。然而，康复治疗过程主要面临的挑战是治疗师如何准确把握和理解在日常生活中，不同认知功能损伤与行为功能结局之间的关系。从这个角度来看，虚拟现实似乎为治疗师获得相关的认知提供了一个便捷且具有价值的工具，因为它能够可靠地再现日常生活。

本章将讨论使用VR技术对TBI后神经心理缺陷的评估和康复研究，主要目的是确定VR技术在评估或治疗神经心理创伤后问题方面是否比传统的方法更有帮助或更为有效。为了实现这一目标，研究者对所有年龄段中TBI的VR技术应用研究进行了系统的文献综述。文献综述基于以下数据库：traumatic brain injury（including mild TBI），AND cognitive functions，cognition，attention，memory and learning，perceptual，executive functions，AND assessment，rehabilitation，remediation AND VR.Academic Search Complete、CINAHL、Computer & Applied sciences、Eric、MEDLINE、PsychINFO、FRANCIS 和 Psychological and Behavioural Sciences collection。时间和语言条件是1980～2017年法语或英语公开发表的出版物。使用以下关键词进行检索：TBI（包括mTBI）、认知功能（cognitive function）、认知（cognition）、注意力（attention）、记忆和学习（memory and learning）、知觉（perceptual）、执行功能（executive function）、评估（assessment）、康复（rehabilitation）、矫正（remediation）、虚拟现实（VR）。数据库中的所有重复文献均被剔除。此外，还基于以下标准排除文章。

❖ 与主题无关的文献（即不涉及认知功能，如社交技能或破坏性行为，使用VR技术治疗身体缺陷）。

❖ 具有描述性性质非实证研究（对研究项目或设计用于评估的虚拟环境的描述，康复或观念证明）。

❖ 没有包含结果的研究。

❖ 包含有不同或混合诊断样本的研究（如获得创伤、头部创伤、创伤后障碍、脑卒中、肿瘤等）。

❖ 虚拟环境没有针对"纯粹"认知功能的文献（例如，没有考虑对日常生活中如烹饪、驾驶等活动的研究）。

研究同时排除了同一主题的荟萃分析或系统综述，但研究者会对这些文献所引用参考文献进行筛选，同时也会筛选本章综合的选定文章中列出的相关参考文献。目前为止，通过电子邮件，原著者联系了5位作者，以获得关于受试者、方法或结果的更多研究细节。遗憾的是，没有得到任何答复。在初步筛选研究后，获得了总共254篇文献，其中32篇文献经再次筛选后，被认为与主题相关，因此纳入最终的分析和综述。

本章由3个部分内容组成。第一部分涉及儿童和成人的神经心理评估，并总结了既往领域内研究所关注的认知功能，包括记忆和学习，空间导航和多任务处理（包括预期记忆和执行功能）。第二部分介绍了关于一些认知功能的神经心理康复的研究。第三部分总结了通过系统综述所获得的知识，并涉及关于人机交互结果或影响研究的具体讨论，因为这可能会影响到基于VR神经心理测量方法的质量和正确性。

一、神经心理评估

TBI后开展神经心理评估对于检测轻微认知缺陷非常重要。在康复的每个阶段，神经心理学家必须描述从细微缺陷到缺陷进展，再到最后可能永久性缺陷的全过程。目前，就测量本身而言，学术界存在2种不同的声音：传统的评估方法是否需要引入生态性以提高生态效度？一方面，传统纸笔测试的确具备足够的敏感度，能够检测出认知缺陷，而治疗师也通常依据检测结果来制订康复计划。另一方面，传统纸笔测试似乎在评估准确性方面还有进一步提升的空间，特别是它不足以衡量每种认知功能在日常生活中是如何协同工作的。因此，在实际的康复计划中，治疗师在设置以日常生活为导向的训练计划时，往往存在诸多限制。目前，多数神经心理测量工具是在实验室环境中开发而来。而与日常生活中所遇到的各种情境相比，传统心理测量任务在设计之初可能包含过多的人为因素。相比之下，采用生态学的认知评估方法，将包括更现实或与现实类似的任务，以及日常生活情境纳入评估设计或程序，可能产生更大的评估敏感度，以检测TBI后的认知损伤。

部分关于TBI后认知损伤的研究采用了上述基于生态学的评估方法。大多数研究已经证明了使用虚拟环境能够可靠地评估在日常生活中遇到的神经缺陷的相关功能（Kinsella et al. 2009；Knight et al. 2006；Titov and Knight 2005）。遗憾的是，很少有研究论证三维电子游戏在TBI患者神经心理评估和康复方面的作用（Caglio et al. 2009）。

使用沉浸式（或非沉浸式）评估的主要优势在于受试者可以被暴露在与现实相似，甚至是一致的刺激中。此外，这些评估也很容易进行标准化。事实上，VR技术是基于生态评估（贴近生活的刺激）和传统评估（保证可靠性、标准化和标准化）的结合。在本书的其他部分，原著者已多次强调，VR技术是一种系统、严格和标准化地评估认知功能的工具（Schultheis and Rizzo 2001；Tarr and Warren 2002；Zhang et al. 2003）。此外，它还是高生态效度测量工具的突出代表。VR技术允许用户与计算机模拟的三维实时的对象和环境进行交互，这与他们在现实生活中的表现几乎是一样（Pratt et al. 1995）。

（一）儿童和青少年 TBI 后的评估

原著者在数据库中检索了儿童和青少年 TBI 后使用 VR 评估认知缺陷的相关研究，结果只发现了 5 篇已发表的相关研究。

❖ Erez 及其同事（2013）使用 VMall 工具评估了 TBI 患者的执行功能。

❖ Lee（2011）使用虚拟教室评估了 mTBI 患者的注意力。

❖ Nolin 和 Martin 开展了 2 项研究（Martin and Nolin 2009; Nolin et al. 2009），他们使用相同的虚拟教室比较了传统测量工具和沉浸式工具在检测 TBI 儿童注意缺陷方面的价值。

❖ Nolin（2012）使用上述提及的来探索 VR 是否能比传统评估工具更有效地检测出运动导致 TBI（如运动相关性脑震荡）的认知损伤。

1. 执行功能

Erez 团队（2013）开展了一项围绕评估 8～16 岁严重 TBI 的儿童和青少年执行功能可行性的试点研究。他们评估了 20 名 TBI 儿童和 20 名年龄及性别匹配的对照儿童在虚拟购物任务（virtual shopping task，VST）中的表现。在这些任务中，受试者使用非沉浸式 IREX 系统在 VMall 的 2 个不同位置购买 4 种商品。研究者记录了受试者在任务期间的完成时间、错误数量和购买产品的顺序的指标。结果发现，在 4 项购物任务表现方面，实验组在购物时间、错误数量和决策效率的指标上与对照组存在显著差异。具体而言，TBI 组购物行为所花费的时间比对照组更长，所犯错误的数量比对照组更多，决策效率也比对照组更为低效。另一项判别分析显示，VMall 任务对于不同组别受试者的分类准确性达 75%。因此，VMall 似乎对于评估儿童 TBI 执行功能损伤具有一定价值。不过，该工具还需要进一步地研究，以论证工具本身的效度和可靠性。

2. 注意过程

Lee（2011）将一组 11 名轻度脑损伤（mild traumatic brain injury，mTBI）青少年（年龄在 8～14 岁）与一组 8 名正常发育的儿童（按年龄、性别和学校成绩配对）进行比较，以便使用虚拟连续波检测注意力问题绩效任务：V-Classroom（即虚拟教室）（Rizzo et al. 2000）。在这个沉浸式虚拟环境中，儿童坐在虚拟书桌旁，可以四处观察其他学生和课桌、教师课桌和虚拟教师、黑板、大窗外（有建筑物、车辆和人的操场）和位于窗户对面墙两端的一对出入口发生的活动。为了评估注意力，要求儿童观察一个接一个地在他们面前黑板上出现的一组字母，当字母"X"紧跟字母"A"出现时，他们需要快速准确地按下鼠标按钮。结果显示，两组儿童之间在遗漏和错误指数方面没有任何统计学差异。在这种情况下，结果似乎表明虚拟教室不够敏感，无法察觉mTBI后注意力的缺损。对于这一结果，研究者认为可能是受试者的数量限制了统计分析的结果推论，也可能是脑损伤事故和评估之间的间隔时间（6～12个月）导致了阴性统计结果。这两种解释似乎很有意义，特别是后者可以解释为什么没有在患者中观察到损伤：mTBI后，受试者的自发康复使其达到的是病前认知功能水平，而这一水平通常没有注意力不足的表现。

　　Nolin和他的合作者开展了3项研究。首先，Martin和Nolin（2009）开展研究以探讨VR技术在检测中重度TBI后注意力缺陷的价值。为此，他们招募了8名患有TBI的儿童和6名没有神经损伤史的儿童。研究者将在V-Classroom中获得的结果与在VIGIL连续性能测试（vigilance continuous performance test，VIGIL CPT）进行了对比。统计分析结果表明，与V-Classroom相反，传统的CPT无法有效区分这两组。当用V-Classroom进行评估时，TBI组存在更多的抑制错误，此外，头部运动追踪器检测到的头部移动频率也更高。在Nolin团队（2009）的一组8岁以下的儿童使用VIGIL CPT和V-Classroom的研究中，研究者使用重复测量的平均值比较TBI的儿童在传统VIGIL CPT和V-Classroom的输出、遗漏次数和反应时间的差异。t检验表明，TBI儿童的虚报错误显著更多。此外，他们的反应时间在V-Classroom更长，但在传统的CPT中没有。这些研究显示使用V-Classroom用于检测注意力缺陷和其他行为特征（如焦虑或多动）的良好潜力。另外，重要的是在这个阶段要质疑技术（如HMD、鼠标和键盘）是否有可能对注意力网络造成负担过重的问题。实验组与25名具有相似社会人口特征且没有运动相关性脑震荡的健康对照组进行配对。该实验旨在比较2组患者在V-Classroom和VIGIL CPT上的表现。初步结果表明，相比对照组，实验组更容易出现VR眩晕。该变量（即眩晕）随后被作为协变量纳入进一步的统计分析中。主要结果表明，VR具有足够的敏感度来检测抑制障碍，如以下指标所示：虚报错误数及左右头部运动的次数。因此，Nolin团队得出结论：VR比传统任务的敏感度更高，生态效度可能也更高。总体而言，这些研究仅涵盖了TBI缺陷的两个方面：注意力/抑制障碍和执行障碍。虽然V-Classroom能够很好的应用于检测中度和重度TBI后注意力缺陷，但它可能不完全适用于mTBI的情况。事实上，2项对mTBI后创伤性损伤感兴趣的研究得出了不同的结果。根据这些研究，目前还不清楚V-Classroom是否对轻度创伤后的影响敏感，正如Lee（2011）的研究中观察到的那样。但事实上，这些结果并没有得到Nolin团队（2012）研究的支持，他们建议将V-Classroom作为一种更敏感的工具检测脑震荡后认知的细微变化。这些不同的结果当然可以通过考虑方法问题来重新分析。另外，VMall似乎是一种很有前途的评估执行功能异常的工具。使用愉快的任务可以增强儿童执行日常生活任务的动机和参与度，以检测创伤后缺陷。然而，研究者可以质疑在超市执行的任务是否现实，考虑参与者的年龄和父母要求的现实。因此显然需要更多的研究来更好地证明在VR评估手段的选择上做出更准确和全面的决策，研究者需要增加评估方案的数量。这样可以覆盖更广泛的认知功能范围，从而提供更全面的观点。最后，非常重要的是，研究人员和3D资源创建的评估方案要考虑到不同年龄人员的神经发育情况。

（二）成人TBI后评估

在文献综述中，没有发现关于老年TBI患者的认知缺陷评估研究。该领域内仅有少数研究者对老年人脑卒中后的身体康复感兴趣，并进一步使用VR技术开展了相关研究。在一篇由Bisson团队（2007）撰写的论文中，提到了"VR"、"创伤性脑损伤"和"老化"或"老年"或"年长"，该论文旨在确定VR技术和基于计算机的生物反馈训练对老年人（无TBI）的平衡和反应时间的影响。关于成人TBI认知功能障碍的评估，原著者发现了18篇文献，内容涵盖记忆和学习、空间导航、多任务处理、前瞻性记忆与执行功能。具体文献如下。

❖ Arvind Pala团队（2014）创建了Virtual HOMES，一个虚拟公寓，用于评估学习能力。

❖ Banville和Nolin（2012）及Banville团队（2010）使用改编的Max Payne视频游戏评估前瞻性记忆。

❖ Besnard团队（2016）使用非沉浸式的咖啡任务（Allain et al. 2014）评估在sTBI中与日常生活活动相结合的执行功能。

❖ Canty团队（2014）使用VR购物任务（VR shopping task, VRST）评估前瞻性记忆。

❖ Knight团队（2006）对虚拟街道环境中分散前瞻性记忆的影响感兴趣。

❖ Lengenfelder团队（2002）观察了一项注意力任务的潜力，以评估TBI后的注意力障碍。

❖ Matheis（2004）和Matheis团队（2007）使用虚拟办公室测试视觉空间记忆。

❖ McGeorge团队（2001）设计了一个名为"Virtual Errand Test"的虚拟大学，用于评估一组TBI幸存者的多任务能力。

❖ Mioni团队（2013）改编和简化了意大利版本的Virtual Week（Mioni et al. 2015），这是一个评估前瞻性记忆的桌游。

❖ Martínez-Pernía团队（2017）使用eAdventure平台开发的严肃游戏评估执行功能。

- ❖ Renison 团队（2012）构建了一个类似于真实图书馆任务的虚拟图书馆任务，以评估 TBI 后的执行功能。
- ❖ Skelton 团队（2000）和 Livingstone 和 Skelton（2007）使用虚拟版本的 Morris 水迷宫评估记忆和方向感。
- ❖ Skelton 团队（2006）还使用虚拟 Morris 水迷宫观察 TBI 后虚拟环境中的导航能力。
- ❖ Slobounov 团队（2010）研究了在运动相关性脑震荡后经历 mTBI 的参与者是否在空间记忆上存在功能缺陷。
- ❖ Sorita 团队（2013）使用虚拟环境评估了在 VR 环境和真实环境中空间表征和路径学习是否不同。
- ❖ Zhang 团队（2001）使用虚拟厨房（由 Christiansen 团队 1998 年开发）评估了一组选择性认知功能。

（三）注意

Lengenfelder 团队（2002）的研究旨在探索 VR 技术对 TBI 患者驾驶表现中注意力分散的直接影响。该初步研究选择了 3 名曾患有 TBI 的受试者，并与 3 名年龄、性别和教育程度相匹配的健康受试者进行对照。研究过程包括使用一项评估工作记忆和信息处理能力的神经心理测试任务 ACT（auditory consonant trigram）和 PASAT（paced auditory serial addition test）进行标准神经心理评估，以评估注意力分散、工作记忆和信息处理能力。虚拟任务要求受试者在 VR 路线上驾驶（主要任务），同时注意视野中的数字（次要任务）。虚拟注意力分散任务包括简单条件（刺激以固定的中央位置在虚拟汽车挡风玻璃上以 2.4 秒或 0.6 秒的速度呈现）和复杂条件（刺激以 2.4 秒或 0.6 秒的速度在随机位置呈现）。结果显示，在 4 个注意力分散条件下，TBI 组和健康对照组之间的相对速度没有差异。此外，当次要任务是简单或复杂时，TBI 组和健康对照组之间似乎没有差异。研究中未观察到组别间错误回答的差异。标准神经心理评估也得出了相同的结论。虚拟注意力分散任务中的错误与 PASAT 结果相关，表明在注意力分散任务上出现更多错误，并且 PASAT 上的正确反应总数较低。

（四）记忆、学习和寻路

Matheis（2004）想要观察在一个更具功能有效性的测试范式中，TBI 患者是否能够达到预定的学习标准，以及学习策略是否会影响目标项目的记忆。此外，Matheis 还希望将 VR 记忆任务与几个神经心理学测量指标进行比较，以提供对 VR 记忆任务的同时构建效度的初步评估。为此，Matheis（2004）对 20 名 TBI 患者及20名健康对照者进行了记忆表现的研究。VR记忆测试包括在虚拟办公环境中进行的列表学习任务。任务给予参与者学习16个目标项目的机会，这些目标项目分布在整个办公室中，参与者最多进行12次学习试验。结果显示，TBI组和对照组在最初学习目标项目所需的试验次数上没有差异。延迟回忆（30分钟和24小时）在两组之间也没有差异。在类似的研究中，Matheis团队（2007）旨在调查虚拟环境中的记忆表现与标准测试之间的差异，并证明VR记忆任务能够区分TBI患者和对照者。为此，他们将20名中度到重度TBI患者与20名年龄、性别和教育程度匹配的健康对照者进行配对。在VR办公室中的记忆任务是一种口头列表学习范式，要求参与者在一系列对VR办公室环境的顺序暴露中学习16个目标项目，这些项目位于众多其他办公室干扰物（如计算机、文件柜等）中。结果显示，在学习目标项目所需的试验次数方面没有差异。TBI的一个亚组（未达到学习标准）在立即回忆和30分钟延迟回忆方面似乎比其他TBI（达到学习标准）者和对照者的记忆项目少。这种差异在24小时延迟后似乎消失。识别任务也呈现相同的模式。

Arvind团队（2014）开发了一个非沉浸式虚拟公寓（virtual HOMES）来评估记忆和学习。在探索虚拟公寓后，他们得到了几个得分：学习、积极干扰、语义聚类、检索策略和识别。在实验设计中，研究人员招募了一个包括中度到重度TBI患者（n=15）和2个健康成人组（16名年轻人和15名老人）。他们观察到老人和TBI患者在学习、积极干扰、检索策略和识别得分方面表现相似。然而，认知中介因素，如老人的执行功能（对于第一组）和TBI患者的记忆过程（对于TBI组），存在差异。这些结果表明，TBI患者的康复应考虑到多个脑功能之间复杂的认知相互作用。然而，对于人机交互（human-computer interaction，HCI）如何影响TBI和老年群体的表现也存在关注。实际上，应该考虑到老年群体的认知健康状况。Slobounov团队（2010）评估了由运动事故引起的轻度脑震荡（mTBI）是否会对无症状个体的空间记忆和脑功能产生功能缺陷。为此招募了15名mTBI参与者和15名无脑损伤病史的运动参与者。参与者在走过一个虚拟走廊后被要求编码一条导航路线。他们被要求随机导航或根据特定目标导航，如寻找特定的房间。在进行任务实验时，通过fMRI检查来评估脑的激活情况。根据以下指标，两组之间没有发现差异：任务表现的准确性和完成时间。此外，编码或检索过程中的脑激活在两组中是相似的。然而，与对照组相比，mTBI参与者在编码信息时在前额叶和顶叶皮质中显示出特定的模式。

Skelton团队（2000）评估了TBI患者如何解决类似Morris水迷宫模拟的任务。为了达到这个目标，该研究招募了12名TBI患者和12名与其年龄和性别匹配的对照参与者。参与者被暴露在一个三维的"虚拟迷宫场地"中，包括一个大圆形场地和一个非常大的方形房间。参与者需要仅依靠房间墙上的远距离线索来学习房间地板上一个看不见的目标的位置。结果显示，中度至重度 TBI 受试者在学习计算机生成空间中看不见目标的位置方面比对照参与者差。TBI 患者在看不见目标的实验中表现出更长的潜伏期和路径长度，而在探测实验中寻找正确的象限花费的时间较少。最终，研究发现大多数样本在地点学习方面存在显著缺陷，并且这些缺陷与 Rivermead 行为记忆任务（Rivermead behavioural memory task）中的缺陷及自我报告的路线导航和情景记忆困难相关。在研究结束时，Skelton 团队对观察到的问题是否可以推广到另一个样本，并且视觉空间缺陷在 TBI 后的作用是什么产生了质疑。

为了回答这些问题，Skelton 团队（2006）重复了他们的研究（Skelton et al. 2000），旨在更好地理解脑损伤后的空间认知缺陷。这项研究有 3 个子目标：①验证更真实的虚拟 Morris 水迷宫模拟任务；②用新的 TBI 幸存者样本复制他们之前的研究；③确定最佳的因变量以识别这个人群中的空间导航缺陷。研究招募了 17 名 TBI 患者和 16 名健康匹配的对照参与者。参与者使用虚幻游戏引擎在虚拟 Morris 水迷宫中进行涉及空间学习和记忆的任务。结果显示，与对照参与者相比，TBI 患者表现出多个缺陷。首先，当平台不可见时，他们需要花费更多的时间和走更长、曲折的路径才能找到平台；其次，结果显示，无论是距离还是潜伏期，TBI 患者在实验中都表现出显著的学习效果。然而，脑损伤者在实验中任何一项指标都没有显著变化。具体而言，Skelton 团队指出，没有脑损伤的受试者似乎在第一次实验中就知道了平台的位置，并且随后能够找到它的位置，而 TBI 患者学习得较慢，并且从未达到相同水平的表现。Skelton 团队（2006）得出结论，TBI 患者在虚拟 Morris 水迷宫中的空间导航能力受到严重损害。因此，他们证实了 TBI 患者在桌面虚拟环境中没有困难，他们验证了之前研究中观察到的缺陷不是由于当时可用的原始图形，而是在更逼真的环境中仍然存在。最后，他们成功确定了在迷宫实验中实用、敏感和特异的行为指标。Livingstone 和 Skelton（2007）旨在研究与寻路相关的认知过程的模式，即将地标与目的地相关联的能力、将地标与其他干扰性刺激区分开来的能力，以及使用地标导航到目的地的路径的能力。具体而言，他们评估了 TBI 患者是否能够使用适当的（自我中心或全局中心）策略通过自我中心和全局中心的空间导航找到目标。为了进行这项研究，Livingstone 和 Skelton 招募了 11 名 TBI 患者和 12 名健康对照受试者。虚拟环境由一个大型虚拟竞技场（虚拟 Morris 迷宫）组成，位于一个有墙壁、门和窗户的大房间内，房间内可以看到自然景观。在这个环境中设计了 2 个主要的实验任务：单一物体迷宫任务测试及单个地标物体相关联的能力，模糊迷宫任务测试被试对目标位置的学习策略表现为全局中心或自我中心。具体而言，实验要求参与者寻找近距离（允许参与者使用自我中心的导航策略）或远距离的物体，这迫使参与者依赖环境的远距离特征（如房间墙壁、景观元素等）。因而研究人员能够测试参与者使用全局中心导航策略的能力。结果显示，当TBI患者在没有近距离地标导航的情况下，或仅使用远距离地标时，会表现出损伤。对于Livingstone和Skelton来说，这些结果表明TBI幸存者在空间导航中很难构建、记忆或使用大规模的空间认知地图。换句话说，TBI幸存者的认知地图能力存在困难，难以将地标与目的地相关联，难以将地标与其他干扰物区分开，并且难以使用地标导航到目的地。TBI参与者表现出的困难不是由设备或想象力的缺乏引起的（例如，难以想象自己在虚拟环境中）。

近期，Sorita及其同事（2013）评估了TBI幸存者在虚拟环境与真实环境中学习路径的相似性。为此，他们招募了27名中度或重度TBI患者，并将其分为在虚拟环境中进行任务的实验组（*n*=13）和在真实环境中进行任务的对照组（*n*=14）。受试者需要完成5个不同的任务：在虚拟或真实环境中的2个任务（即时和延迟路径回忆），以及在评估期间的3个任务（素描地图测试、路径地图测试和场景排列测试）。为了评估延迟的地形记忆，还在24～48小时后进行了第三次延迟回忆任务。该实验受到了路线学习任务（route-learning task）（Barrash et al. 1993）的启发，虚拟环境与真实环境非常相似。这项研究的结果以2种不同的方式进行分析。首先，他们确定实验无法区分不同环境中的路线学习和导航能力，因为表现几乎相同。Sorita及其同事指出，虚拟环境可以提供关于地形或空间学习的生态有效信息。也就是说，比较一个对照组的表现将会很有趣，以确定虚拟环境的辨别能力。具体而言，TBI的表现很可能比对照组在所有类型的环境（真实环境和虚拟环境）中都要差，对这个主题有更多的了解在临床上具有重要的意义。其次，统计分析显示在场景排列任务中安排场景的方式存在显著差异。对于Sorita及其同事来说，在真实环境中学习可能有利于促进场景的时间顺序排列。这一观点暗示了由于某些技术方面的影响，认知功能在虚拟环境中可能会以不同的方式发挥作用。

这些研究结果表明，使用VR技术进行记忆和学习评估时存在复杂性。Matheis团队的研究显示，TBI患者在虚拟环境中表现出轻微的缺陷，但虚拟环境可能需要进一步改进，以提高评估的准确性和敏感度。此外，Arvind团队的研究（2014）表明，TBI参与者在某些记忆过程上表现不佳，与老人的表现相似。Skelton团队的研究（2000，2006）表明，与对照组相比，TBI患者的速度较慢，并且在认知地图能力方面存在困难。这可能会对虚拟环境中的路径学习产生影响，尽管Sorita团队的研究（2013）显示，无论是在虚拟环境还是真实环境，路径学习能力是相似的。最重要的是，这些研究结果表明，记忆和学习可能会受到在虚拟环境中移动的导航和定位方面的影响。最后，Slobounov团队（2010）观察到，运动损伤引起mTBI后，大脑激活模式发生了变化，主要发生在额叶和顶叶区域。

（五）前瞻性记忆、多任务处理和执行功能

Banville团队（2010）比较了31名TBI成年患者与31名年龄、性别和教育程度相匹配的对照受试者在虚拟前瞻性记忆任务中的表现。参与者在学习阶段需要探索一个城市，然后参观2个公寓并完成一些前瞻性记忆任务。两组比较的结果表明，TBI患者在虚拟任务中的时间和任务完成的准确性方面表现较差。在另一个实验中，Banville和Nolin（2012）测量了VR技术是否能够区分受试者所属的组别（TBI组vs对照组）。他们使用经过修改的Max Payne虚拟环境和Rivermead行为记忆测试（仅使用了2个前瞻性记忆项目），这是一种评估日常记忆障碍的传统工具，具有较高的生态效度。任务与Banville等（2010）的研究相同：参与者在参观2个公寓期间需要完成一些前瞻性记忆任务。结果表明，采用综合评估工具（虚拟和传统）时，实验者可以以75%的比例将受试者归类到相应的组别中。这项研究指出VR环境中的任务应更复杂和更具挑战性，以提高其敏感度和区分性。

Besnard团队（2016）使用了非沉浸式的咖啡任务，该任务首次由Allain团队（2014）提出，以评估与日常工具性活动有关的执行功能。为此，研究者采用准实验研究设计比较了19名严重TBI患者和24名健康志愿者在任务中的表现，后者没有神经系统或精神病的病史。两组人员在年龄、性别和教育水平上没有差异。非沉浸式咖啡任务在虚拟厨房中进行，实现任务所需的虚拟物体放置在桌子上。还有一些其他物体，称为干扰物，也放在桌子上，用于分散参与者的注意力。在这个任务中，受试者必须在真实和虚拟环境中都准备一杯加了牛奶和糖的咖啡。研究发现了一些有趣的结果：①TBI患者在所有传统执行功能测试中的表现均比健康对照者差；②实验组完成任务所需的时间更长，TBI患者在虚拟环境中的表现较慢；③实验组的错误比对照组多，并且在虚拟环境条件下表现更差。这项研究还证明了非沉浸式咖啡任务的生态效度，因为所有研究的变量与在真实环境中进行的动作相关联。

Canty团队（2014）设计了一种评估重度TBI后前瞻性记忆的评估程序。该工具旨在弥补现有测量方法的一些局限性。在这个新工具VRST的心理测量验证过程中，Canty和同事将30名严重TBI患者的表现与24名没有神经系统病史的健康参与者进行了比较。在VRST中，参与者需要从20家商店中购买12件商品（持续任务）。此外，每个参与者还需要完成3个基于时间和3个基于事件的前瞻性记忆任务。结果显示，与对照组相比，TBI组在VRST中的以下变量上表现更差：持续任务、基于时间的前瞻性记忆和基于事件的前瞻性记忆。有趣的是，无论是对照组还是TBI组，在基于时间的前瞻性记忆任务上的表现都比基于事件的前瞻性记忆任务更差。实际上，Knight团队（2006）已经证明，基于时间的任务

在注意力和时间管理方面更具要求。最后，学者观察到VRST的总分具有良好的区分率，并且与独立生活技能有中等程度的相关。

Knight团队（2006）制订了一个实验任务以了解长期TBI患者是否存在持续的前瞻性记忆障碍，并观察TBI患者是否对干扰更敏感，这与他们的前瞻性记忆功能相关。为了实现这些目标，招募了20名在社区生活的TBI患者。由于该研究旨在分析TBI的长期影响，参与者必须是在4年前受伤的。另外招募了其他20名没有神经系统疾病史的参与者，并与实验组的参与者配对。任务是在一个未知（受试者不了解）的虚拟街道中进行的，包括市中心购物区的商店和企业。这项研究把街道分为2个不同的区域：高干扰区和低干扰区。整个程序包括3个不同的前瞻性记忆任务和1个持续任务，持续任务包括处理个人事务。持续任务的结果显示，与对照组相比，TBI参与者只有在没有干扰的环境下才能以相同水平完成购物任务。前瞻性记忆的结果表明，无论是低干扰条件还是高干扰条件，TBI组的表现都更差。作者在总结中指出VRST足够敏感，能够检测到TBI后长期前瞻性记忆的缺陷。

Mioni团队（2013）比较了18名TBI成人和18名健康对照者在前瞻性记忆任务上的表现。研究使用骰子来移动棋盘的虚拟游戏评估前瞻性记忆。棋盘上的线路表示一周的工作日。当参与者在棋盘上移动时，交互式游戏对于记住和实现未来的目标和意图变得更具挑战性。该游戏设计了8个前瞻性记忆任务（4个基于时间的和4个基于事件的任务），分为两类：常规任务（如记住服药）和非常规任务（非经常性）。结果表明：①与其他研究类似，相比于对照参与者，TBI参与者在任何前瞻性记忆任务中的表现都更差；②TBI参与者在常规任务和非常规任务上表现良好，表明回顾性记忆对前瞻性记忆行为的贡献较小；③TBI和健康参与者之间的错误模式不同。然而，从理论角度来看，常规任务不能成为前瞻性记忆任务。在这个意义上，为了激发执行功能，未来记住的意图应该是一个非常规和非例行的任务。

McGeorge团队（2001）比较了TBI患者和健康对照者在虚拟任务测试中的表现。参与者在性别、年龄、教育年限和利手方面进行了匹配。该研究的主要目标是比较虚拟环境和现实生活环境在评估TBI患者的规划和多任务能力方面的有效性。虚拟任务测试类似于Shallice和Burgess（1991）的多任务测试。在那项研究中，与对照组相比，患有神经系统疾病的参与者在虚拟环境和现实环境中完成的任务数量显著更少。McGeorge团队的研究结果显示，在完成任务的数量上存在较大的组别差异。与在执行功能评估（一种对执行功能的标准化神经心理学评估）中获得正常分数的受试者相比，TBI参与者完成的任务较少。此外，研究者发现虚拟环境中完成的任务数量与现实环境中的数量存在显著相关性。因此，结果表明虚拟环境具有较高的生态效度。

Martínez-Pernía团队（2017）希望利用一种严肃游戏创作平台（eAdvendure）

开发一种新的方法，这实际上是一种非沉浸式评估TBI后执行功能障碍的方法：SBS茶杯（SBS-COT）。虚拟环境与Besnard团队（2016）和Allain团队（2014）使用的环境非常相似，任务是泡一杯茶。为了验证SBS-COT的相关性，招募了7对治疗师/患者。参与研究的TBI患者必须是在过去6个月内受伤，并且患有轻度执行功能障碍。治疗师的角色是向患者进行评估任务。为此，他们接受了任务培训。根据研究人员的目标，出现了几个结果。结合实验目的，将感兴趣的结果分为两个方面：①评估方案是有用的，并且可以整合到对执行功能障碍患者的评估中；②对于没有困难完成泡茶任务的患者来说，基于犯错、遗漏或持续错误的指标，任务过于简单。

Renison团队（2012）制订并评估了虚拟图书馆任务（virtual library task，VLT）的心理测量特性。VLT是一个非沉浸式环境，重现了Epworth医院图书馆的尺寸和内容。Renison团队提出了6个主要目标，其中第三个目标对于本研究很有意义。研究者想知道VLT是否能够区分TBI患者和健康参与者，为此招募了30名TBI患者，并与30名没有神经系统损伤史的健康成人进行对照研究。在这个虚拟任务中，参与者必须完成与参观图书馆相关的几个具体任务，并遵守一定的规则。VLT任务涉及执行功能的7个组成部分（任务分析、策略生成和调节、前瞻性工作记忆、干扰和双重任务管理、反应抑制、基于时间的前瞻性记忆和基于事件的前瞻性记忆）。结果表明，与健康参与者相比，TBI患者在以下变量上表现较差：总分、前瞻性工作记忆、干扰和双重任务管理、基于时间和基于事件的前瞻性记忆。因此，研究者得出结论：VR任务似乎比真实环境更困难，因为在环境中的导航可能导致认知负荷过重。

Zhang团队（2001）在研究中使用了一个名为虚拟厨房（virtual kitchen）的任务，这个任务是由Christiansen团队（1998）开发，并在之后由Zhang团队（2003）进行心理测量验证。该研究的主要目标是利用一项制作汤的任务来观察VR技术是否能够揭示TBI后的一些认知功能障碍。为了实现这个目标，从康复中心招募了30名TBI患者，并与30名没有TBI的参与者进行对照研究。虚拟任务是一种沉浸式任务，模拟了一个带有不同物品和设备的标准厨房。研究发现两组之间在几个步骤上存在显著差异，TBI患者的表现比对照组差。以下任务对于TBI组来说成功率较低：按照指示操作、倒空汤罐、将罐子放入水槽、打开水龙头加水、关闭水龙头和选择大小合适的勺子。在分析数据后，研究人员认为TBI患者在逻辑顺序、信息处理和认知反应速度方面存在困难。

这些研究表明VR技术在识别TBI后的多种认知功能障碍方面有潜力。多项研究证实，VR技术能更敏感地检测认知障碍，因为它能够模拟日常生活，相较于传统评估方法更具敏感度。正如上文所述，TBI患者在处理多任务注意力、虚拟环境中学习、规划、序列化行动、组织任务及记忆未来某些行动或特定任务方面存在困难。此外，尽管评估方案及其心理测量值为临床医生提供了许多可能性，但仍需要改进神经心理学中的临床诊断程序，以提高其实用性。综上所述，VR技术在评估TBI后认知功能障碍方面显示出潜力，并为改善这些疾病的诊断和理解提供了一种可能的途径。进一步的研究和发展可能有利于形成更有效的康复策略和干预措施，从而造福TBI患者。

在TBI之后的认知功能评估部分，原著者发现了几个有助于改善临床环境中虚拟环境和任务开发的有趣元素。

首先，在Banville和Nolin（2012）、Matheis团队（2007）及Martínez-Pernía团队（2017）的研究中，注意到了任务复杂性在类生态环境中检测细微差别的重要性。其次，由Skelton团队（2000，2006）及Livingstone和Skelton（2007）的研究结果可以假设导航困难可能会带来一些定向和空间记忆损伤。最后，McGeorge团队（2001）和Besnard团队（2016）的研究证实了Shallice和Burgess（1991）关于一组TBI幸存者的多任务处理困难的发现。此外，他们还在评估领域展示了虚拟环境的生态效度。

二、神经心理康复

Rand团队（2009）指出，虚拟环境最初被用于改善康复效果。这些新的训练程序的初始目标是增强个体在日常生活中的认知功能。康复的有效性对社会和个人来说都至关重要。首先，治疗后的良好效果与减轻财务和社会负担有关。事实上，如果个体能够通过高效且较短暂的康复过程获得最大的收益，他们就可以减少对国家的依赖。其次，从个人角度来看，康复的主要目标是帮助TBI患者发展自主能力、功能能力和神经恢复。具体而言，康复的目的是帮助患者重返工作或学校，换句话说，恢复到疾病前的最大角色和活动水平（Larson et al. 2011）。关于使用VR技术改善创伤后认知障碍的疗效，原著者共找到了以下8项研究，概述如下。

❖ Caglio团队（2009，2012）和Gamito团队（2010）进行了3项研究，以证明VR技术改善记忆能力的潜力，其中一项是在复杂城市中进行探索任务，另一项是在公寓中实现多种日常活动。

❖ Dvorkin团队（2013）设计了一个VR训练计划，旨在改善严重脑损伤患者的持续注意力。Grealy团队（1999）关注的是，体育活动是否可以改善一组特定的认知功能。

❖ Jacoby团队（2013）希望在虚拟环境中教授一组TBI患者执行功能，然后将结果与由职业治疗师进行传统治疗的结果进行比较。

❖ Larson团队（2011）创建了一种名为虚拟注意力过程训练（virtual attention process training，VAPT）的训练系统，类似于Sohlberg和Mateer

（1987）开发的注意力程序训练（attention process training，APT）。

❖ Man 团队（2013）将基于 VR 技术的职业培训系统（AI-based virtual train-ing system，AIVTS）与传统的心理教育职业培训计划（psycho-education-al vocational training program，PEVTS）进行比较，以探究在康复计划后是否可以改善认知功能。

（一）注意力训练

Dvorkin 团队（2013）探讨了触觉提示对严重急性 TBI 后患者注意力的影响。该研究从康复中心招募了 21 名急性期住院患者。参与者必须没有半空间忽视或视觉感知困难问题，但存在注意力问题。所使用的系统是 VRROOM（VR 和机器人光学操作机）。该装置通过 HMD（用于观察目标）和触觉系统（用于测量力和手臂运动）显示一个又一个的目标，并在不同位置上显示。在训练过程中，参与者握住手柄，并将其移向目标，直到获取目标或经过 10 秒，然后屏幕上会出现一个新的目标，连续 2 天对患者进行康复训练。在康复训练期间，参与者完成了 6 个持续 4 分钟的试验块，每个试验块中的试验次数没有限制。Dvorkin 团队设计了 3 种触觉条件：①没有触觉反馈或无力量条件；②突破条件，施加的力量类似于爆炸的气球；③触觉推动条件，也称为轻微的脉冲力。推动的作用是吸引患者的注意力。最终，有 18 名患者完成了治疗。3 名患者因感到疲劳或受挫而未完成持续 2 天的康复训练。结果表明，经过 2 次训练后，患者的注意力得到改善。分析结果显示，在 2 次训练任务之间注意力存在明显的改善。事实上，Dvorkin 团队观察到目标获取数量显著增加，这意味着受试者在试验块之间受益于练习。更具体地说，Dvorkin 团队证明这些患者在运动前和运动过程中从触觉推动中受益，这有助于患者专注于任务。

Larson 团队（2011）评估了 VR 技术在 TBI 后注意障碍康复中的潜力。为了进行这项研究，他们从康复医院招募了 18 名严重 TBI 的个体，最终有 15 名受试者完成了 12 个干预块。该研究使用了 VRROOM。VRROOM 是一个个人增强现实沉浸式系统，并结合了触觉系统。虚拟环境是简约的，没有纹理的。受试者在自己的视野中可以看到目标和光标。虚拟方案是一个类似于注意力程序训练的三维取消任务。测试包括 3 种不同的触觉条件，类似于 Dvorkin 研究中提到的条件（即推动条件、突破条件和"无触觉反馈"条件）。第一种条件是在参与者不活动时提醒他继续进行取消任务；第二种条件模拟了爆炸气球的感觉；第三种条件是在运动过程中没有触觉力。参与者接受了为期 2 天的训练，共进行了 12 个持续 4 分钟的试验块。结果显示，推动条件有助于目标获取。在干预结束时，参与者在速度方面显示出改善。最后，Larson 团队探讨了具有创伤后遗忘症（post-traumatic amnesia，PTA）的 TBI 受试者的工作方式。研究发现虚拟训练可以改善 PTA 患者的注意力。

（二）记忆

在一系列病例研究中，Caglio 团队（2009，2012）探讨了在创伤后康复背景下视频游戏训练是否能改善空间和言语记忆。他们还想知道治疗后海马和海马旁脑区的信号是否增加。本病例研究的参与者是一名 24 岁的青年男子，患有中度 TBI。康复计划是进行为期 5 周，每周 3 次的培训课程。单次培训时间为 1.5 小时，共持续 22.5 小时。在培训期间，患者必须使用驾驶模拟器参观一个复杂的城镇。在训练前后，以及训练后 1 个月和 2 个月对患者进行测评。培训期间，参与者必须探索每一条街道，并尽量减少回溯。康复治疗结束时，该受试者在几项神经心理学测试中表现出改善。事实上，Caglio 团队观察到治疗方案改善了视觉空间记忆和学习。同样的结果也表现在言语学习和音位流畅性上。最后，Caglio 团队还证实了关于 VR 技术用于训练和增加参与记忆加工的海马和海马旁脑区激活的潜力的假设。

Gamito 团队（2010）沉浸式评估了 VR 程序是否可能改善 TBI 后的记忆缺陷。研究人员招募了一名因严重 TBI 而出现注意力和记忆缺陷的 20 岁男子。所设置的虚拟环境是一个街区面积达 $8m^3$ 的小镇，其中包含一个两居室公寓和一个小市场。参与者可以自由地进入小镇，并挑选他想要使用的物品。培训程序由 9 个结构化的部分组成。在这些部分中，患者完成了以下任务：日常生活活动、工作记忆任务、视觉空间定向任务、选择性注意力任务、识别记忆任务及计算和数字记忆任务。实验结果表明，虚拟公寓培训程序改善了患者的工作记忆（包括语言和空间，在随访中保持稳定）和注意力。Gamito 团队得出结论，他们的数据"支持了在大尺度环境中导航可能会增强海马体活动的观点"。这与 Caglio 团队（2009，2012）的结果相似。

（三）执行功能

Man 团队提出了一个假设（2013），即接受 VR 培训的 TBI 幸存者在解决问题的能力方面显著优于接受传统心理教育计划培训的 TBI 患者。除此之外，他们还认为 VR 计划将带来更好的就业结果。为了验证这一假设，研究者招募了 40 名 TBI 幸存者，并将他们随机分配到实验组和对照组。参与者参加了为期 12 次的培训计划，其中包括多个文书工作任务，如识别办公用品、使用修正液、文件管理、复印、打印、传真、发送和接收邮件，以及学习安全使用和正确的工作姿势等。虚拟任务和实际任务相似。根据前测和后测之间的差异，研究结果显示，在威斯康星卡片分类测试中（涉及错误百分比和概念回应），选择性认知功能有所改善，实验组的表现优于对照组。研究人员解释为，VR训练模块包括强调概念形成、推理和规划等高级认知功能的训练。然而，由于当地的就业情况和低就业能力状况的问题，如今尚未建立起职业结果与VR训练之间的联系。

Jacoby团队（2013）阐述了一项研究设计，旨在观察执行功能程序是否能改善TBI病后的认知功能。Jacoby团队认为，尽管任何训练（虚拟或常规）都可以改善执行功能，但虚拟方案的疗效更好。为了检验这一假设，共有13名TBI幸存者被分配到实验组或对照组。最终12名参与者完成了培训。多任务测试-简化版本（multiple errand test-simplified version，MET-SV）和执行功能表现测试（executive function performance test，EFPT）作为测量结果的工具，在培训前后分别对参与者施测。对照组由职业治疗师根据认知再培训模型进行干预（Averbuch and Katz 2011）。执行功能的训练（Sohlberg and Mateer 2001）内容包括任务规划、任务执行、时间管理、监控绩效和元认知策略。VR组采用VMall进行训练。此外，实验组与对照组的培训方案遵循相同的原则。这些结果是基于MET-SV和EFPT前后测试得出的，尽管与前测相比，VR组患者MET-SV和EFPT的得分有所提高，但并没有表现出与对照组的差异。显然，每组参与者的缺失在很大程度上影响了结果。VR技术和传统培训也有可能以相同的方式影响执行功能，未来的研究人员可以利用更大的样本来复现他们的研究。

（四）训练系列认知功能

Grealy团队（1999）想知道使用非沉浸式VR体育锻炼是否可以有效改善脑外伤后的认知功能（如注意力、信息处理、学习和记忆）。研究招募了13名TBI幸存者作为康复计划的参与者（实验组）。为了创建一个对照组（参与者没有帮助创建程序），Grealy团队查阅了同一家医院的数据库，收集了25例TBI患者的资料，并在此基础上指定12例对照参与者进行神经心理学评估。TBI对照组的每名参与者与实验组的每名参与者配对（年龄、严重程度、受伤后时间）。实验组被暴露在与一个自行车测力计相连的3个虚拟环境中。患者不得不在世界各地进行虚拟竞赛。经过4周的干预，测试前和测试后的差异显示，实验组以下几项认知功能明显改善：学习（听觉和视觉）、组块或组织材料。排练和在任务间转换的能力没有变化。最后，实验组和对照组进行比较，可以观察到虚拟环境中的身体活动可以改善康复计划参与者的反应和移动时间。

关于TBI后康复的研究，我们必须承认这一领域的研究是缺乏的。此外，对于临床情境而言，使用VRROOM的培训计划似乎是一个有趣的发展，但它可能受益于较长时间的培训，也许培训时间可以更短，但不低于2次。然而，使用专门的设备（如阿森松岛的鸟群、一个机器人子系统）使得从实验室到康复中心的迁移变得不确定，特别是在设备的成本方面。在Grealy团队（1999）的研究中，接受体育锻炼可以使大脑的恢复，在原著者看来，这并不能解释自发恢复带来的变化。在Jacoby团队（2013）和Caglio团队（2009，2012）的研究中，主要的极限是样本的权重。实验方案看起来很有趣，但很难理解训练课程的真正影响。最后，Man团队（2013）的研究似乎很有趣，该研究可以证明训练方案的心理测量学效度和推广的潜力。综上所述，这一反思强调有必要继续研究虚拟环境的开发和验证，以创建更好的认知康复环境。

三、讨论：人机交互是否会影响认知测量

与健康对照者相比，TBI患者在测量注意力、记忆和执行功能的任务中表现出更大的困难（Fleming et al. 2008；Groot et al. 2002；Kinch and McDonald 2001；Kinsella et al. 1996；Kliegel et al. 2004；Knight et al. 2005；Mathias and Mansfield 2005；Shum et al. 2002，1999）。这些损伤会显著影响患者的正常生活，尤其是在工作或学校领域。与脑损伤相关的残疾不仅局限于脑损伤者本身，还会对家庭看护人产生影响（Verhaeghe et al. 2005）。因此，与传统检查相比，VR技术可用于更好地检测日常生活中的认知功能障碍，并通过使用虚拟环境完成与自然任务相关的多种情况，为TBI幸存者提供康复的可能性。本章的第一个目的是回顾文献，阐明在神经心理学评估和干预的背景下，在儿童和成人中使用VR技术的相关性和效度。第二个目的是通过使用VR技术分析神经心理学评估中HCI对认知的可能影响，进而重新思考虚拟环境的生态效度。

儿童和青少年与虚拟环境的互动可能与年轻参与者玩TBI视频游戏密切相关，因此可能会引起更强的动机，至少在第一次使用时是如此。即使在儿童和青少年时期使用VR技术评估认知功能可能会更好地让他们参与任务，但这不是一种趋势。事实上，只有5项研究是基于实验设计得出结果，并且结果并不一致。Lee（2011）无法确定VR技术在mTBI后注意力障碍评估中的优势。就其本身而言，Nolin团队（2009，2012）的研究已经表明，虚拟教室在检测因运动事故导致的TBI儿童和mTBI青少年的注意力障碍的敏感度方面具有优势。最后，Erez团队（2013）发现了一个有趣的初步结果，但该研究应继续进行，以探索儿童和青少年虚拟购物任务的生态效度和推广潜力。总之，似乎首先要做的是允许开发与日常生活环境中筛查认知相关的评估工具，然后验证VR技术对持续遭受TBI的儿童和青少年的有效性和敏感度。此外，研究人员和临床医生可以为患有TBI的儿童开发VR康复计划。虚拟康复工具可能会更频繁的使用，因为年轻的TBI幸存者可以独立练习，并可以根据需要多次重复这项任务。此外，VR康复工具

和严肃游戏之间的联系应该进行更多的研究。事实上，整合到虚拟环境中的严肃游戏在学习和记忆方面更有效（Wouters et al. 2013）。如果 VR 工具与严肃游戏的特性相近，并且比传统的康复方法有更好的信息保持能力，研究人员可以给出建议，系统地使用它们。

在关于成年期的研究中，绝大多数研究都支持 VR 技术能够敏感地识别认知缺陷并改善认知功能。对这些文献进行分析，研究者发现，针对 VR 技术和创伤性脑损伤人群进行的认知功能研究很少，而这些研究也通常围绕患者认知功能的改善方面，如注意力（1 项研究），记忆、学习和空间导航（8 项研究），执行功能（10 项研究）等。

同样的结论也适用于康复计划：注意力（2 项研究），以及记忆、学习和空间导航（3 项研究）及执行功能（1 项研究）也属于特定的治疗功能。另一项研究探索了 VR 技术治疗 TBI 后一系列认知缺陷的潜力。事实上，很少有研究通过大样本研究证明 TBI 后 VR 技术在认知功能改善方面的优势（与传统康复相比），因此需要更多的研究。原著者的观点与 Pietrzak 团队（2014）的观点相似，他们进行了一项关于使用 VR 进行 TBI 康复的结构化文献综述。即使本文列出的研究可以显示患者在治疗后有所改善，但 VR 康复改善患者生活质量及日常生活中的认知功能的效果远未显现出来。最好的方案应该是将金标准（如传统的知名的康复方案）与在虚拟环境中实施的基于生态活动的新方案进行比较，主要目标可能是改善患者日常生活中的认知功能和学习的泛化。

正如以前的出版物所强调的那样，与传统纸笔测试相比，VR 技术的一个特点是更接近现实生活。一些研究（Rand et al. 2009）指出了虚拟情境和日常生活中的功能之间有趣的关系，支持了这种方法的生态价值。此外，一些研究表明，在评估 TBI 导致的缺陷时，VR 测试比传统纸笔测试更敏感。然而，目前可用的结果太少，无法确定 VR 技术的预期益处。一些研究者强调了 VR 技术与传统评估相比的潜力（Crosbie et al. 2007；Morganti 2004；Rose et al. 2005；Tsirlin et al. 2009）。与传统测试或常规康复训练相比，VR 技术似乎为认知缺陷的评估和康复增加了价值，尽管这仍有待进一步的研究支持。临床的挑战是公平和准确地评估认知功能障碍，因为它们出现在 TBI 幸存者的日常生活中。因此，更准确的评估将允许开发更好地适应患者及其家庭对自主、安全和解放的需求的治疗计划。

然而，即使这里总结的几乎所有研究都允许研究者将 VR 技术视为再现日常生活的完美工具，当研究者为创伤后评估或康复构建虚拟环境时，也应该记住一些重要的考虑因素。环境的逼真度（即自然的处理和用户的反馈）、任务的性质和人机交互都是需要考虑的基本概念。更具体地说，文献中很少讨论 HCI 作为测量工具的效度或信度的潜在限制。然而，为了与虚拟环境进行交互，个人必须学习如何操作该设备，并且他们必须理解不同的规则，以便在虚拟环境中正确地运行。这些过程需要一些认知功能（如记忆、注意力、计划等）的参与。并且它们可能潜在地造成认知超载，这将干扰对行为可靠或有效的测量。

如果双重任务可能会降低表现，尤其是在脑损伤后（Kizony et al. 2010），研究者也可以对使用VR技术造成认知超负荷的可能性进行类似的推理。事实上，后者可能是由于必须在虚拟环境中导航而发生的。因此，如果不考虑这一现象，由处理设备（在虚拟环境中，对象被操纵来执行任务）的需要产生的认知（过度）负载可能在测量中构成偏差。这一假设与Morris团队（2002）提出的需要重新思考神经心理学评估的观点一致，这种测试将通过考虑技术和设备对认知效率的影响来改变结构和评估程序。

Eysenck和Calvo（1992）提出了一个认知效率理论，区分了执行效率和认知过程效率。更具体地说，绩效效率代表了个人成就的质量，取决于他们是否成功地完成所要求的任务。就其本身而言，认知效率是建立在行为效率和人们为达到一定的行为水平所付出的努力或使用的智力资源之间的关系上的。按照这种思路，研究者可以推断HCI可能导致认知超负荷，或者至少通过增加在虚拟环境中执行认知任务所需的资源来提高认知负荷。

就其本身而言，认知过载被定义为"难以分配足够的精神资源来管理大量的信息"（Feinberg and Murphy 2000）。这种过载可能是因为期望达到一定的表现水平，通过操纵人与虚拟环境之间的交互界面而产生的。因此，认知过载背后的想法意味着数据的处理受到了限制（Doolittle 2002；Mayer 2001），尤其是当注意过程和工作记忆（与监督注意系统相结合）在涉及解决问题的新任务中被请求时（Norman and Shallice, 1986）。同样，Smith（2003）在对前瞻性记忆理论模型（预备注意和记忆过程理论）的论证中提出，同时进行的任务会对已经有限的注意资源发出持续的请求。因此，认知负荷理论（Cooper 1998）认为，所有的心理活动都需要在给定的时间内消耗一定的能量。后者的调节取决于个人分散注意力的能力和任务（Paas et al. 2003）或环境的具体特征，默认情况下应包括处理设备的影响和这些相互作用引起的压力。因此，在VR技术中进行多任务处理会造成认知超负荷，降低参与者的认知效率。

总之，认知负荷与任务特征、环境和个人能力有关（Chanquoy et al. 2007）。任务特征代表任务的难度水平，无论任务是否具有要求。这里的环境指的是干扰物，与任务无关，但容易干扰受试者的表现。而且，个体特征是指支持或帮助主体进入任务实现的认知资源。HCI可以直接在这些维度上发挥作用。此外，Ang团队（2007）指出，虚拟环境本身就可以使认知过载，主要是针对那些不习惯视频游戏的人，这是大多数使用VR技术进行神经心理学评估的参与者的情况。Nelson和Erlandson（2008）发现，没有大脑损伤的学生在虚拟环境中执行任务时会经历认知超载效应。更具体地说，他们报告在探索虚拟世界时很难集中注意力，记住几个信息来源。因此，当使用虚拟环境来评估个人的认知技能时（Cicourel 2004），尤其是在通过用于与虚拟环境交互的设备来动员认知资源时，在前景和背景中将会有几个活跃的认知过程。

为了验证这些想法的相关性，Banville 等（2017）进行了 3 项补充性试点研究。这 3 项研究都包括没有外伤或精神病史的参与者，并评估了成人在虚拟环境中执行任务时的正常功能：虚拟多任务测试（virtual multitasking test，VMT）（Banville et al. 2007）。具体来说，VMT 的理论框架受到 Shallice 和 Burgess（1991）提出的多任务工作的启发。VMT 描述了几个相互关联的任务，一次执行一项任务。在这个过程中可能会出现中断、过程中出现意外结果，或某些意图延迟实现。因此，某些任务会被延迟，并且不总是有即时的反馈。VMT 想要评估并尽可能重新使参与者适应前瞻性记忆和执行功能。该工具的不同场景被植入到一个有 6 个房间的虚拟空间中，每个房间包括至少一项任务。在 VMT 开始阶段，参与者被告知他们正在拜访他们的好朋友。白天，朋友在工作，他们必须住在他的公寓里，就好像这是他们的家一样。晚上，他们将和好朋友一起去看演出。然而，在白天，他们必须根据日常生活独自执行几项任务。例如，他们必须尽快将食品杂货放在柜台上（即使他们被告知没有限制完成活动的时间），接电话，以及执行其他任务，如传真文件、搜索演出门票、烘干衬衫、喂鱼。前瞻性记忆任务要求，除了其他事情之外，在离开主卧室的时候关上门，以防止狗爬到床上。在执行任务的过程中发生了不可预见的事件。例如，暴风雨的发生会掀翻客房中的物品，让水渗入客厅。VMT 可以以沉浸式或非沉浸式的方式实现。当参与者首次进行 VMT 时，他们被要求进入训练阶段或熟悉环境阶段。之后进入正式实验，受试者按照研究人员计划的场景执行任务。后者通过一个界面与环境保持通信，该界面允许在 virtuo 中修改任务，即在任务实现过程中。该界面在认知康复中发挥重要作用，能够调节初始场景的难度和复杂性。

前面提到的 3 项使用 VMT 的研究表明，交互技术的使用、任务的性质和虚拟环境本身及参与者的特征都可以导致 VR 体验中更多的认知负荷（Banville et al. 2017）。特别是对于人机交互，操作用于虚拟环境中导航和选择 3D 对象的交互技术需要参与者付出更多的努力，还会给用户带来挫败感。此外，当交互技术不直观时（与自然任务相比会带来偏差），其使用会增加认知负荷，尤其是当虚拟环境被设计为用 3 个轴导航时（即 X 轴、Y 轴和 Z 轴提供 6 个自由度）。

事实上，VR 中的导航涉及参与者必须理解他们与任务实现中包括的对象（即本体感受）之间的相对位置。Chen 和 Or（2017）认为，这些参与者更有可能"高估或低估自己与目标对象之间的距离，从而导致更多的指向或拖放错误"。操纵鼠标和键盘等特定设备也支持导航。由或多或少复杂的人机交互技术支持的 VR 技术提供了不同类型的输入接口，允许与虚拟环境中的计算机对象进行交互。因此，这种虚拟环境中的HCI保真度可能存在很大差异，并且取决于其处理复杂性。

迄今为止，涉及用户指定一个或多个对象的选择是一项基本的交互任务（Bowman et al. 2004）。为了选择目标，用户必须在其上移动选择光标，然后选择它（即指向并点击）。另一种选择技术被称为拖放，用户必须通过持续激活选择设备（如按下鼠标按钮）来将项目移动到另一个位置。目标的选择时间可以通过Fitts定律（Fitts 1954）来预测，Fitts定律规定选择所需的时间取决于目标的大小及目标间的距离。用户需要更多的时间来选择一个又远又小的目标，而不是一个又近又大的目标。换句话说，当虚拟环境中的对象较小时，由于对象比例、遮挡或与参与者的距离，项目的选择更加困难，参与者更容易犯错误（Steed and Parker 2005）。在这种情况下，准确地选择可能有多种认知功能的参与，并要求个体调动主观能动性。此外，这迫使参与者靠近对象，以便能够选择它。为了对一个特定的任务进行直观的选择，需要参与者移除遮挡的物体或更靠近目标，导致选择时间较长（Bacim et al. 2013）并增加了一些导航过程。

用于在虚拟环境中交互的选择技术（如点击）可以调节参与者的表现。事实上，用户点击比拖放更有效。这适用于儿童（Inkpen 2001）、成人（MacKenzie et al. 1991）和老人（Chen and Or 2017; Gonçalves and Cameirão 2016）。在这些研究中，目标大小往往对指向任务的时间完成和精度产生积极的影响（更快的执行和更低的错误率），对拖放任务产生消极的影响（更慢的执行和更高的错误率）。此外，与拖放或点击相关的认知负荷似乎对老人更具认知挑战性（Gonçalves and Cameirã 2016）。

文献综述显示，与VR界面相关的研究数量有限。简单地产生与系统的交互可能会影响参与者在VR技术中的表现，并支配他们的认知。从这个意义上说，VR可能比现实生活更复杂，这就需要对来自虚拟环境的数据的生态效度和信度进行评估。需要更多的研究来了解HCI如何在VR测试中调节工作负荷。事实上，几种交互技术在VMall中得到了比较（Verhulst et al. 2016）。

参与者使用游戏手柄或Kinect识别动作的自然手势界面在超市收集7件物品。结果显示，与使用Kinect的其他条件相比，参与者使用游戏手柄完成任务所需的时间更少（由于头部跟踪，他们可以环顾四周）。在Kinect条件下，与使用这些交互技术相关的工作量较高，尤其是在努力程度方面。事实上，为了在VMall中进行互动，参与者实际上需要做出真实的手势，如原地行走，而使用游戏手柄则不需要身体的参与。这些结果表明，互动技术的使用可以影响参与者的表现。此外，在VR测试过程中记录和分析生理信号有助于更好地了解参与者的表现。事实上，在困难的VR任务中，心率可能会加快（Banville et al. 2017）。此外，Kubota团队（2016年）表明，在出现错误后或当他们在使用鼠标遇到困难时，轻度认知障碍（mild cognitive impairment, MCI）参与者比无MCI的老人需要更多的时间从错误中恢复。因此，MCI参与者需要更多的时间来检测错误并纠正它。这些错误可能与心率变异性信号的低频与高频之比（LF/HF）变化有关。事实上，当从误差中恢复的时间很长时，LF/HF峰值会增加。这种生理变化表明，参与者意识到了错误，并可能在任务实现中感到困难。

　　虚拟环境可能比真实环境涉及更多的认知资源。Allain团队（2014）使用虚拟非沉浸式咖啡任务表明，与真实环境中的相同任务相比，虚拟环境中的两组参与者（健康对照组和阿尔茨海默病患者）表现不同。在这种情况下，我们需要考虑VR技术是否是一种生态工具，因为参与者在真实和虚拟情境中的表现似乎不同。如果与虚拟环境的交互产生额外的工作量，参与者可能需要更长的时间来完成任务或犯注意力错误，因为他们缺乏可用的认知资源。例如，在多任务处理过程中，由于人机交互涉及额外的工作负荷，系统应该能够通过提取硬件操作引起的过载来识别执行功能的真实表现。这是正常衰老的情况，在这种情况下，衰老的减缓可能更为明显（Banville et al. 2017；Verhulst et al. 2017a）。首先要很好地理解互动技术的使用对参与者表现的影响，尤其是在使用VR测试进行评估时。事实上，较长的完成时间可能与认知缺陷和（或）使用交互设备遇到的困难有关。为了帮助研究人员区分认知分数和互动分数，研究者可以分解参与者的活动模式，并用图表将其可视化（Verhulst et al. 2017a）。这种方法的要点是独立于互动技巧来理解参与者在哪里表现出困难。为了做到这一点，研究者可以逐个显示参与者的活动计划，尤其是在多任务测试时。例如，第一个参与者先做了活动一，然后做了活动二，再回到活动一。此外，这种想法迫使研究者考虑虚拟情境不可能一直接近真实情境，因为虚拟环境无法再现与真实世界相同的复杂性。另外，一些VR评估（如VMall）可能没有真实评估复杂，可能是因为用户没有佩戴所挑选的产品，顾客较少，音频刺激较少等。总之，VR测试的生态有效性仍然不清楚，必须根据人机交互和心理测量学来思考。

　　与虚拟环境相关的工作负载可能取决于虚拟环境的规模和任务的复杂性（Banville et al. 2017）。在Allain团队（2014）的研究中，相同任务，参与者在虚拟厨房中出现的错误比在真实环境中出现多，而参与者在VMall中的效率比在真实超市中高（Greenwood et al. 2015）。第二项研究复现了比第一项更复杂的任务，与使用交互相关的工作量可以复现与真实情况相同的工作量，而在虚拟厨房这样不太复杂的任务中，使用交互技术似乎会产生比真实厨房更高的工作量。了解交互技术对参与者工作量的影响是最重要的，以便更好地适应VR工具。一种假设是为现实生活中复杂性低的情况（如单一任务、少量刺激）提出最容易的交互，为更复杂的情况（如超市）提出更困难的交互。根据这一假设，为了更好的复现世界，VR测试应该根据交互技术的便利性来调整交互技术。事实上，如果VR技术不能从现实中复现全部的刺激，那么与这些刺激相关的工作量可以用一种相当复杂的交互技术来弥补。

如文献综述所示，认知功能以独立的方式进行评估，以检测特定领域（如记忆）的问题，传统测试能够很好地分离这几种认知功能。在日常生活中，认知功能相互作用，并根据测试产生的环境创建一种网络来帮助个体采取良好的行为。为了将VR技术作为一种有效的工具，研究者认为，不应该只关注特定的认知功能，而是应该关注多任务处理过程中的行为数据。虚拟环境可以模拟自然任务，并非常精确地记录行为数据（如完成时间、错误类型、导航模式）。此外，通过VR测试，可以记录无限多的变量。这些变量可以提供真实情况下的最佳衡量标准，与互动技术（如鼠标移动）的使用相关的变量可以对参与者的表现做出新的解释（Verhulst et al. 2017b）。在网页搜索任务中，对鼠标移动和输入（如鼠标点击）进行了分析，结果表明，当参与者在认知上进行任务时，他们进行长时间的鼠标移动，而当他们专注于信息时，他们进行快速移动（Guo and Agichtein 2008）。Verhulst团队（2017b）提议将网络搜索中的结果与虚拟自然任务中的结果进行对比。对交互技术数据（如鼠标移动）有很好的理解可以帮助区分与HCI相关的工作负载和任务本身。

四、结　　论

对本章中的文献综述进行总结，先前的研究已经强调了其他局限性因素，不利于TBI患者VR研究数据的广泛应用。既往工作的第一个限制是方法学设计。一个恰当的例子是参与者的数量经常受到限制，就像本章"讨论"部分展示的三项研究一样。其他限制涉及VR系统的技术和人体工程学方面。设备和沉浸式技术（操纵杆、鼠标、HMD、3D眼镜、视频捕捉、平板屏幕、沉浸式或非沉浸式技术等）之间的巨大差异限制了研究的泛化，因为具有相同条件的研究太少，无法得出有效的结论。

在未来的研究中，应该相对重视区分任务本身产生的认知工作负荷和人机交互产生的认知工作负荷。基于此，使用VR技术可以获得真正的生态评估。在制订新方案时，VR技术对认知负荷的影响正在成为需要考虑的一个重要因素。因此需要：①继续研究各种认知功能；②开发研究设计，验证VR是一种生态方法的假设；③将VR环境与经典和标准化工具进行比较，以确定其有效性和可靠性；④评估VR本身产生认知超载的可能性，老人使用VR技术的难度比年轻人更大；⑤创造动态的虚拟环境，以适用于不同年龄和不同缺陷的参与者，同时仍然要对微妙的变化保持敏感度，预测当前或未来的状况，它将是解决神经心理学评估和使用技术的一种创新方式。总之，上述讨论都强调了在这个新兴领域进一步开展科学和临床工作的重要性。

（陈桂芳　赵文涛　徐　勇　译）

参 考 文 献

Allain, P., Foloppe, D. A., Besnard, J., Yamaguchi, T., Etcharry-Bouyx, F., Le Gall, D., et al. (2014). Detecting everyday action deficits in Alzheimer's disease using a nonimmersive virtual reality kitchen. *Journal of the International Neuropsychological Society, 20*(5), 468–477.

Anderson, T. M., & Knight, R. G. (2010). The long-term effects of traumatic brain injury on the coordinative function of the central executive. *Journal of Clinical & Experimental Neuropsychology, 32*(10), 1074–1082.

Ang, C. S., Zaphiris, P., & Mahmood, S. (2007). A model of cognitive loads in massively multi-player online role playing games. *Interacting with Computers, 19*, 167–179.

Arvind Pala, P., N'Kaoua, B., Mazaux, J. M., Simion, A., Lozes, S., Sorita, E., et al. (2014). Everyday-like memory and its cognitive correlates in healthy older adults and in young patients with traumatic brain injury: A pilot study based on virtual reality. *Disability and Rehabilitation. Assistive Technology, 9*(6), 463–473.

Averbuch, S., & Katz, N. (2011). Cognitive rehabilitation: A retraining model for clients with neu-rological disabilities. In N. Katz (Ed.), *Cognition, occupation, and participation along the life span. Neuroscience, neurorehabilitation and models for intervention in occupational therapy* (3rd ed., pp. 277–298). Bethesda: AOTA Press.

Bacim, F., Kopper, R., & Bowman, D. A. (2013). Design and evaluation of 3D selection tech-niques based on progressive refinement. *International Journal of Human-Computer Studies, 71*, 785–802.

Banville, F., & Nolin, P. (2012). Using virtual reality to assess prospective memory and executive functions after traumatic brain injury. *Journal of Cybertherapy and Rehabilitation, 5*(1), 45–55.

Banville, F., Nolin, P., Cloutier, J., & Bouchard, S. (2007). Description of the virtual multitask-ing test (V-MT). Conférence présentée au Virtual Rehabilitation Conference: From Vision to Reality, Edmonton.

Banville, F., Nolin, P., Lalonde, S., Henry, M., Dery, M.-P., & Villemure, R. (2010). Multitasking and prospective memory: Can virtual reality be useful for diagnosis? *Behavioural Neurology, 23*(4), 209–211.

Banville, F., Couture, J. F., Verhulst, E., Besnard, J., Richard, P., & Allain, P. (2017, July). Using virtual reality to assess the elderly: The impact of human-computer interfaces on cognition. In International conference on human interface and the management of information (pp. 113–123). Cham: Springer.

Barrash, J., Tranel, D., & Damasion, H. (1993). Standardization and validation of a route learning test. *Journal of clinical neuropsychologist, 15*, 66.

Besnard, J., Richard, P., Banville, F., Nolin, P., Aubin, G., Le Gall, D., et al. (2016). Virtual real-ity and neuropsychological assessment: The reliability of a virtual kitchen to assess daily-life activities in victims of traumatic brain injury. *Applied Neuropsychology. Adult, 23*(3), 223–235. https://doi.org/10.1080/23279095.2015.1048514.

Bisson, E., Contant, B., Sveistrup, H., & Lajoie, Y. (2007). Functional balance and dual-task reaction times in older adults are improved by virtual reality and biofeedback training. *Cyberpsychology & Behavior, 10*(1), 16–23.

Bowman, D. A., Kruijff, E., LaViola, J. J., & Poupyrev, I. (2004). *3D user interfaces: Theory and practice*. Redwood: Addison Wesley Longman Publishing Co., Inc..

Caglio, M., Latini-Corazzini, L., D'agata, F., Cauda, F., Sacco, K., Monteverdi, S., et al. (2009). Video game play changes spatial and verbal memory: Rehabilitation of a single case with trau-matic brain injury. *Cognitive Processing, 10*(Suppl2), S195–S197.

Caglio, M., Latini-Corazzini, L., D'Agata, F., Cauda, F., Sacco, K., Monteverdi, S., et al. (2012). Virtual navigation for memory rehabilitation in a traumatic brain injured patient. *Neurocase (Psychology Press), 18*(2), 123–131.

Canty, A. L., Fleming, J., Patterson, F., Green, H. J., Man, D., & Shum, D. H. K. (2014). Evaluation of a virtual reality prospective memory task for use with individuals with severe traumatic brain injury. *Neuropsychological Rehabilitation, 24*(2), 238–265.

Cassidy, J. D., Carroll, L. J., Peloso, P. M., Borg, J., von Holst, H., Holm, L., et al. (2004). Incidence, risk factors and prevention of mild traumatic brain injury: Results of the who collaborating centre task force on mild traumatic brain injury. Journal of Rehabilitation Medicine (Taylor & Francis Ltd), 36, 28–60.

Chanquoy, L., Tricot, A., & Sweller, J. (2007). La charge cognitive: Théorie et application. Armand Collin éditeur.

Chen, J., & Or, C. (2017). Assessing the use of immersive virtual reality, mouse and touchscreen in pointing and dragging-and-dropping tasks among young, middle-aged and older adults. *Applied Ergonomics, 65*, 437–448.

Christiansen, C., Abreu, B., Ottenbacher, K., Huffman, K., Masel, B., & Culpepper, R. (1998). Task performance in virtual environments used for cognitive rehabilitation after traumatic brain injury. *Archives of Physical Medicine & Rehabilitation, 79*(8), 888–892.

Cicourel, A. V. (2004). Cognitive overload and communication in two healthcare settings. *Communication & Medicine, 1*(1), 35–43.

Cooper, G. (1998). Cognitive load theory & instructional design at UNSW: Research into cognitive load theory and instructional design at UNSW [Electronic Version] from http://projects.ict. usc.edu/itw/materials/clark/UNSW.htm. Retrieved 2013-10-01.

Crosbie, J. H., Lennon, S., Basford, J. R., & McDonough, S. M. (2007). Virtual reality in stroke rehabilitation: Still more virtual than real. *Disability & Rehabilitation, 29*(14), 1139–1146.

Doolittle, P. E. (2002). Multimedia learning: Empirical results and practical applications. Paper presented at the Irish educational technology users' conference, Carlow.

Dvorkin, A. Y., Ramaiya, M., Larson, E. B., Zollman, F. S., Hsu, N., Pacini, S., et al. (2013). A "virtually minimal" visuo-haptic training of attention in severe traumatic brain injury. *Journal of Neuroengineering and Rehabilitation, 10*, 92–92.

Erez, N., Weiss, P. L., Kizony, R., & Rand, D. (2013). Comparing performance within a virtual supermarket of children with traumatic brain injury to typically developing children: A pilot study. *OTJR: Occupation, Participation And Health, 33*(4), 218–227.

Eysenck, M. W., & Calvo, M. G. (1992). Anxiety and performance: The processing efficiency theory. *Cognition and Emotion, 6*, 409–434.

Fay, T. B., Yeates, K. O., Wade, S. L., Drotar, D., Stancin, T., & Taylor, H. G. (2009). Predicting longitudinal patterns of functional deficits in children with traumatic brain injury (English). *Neuropsychology, 23*(3), 271–282.

Feinberg, S., & Murphy, M. (2000). Applying cognitive load theory to the design of web-based instruction. In *Professional Communication Conference. Proceedings of 2000 Joint IEEE International and 18th Annual Conference on Computer Documentation (IPCC/SIGDOC 2000)*.

Fitts, P. M. (1954). The information capacity of the human motor system in controlling the amplitude of movement. *Journal of Experimental Psychology, 47*, 381–391.

Flanagan, S. R., Cantor, J. B., & Ashman, T. A. (2008). Traumatic brain injury: Future assessment tools and treatment prospects. *Neuropsychiatric Disease and Treatment, 4*(5), 877–892.

Fleming, J., Riley, L., Gill, H., Gullo, M. J., Strong, J., & Shum, D. (2008). Predictors of prospective memory in adults with traumatic brain injury. *Journal of the International Neuropsychological Society, 14*, 823–831.

Gamito, P., Oliveira, J., Pacheco, J., Morais, D., Saraiva, T., Lacerda, R., et al. (2010). Traumatic brain injury memory training: A virtual reality online solution. Proc. 8th International Conference Disability, Virtual Reality & Associated technologies. Vina del Mar/Valparaiso 31 Aug.-2 Sept. 79–84.

Gonçalves, A., & Cameirão, M. (2016). Evaluating body tracking interaction in floor projection displays with an elderly population. *Proceedings of the 3rd International Conference on Physiological Computing Systems, (PhyCS)*, 24–32.

Grealy, M. A., Johnson, D. A., & Rushton, S. K. (1999). Improving cognitive function after brain injury: The use of exercise and virtual reality. *Archives of Physical Medicine & Rehabilitation, 80*(6), 661–667.

Greenwood, K. E., Morris, R., Smith, V., Jones, A. M., Pearman, D., & Wykes, T. (2015). Virtual shopping: A viable alternative to direct assessment of real life function? *Schizophrenia Research, 172*(1–3), 206–210.

Groot, Y. C. T., Wilson, B. A., Evans, J., & Watson, P. (2002). Prospective memory functioning in people with and without brain injury. *Journal of the International Neuropsychological Society, 8*, 645–654.

Guo, Q., & Agichtein, E. (2008). Exploring mouse movements for inferring query intent. In *31st annual international ACM SIGIR conference on research and development in information retrieval* (pp. 707–708). https://doi.org/10.1145/1390334.1390462.

Hoffman, S. W., Shesko, K., & Harrison, C. R. (2010). Enhanced neurorehabilitation techniques in the DVBIC assisted living pilot project. *NeuroRehabilitation, 26*(3), 257–269.

Inkpen, K. M. (2001). Drag-and-drop versus point-and-click mouse interaction styles for children. *ACM Transactions on Computer-Human Interaction, 8*(1), 1–33.

Jacoby, M., Averbuch, S., Sacher, Y., Katz, N., Weiss, P. L., & Kizony, R. (2013). Effectiveness of executive functions training within a virtual supermarket for adults with traumatic brain injury: A pilot study. *IEEE Transactions On Neural Systems And Rehabilitation Engineering: A Publication Of The IEEE Engineering In Medicine And Biology Society, 21*(2), 182–190.

Kinch, J., & McDonald, S. (2001). Traumatic brain injury and prospective memory: An examination of the influence of executive functioning and retrospective memory. *Brain Impairment, 2*, 119–130.

Kinsella, G., Murtagh, D., Landry, A., Homfray, K., Hammond, M., O'Beirne, L., Dwyer, L., Lamont, M., & Ponsford, J. (1996). Everyday memory following traumatic brain injury. *Brain Injury, 10*, 499–507.

Kinsella, G. J., Ong, B., & Tucker, J. (2009). Traumatic brain injury and prospective memory in a virtual shopping trip task: Does it matter who generates the prospective memory target? *Brain Impairment, 10*(1), 45–51.

Kizony, R., Levin, M. F., Hughey, L., Perez, C., & Fung, J. (2010). Cognitive load and dual-task performance during locomotion post-stroke: A faisability study using a functional virtual environment. *Physical Therapy, 90*(2), 252–260.

Kliegel, M., Eschen, A., & Thöne-Otto, A. I. T. (2004). Planning and realization of complex intentions in traumatic brain injury and normal aging. *Brain and Cognition, 56*, 43–54.

Knight, R. G., Harnett, M., & Titov, N. (2005). The effects of traumatic brain injury on the predicted and actual performance of a test of prospective remembering. *Brain Injury, 19*, 27–38.

Knight, R. G., Titov, N., & Crawford, M. (2006). The effects of distraction on prospective remembering following traumatic brain injury assessed in a simulated naturalistic environment. *Journal Of The International Neuropsychological Society: JINS, 12*(1), 8–16.

Kubota, Y., Yamaguchi, T., Harada, T., Verhulst, E., & Richard, P. (2016). *Association between human error and heart rate variability in virtual reality-based IADL the preliminary study for MCI characterization proceeding: International workshop on advanced image technology (IWAIT)*. Penang.

Langlois, J. A., Rutland-Brown, W., & Wald, M. M. (2006). The epidemiology and impact of traumatic brain injury: A brief overview. *Journal of Head Trauma Rehabilitation, 21*(5), 375–378.

Larson, E. B., Ramaiya, M., Zollman, F. S., Pacini, S., Hsu, N., Patton, J. L., & Dvorkin, A. Y. (2011). Tolerance of a virtual reality intervention for attention remediation in persons with severe TBI. *Brain Injury, 25*(3), 274–281.

Lee, J. (2011). Attention functioning in children following mild closed head injury: The importance of prospective sampling. (72), ProQuest Information & Learning, US.

Lengenfelder, J., Schultheis, J. T., Al-Shihabi, T., Mourant, R., & DeLuca, J. (2002). Divided attention and driving: A pilot study using virtual reality technology. *Journal of Head Trauma Rehabilitation, 17*(1), 26–37.

Livingstone, S. A., & Skelton, R. W. (2007). Virtual environment navigation tasks and the assessment of cognitive deficits in individuals with brain injury. *Behavioural Brain Research, 185*(1), 21–31.

MacKenzie, I. S., Sellen, A., & Buxton, W. (1991). A comparison of input devices in elemental pointing and dragging tasks. In *Proceedings of the CHI `91 Conference on Human Factors in Computing Systems* (pp. 161–166). New York: ACM.

Man, D. W. K., Poon, W. S., & Lam, C. (2013). The effectiveness of artificial intelligent 3-D virtual reality vocational problem-solving training in enhancing employment opportunities for people with traumatic brain injury. *Brain Injury: [BI], 27*(9), 1016–1025.

Martin, C., & Nolin, P. (2009). La réalité virtuelle comme nouvelle approche évaluative en neuropsychologie: L'exemple de la classe virtuelle avec des enfants ayant subi un traumatisme cranio-cérébral. *A.N.A.E. Approche Neuropsychologique des Apprentissages chez l'Enfant, 21*(101), 28–32.

Martínez-Pernía, D., Nú ñez-Huasaf, J., del Blanco, A., Ruiz-Tagle, A., Velásquez, J., Gomez, M., Robert Blesius, C., Ibañez, A., Fernández-Manjón, B., & Slachevsky, A. (2017). Using game authoring platforms to develop screen-based simulated functional assessments in persons with executive dysfunction following traumatic brain injury. *Journal of Biomedical Informatics, 74*, 71–84.

Matheis, R. J. (2004). Expanding the boundaries of neuropsychology: The application of vr for memory assessment. (64), ProQuest Information & Learning, US.

Matheis, R. J., Schultheis, M. T., Tiersky, L. A., DeLuca, J., Millis, S. R., & Rizzo, A. (2007). Is learning and memory different in a virtual environment? *The Clinical Neuropsychologist, 21*(1), 146–161.

Mathias, J. L., & Mansfield, K. M. (2005). Prospective and declarative memory problems following moderate and severe traumatic brain injury. *Brain Injury, 19*, 271–282.

Mayer, R. E. (2001). *Multimedia learning* (pp. 403–405). Cambridge: Cambridge University Press.

McGeorge, P., Phillips, L. H., Crawford, J. R., Garden, S. E., Della Sala, S., Milne, A. B., et al. (2001). Using virtual environments in the assessment of executive dysfunction. *Presence: Teleoperators & Virtual Environments, 10*(4), 375–383.

Mioni, G., Rendell, P. G., Henry, J. D., Cantagallo, A., & Stablum, F. (2013). An investigation of prospective memory functions in people with traumatic brain injury using virtual week. *Journal of Clinical & Experimental Neuropsychology, 35*(6), 617–630.

Mioni, G., Stablum, F., Biernacki, F., & Rendel, P. G. (2015). Virtual week: Translation and adaptation for the Italian population. *Neuropsychological rehabilitation*, Nov. (2), 1–21.

Morganti, F. (2004). Virtual interaction in cognitive neuropsychology. *Studies in Health Technology and Informatics, 99*, 55–70.

Morris, R. G., Kotitsa, M., Bramham, J., Brooks, B., & Rose, F. D. (2002). Virtual reality investigation of strategy formation, rule breaking and prospective memory in patients with focal prefrontal neurosurgical lesions. Proceedinds 4th international conference disability, virtual reality and association technology, Hungry, 101–108.

Nelson, B. C., & Erlandson, B. (2008). Managing cognitive load in educational multi-user virtual environments: Reflection on design practice. *Education Technology Research Development, 56*, 619–641.

Nolin, P., Martin, C., & Bouchard, S. (2009). Assessment of inhibition deficits with the virtual classroom in children with traumatic brain injury: A pilot-study. *Annual Review of Cybertherapy and Telemedicine, 7*, 240–242.

Nolin, P., Stipanicic, A., Henry, M., Joyal, C. C., & Allain, P. (2012). Virtual reality as a screening tool for sports concussion in adolescents. *Brain Injury, 26*(13/14), 1564–1573.

Norman, D. A., & Shallice, T. (1986). Attention to action: Willed and automatic control of behaviour. In R. J. Davidson, G. E. Schwartz, & D. Shapiro (Eds.), *Consciousness and self-regulation: Advances in research and theory*. New York: Plenum Press.

Paas, F., Tuovinen, J. E., Tabbers, H., & Gerven, P. W. M. V. (2003). Cognitive load measurement as a means to advance cognitive load theory. *Educational Psychologist, 38*(1), 63–71.

Pietrzak, E., Pullman, S., & McGuire, A. (2014). Using virtual reality and videogames for traumatic brain injury rehabilitation: A structured literature review. *Games for Health Journal, 3*(4), 202–214.

Pinkston, J. B., Santa Maria, M. P., & Davis, R. D. (2000). Long-term outcome following moderate traumatic brain injury at age 3 months. *Brain and Cognition, 44*(1), 71–74.

Pratt, D. R., Zyda, M., & Kelleher, K. (1995). Virtual reality: In the mind of the beholder. *IEEE Computer, 28*(7), 17–19.

Rand, D., Basha-Abu Rukan, S., Weiss, P. L., & Katz, N. (2009). Validation of the virtual MET as an assessment tool for executive functions (English). *Neuropsychological Rehabilitation, 19*(4), 583–602.

Renison, B., Ponsford, J., Testa, R., Richardson, B., & Brownfield, K. (2012). The ecological and construct validity of a newly developed measure of executive function: The virtual library task. *Journal Of The International Neuropsychological Society: JINS, 18*(3), 440–450.

Rizzo, A. A., Buckwalter, J. G., Bowerly, T., Van Der Zaag, C., Humphrey, L., Neumann, U., et al. (2000). The virtual classroom: A virtual reality environment for the assessment and rehabilitation of attention deficits. *Cyberpsychology & Behavior, 3*(3), 483–499.

Rose, F. D., Brooks, B. M., & Rizzo, A. A. (2005). Virtual reality in brain damage rehabilitation: Review. *Cyberpsychology & Behavior, 8*(3), 241–262.

Schultheis, M. T., & Rizzo, A. A. (2001). The application of virtual reality technology in rehabilitation. *Rehabilitation Psychology, 46*, 296–311.

Shallice, T., & Burgess, P. W. (1991). Deficits in strategy application following frontal lobe damage in man. *Brain, 114*, 727–741.

Shum, D., Valentine, M., & Cutmore, T. (1999). Performance of individuals with severe long-term traumatic brain injury on time-, event-, and activity-based prospective memory tasks. *Journal of Clinical and Experimental Neuropsychology, 21*, 49–58.

Shum, D., Fleming, J. M., & Neulinger, K. (2002). Prospective memory and traumatic brain injury: A review. *Brain Impairment, 3*(1), 1–16.

Skelton, R.W., Bukach, C.M., Laurance, H.E., Thomas, K.G.F., & Jacobs, W.J. (2000). Humans with traumatic brain injuries show place-learning deficits in computer-generated virtual space. *Journal of clinical and experimental neuropsychology, 22*(2), 157–175.

Skelton, R.W., Ross, S.P., Nerad, L., & Livingstone, S.A. (2006). Human spatial navigation deficits after traumatic brain injury shown in the arena maze, a virtual Morris water maze. *Brain Injury, 20*(2), 189–203.

Slobounov, S. M., Zhang, K., Pennell, D., Ray, W., Johnson, B., & Sebastianelli, W. (2010). Functional abnormalities in normally appearing athletes following mild traumatic brain injury: A functional MRI study. *Experimental Brain Research, 202*(2), 341–354.

Smith, R. E. (2003). The cost of remembering to remember in event-based prospective memory: Investigating the capacity demands of delayed intention performance. *Journal of Experimental Psychology: Learning, Memory and Cognition, 29*, 347–361.

Sohlberg, M.M., & Mateer, C.A. (1987). Effectiveness of an attention-training program. *Journal of Clinical and Experimental Neuropsychology, 9*, 117–130.

Sohlberg, M. M., & Mateer, C. A. (2001). *Cognitive rehabilitation: An integrative neuropsychological approach*. New York: Guilford.

Sorita, E., N'Kaoua, B., Larrue, F., Criquillon, J., Simion, A., Sauzéon, H., et al. (2013). Do patients with traumatic brain injury learn a route in the same way in real and virtual environments? *Disability and Rehabilitation, 35*(16), 1371–1379.

Sosin, D. M., Sacks, J. J., & Webb, K. W. (1996). Pediatric head injuries and deaths from bicycling in the United States. *Pediatrics, 98*(5), 868–870.

Steed, A., & Parker, C. (2005). Evaluating effectiveness of interaction techniques across immersive virtual environmental systems. *Presence: Teleoperators and Virtual Environments, 14*, 511–527.

Tarr, M. J., & Warren, W. H. (2002). Virtual reality in behavioural neuroscience and beyond. *Nature Neuroscience, 5*(11), 1089–1092.

Thompson, H. J., McCormick, W. C., & Kagan, S. H. (2006). Traumatic brain injury in older adults: Epidemiology, outcomes, and future implications. *Journal of the American Geriatrics Society, 54*(10), 1590–1595.

Titov, N., & Knight, G. (2005). A computer-based procedure for assessing functional cognitive skills in patients with neurological injuries: The virtual street. *Brain Injury, 19*(5), 315–322.

Tsirlin, I., Dupierrix, E., Chokron, S., Coquillart, S., & Ohlmann, T. (2009). Uses of virtual reality for diagnosis, rehabilitation and study of unilateral spatial neglect: Review and analysis. *Cyberpsychology & Behavior, 12*(2), 175–181.

Vaishnavi, S., Rao, V., & Fann, J. R. (2009). Neuropsychiatric problems after traumatic brain injury: Unraveling the silent epidemic (English). *Psychosomatics (Washington, DC), 50*(3), 198–205.

Verhaeghe, S., Defloor, T., & Grypdonck, T. (2005). Stress and coping among families of patients with traumatic brain injury: A review of the literature. *Journal of Clinical Nursing, 14*, 1004–1012.

Verhulst, E., Richard, P., Richard, E., Allain, P., & Nolin, P. (2016). 3D interaction techniques for virtual shopping: Design and preliminary study. In *Proceedings of the 11th joint conference on computer vision, imaging and computer graphics theory and applications (GRAPP 2016)* (pp. 271–279).

Verhulst, E., Banville, F., Richard, P., Tabet, S., Lussier, C., & Massicotte, E. (2017a). Navigation patterns in ederly during multitasking in virtual environnment. In S. Yamamoto (Ed.), *Human Interface and the management of information: Supporting learning, decision-making and collaboration. HIMI 2017. Lecture notes in computer science* (Vol. 10274). Cham: Springer.

Verhulst, E., Foloppe, D., Richard, P., Banville, F., & Allain, P. (2017b). A new 2D interaction-based method for the behavioural analysis of instrumental activities of daily living. In *Proceedings of the 12th International Joint Conference on Computer Vision, Imaging and Computer Graphics Theory and Applications* (pp. 146–151).

Wouters, P., van Nimwegen, C., van Oostendorp, H., & van der Spek, E. D. (2013). A meta-analysis of the cognitive and motivational effects of serious games. *Journal of Educational Psychology, 105*(2), 249–265.

Zhang, L., Abreu, B. C., Masel, B., Scheibel, R. S., Christiansen, C. H., Huddleston, N., & Ottenbacher, K. J. (2001). Virtual reality in the assessment of selected cognitive function after brain injury. *American Journal of Physical Medicine & Rehabilitation, 80*(8), 597–604.

Zhang, L., Abreu, B. C., Seale, G. S., Masel, B., Christiansen, C. H., & Ottenbacher, K. J. (2003). A virtual reality environment for evaluation of a daily living skill in brain injury rehabilitation: Reliability and validity. *Archives of Physical Medicine & Rehabilitation, 84*(8), 1118–1124.

第16章

盲人的技能学习虚拟环境平台开发：基于神经科学以用户为中心的研究方法

Lindsay A. Yazzolino，Erin C. Connors，Gabriella V. Hirsch，Jaime Sánchez，
Lotfi B. Merabet

　　视觉是人类生存必不可少的生理功能之一，我们需要依靠视觉功能来与世界互动。因此，失明群体在求学、就业和参与社交等社会活动中往往面临巨大的挑战。据WHO统计，全球约有2.85亿人视力受损，其中3900万人为深度失明（WHO 2012），Frick的相关研究也得到类似的数据（Frick and Foster 2003）。当前的眼科保健和治疗工作已经取得了极大的进展，但美国盲人基金会（American Foundation for the Blind，AFB）的报告显示，在发达国家（如美国），仍有约1000万人视力受损和130万人确诊盲症，其中儿童约55200人（AFB 2013a，2013b）。

　　法律在帮助盲人实现自立和就业方面发挥了重要作用（如《美国残疾人法案》）。遗憾的是，大多数盲人并没有在学业和职业上发挥自身最大的潜能。此外，令人震惊的是成年视力障碍者的失业率高达70%～80%（AFB 2013a，2013b）。除了因视力问题所致识字率低以外，似乎还有其他导致这一群体就业失败的重要因素。其中一个典型的案例就是视力障碍患者在社会中往往会遭受来自正常人的误解与歧视。而对于学生而言，盲人在学习过程中时常遇到的挑战是，许多如数学和科学一类的学科，只能通过视觉来进行概念化学习（Moon et al. 2012）。同时，他们的教学资料或教具的制作研发也存在诸多困难，包括与相关触觉图形和图表的制作。另外，他们同时缺乏参与视觉导向相关活动的积极性。这些困难使得盲人学生无法像视力正常的同龄群体一样，拥有接受公平教育的机会。因此，许多有理想、有抱负的盲人学生在科学（Science）、技术（Technology）、工程（Engineering）和数学（Math）这4门学科（统称为STEM学科）中缺

L. A. Yazzolino, E. C. Connors, G. V. Hirsch, L. B. Merabet　The Laboratory for Visual Neuroplasticity, Department of Ophthalmology, Massachusetts Eye and Ear Infirmary, Medical School Boston, Harvard, MA, USA；e-mail: lotfi_merabet@meei.harvard.edu.

J. Sánchez　Department of Computer Science and Center for Advanced Research in Education (CARE), University of Chile, Santiago, Chile

乏基础，导致他们往往无法在这类顶尖理工科领域的就业市场中获得足够的竞争力（Moon et al. 2012；Kell et al. 2013）。

如今，非视觉访问计算机界面和印刷材料的技术突破已经能够帮助盲人克服部分学习和工作中的障碍。这些技术包括文本-语言转换技术（text-to-speech，TTS）、计算机屏幕语音阅读程序、基于光学的文字识别软件（optical character recognition，OCR）和可刷新式盲文电子显示器。如图16.1所示，视觉损伤患者通常可以通过上述技术来操作电脑。他们可以使用计算机屏幕语音阅读程序，通过耳机（听觉形式）来探索显示器上的内容。同时，他们可以通过触摸（触觉形式）可刷新式盲文电子显示器或触觉图形显示器来访问各类文字资料及图形。

虽然技术创新为盲人的信息访问提供了前所未有的突破，但这种进步也带来了新的挑战，这是当前这些辅助技术无法解决的。当前科技的进步水平远远领先于盲人辅助技术工具的发展，大多数主流计算机和设备接口在设计时未充分考虑盲人的非视觉访问需求。这导致辅助技术和设备无法与主流计算机接口兼容，因此无法有效地将视觉元素通过非视觉形式传递给盲人用户。另外，这些辅助技术本身的迭代发展进程也无法与日益复杂的计算机互联网前端界面并行（如复杂的网页设计）。因此，这些技术要么与主流硬件不兼容，要么与软件更新不同步，这就会对盲人用户在教育和就业领域产生负面影响。尽管计算机屏幕语音阅读程序、盲文印刷技术和OCR技术已彻底改变了当代盲人信息获取方式，但它们仍不能完全解决盲人群体在访问那些专为正常视力用户所设计内容时存在的问题。

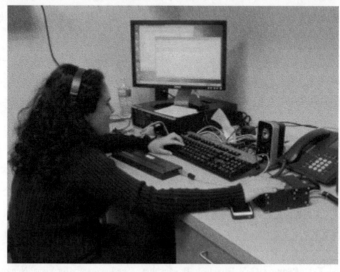

彩图

图16.1　使用辅助技术操作桌面计算机的盲人。计算机屏幕语音阅读程序允许用户通过听觉形式访问计算机屏幕上的信息（耳机）。可刷新式盲文电子显示器或触觉图形显示器，允许通过触摸（触觉形式）访问各类文字资料及图形

　　当前主流技术给盲人用户终端设计带来了如此巨大的挑战，其潜在原因之一可能是盲人和视力正常人在认知信息加工和处理方式上存在较大差异。例如，视力正常人通过视觉来获取大部分感官信息，并基于视觉经验构建心理表征或"心理模型"。相比之下，盲人，尤其是天生失明且没有视觉经验或记忆的个体，则依靠其余感官（如听觉和触觉）进行数据收集，并在此基础上构建心理模型（Landau et al. 1981; Gaunet et al. 1997; Vecchi et al. 2004; Tinti et al. 2006; Cattaneo et al. 2008）。每种感官具有特定的信息加工模式（例如，视觉提供平行和快速捕捉能力，而触觉则更为缓慢且顺序化），这对于盲人和视力正常者如何概念化世界具有重要意义。深入了解盲人的心理表征方式和心理结构，以及与世界互动的方式是进一步开发相关辅助工具的前提。这需要对传统实验心理学中关于信息加工、界面设计、心理操作等相关领域内的范式进行转变与创新（Sánchez and Hassler 2007; Sánchez 2008）。

　　考虑到不同的目标用户对新技术的看法和理解不同，在新技术推广应用过程中，为了让用户更快更好地接受新技术的使用，以用户为中心的理念和方法通常是必不可少的。例如，在个人电脑普及之前，计算机界面主要由命令行驱动，这意味着用户需要使用逐行编码及完全基于文本的界面来实现与计算机的交互。而掌握命令行界面需要记住大量语法及复杂的文本字符串序列。然而，如今看来，这种命令行模式的操作界面及对计算机语法的强烈需求不仅违背了大多数用户的"直觉"，更使不具备专业计算机知识的普通用户对计算机的使用望而却步。在全世界范围内，开发交互式界面，也就是我们熟悉的电脑虚拟桌面可以说是计算机被更广泛群体所接受的关键突破之一。虚拟桌面环境的开发可以追溯至 20 世纪 80 年代 Apple 公司推出的 Macintosh 系统（后来随着微软 Windows 操作系统的引入得到改进）。该系统最大的特点是采用高分辨率屏幕图形用户接口，使普通用户在计算机上能够直观地访问、组织和操作大量信息。

　　回到本书的主题，盲人计算机用户面临类似的情境与挑战，他们无法使用与屏幕界面的直接交互，依赖于替代性的访问解决方案。屏幕阅读器和盲文显示器与命令行界面一样，以串行方式呈现信息，并要求用户记住复杂的语法，以便操作计算机。因此，为了更简便高效地操作计算机，当视力正常的群体通过基于视觉的桌面环境而轻松完成任务时，盲人计算机用户必须依赖于一种"反直觉"的方法来访问及探索复杂的信息和概念。同样地，盲人用户也可以从类似于桌面环境的非视觉访问解决方案中受益，以便以平行和直观的方式访问、交互和操作信息。这种解决方案允许更大范围且更简单地划分任务与概念。

　　然而，到目前为止，使盲人能够与视力正常群体在获取信息方面获得相同的竞争优势仍然是一个实质性且未解决的问题。本章主要探讨基于虚拟环境的方法来解决该问题的潜在优势。

（一）在视觉损伤情况下，感觉处理和认知是如何进行的——视觉缺失下的心理模型

当我们与环境互动时，会源源不断地接收感官信息，同时我们会对这些信息进行分析、存储，以及基于既往经验进行比较。这种外部世界内在认知表征被称为心理模型，它是我们推理、决策和行为的框架（Sánchez 2008）。尽管心理模型是个体化的，但群体和种族的共享经验使得同一群体或文化中的人们能够形成部分共同图式，从而创造出文化意义的心理结构，进而帮助个体感知和联系世界。

个体无法完美、准确且客观地认识世界，因此心理模型被概念化为个体对现实世界个体化的、不完全的内在表征（Sánchez 2008）。研究者普遍认为，心理模型的形成是人们类比学习的结果。个体通过利用在某一领域中熟悉且相似的既有知识经验，来构建在其他不熟悉领域的知识经验，最终促成心理结构与表征的形成。该模型必须具备高度动态性、适应性，并能够随时间演变的学习过程（Sánchez and Hassler 2007；Sánchez 2008）。从超越哲学的角度来思考，我们可以假设没有视觉经验（即出生时或生命后期）的人的心理模型本质与视力正常者可能存在一定程度的差异。那么，视觉损伤或盲视如何影响心理结构发展呢？

这个问题已经成为神经科学家、教育学家和社会学家的研究主题之一（参见Cattaneo and Vecchi 2011；Pasqualotto and Proulx 2012 的完整讨论）。从技术角度来看，该问题还涉及是从零开始为盲人创建定制界面，还是调整现有视觉方法以提高可访问性的问题。从教育和康复角度来看，对于这一问题的解答具有十分重要的意义。在实际情况中，盲人所构建、组织和感知世界的方式可能与视力正常者完全不同。因此，在开发盲人辅助技术和工具时，上述心理模型的假设与验证是一个关键前提。

部分无障碍技术倡导通过非视觉手段来辅助视觉损伤患者获取信息。例如，上述提及的计算机屏幕语音阅读程序、语音合成和TTS等，都是通过听觉通道来代替损伤的视觉功能进而帮助患者获取信息。尽管这些技术对于大多数盲人来说是日常生活中不可或缺的一部分，但它们面临的共同问题是：这些技术仅具有技术价值，而不具备内容价值。换言之，它们所负载的核心信息内容往往是为视力正常用户所设计的，因此导致对这些信息内容理解所需的心理模型与盲人固有的心理模型存在较大的差异。

忽略目标用户心理模型而开发的技术可能导致实际的人机交互过程出现问题，甚至无法使用。研究者认为，仅为盲人提供对信息的语音或非视觉拓展工具是远远不够的。虽然计算机屏幕语音阅读程序是目前解决盲人阅读的最佳工具，但这意味着盲人需要适应，甚至重构与自身相差甚远的心理模型，发展类似于正常人的心理模型（Sánchez and Hassler 2007），这对于患者而言是不现实的。目

前的研究证据支持了盲人和视力正常者在心理模型上具有差异性（De Beni and Cornoldi 1988；Bedny et al. 2009；Dodell-Feder et al. 2011；Bedny and Saxe 2012），特别是空间认知功能。在正常的空间认知过程中，视觉通道允许同时捕捉物体及其与背景之间的空间关系，而听觉和触觉通道则不适合对信息的并行处理，它们多以连续的方式接受感官信息输入。部分研究者认为，盲人通常缺乏视觉通道的并行信息处理方式，而必须依赖完整的感知方式所提供的串行信息处理方式，这解释了盲人在许多认知空间任务上表现混乱的原因（Cornoldi et al. 1979，1993；Morrongiello et al. 1995；Noordzij et al. 2006；Cornoldi et al. 2009），并进一步表明，缺乏对信息并行加工处理能力，使得盲人很难构建高级知识、全局概念和概述（De Beni and Cornoldi 1988；Cornoldi et al. 1993；Pasqualotto and Proulx 2012）。

（二）一种受神经科学和感觉代偿启发的方法

借助神经科学和行为研究的方法，盲人辅助技术的设计可以得到极大的启发和改进。在盲视情况下，盲人严重依赖非视觉感官（如触觉和听觉）和其他认知功能（如言语记忆）来感知和与环境互动。实际上，触觉和听觉同样是知识学习的主要来源形式，也是盲人社会化的主要方式。诸多研究表明，在各类涉及非视觉操作的任务中，盲人通常表现出卓越的非视觉技能，如声音定位（Lessard et al. 1998）、触觉操作（van Boven et al. 2000）、短时记忆（Pasqualotto et al. 2013）和听觉加工（Gougoux et al. 2004；Voss et al. 2004）等。

有趣的是，大脑结构与功能的连接变化，如负责声音和触觉处理的大脑区域结构功能改变，通常被认为是上述代偿现象的生物学机制（Bavelier and Neville 2002；Pascual-Leone et al. 2005；Merabet and Pascual-Leone 2010）。而最值得注意的是，在盲人大脑中负责视觉信息处理的区域，似乎功能性地参与了非视觉任务过程，如盲文阅读、声音识别、语言处理和言语记忆（Uhl et al. 1991；Kujala et al. 1992；Uhl et al. 1993；Sadato et al. 1996，1998；Roder et al. 1999；Weeks et al. 2000；Burton et al. 2002；Roder et al. 2002；Amedi et al. 2003；Burton 2003；Kujala et al. 2005）。在缺乏视觉经验的情况下，大脑视觉功能皮质区域在认知性质方面发生了意想不到的重组，这引出了一些有趣的问题。是否存在这样一种可能性：无论感觉模态输入信息的性质如何，大脑视觉皮质功能区域都非常适合整合空间和时间信息，并支持信息的并行处理（Pascual-Leone and Hamilton 2001；Pascual-Leone et al. 2005），换言之，大脑视觉皮质功能区域除了视觉加工，是否还是时空间信息整合及信息并行处理的关键区域？

盲人感官替代设备（sensory substitution device，SSD）可能为验证"感官输入在信息加工层面具有一定程度的功能重叠和冗余"这一假设提供了潜在的技术支持。事实上，已经有多个研究团队尝试开发感官替代方法，他们试图通过利用声音和触摸所获得的信息及引导大脑中固有的感觉——运动处理模式来恢复通常通过视觉模态所进行的知觉（Benjamin 1974；Bach-y-Rita 2004；Johnson and Higgins 2006；Chebat et al. 2011）。在SSD开发与研究领域，这些研究表明盲人能够通过整合听觉和触觉线索而获得视觉线索与经验，从而执行识别物体和导航障碍物等复杂感知任务（Bach-y-Rita 2004）。

（三）为盲人设计的非视觉虚拟环境

当前，通信和娱乐行业推动了多种技术进步，如声卡、控制器和基于摄像头的动作捕捉输入设备。这些技术能够创造出高度逼真的声音和触觉表现，并为用户带来更强的沉浸感。本章所讨论的内容是如何利用虚拟环境提高盲人识别和区分环境声音的能力，以及在空间中实现自我定位。这种虚拟环境的设计还有助于盲人用户的认知发展和对空间概念的认知改善（如以自我为参照对上下左右概念的理解）。与现实环境一致，虚拟环境中空间声音是提供背景信息的重要来源之一，也是改善盲人认知发展的关键因素。在空间声音的基础上，通过更大程度地利用感官来最终拓展学习和认知范围。因此，在虚拟环境中的各种交互过程中使用多种音频刺激可以保持盲人用户的警觉性和积极性。

空间声音构成了信息映射和丰富沉浸式体验的主要工具，而在触觉方面，研究者也在致力于开发触觉反馈接口，这不仅可以让视力受损用户及盲人用户访问来自触觉显示器的二维图像内容，还可以进一步体验三维虚拟环境中呈现的信息。

力学反馈控制器的使用使更为真实的触觉感官交互模式得以实现，这个过程包括温度、质地和压力在内的触觉实时反馈信息。例如，在已经开展的几个项目中，研究者开发了一种名为Logitech WingMan的力学反馈鼠标，它支持虚拟环境的接口接入，并为视觉损伤患者提供触觉反馈支持（Yu et al. 2003）。最近的研究重点集中在一种不同的触觉设备——CyberGrasp，通过力学反馈数据手套来捕捉物体形状（McLaughlin et al. 2000）。在这个领域中，最受关注的设备是由Sensible Technologies公司开发的PHANToM。这是一种指针设备，可以帮助盲人和视力受损的用户感知二维图形内容（如通过触觉显示器），同时允许用户感知三维虚拟环境中所呈现的信息。PHANToM提供了力学反馈功能，使用户能够感受到手上的体积和力量。该功能可以帮助用户在与物体交互时体验到更为丰富的感觉，如识别不同形状、浮雕和纹理的规则或不规则几何图形。PHANToM还可以用作"虚拟手杖"，它允许用户在虚拟环境中进行导航和探索（如走廊、街道、房间、建筑物等）（Lahav 2006；Lahav et al. 2011）。类似应用也包括任天堂推出的Wiimote，它同样允许用户在虚拟环境中进行探索（例如，在检测到障碍物时发出"隆隆声"功能）（Evett et al. n.d.）。

　　增强用户界面触觉和音频的功能极大地促进了虚拟环境中的沉浸感。在目标位学习和技能发展的虚拟环境中，感官体验的增强被虚拟环境的沉浸性特征所取代。因此人们必须考虑交互式环境的设计，以促进用户心理表征的发展和构建，以及认知功能的发展。

　　通过模拟学习，虚拟环境可以提供涵盖新知识与新经验的情境，而这些情境在现实世界中可能过于危险、昂贵甚至可遇而不可求。模拟学习的一个典型案例是飞行模拟器用于飞行员培训或军事战斗模拟（Rizzo and Buckwalter　1997）。对于盲人来说，虚拟环境通常使用音频模式，从简单的警报声音（撞到门或墙，或音调变化到与目标物体的近似距离）到更复杂的声音（如定位和识别物体的立体声和三维音频）。虚拟环境的内容通常为真实物理空间或迷宫中的导航任务，同时允许用户在导航过程中与空间中的物体进行交互。基于这一前提，虚拟环境可以利用多感官模态获得的信息，形成一种新的学习模式或与复杂信息互动的方法。例如，通过虚拟环境导航，可以利用不同的方法来获取空间信息，从而实现模拟旅行和演绎假设情景的目的。

　　目前在该领域内，研究者已经开始使用虚拟环境为盲人（尤其是儿童）创建交互界面，这项技术被证明是一种具有高度创新性提升认知的方法。成功的关键因素在于技术软件系统的可用性。通过以用户为中心的设计理念，这些系统可以更好地确保虚拟环境对盲人用户的友好性，让他们觉得既直观又实用。例如，在软件开发早期阶段，研究人员就强调了交互界面问题，界面设置要充分考虑盲人用户的需求和他们惯用的信息交互方式（Sánchez 2008）。同时，日益普及的视频游戏引起了教学领域内将其作为教学和培训的新型辅助模式的兴趣（Klopfer and Yoon 2005；Shaffer et al. 2005；Stone 2005；Deubel 2006；Prensky 2006；Gros 2007；Proserpio and Viola 2007；Clarke and Dede 2009；Dede 2009）。如今，随着技术的快速发展和计算机成本的下降，"智能"计算机设备的灵活性与可用性变得愈加重要。越来越多的人开始将VR技术应用于日常生活中。这些因素共同促进了基于计算机与电子游戏的教育发展。电子游戏对用户而言具有天然的吸引力，因此它可以作为一个平台并以全新的方式与学习者开展互动（Kuppersmith et al. 1996；Cho et al. 2012；Lange et al. 2012），另外，这种方式特别适合残疾儿童（Strickland 1997；Salem et al. 2012）。越来越多的研究支持虚拟环境（如电子游戏）有助于促进学习的观点。2012年卓越教育联盟（Alliance for Excellent Education，AEE）提议从"以教师为中心"的教育模式转向"以学习者为中心"，在这种教育模式下的学生将通过面对面互动的方式接受学习一系列教育内容，如结合虚拟环境进行学习（AEE 2012）。在这种理想的"混合式学习"模式中，学生需要具备从各个学科和来源获取、综合和评价信息的能力。

基于电子游戏的教育模式，其成功关键在于证明学习者学习到的知识和技能可以从虚拟环境中泛化到现实世界。因此，以教育为导向所创建的虚拟环境所面临的挑战不仅仅是创造一个模拟现实体验的新型电子游戏，更是要利用其潜在的教育优势，定制游戏中具有指导性价值的元素以弥补外部世界可能存在的局限或不可行之处。具体来说，如果将游戏设计成发展个人技能并与现实生活指导相结合的形式，那么对于那些在传统教学模式下学习效果或受益有限的特殊人群，他们可能会在这种新型教育模式下受益匪浅（Shaffer et al. 2005；Dede 2009）。基于电子游戏的学习环境通常旨在促进学生自主探索和自我监控策略，并增加他们对整合新概念（Chung et al. 1999）和解决问题（Bixler 2008）能力的有效性。

最近，研究者已经围绕"大脑训练游戏"探讨利用电子游戏进行学习的有效性。遗憾的是，在一般人群中，仅有有限的技能泛化和整体认知改善被证明是有效的（Mahncke et al. 2006a；Mahncke et al. 2006b；Bavelier et al. 2011）。而在其他动作游戏领域（特别是第一人称射击游戏）的相关研究证明，除一般游戏技能外，用户在视觉注意处理和视觉对比敏感度方面存在选择性改善（Achtman et al. 2008；Green and Bavelier 2008，2012；Wu et al. 2012）。因此，关于盲人的非视觉虚拟环境设计，以及它所衍生出的有关神经科学方面的研究，仍然是令人兴奋且有待探索和发展的领域（Spence and Feng 2010；Bavelier et al. 2011；Bryck and Fisher 2012）。

一、面向盲人教学的虚拟环境

基于音频的虚拟环境在学习和认知方面发挥了积极作用，特别是对盲童和青少年人群。通过进一步考虑盲人群体的特殊需求和认知发展轨迹，研究者为专业化的虚拟环境设置了多项功能，包括时空信息处理、触觉感知和抽象记忆等内容。其中一个案例是电子游戏AudioMemorice（Sánchez and Flores 2004）。该游戏的原型是一款著名的儿童桌面游戏"记忆"，它着重练习和提高用户的短时记忆技能。游戏中嵌入的任务包括练习音频/口头记忆（任务要求用户通过听取声音或口头指令，并在一定时间后回忆或执行相关的任务）、视觉/口头记忆（要求用户通过观察图像或场景，并在一定时间后回忆或描述所见的内容）、音频/图像记忆（要求用户通过听取声音或音频，并与图像相关联，进行记忆或执行相关任务）及视觉/图像记忆（要求用户通过听取声音或音频，并与图像相关联，进行记忆或执行相关任务）。此外，游戏任务还包含了几个难度级别，并融入数学概念，如位置、序列、加法分解、乘法和除法等。通过翻开棋盘上的符号对，盲童必须找到与显示数学内容相匹配的符号对。

AudioVida也是一款基于虚拟环境的游戏，旨在促进盲童问题解决能力的发展（Sánchez and Saenz 2006）。AudioVida 强调在复杂且以音频为主导的虚拟环境中多样化实践的移动路线，使用户能够到达特定目标并准确定位特定对象。为了实现此目标，学习者必须运用空间和时间概念来分析和解释虚拟空间。采用这种认知策略有助于盲人识别导航过程中各类可能性事件或情境，并建立对虚拟空间的心理表征。学习者在虚拟环境中的沉浸感是通过空间声效引发的，这些声效提示了用户的位置，还提供有关墙壁、门、用户可以与之互动的元素及迷宫中的交叉口的提示。用户通过声音强度和声源位置的变化来了解情境的变化。当情境发生变化时，用户需要重新定位并重新开始情境探索。当学习者接收到一个音频信号，该信号涵盖了虚拟环境中各个元素的方向和距离信息，它们组织在一起，共同激励学习者以与现实生活中的物理环境相同的方式穿越虚拟迷宫。

为了进一步推动问题识别、计划和执行功能的发展，以及后续技能的获得进行验证（Sánchez and Saenz 2006），研究者开发了 AudioChile 软件。该软件鼓励用户培养验证、反思和解决问题策略的能力。当用户沉浸于游戏的三维世界中，他将扮演主角并在智利（南美洲的一个国家）的 3 个不同的虚拟城市进行探索。在虚拟环境的探索过程中，系统中的隐藏线索会提供特定区域的相关信息，使用户能够了解智利的地理文化传统。为了帮助用户在未来实现真正意义上的旅游，用户必须在虚拟情境中完成所需的任务目标。虚拟情境中，研究者预先设定好了关于导航的路径，但允许用户在导航过程的部分条件下自由移动。用户与虚拟情境间的互动方式可通过采取、给予、打开、推拉、观察、对话、使用工具、旅行及检查背包等操作实现。这些操作通过使用力学反馈控制器和计算机键盘执行。所有软件中的操作（如访问菜单和故事中采取行动）都配备立体声音频反馈，以便用户能够全面理解虚拟情境中的元素与故事情节。

上述软件应用的案例提示，通过使用用户中心的设计思路，可以利用专门定制的、基于声学和触觉的游戏作为交互媒介，来显著改善盲童的学习和认知功能。Jaime Sánchez 在他们的初步研究中也发现，为盲童设计用户中心化的软件系统有助于促进他们智力发展，并缩小与视力正常儿童之间认知发展的差距（Sánchez 2008）。此外，这类软件系统通常很少需要外部监护和监督，儿童也能够轻松地使用软件系统开展学习。然而，需要进一步研究以确定这一类软件系统对高阶认知功能发展（如空间表征、复杂导航策略和问题解决）的影响。

社会包容

盲人群体始终面临社会孤立的问题，这一社会问题在当今世界仍然普遍存在。现代通信技术的发展使人们比以往任何时候都更容易保持相互之间的联络。有研究发现，社会孤立早在致盲初期就已开始。当儿童学习社交互动所需的社会规范与行为时，视力正常的儿童可以通过观察，隐式地学习社交线索，然而盲童却无法快速掌握这些关键的社交信息。进入成年期，由于行动受限等原因，许多盲人会自然地失去诸多潜在的社交机遇（Carroll 1961）。即使对于大部分能够独立旅行的盲人来说，绝大部分地理区域内公共交通的稀缺现状也进一步阻碍了他们的出行，从而进一步减少了他们与其他社会成员进行社会接触和互动的机会。由于缺乏对符号世界（即使用书写、图片等符号代表语言、思想和信息）的理解和认知，盲人的社交能力会进一步退化。因为符号世界的主要信息传递方式是通过视觉进行与开展的，这导致盲人经常被排除在这个信息传递网络之外，阻碍了他们与正常人的互动和沟通。

对盲人群体的误解、刻板印象、负面认知，以及视力正常人和盲人双方间的恐惧或担忧进一步加剧了两个群体间的社会分歧。在具体研究中，为了平衡社会竞争环境，研究者通常会尝试人为控制角色，对视力正常的受试者施加人为的不利条件以限制其视觉能力，而非充分发挥所有受试者的最大能力，无论其视力状况如何。虚拟环境的广泛使用有可能会极大减少或消除这些社会分歧带来的障碍。一个潜在的，具有包容性的软件系统的典型工具是多用户虚拟环境游戏（multi-user virtual Environment，MUVE）。MUVE能够吸引不同视力情况的用户，并将他们聚集在虚拟环境中，让他们可以自由地通过在线虚拟世界进行沟通和互动。在单一虚拟环境中，盲人用户可以与来自全球各地的玩家共同进行游戏，并同时享有在线社交、商业及娱乐活动等潜在应用场景的权利。此外，MUVE还为盲人群体带来了额外好处：首先，由于用户在计算机上进行游戏，这些虚拟环境消除了与独立出行相关的种种障碍，而正是这些障碍妨碍了用户在真实物理环境中的社交。其次，由于每个用户都有一个"虚拟化身"来代表自身，这就减轻了盲人在日常生活面对面交流所遇到的挑战。遗憾的是，由于交互环境的复杂性，目前盲人用户仍然无法使用MUVE开展社会互动（White et al. 2008）。不过，最近研究者已经开始关注如何改编MUVE以满足盲人群体的使用需求。其中一个典型的应用案例是对当下十分流行的游戏《第二人生》进行改编。在游戏《第二人生》中，用户位于一个大规模的虚拟世界中，其中大部分游戏内容和元素是由用户自定义的。游戏《第二人生》拥有一个强大的经济交易体系，与现实世界十分类似，因此在游戏中创建的各类商品和服饰可以使用现实世界的货币进行买卖和交易。目前，游戏《第二人生》对完全失明的用户来说基本上是无法使用的，只有残留部分视觉功能的用户才能在一定程度上参与游戏。在一项研究中，通过与8位盲人和视力受损的玩家进行半结构化访谈，他们能够详细说明在游戏《第二人生》中存在的无障碍挑战，并讨论他们在真实环境和虚拟环境中的无障碍体验（White et al. 2008）。这项研究发现，在游戏《第二人生》中依然存在着重要的无障碍壁垒，涉及内容创建、经济互动和沟通交流等重要领域，这对于游戏的社交性质的改进具有重要意义。为了在游戏中创建内容，玩家必须使用一种纯视觉的建模过程，这涉及使用几何图形作为基本元素来构建物体。通过自定义角色形象，并利用相同的建模功能来创建游戏内容，用户可以在虚拟经济体系中与其他玩家竞争。而积极参与虚拟经济交易，可以为原本失业的个体提供独立创造真实收入的宝贵机会。不幸的是，由于游戏缺乏非视觉替代方法来访问游戏内容，这种潜在价值对于盲人群体而言依然是没有前景的。此外，该游戏的许多文本信息都是通过图形方式传递的，目前很难将这些信息标准化为其他形式。因此，盲人用户会错过许多基于文本和图形的信息，这些基于符号系统的信息对于盲人而言是无法感知和理解的。此外，游戏《第二人生》的游戏内容与屏幕阅读器不兼容也使得盲人玩家无法在游戏中与其他玩家交流，而游戏社交往往被正常玩家视为游戏中最重要的一部分。尽管当前游戏《第二人生》和类似 MUVE 对于盲人群体的使用依然存在诸多障碍，但是我们有理由相信，如果采取正确的社交策略设计，通过这个领域和工具来实现 2 个群体间的相互包容是存在可能性的。

研究者提及了以上几种方法，以帮助盲人用户不仅可以访问游戏《第二人生》，还可以访问其他类似的 MUVE。第一，计算机屏幕语音阅读程序必须能够有效地传达三维环境中特定的信息，这也是他们当前研究的重点内容。这种计算机界面互动模式包括自动朗读的 TTS 功能、基于文本的客户端，以及将传统屏幕阅读器与沉浸式三维音效结合使用。第二，使用触觉力学反馈设备可以解决当期与屏幕阅读相关的另一个限制，即屏幕阅读无法提供平滑的连续空间导航方案。这些技术创新的解决方案的目标不仅仅是帮助盲人能够独立进行游戏，而是服务于更为广泛的目的，即确保盲人能够在当前这个日益虚拟化的世界中保持足够的竞争力，以便和正常人进行公平竞争。因此，盲人用户必须能够访问视力正常人群可以获得的全部资源与内容。如果无法完全理解面向正常人的思想交流、对话和其他资源的相关信息，那么所谓最大程度的社会包容将不可能实现。通过创新的音频接口、触觉反馈和新颖的屏幕阅读器等技术相互结合，盲人能够更充分地享受和使用虚拟环境的强大交互功能。同时，主流应用程序对现有辅助技术支持力度的提高可以进一步缩小现有的无障碍差距。这些无障碍策略将共同创造虚拟世界中社会包容的氛围。

二、用于发展定向和寻径技能的虚拟环境

以用户为中心的虚拟环境同样应用于协助盲人发展定向和寻径技能及空间推理能力。对于盲人而言，独立且安全地进行空间定向是一项重要且具有挑战性的技能。定向与移动（orientation and mobility，O&M）训练是盲人康复的主要手段。通过系统且严格的培训，视力损伤个体可以获得一定程度的功能独立

性（Ashmead et al. 1989；Blasch et al. 1997）。然而，O&M训练策略的关键在于保持灵活性和适应性（Long and Giudice 2010）。在专注于为学生提供明确指导以在特定环境中进行空间导航（即学习到达给定目标位置所需具体路径）的同时，O&M训练还必须促进盲人发展可泛化的导航技能以适应陌生情境。此外，O&M训练还需根据个体优势和劣势进行个体化训练，根据不同需求提供特殊教育和学习策略。创造性地应用交互式虚拟环境可以提高这种训练的灵活性，同时丰富现有O&M培训课程的内容。本部分主要介绍基于音频、以用户为中心的虚拟环境如何提供一个安全、沉浸式、吸引人且高度互动的平台，使盲人用户能够与环境背景的相关空间信息进行交互，并从中学习对复杂环境的认知并发展合适的空间定向与导航技能。

　　早期应用于盲童非视觉导航技能提升的计算机程序之一是AudioDoom（Sánchez and Lumbreras 1999）。该程序大体上源于一款流行的第一人称类射击游戏Doom。在这个游戏中，玩家必须通过预先设定的墙壁和走廊迷宫进行空间定向与导航，同时定位各种物品和躲避怪物，以找到出口并开始下一个关卡。玩家成功的关键是探索迷宫中构建关于物体和房间"空间心理地图（或认知地图）"（Strelow 1985）的能力，并在探索环境时不断更新这个"地图"。AudioDoom以几乎相同的方式开展，不同之处在于，它使用标志性和空间化的声音线索，在游戏过程中为玩家提供有关周围环境的背景信息。玩家可以使用控制器、键盘或鼠标在任何方向进行移动，并逐步与虚拟环境开展互动。由于环境受到走廊的限制（与广阔开放的空间相反），玩家可以轻松确定自己的方向和位置。在三维环境中进行游戏，用户可以通过以目标导向的导航框架、空间顺序和因果经验的感知来构建空间心理地图。早期对AudioDoom在教育和空间推理技能领域的研究报告了积极的研究结果。例如，研究者观察到盲童对游戏展现出浓厚的兴趣。而他们的指导教师报告说，盲童玩家通过开展游戏，表现出认知功能、解决问题能力和整体自信心的提升，并且这些能力可以迁移到他们的其他课程领域（Sánchez and Lumbreras 1999）。更有趣的是，玩AudioDoom的儿童能够准确地构建他们在游戏中的遭遇和所遵循路线的触觉表征，这可以借由他们所创建的具体模型（如使用乐高积木或其他材料）来证明。视觉检查显示，儿童的触觉表征与游戏中导航的目标迷宫任务之间具有高度一致性，这表明游戏后，盲童创建的空间认知地图具有较高的准确性。

　　这些来自AudioDoom的初步研究结果表明，虚拟环境可以利用听觉信息来提供可靠的线索，进而协助盲人用户理解环境和物体之间的关系。此外，这些研究结果还证明了盲童可以通过沉浸式和交互式的虚拟环境，仅利用听觉信息生成准确的空间认知地图。这款游戏的互动和沉浸性不仅为玩家提供了强大的训练动机，还证明了空间认知结构可以通过与软件的互动来进行内隐学习。

　　AudioMetro 是最早开发的基于音频的互动式软件之一，旨在帮助视力损伤用户在乘坐地铁之前开展组织和准备出行路线。该交互式软件基于智利圣地亚哥市的城市地铁系统（尽管原则上几乎任何地铁系统都可以适用）（Sánchez and Maureira 2007）而设计的。用户与 AudioMetro 的交互模拟了他们真实乘坐地铁的情境，这个交互式情境考虑了连续、换乘和终点站等概念，并允许用户模拟从开始到结束整个旅程的体验。与大多数城市地铁系统类似，两个车站之间是连续的且沿特定双向地铁线路发出。换乘站由不同重要程度构成，每条特定地铁线路都有自己重要性级别。在具体游戏过程中，用户首先通过交互式菜单（键盘输入和 TTS 界面）选择旅程的出发站和到达站，然后软件会自动将选择的旅程与实际地铁线路进行比较，并根据用户选择的出发站与到达目标站点调整计算出最佳出行路径。在游戏的第二阶段，用户从起始点开始模拟乘坐地铁，在经过连续车站的同时进行必要的换乘，直至最终抵达预期目标位置。该环境具有固有顺序和单向流动性，使用户能够通过音频反馈探索地铁网络及相关标志物品等重要空间知识，如用户对相邻车站距离、合适换乘点、各条线路对应车台、各个车站关键标志物品及设施等线索。Sánchez 借助 AudioMetro 开展了相关研究（Sánchez and Maureira　2007）。结果显示，7 名年龄在 15～32 岁的盲人能够通过 AudioMetro 初步规划他们的旅程，并建立相应的心理表征来描述整体城市地铁轨道布局及各线路连接的情况（触觉模型构建）。此外，在一系列测试场景中，受试者能够通过与 AudioMetro 进行互动而无须他人引导独立完成旅行任务。研究者使用主观评分量表对受试者进行评估，结果发现受试者报告了更高水平的自主性，以及他们运用城市地铁轨道网络技能的提升（Sánchez and Maureira，2007）。这些研究结果提示，基于音频交互式软件不仅可以提供有效导航信息，同时可以以突破传统的方式来模拟真实世界，这对于增强盲人的空间导航技能极具价值。此外，借助这种方式，盲人可以生成与真实世界相对应的空间认知地图。

　　基于上述软件系统的研究结果，可以假设盲人用户在虚拟环境中的信息交互，不仅可以创建关于空间的准确认知地图，还可以将获取的空间信息迁移到更大规模的现实世界导航任务中。而证明这一假设的关键在于开发灵活和可修改的软件系统平台，利用游戏隐喻和交互式虚拟导航的优势来加以验证。因此，研究者目前正在研究基于音频的虚拟导航软件，即基于音频的环境模拟器（audio-based environment simulator，AbES）的有效性和可用性（Sáncheze et al. 2010；Merabet et al. 2012）。该软件与上述音频导航和交互功能类似，可以用于生成几乎任何盲人所需的虚拟物理空间，包括开放的房间和走廊、家具和障碍物等（图 16.2）。AbES 还集成了各种数据收集方法，用于评估行为表现（如重构行进路线，包括导航到目的地所花费的时间、行进距离和错误）。用户通过键盘输入在虚拟环境中进行探索，移动穿越环境，并在每一步之后听到适当的空间音频提示（例如，当玩家从左边经过一扇门时，会听到左立体声通道中的敲门声，上楼时会伴随着递增音调的连续脚步声）。虚拟环境中的定位是遵循盘上的基本方向（东、南、西、北），用户还可以随时通过按键操作获取关于用户当前在建筑物中的位置、方向、朝向及路径上物体和障碍物的相关信息（基于TTS技术）（详细的信息可以参考Connors的相关研究）（Connors et al. 2013）。

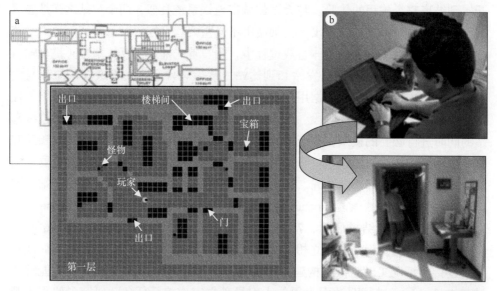

图 16.2 a.一个真实实体建筑的平面空间布局图，以及通过 AbES 转换后的虚拟空间布局。缩放比例为 1∶1，即在 AbES 虚拟空间中的一步等同于在真实建筑中的一步。b.受试者（不熟悉该建筑）通过使用空间音频线索和与位于虚拟环境中的物体的因果互动来探索他们的周围环境（上图）。一旦在虚拟环境中接受训练，用户就会在 AbES（下图）的原型物理环境中进行真实的导航任务

彩图

研究者在最近的研究中证明了在与 AbES 互动 60～90 分钟后，用户能够在虚拟环境中勘测和探索建筑物的布局，以及确定目标物体的位置（Merabet et al. 2012）。此外，受试者能够在现实世界导航任务中展现出认知空间知识的迁移，在实际的物理建筑中执行一系列与虚拟环境中呈现建筑相对应的路径导航任务。

AbES 的另一个特点是它可以通过 2 种不同的模式开展。在"定向导航"模式下，一个第三方的引导者可以在虚拟世界中引导用户通过预定的路线进行定向导航，从而创建一个传统的 O&M 虚拟课程。而在"游戏"模式下，用户需要独立地与虚拟环境进行交互（即没有引导者），目标是探索整个建筑，以收集隐藏的宝石，同时避免漫游的怪物。因此，在任何一种模式下，用户都会与虚拟环境进行交互以获取空间信息，并生成关于空间环境的认知地图。然而，考虑到盲人

玩家通过游戏获取空间信息以构建认知地图的过程是内隐的，研究者推测玩家生成的认知地图可能会因游戏模式的不同而产生差异。换句话说，相比“定向导航”模式，在“游戏”模式下的 AbES，旨在促进玩家对建筑的全面探索，从而最大限度地发挥创造力，并鼓励玩家发展“更高层次”的空间技能和认知表征（Blasch et al. 1997）。

通过比较，研究者假设在 AbES 使用“定向导航”模式的用户，在实际的真实物理空间中的导航行为将受限于他们先前生成的空间认知地图。因此，研究者合理地推测，拥有更复杂空间认知地图的个体，他们的空间思维更具灵活性，能够更好地替代导航路径，而不仅仅依赖于机械记忆。当前研究旨在评估个体将虚拟环境中获得的空间信息技能泛化到真实物理环境中的能力。研究的关键在于探讨通过虚拟导航获得的行为收益与真实世界导航之间可能存在的显著差异（Magliano et al. 1995）。例如，在受控环境中进行虚拟导航训练，能够为盲人用户提供多种情境演练机会，并减轻真实世界场景相关的压力和风险。相反，在现实情境中执行导航具有身体灵活性方面的优势。平衡两者之间的训练任务，需时刻意识到 VR 情境训练，其目的并非取代现有康复技术和计划。事实上，传统训练模式与 VR 的结合类似于上文提及的高效“混合式学习”模式。研究者建议将虚拟环境视为一种盲人导航训练的辅助策略，不仅可以发挥 VR 环境对人群的高驱力因素优势，还可以提供一个测试平台，以进行更为受控、量化且遵循神经科学准则的研究。

虚拟环境作为行为和神经科学的研究平台

大脑学习和游戏与虚拟环境技能获得的迁移方式仍然是有待深入研究的科学问题（Bavelier et al. 2010；Bavelier et al. 2011，2012）。其中一个重要但尚未解决的问题涉及技能迁移的脑机制。将虚拟环境和基于游戏的学习与现代大脑成像技术，如功能磁共振成像技术（functional magnetic resonance imaging，fMRI）结合起来，可能有助于研究人员解决上述科学问题。虚拟环境的设置为研究者提供了一个可供量化的指标（如性能结果指标）和监督学习的便捷式操作平台。

本部分主要描述一项正在进行的神经科学研究。该研究目的在于利用虚拟环境提供的技术优势来探讨导航技能的神经科学基础。空间导航定位是涉及一系列复杂的心理过程，它调用了许多认知功能与资源，包括对环境的认知地图构建和检索、对地图中当前位置的评估、对过去事件的记忆、空间定向、绕过障碍物重新进行路径规划和规划未来行动等。研究者一直在使用虚拟环境来帮助揭示盲人在没有视觉的情况下如何执行这项任务，以及其中涉及的神经心理过程。此外，在虚拟环境中，可以比较各种行为任务的大脑激活情况及执行任务过程中所使用的策略。虚拟环境提供的导航功能在临床中也具有重要的意义。盲人的传统O&M往往依赖于训练师或治疗师积累的临床经验，由他们最终确定哪些技术或策略是最佳的训练方式。每个个体可能对不同形式的指导做出不同的反馈。因此，利用fMRI脑扫描仪中的虚拟环境的灵活性，可以用来比较导致最佳行为表现的学习策略及与这种表现相关的神经网络激活情况。

最近，研究者在基于音频的虚拟导航系统AbES的训练中同时采集受试者的fMRI数据。研究者要求盲人受试者及视力正常的对照参与者在虚拟环境中进行空间导航，从一个房间前往另一个房间。在这一过程中比较了盲人与蒙上双眼的正常对照者在相同导航任务条件下大脑活动的情况。初步结果显示，在基于听觉的导航过程中，盲人受试者大脑功能激活模式与视力正常的对照参与者非常相似。具体而言，研究者发现受试者大脑中通常被视为空间定向相关的功能区域（即行为和路径规划网络）（Maguire et al. 1999；Spiers and Maguire 2007）在任务中产生激活。这些区域包括额叶皮质区域（涉及规划）、顶叶皮质区域（涉及空间信息处理）及海马体区域（涉及对记忆和路线发现）。有趣的是，在处理视觉信息的大脑功能区域（即枕叶视觉皮质），无论是蒙眼控制组还是盲人受试者，均表现出高度激活，尽管在导航任务中没有提供任何视觉信息（图16.3）。部分研究者对此的解释是，在蒙眼控制组所观察到的枕叶皮质激活可能与空间定向导航的心理过程相关，这种心理过程可能包含了视觉心理意象加工的子过程。事实上，诸多研究已经证明了视觉感知过程和视觉心理意象共享了大脑信息处理机制（Ganis et al. 2004；Pearson and Kosslyn 2013）。因此，对于生命早期失明且可能没有形成完整视觉记忆功能的个体而言，这些来自大脑内部的激活是否存在特殊意义？他们与健康对照者类似的大脑激活模式是否暗示着盲人也具备与正常个体相同类型的空间心理结构的建构能力？再次强调，这些问题引起了研究者关于盲人内部认知模型的本质及他们如何与外部事物产生联系的深入思考（在某种意义而言，这是理解盲人认知过程的关键）。通过精心设计并严格控制虚拟环境下的行为实验，并结合先进神经影像技术，有望能够对上述问题进行更为深入和科学的解答。

三、结　论

本章讨论了虚拟环境在盲人认知技能获得与发展中的作用和重要性。研究者在该领域已经开发了各种具有临床研究价值的创新性方法和工具。这些新颖的范式遵循辅助盲人群体在培训、教育和就业方面获得更多便利性与机会的设计原则。研究者将现实启发和目标导向的康复相结合，并进一步使用虚拟环境来帮助盲人群体提高生活质量。

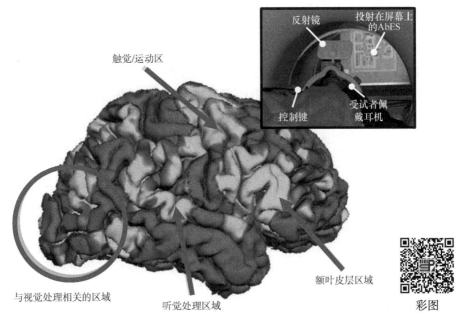

图 16.3　使用功能磁共振成像技术探索大脑活动模式（功能磁共振成像下的空间导航任务）。AbES 软件使虚拟导航可以在扫描器内进行。在先天失明的个体执行虚拟导航任务，观测到个体的皮层功能区域激活，包括额叶、听觉、感觉运动（触觉 / 运动）区域，以及通常与视觉信息处理相关的枕叶皮层的区域（为方便读者理解，仅展示右半球的外侧表面的脑功能激活图）

　　研究者描述了一系列基于交互式非视觉计算机软件和虚拟环境的新型康复方法。这些方法旨在提高视力障碍者的空间导航能力、问题解决能力和整体自信心。在此基础上，还探讨了虚拟环境互动的可行性、有效性和潜在优势。同时，研究者正在开发能够量化行为收益的方法，并通过这种方法进一步揭示与学习技能获得相关的大脑机制。未来研究的一个关键方向是了解虚拟环境中的技能学习在迁移到现实情境时的关键影响因素，并探索可能促进这种迁移的相关条件（Thinus-Blanc and Gaunet 1997；Waller et al. 1998；Farrell et al. 2003；Chrastil and Warren 2012）。这些研究为我们提供了更好地理解盲人所面临的现实挑战的机会，并进一步科学理解盲人与视力正常者内部认知模型之间的差异。此外，深入了解大脑如何随着时间推移构建空间认知地图，将其作为训练方法和个人经验及动机函数，会对盲人康复训练产生重要影响，有助于个体整体康复的成功。例如，在 O&M 方面，许多盲童和盲人无法独立在陌生区域中旅行，他们通常需要借助指导或视觉辅助进行学习和训练。幸运的是，盲人时常会展现出强大的空间策略能力、现实世界问题解决能力及对自身旅行能力的信心，并在几乎任何新环境中成功实现空间导航。因此，虚拟环境显示出了在这些关键领域提供工具性用途的巨大潜力。

目前已有多种解决方案帮助盲人克服现存的障碍。虚拟环境为进一步发展提供了独特的途径，以帮助盲人用户获得依靠无障碍技术所无法获得的能力。采用通用接口设计可以帮助用户克服当前的技术限制。不过，虽然这些工具具有开创性潜力，但它依然无法取代盲人群体本身的毅力、创造力和高度动机驱力等心理品质，而正是这些品质使得许多盲人在事业和生活中取得成功。只有具备这些品质，盲人才能最大限度地利用这些技术作为训练工具，并在以视觉为主导的现实世界中最大限度地实现个体独立。当然，父母和教育工作者可以通过设定较高期望水准并积极鼓励盲童的能力与潜力来促进其发展。当今社会，STEM相关职业在就业市场占据了相当的比例，因此必须给予盲人学生参与这些领域就业与研究的机会（Moon et al. 2012；Kell et al. 2013）。

通过开发创新性训练方式，以及对盲人群体固有心理品质的强化，我们可以与盲人社区开展合作，帮助盲人自我赋权，使他们能够实现完全的独立，并与正常人群之间建立社会包容。展望未来，这个领域的未来工作应该继续采用多学科的研究方法，同时结合盲人训练师、临床医生和技术开发人员，以及神经科学家、行为心理学家和社会学家等领域专家的专业知识。通过利用虚拟环境的优势，我们可以更好地理解盲人的代偿能力和大脑适应的适应性功能。

（赵文涛　徐　勇　译）

参 考 文 献

Achtman, R. L., Green, C. S., et al. (2008). Video games as a tool to train visual skills. *Restorative Neurology and Neuroscience, 26*(4–5), 435–446.

AEE. (2012). "Culture shift: teaching in a learner-centered environment powered by digital learning." From http://www.all4ed.org.

AFB. (2013a). "Resources for employment statistics." From http://www.afb.org/section.aspx?SectionID=15&DocumentID=4435.

AFB. (2013b). "Statistical snapshots from the american foundation for the blind." From http://www.afb.org/section.aspx?SectionID=15.

Aleman, A., van Lee, L., et al. (2001). Visual imagery without visual experience: Evidence from congenitally totally blind people. *Neuroreport, 12*(11), 2601–2604.

Amedi, A., Raz, N., et al. (2003). Early 'visual' cortex activation correlates with superior verbal memory performance in the blind. *Nature Neuroscience, 6*(7), 758–766.

Ashmead, D. H., Hill, E. W., et al. (1989). Obstacle perception by congenitally blind children. *Perception & Psychophysics, 46*(5), 425–433.

Bach-y-Rita, P. (2004). Tactile sensory substitution studies. *Annals of the New York Academy of*

Sciences, 1013, 83–91.

Bavelier, D., & Neville, H. J. (2002). Cross-modal plasticity: Where and how? *Nature Reviews. Neuroscience, 3*(6), 443–452.

Bavelier, D., Green, C. S., et al. (2010). Children, wired: For better and for worse. *Neuron, 67*(5), 692–701.

Bavelier, D., Green, C. S., et al. (2011). Brains on video games. *Nature Reviews. Neuroscience, 12*(12), 763–768.

Bavelier, D., Green, C. S., et al. (2012). Brain plasticity through the life span: Learning to learn and action video games. *Annual Review of Neuroscience, 35*, 391–416.

Bedny, M., & Saxe, R. (2012). Insights into the origins of knowledge from the cognitive neuroscience of blindness. *Cognitive Neuropsychology, 29*(1–2), 56–84.

Bedny, M., Pascual-Leone, A., et al. (2009). Growing up blind does not change the neural bases of theory of mind. *Proceedings of the national academy of sciences of the United States of America, 106*(27), 11312–11317.

Benjamin, J. M., Jr. (1974). The laser cane. *Bulletin of Prosthetics Research*, 443–450.

Bixler, B. (2008). The effects of scaffolding student's problem-solving process via question prompts on problem solving and intrinsic motivation in an online learning environment. Phd, The Pennsylvania State University.

Blasch, B. B., Wiener, W. R., et al. (Eds.). (1997). *Foundations of orientation and mobility* (2nd ed.). New York: AFB Press.

Bryck, R. L., & Fisher, P. A. (2012). Training the brain: Practical applications of neural plasticity from the intersection of cognitive neuroscience, developmental psychology, and prevention science. *The American Psychologist, 67*(2), 87–100.

Burton, H. (2003). Visual cortex activity in early and late blind people. *The Journal of Neuroscience, 23*(10), 4005–4011.

Burton, H., Snyder, A. Z., et al. (2002). Adaptive changes in early and late blind: A fMRI study of Braille reading. *Journal of Neurophysiology, 87*(1), 589–607.

Carroll, T. J. (1961). *Blindness: What it is, what it does, and how to live with it*. Boston: Little.

Cattaneo, Z., & Vecchi, T. (2011). *Blind vision: The neuroscience of visual impairment*. Cambridge: MIT Press.

Cattaneo, Z., Vecchi, T., et al. (2008). Imagery and spatial processes in blindness and visual impairment. *Neuroscience and Biobehavioral Reviews, 32*(8), 1346–1360.

Chebat, D. R., Schneider, F. C., et al. (2011). Navigation with a sensory substitution device in congenitally blind individuals. *Neuroreport, 22*(7), 342–347.

Cho, K. H., Lee, K. J., et al. (2012). Virtual-reality balance training with a video-game system improves dynamic balance in chronic stroke patients. *The Tohoku Journal of Experimental Medicine, 228*(1), 69–74.

Chrastil, E. R., & Warren, W. H. (2012). Active and passive contributions to spatial learning. *Psychonomic Bulletin & Review, 19*(1), 1–23.

Chung, S., Chung, M., et al. (1999). *Design of support tools and knowledge building in a virtual university course: Effect of reflection and self-explanation prompts* (WebNet 99 world conference). Honolulu.

Clarke, J., & Dede, C. (2009). *Visions of the future: Learning and instructional technologies for the 21st century*. New York: Springer.

Connors, E. C., Yazzolino, L., et al. (2013). Development of an audio-based virtual gaming environment to assist with navigation skills in the blind. *JoVE*.

Cornoldi, C., Calore, D., et al. (1979). Imagery rating and recall in congenitally blind subjects. *Perceptual and Motor Skills, 48*(2), 627–639.

Cornoldi, C., Bertuccelli, B., et al. (1993). Processing capacity limitations in pictorial and spatial representations in the totally congenitally blind. *Cortex; A Journal Devoted to the Study of the Nervous System and Behavior, 29*(4), 675–689.

Cornoldi, C., Tinti, C., et al. (2009). Memory for an imagined pathway and strategy effects in sighted and in totally congenitally blind individuals. *Acta Psychologica, 130*(1), 11–16.

De Beni, R., & Cornoldi, C. (1988). Imagery limitations in totally congenitally blind subjects. *Journal of Experimental Psychology. Learning, Memory, and Cognition, 14*(4), 650–655.

Dede, C. (2009). Immersive interfaces for engagement and learning. *Science, 323*(5910), 66–69.

Deubel, P. (2006). Game on!: Game-based learning. *T.H.E. Journal, 33*(6), 30–33.

Dodell-Feder, D., Koster-Hale, J., et al. (2011). fMRI item analysis in a theory of mind task. *NeuroImage, 55*(2), 705–712.

Evett, L., A. Ridley, et al. (n.d.) A Wiimote controlled interface to virtual environments for people who are blind–mental models and attentional demands.

Farrell, M. J., Arnold, P., et al. (2003). Transfer of route learning from virtual to real environments. *Journal of Experimental Psychology. Applied, 9*(4), 219–227.

Frick, K. D., & Foster, A. (2003). The magnitude and cost of global blindness: An increasing problem that can be alleviated. *American Journal of Ophthalmology, 135*(4), 471–476.

Ganis, G., Thompson, W. L., et al. (2004). Brain areas underlying visual mental imagery and visual perception: An fMRI study. *Brain Research. Cognitive Brain Research, 20*(2), 226–241.

Gaunet, F., Martinez, J. L., et al. (1997). Early-blind subjects' spatial representation of manipulatory space: Exploratory strategies and reaction to change. *Perception, 26*(3), 345–366.

Gougoux, F., Lepore, F., et al. (2004). Neuropsychology: Pitch discrimination in the early blind. *Nature, 430*(6997), 309.

Green, C. S., & Bavelier, D. (2008). Exercising your brain: A review of human brain plasticity and training-induced learning. *Psychology and Aging, 23*(4), 692–701.

Green, C. S., & Bavelier, D. (2012). Learning, attentional control, and action video games. *Current Biology: CB, 22*(6), R197–R206.

Gros, B. (2007). Digital games in education: The design of games-based learning environments. *Journal of Research on Technology in Education, 40*(1), 23–38.

Johnson, L. A. & Higgins, C.M. (2006). "A navigation aid for the blind using tactile-visual sensory substitution". Conference proceedings: Annual international conference of the IEEE engineering in medicine and biology society. IEEE engineering in medicine and biology society. Conference 1: 6289–6292.

Kell, H. J., Lubinski, D., et al. (2013). Who rises to the top? Early indicators. *Psychological Science, 24*(5), 648–659.

Klopfer, E., & Yoon, S. (2005). Developing games and simulations for today and tomorrow's tech savvy youth. *Tech trends. Linking Research & Practice to Improve Learning, 49*(3), 33–41.

Kujala, T., Alho, K., et al. (1992). Neural plasticity in processing of sound location by the early blind: An event-related potential study. *Electroencephalography and Clinical Neurophysiology, 84*(5), 469–472.

Kujala, T., Palva, M. J., et al. (2005). The role of blind humans' visual cortex in auditory change detection. *Neuroscience Letters, 379*(2), 127–131.

Kuppersmith, R. B., Johnston, R., et al. (1996). Virtual reality surgical simulation and otolaryngology. *Archives of otolaryngology--head & neck surgery, 122*(12), 1297–1298.

Lahav, O. (2006). Using virtual environment to improve spatial perception by people who are blind. *Cyberpsychology & Behavior: The Impact of the Internet, Multimedia and Virtual Reality on Behavior and Society, 9*(2), 174–177.

Lahav, O., Schloerb, D. W., et al. (2011). Newly blind persons using virtual environment system in a traditional orientation and mobility rehabilitation program: A case study. *Disability and rehabilitation. Assistive technology.*

Landau, B., Gleitman, H., et al. (1981). Spatial knowledge and geometric representation in a child blind from birth. *Science, 213*(4513), 1275–1278.

Lange, B., Koenig, S., et al. (2012). Designing informed game-based rehabilitation tasks leveraging advances in virtual reality. *Disability and rehabilitation., 34*, 1863–1870.

Lessard, N., Pare, M., et al. (1998). Early-blind human subjects localize sound sources better than sighted subjects. *Nature, 395*(6699), 278–280.

Long, R. G., & Giudice, N. A. (2010). *Establishing and maintaining orientation and mobility.* AFB Press.

Magliano, J. P., Cohen, R., et al. (1995). The impact of a wayfinder's goal on learning a new environment: Different types of spatial knowledge as goals. *Journal of Environmental Psychology, 15,* 65–75.

Maguire, E. A., Burgess, N., et al. (1999). Human spatial navigation: Cognitive maps, sexual dimorphism, and neural substrates. *Current Opinion in Neurobiology, 9*(2), 171–177.

Mahncke, H. W., Bronstone, A., et al. (2006a). Brain plasticity and functional losses in the aged: Scientific bases for a novel intervention. *Progress in Brain Research, 157,* 81–109.

Mahncke, H. W., Connor, B. B., et al. (2006b). Memory enhancement in healthy older adults using a brain plasticity-based training program: A randomized, controlled study. *Proceedings of the National Academy of Sciences of the United States of America, 103*(33), 12523–12528.

McLaughlin, M. L., Sukhatme, G., et al. (2000). Touch in immersive environments. In *Proc. of the EVA 2000 Scotland conf. on electronic imaging and the visual arts.*

Merabet, L. B., & Pascual-Leone, A. (2010). Neural reorganization following sensory loss: The opportunity of change. *Nature Reviews. Neuroscience, 11*(1), 44–52.

Merabet, L. B., Connors, E. C., et al. (2012). Teaching the blind to find their way by playing video games. *PLoS One, 7*(9), e44958.

Moon, N. W., Todd, R. L. et al. (2012). Accommodating students with disabilities in science, technology, engineering, and mathematics (STEM) findings from research and practice for middle grades through university education. SciTrain: Science and math for all, the national science foundation center for assistive technology and environmental access, college of architecture, Georgia Institute of Technology.

Morrongiello, B. A., Timney, B., et al. (1995). Spatial knowledge in blind and sighted children. *Journal of Experimental Child Psychology, 59*(2), 211–233.

Noordzij, M. L., Zuidhoek, S., et al. (2006). The influence of visual experience on the ability to form spatial mental models based on route and survey descriptions. *Cognition, 100*(2), 321–342.

Pascual-Leone, A., & Hamilton, R. (2001). The metamodal organization of the brain. *Progress in Brain Research, 134,* 427–445.

Pascual-Leone, A., Amedi, A., et al. (2005). The plastic human brain cortex. *Annual Review of Neuroscience, 28,* 377–401.

Pasqualotto, A., & Proulx, M. J. (2012). The role of visual experience for the neural basis of spatial cognition. *Neuroscience and Biobehavioral Reviews, 36*(4), 1179–1187.

Pasqualotto, A., Lam, J. S., et al. (2013). Congenital blindness improves semantic and episodic memory. *Behavioural Brain Research, 244,* 162–165.

Pearson, J., & Kosslyn, S. M. (2013). Mental imagery. *Frontiers in Psychology, 4,* 198.

Prensky, M. (2006). *Don't bother me mom, I'm learning!: How computer and video games are preparing your kids for twenty-first century success and how you can help!* Paragon House: St. Paul.

Proserpio, L., & Viola, D. (2007). Teaching the virtual generation. *Academy of Management Learning & Education, 6*(1), 69–80.

Rizzo, A. A., & Buckwalter, J. G. (1997). Virtual reality and cognitive assessment and rehabilitation: The state of the art. *Studies in Health Technology and Informatics, 44,* 123–145.

Roder, B., Teder-Salejarvi, W., et al. (1999). Improved auditory spatial tuning in blind humans. *Nature, 400*(6740), 162–166.

Roder, B., Stock, O., et al. (2002). Brain activation modulated by the comprehension of normal and pseudo-word sentences of different processing demands: A functional magnetic resonance imaging study. *NeuroImage, 15*(4), 1003–1014.

Sadato, N., Pascual-Leone, A., et al. (1996). Activation of the primary visual cortex by Braille reading in blind subjects. *Nature, 380*(6574), 526–528.

Sadato, N., Pascual-Leone, A., et al. (1998). Neural networks for Braille reading by the blind. *Brain, 121.* (**Pt 7**, 1213–1229.

Salem, Y., Gropack, S. J., et al. (2012). Effectiveness of a low-cost virtual reality system for children with developmental delay: A preliminary randomised single-blind controlled trial. *Physiotherapy, 98*(3), 189–195.

Sánchez, J. (2008). User-Centered technologies for blind children. *Human Technology, 4*(2), 96–122.

Sánchez, J., & Flores, H. (2004). Memory enhancement through audio. In *Proceedings of the 6th International ACM SIGACCESS Conference on Computers and Accessibility.* ACM Press.

Sánchez, J., & Hassler, T. (2007). Audio MUD: A multiuser virtual environment for blind people. *IEEE Transactions on Biomedical Engineering, 15*(1), 16–22.

Sánchez, J., & Lumbreras, M. (1999). Virtual environment interaction through 3D audio by blind children. *Cyberpsychology & Behavior: The Impact of the Internet, Multimedia and Virtual Reality on Behavior and Society, 2*(2), 101–111.

Sánchez, J., & Maureira, E. (2007). Subway mobility assistance tools for blind users. In C. Stephanidis & M. Pieper (Eds.), *Lecture notes in computer science.*, LNCS (Vol. 4397, pp. 386–404).

Sánchez, J., & Saenz, M. (2006). Three-dimensional virtual environments for blind children. *Cyberpsychology & Behavior, 9*(2), 200–206.

Sánchez, J., Saenz, M., et al. (2010). Enhancing navigation skills through audio gaming. *Computer Human Interactions Extended Abstracts*, 3991–3996.

Shaffer, D. W., Squire, K. R., et al. (2005). Video games and the future of learning. *Phi Delta Kappan, 87*, 104–111.

Spence, I., & Feng, J. (2010). Video games and spatial cognition. *Review of General Psychology, 14*, 92–104.

Spiers, H. J., & Maguire, E. A. (2007). A navigational guidance system in the human brain. *Hippocampus, 17*(8), 618–626.

Stone, B. (2005). Serious gaming. *Defense Management Journal, 31*, 142–144.

Strelow, E. R. (1985). What is needed for a theory of mobility: Direct perception and cognitive maps–lessons from the blind. *Psychological Review, 92*(2), 226–248.

Strickland, D. (1997). Virtual reality for the treatment of autism. *Studies in Health Technology and Informatics, 44*, 81–86.

Thinus-Blanc, C., & Gaunet, F. (1997). Representation of space in blind persons: Vision as a spatial sense? *Psychological Bulletin, 121*(1), 20–42.

Tinti, C., Adenzato, M., et al. (2006). Visual experience is not necessary for efficient survey spatial cognition: Evidence from blindness. *Quarterly Journal of Experimental Psychology, 59*(7), 1306–1328.

Uhl, F., Franzen, P., et al. (1991). On the functionality of the visually deprived occipital cortex in early blind persons. *Neuroscience Letters, 124*(2), 256–259.

Uhl, F., Franzen, P., et al. (1993). Increased regional cerebral blood flow in inferior occipital cortex and cerebellum of early blind humans. *Neuroscience Letters, 150*(2), 162–164.

Van Boven, R. W., Hamilton, R. H., et al. (2000). Tactile spatial resolution in blind braille readers. *Neurology, 54*(12), 2230–2236.

Vecchi, T., Tinti, C., et al. (2004). Spatial memory and integration processes in congenital blindness. *Neuroreport, 15*(18), 2787–2790.

Voss, P., Lassonde, M., et al. (2004). Early- and late-onset blind individuals show supra-normal auditory abilities in far-space. *Current Biology: CB, 14*(19), 1734–1738.

Waller, D., Hunt, E., et al. (1998). The transfer of spatial knowledge in virtual environment training. *Presence, 7*(2), 129–143.

Weeks, R., Horwitz, B., et al. (2000). A positron emission tomographic study of auditory localization in the congenitally blind. *The Journal of Neuroscience, 20*(7), 2664–2672.

White, G. R., Fitzpatrick, G., et al. (2008). Toward accessible 3D virtual environmetns for the blind and visually impaired. Proceedings of the 3rd international conference on digital interactive media in entertainment and arts Athens. In *Greece*.

WHO. (2012). "Visual impairment and blindness: Fact sheet N°282." From http://www.who.int/mediacentre/factsheets/fs282/en/.

Wu, S., Cheng, C. K., et al. (2012). Playing a first-person shooter video game induces neuroplastic change. *Journal of Cognitive Neuroscience, 24*(6), 1286–1293.

Yu, W., Kangas, K., et al. (2003). Web-based haptic applications for blind people to create virtual graphs. In *HAPTICS '03 proceedings of the 11th symposium on haptic interfaces for virtual environment and teleoperator systems (HAPTICS'03)*.

第17章
用于临床培训的标准化虚拟患者

Thomas Talbot，Albert "Skip" Rizzo

当前，一场以模拟仿真技术为核心，赋能临床应用的革命正在如火如荼地进行。20世纪90年代初，就已经出现了关于将VR技术应用于人体研究和临床干预等领域潜在价值的讨论，但当时支持实现这一愿景所需要的技术尚未成熟。因此，在VR技术发展的早期，由于技术水平局限，用户的高期望与实际应用之间的落差，导致用户体验差强人意。然而，在20世纪90年代计算机信息革命期间，在新兴技术的驱动下，行为医学与康复医学领域开始逐渐关注到计算机的相关原型，并开展相应的实验与研究。早期的研发聚焦于利用计算机技术提高患者信息记录、保存归档的效率、认知康复训练、通过基于互联网的远程治疗提高临床护理能力、使用VR技术暴露疗法应用于治疗特定恐惧症等方面。在过去的20年间，能够满足医疗保健与康复为目的的应用程序所需的技术日益成熟。构建VR系统所需要的核心技术，特别是底层技术（如计算速度、三维图形渲染、音视频、感知觉可视化、用户界面、追踪技术、语音识别、人工智能和开发工具）的迅猛发展，现有的技术已经能够支持高复杂度、低成本的VR应用程序开发，并支持在个人消费级别的计算机上流畅运行与使用。在需求与日俱增的数字游戏领域、娱乐领域和全球手机移动互联网领域的推波助澜下，处于头部的技术公司纷纷推出其硬件产品和软件平台。基于构建完善的软件生态系统需要，当前急需制作大量可用的高保真VR场景，这也进一步为VR临床干预实施提供了技术和物质基础。因此，21世纪的VR技术，在运算速度上显著提高，画面质量也更加精细，硬件消耗逐步降低。如今，随之发展的行为医疗模式已经能够高效地利用VR技术所提供的交互式和沉浸式虚拟数字环境。

当前，三维建模技术已然允许技术人员构建高信度的VR虚拟环境（如战斗场景、家居环境、教室、办公室、超市等），而VR临床应用的下一个发展阶段将涉及虚拟人物（virtual human，VH）与上述场景的有机融合，增加虚拟环境的沉浸性的同时提升用户与环境的交互性。而对VH的进一步技术迭代，将为智

T. Talbot, A. "Skip" Rizzo　University of Southern California Institute for Creative Technologies, Los Angeles, CA, USA；e-mail: talbot@ict.usc.edu

能虚拟化身（intelligent virtual human agent，IVHA）的诞生奠定基础，同时衍生出的标准化虚拟患者（virtual standardized patient，VSP）也将为临床技能训练提供良好的教学支持。值得注意的一点是，目前风格迥异的教学方法所涉及的关于"虚拟患者"的术语，如案例展示教学、交互式患者场景、虚拟患者游戏、标准化人体患者、高保真人体模型和虚拟化身等，都可以使用"虚拟患者"（virtual patient）这一名词来代替。本章讨论的重点内容是虚拟化身，而对于上述涉及"虚拟患者"的各种教学方法，感兴趣的读者可以参考Talbot等发表的相关研究（Adamo 2004），在此不做过多赘述。

一、标准化虚拟患者的基本原理

医学和心理学临床教学培训的重要组成部分涉及访谈技能、症状与功能评估、疾病诊断和人际沟通等方面。在医学领域，学生通常最初是通过课堂讲座、观察、招募并训练可"复刻"患者疾病特征的演员进行角色扮演等方式进行学习。临床教学培训的核心目标旨在为医学生提供模拟临床环境中的实践与评估。角色扮演式的临床训练方法早在1963年就进行了首次尝试，是由南加州大学（University of Southern California，USC）的Howard Barrows博士训练并得到了第一位人类标准化患者（Artstein et al. 2008）。从那时起，在医学教育中使用现场演员辅助教学和评估这一经验被视为临床技能培训的黄金法则（Babu et al. 2006；Barrows and Abrahamson 1964）。所谓人类标准化患者（human standardized patient，HSP），是由获得相应报酬的演员来进行角色扮演，这些演员经过专业的训练，能够表演出最接近真实患者的临床表现和情境，由此为医学生提供真实且颇具挑战的教学性访谈情境。在此基础上，HSP也是执业医师考核中的关键组成部分。例如，美国职业医师资格考试（United States Medical Licensing Examination，USMLE）第二部分临床技能考试将HSP作为医疗执照获取所必要的考核内容（参考http：//www.usmle.org/）。HSP涉及诸多领域的临床技能，如社交技能、沟通技能、判断力和真实情境下的诊断敏感度。其他类型的临床训练相较HSP都有局限性，这些训练要么忽视了与临床技能的结合，要么在实践案例中把数据直接提供给学生，从而将发现学习模式降级为模式识别练习，这与临床解决现实问题的教学理念背道而驰。相反HSP是一种由学生自然提出问题，收集相关数据信息，进而整合统筹后以独立制订诊断假设或治疗计划的训练模式。

尽管HSP相较于其他教学方法具有诸多优势（Benedict 2010；Bickmore and Cassel 2005），但其应用实施依然面临着现实困境。主要原因在于雇佣、训练和维持多组不同疾病的演员所需的费用高昂。此外，受制于标准化演员个人表演能力的局限，实际教学开展过程中往往需要频繁的更替演员，这也导致学生在培训期间面临患者一致性较差等问题。这无疑限制了HSP对新手临床医生在评估与训练时的信度与效价。因此，由于真人演员只能提供次优级的变量控制，导致HSP所能塑造临床角色的多样性有限，通常仅适用于塑造健康成人。当要求演员扮演儿童、青少年、老人、残疾人或需描绘微妙且复杂的症状表现时，这一问题会更加突出。

在培训临床心理学、社会工作和其他卫生健康相关专业的学生时，需面对更加严峻的挑战，因此在上述专业的培训中，很少使用由演员扮演的标准化患者。大多数与患者直接互动的技能是在临床医生的监督下，通过与他人开展角色扮演训练，模拟沟通过程而逐步获得的。更常用的方法还包括使用单向玻璃来观察，或使用视频音频来记录受训人员的临床训练过程。然而，根据研究报道，强制监督记录对治疗和沟通过程有显著的影响，可能会混淆临床培训的最终目标（Bickmore and Giorgino 2006），而培训者对原始记录的逐一审查也是一个十分耗时的过程，严重消耗资源。

不同于HSP，VSP可以通过模拟各种具有高度一致性且足够真实的患者的临床表现，最终实现人类标准化患者设计的初衷（Bickmore et al. 2007；Bitzer 1966）。并且VSP的数字化属性使其能够突破空间与时间的限制，随时随地开展培训教学。与多年来其他临床VR应用的成功案例类似，VSP应用程序能够兼容多种生态的模拟环境，并可实现实验室研究所需的精确刺激呈现和变量控制。越来越多的文献证据表明VSP可以在生物伦理学测试培训、与患者的基本交流、交互式对话、历史记录、临床评估、临床决策等过程中，以高信效度的模式来表征患者的特点（Adamo 2004；Bitzer 1966；Bogolub 1986；Campbell et al. 2011；Cheek 2012；Collins and Harden 1999；Cook and Triola 2009；Dev and Heinrichs 2012；Dunne and McDonald 2010）。

二、虚拟人类对话代理

近年来，在兼具高交互性、人工智能和自然语言能力的虚拟人类对话代理方面涌现出许多具有开创性的研究成果和发展方向。研究人员不再关心环境与道具的相关程度与虚拟世界交互的合理性，而是着力将虚拟人类设计为可以在三维虚拟世界中进行感知，与真实用户或其他虚拟人进行面对面的口语对话，在某些情况下甚至能表现出与人类似的情绪反应。此前，计算机图形领域的经典研究主要聚焦于虚拟人类在三维虚拟世界中的感知与行动，而在很大程度上忽略了对话与情感过程。如今，这种情况已经得以改变。我们已经可以利用计算机生成具有身体的人工智能虚拟人类代理，并可在虚拟环境中控制虚拟人类通过语音和手势与用户进行互动（Gratch et al. 2002）。高级的虚拟人类可以参与到更为丰富的对话过程（Traum et al. 2008a，2008b），识别非语言线索（Morency et al. 2008），对社会和情感因素进行归因（Gratch and Marsella 2004），并综合分析人际交往中非语言信息的表达（Thiebaux et al. 2008）。这种集多种角色功能的虚拟角色大约在20世纪90年代（Bickmore and Cassell 2005）就已经存在，并在培训（Evans et al. 1989；Kenny et al. 2007；Prendinger and Ishizuka 2004；Rickel et al. 2001；Rizzo et al. 2011a，2011b）、智能服务亭（McCauley and D'Mello 2006）、虚拟接待服务（Babu et al. 2006）等方面进行过诸多系统测试。

与上述内容类似，VSP作为一种特定类型的虚拟人类对话代理，可以用于模拟特定的临床表现，并具有较高可信度、一致性与真实性（Stevens et al. 2005）。此外，VSP可以在任意时间和地点展开训练。越来越多的研究人员将VSP应用于生物伦理学、医患沟通、临床评估与决策等医学领域（Bickmore and Giorgino 2006；Bickmore et al. 2007；Kenny et al. 2007；Lok et al. 2007；Parsons et al. 2008；Rizzo et al. 2011a，2011b）。初步的研究结果表明，VSP可以高效地表征患者的典型临床特征（Triola et al. 2006；Andrew et al. 2007）。VSP应用程序亦可嵌入相关具有生态性的模拟环境中，以实现严格实验室研究所需的精确刺激呈现和变量控制（包括动态行为、情景对话和交互）（Kenny et al. 2007；Parsons et al. 2008）。

然而，VSP系统需要复杂的技术集成。目前急需构建标准化的通用VSP体系，用于支持各种口语交互水平，包括从简单的问答形式到更复杂的方法，以及认知和情感模型及目标导向的行为。这种体系结构可以采用模块化分布式布局，多组件功能间具备信息传递和通信能力。每个模块又可以包含子元素和功能。例如，自然语言模块可分为3个子模块，即语言理解模块、对话管理模块和输出文本的生成模块。通过语义集成的功能组件，识别用户输入的文本或使用麦克风记录用户的语音信号，并将其发送到语音识别引擎进行分析与处理。通过语音识别引擎的分析处理，可将语音转换为文字，所得文本信息将被发送至系统的统计与响应决策模块。该模块能够根据输入的文本信息挑选适当的回复信息并构成语义清晰的语言内容。随后，这些语言内容将作为参数发送至行为生成器，生成器以接收到的回复信息为基础，根据特定的程序设定生成与回复信息相匹配的行为动画。最终，连同预录制或生成的语音与行为动画一起发送到程序动画系统。动画系统播放语音文件作为音频输出，而播放的行为动画中包含同步手势、口型等动画，最终输出到屏幕呈现给用户，完成一次完整的交互对话。重复此过程即可实现用户与虚拟患者的良性交互式对话。

得益于人工智能技术的优势，VSP对话系统尤其擅长有关面试与咨询等方面的应用。此外，VSP还可提供HSP并不具备的特征，如对用户进行可靠、客观的评估及在重复测试的高一致性表现等。南加州大学创意技术研究所的MedVR小组已经对全功能的VSP开展了一系列广泛和系统性的研究工作（Rizzo et al.

2011a，2011b）。佛罗里达大学的虚拟体验研究所（http：//verg.cise.ufl.edu）也已经构建了基于人工智能技术，可实现对话的虚拟患者（Rossen et al. 2010）。

三、美国南加州大学构建标准化虚拟患者的研究进展

（一）精神医学领域的早期工作

美国南加州大学创意技术研究所于2007年开始在精神医学领域开展相关研究工作。他们最初的研究项目为创建一个名为贾斯汀（Justin）的虚拟患者（图17.1）。贾斯汀被描述为是一名被家人强迫接受治疗，患有行为障碍的16岁男性。该系统的设计目的旨在提升实习临床医生的访谈提问技能，并从这个虚拟患者身上收集有用的临床信息，并试图与虚拟患者构建一个积极的治疗关系。作为项目研究的第一步，贾斯汀的形象设计成为难题。由于项目没有经费支持，只能采取更为经济的方式。最终他们从一个军事谈判训练的场景回收了一个虚拟角色作为替代，由此诞生了贾斯汀的角色形象。研究小组一致认为，在当时技术和资金等种种条件限制下，贾斯汀角色顽固刻板的形象恰如其分地满足了实际的研究需求。顽固的行为障碍患者通常对治疗师的问题反应缓慢，并经常使用有限的，刻板的词汇进行交流，这与贾斯汀的角色形象十分契合。最终在有限的资源范围内，研究者最终创建了一个较高信度的VSP用以开展模拟对话应用练习。

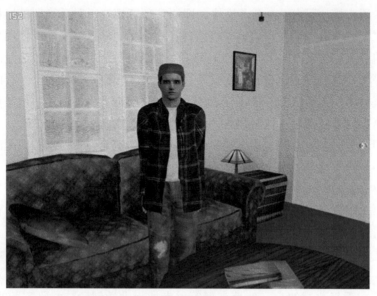

彩图

图 17.1　标准化虚拟患者——贾斯汀

此外，通过观察实习临床医生的表现，他们通常很难意识到行为障碍患者沉默与拒绝等行为表现所体现出的临床价值。该系统使用语音识别技术将受训人员的语音转为文本。在此基础上，系统会分析问题文本并将其与有限的 VSP 回答的内容相互匹配。最初，为了推进这一研究，研究者从一小部分专业为精神病学的住院医师和心理学研究生的样本中收集了他们的真实交互对话数据，作为迭代设计的基础。该项目的案例演示获得了巨大成功，并引起了南加州大学凯克医学院（Keck School of Medicine）及当地医学界的关注，随之获得了经费资助，用于下一代 VSP 系统的开发。

继贾斯汀这一 VSP 获得领域内极大关注后，第二个名为贾斯汀娜（Justina）的 VSP 项目也逐步推进。该项目的原型为一名遭受过性侵犯的青年女性，能够更正式地评估在培训环境中学生与"自己"在互动过程中的观点与看法（图 17.2）。此外，该项目还兼具临床访谈评估功能，参与培训的学员可基于《精神疾病诊断与统计手册》（第四版）（Diagnostic and Statistical Manual，DSM-4）科研版中关于 PTSD 的相关问题进行提问，以评估贾斯汀娜是否符合临床访谈报告中所描述的 PTSD 的诊断标准。研究者还进行了非正式评估，以判断学生在与经历过严重创伤的患者在模拟临床真实互动过程中是否会以更加"敏感"的方式进行沟通。

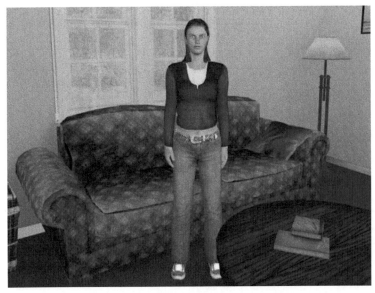

图 17.2　标准化虚拟患者——贾斯汀娜

彩图

针对 PTSD 的相关内容，研究者构建了 459 个问题，并将约 116 个问题的回答标记为 1～4 个等级。其目的是建立一个由专家构建的初始语料库，然后在精神专科医院的住院医师中挑选一部分人作为初始用户与贾斯汀娜进行访谈训练，并在这个过程中收集新的问题。新收集到的问题可以被输入后台系统，用来实现对初始语料库材料内容的逐步更新迭代。研究者还着重关注受试者对创伤事件后PTSD的6种主要症状群提问的相关内容，从而在一定程度上拓展了PTSD相关的问题回答的广度。初始测试中严谨的原始语料迭代也为下一版本的贾斯汀娜升级奠定了良好的基础。

在初始测试中，15名精神科专科医院的住院医师（6名女性，9名男性，平均年龄为29.8岁，标准差为3.67）参与了项目研究。他们被要求与VSP进行15分钟的谈话互动，以获取病史，并根据与角色的短暂互动确定初步诊断。研究开展前期，研究者会提前告知受试者，该系统目前处于原型验证阶段，在访谈过程中如同与正常的标准化患者对话一样，受试者可以自由地向VSP询问任何与临床访谈有关的问题，而系统会尽量根据识别到的问题做出适当回应。鉴于语音识别系统处于实验性研究阶段，可能出现语音识别错误等问题，受试者可调整提问方式并再次进行提问。

研究结束后，对于大多数常见的七级李克特（Likert）等级评分，系统的平均评分为4.5分。根据受试者报告，他们对患者的理解能力平均分为5.1分，而系统期望评分应达到5.3分。出现这一偏差的原因可能源于语音识别的准确度。尽管从评分上看，该项目的结果可能并不理想，不过大多数受试者都对项目做出了积极的评价，他们喜欢尝试使用不同的方式与患者交谈，这样有助于启发对于复杂问题的有效回答。尤其是当VSP恰当地回答某一问题时，受试者认为这种练习的体验令人十分满意，他们普遍认为该项技术在不久的将来具有重要的临床教学价值。通过对受试者的提问与VSP的回答之间的一致性分析表明，创伤调查（$r=0.45$）、闪回症状（$r=0.55$）、回避行为（$r=0.35$）和非PTSD一般沟通（$r=0.56$）维度均表现为中度效应，觉醒/过度警觉（$r=0.13$）和生活影响（$r=0.13$）维度则表现为轻度效应。对受试者与VSP的提问与回答进行相关性分析，研究者发现受试者可与VSP较为融洽地就有关创伤事件、侵入性记忆和问题回避等进行讨论。较低的唤醒和生活影响程度表明，在研究的前期设计阶段，可能未能在这两个相关领域中进行充分的理论构建，因此仍需继续进行广泛的研究与思考。

（二）VSP在社会工作中的应用

美国南加州大学的研究团队将下一个VSP的研发集中在社会工作领域上，该项目的合作单位包括南加州社会工作学院（USC School of Social Work）和研究创新中心（Center for Innovation in Research，CIR）。项目内容旨在为退伍军人及其家属提供社会服务。研究团队为该项目创建的VSP名为"卡斯特罗中士"（Sgt.Castillo，图17.3）。该虚拟形象的角色定位具有军队文化特征，并展现出与退伍军人高度相关的行为特征。目的在帮助从事社会工作的学员通过VSP培训获得为退伍军人进行社会工作服务时所需的相关技能。这项工作也首次尝试构建创作系统，允许创建新的VSP对话内容。因此该系统具备针对不同培训目标，灵活地对系统对话进行针对性修改的能力。创作系统的集成，其目的是通过构建可视化界面，允许临床教培人员像创建PowerPoint演示文稿（PPT）一样，轻松地创建VSP。如果该目标能够实现，各个领域的从业人员即可通过创建适用于不同临床条件的VSP，并控制不同的强度与复杂性的变量，并借此获得应对复杂多变的临床条件与随后可能产生的其他未知挑战的能力。然而，由于创作系统的学习成本较高，需要深入理解对话管理底层的算法，因此在社会工作者的实际培训中很少使用。研究应用仅生成了少数的VSP实例作为功能原型。从事社会工作的专业人员与军人VSP虚拟形象访谈训练视频可以访问http：//www.youtube.com/watch?v=PPbcl8Z-8Ec。

　　鉴于创作系统还未完善，面临较多的困难。为满足参加CIR项目的社会工作者对临床培训的迫切需要，该项目改变了先前的研究方向，侧重点由创建和修改VSP特征转向一种具体心理治疗方法的培训，该方法可以同时满足个人和小组的课堂实践的需求。而这一转变直接促成了动机访谈式学习环境模拟（motivational interviewing learning environment and simulation，MILES）技术的发展。通过该项技术，有望为社会工作者提供基于混合现实环境的动机性访谈（motivational in-terviewing，MI）技能实践。MILES本着教学相长的指导理念进行设计，允许学员单独与退伍军人的VSP虚拟形象进行面向动机式的访谈互动。与此同时，其他学员则可以观察该学员与虚拟形象完整交互训练过程的实时视频。访谈过程中，该学员可从系统精心构建的多项选择题列表中选择其想表述的内容，并通过麦克风设备与VSP进行提问沟通。MILES-VSP（图17.4）除了能够理解口语对话外，还能够以逼真、自然的方式通过拟真的声音、肢体语言、手势及面部表情等对提出的问题进行回应。随着学员在场景训练过程的推进，对话分支系统会根据该学员选择的响应选项导向各种成功或失败的结果。参与训练的其他学员在跟随观看实时视频的同时，在每个交互关键节点，同样可以在对话选择区域中选择他们自己所想要做出的选择。教师端的服务器可同时捕获正在参与训练学员与跟随该学员一同训练（观看视频）的其他学员的表现数据与所选择的答案，方便教师总体把控学员对课堂知识掌握的状态，以促进在培训互动结束后进行针对性的行为后评价（after action review，AAR）。该系统目前正在实际课堂中进行应用。而有关MILES项目的视频展示，可以通过以下链接进行访问查看：http：//www.youtube.com/watch?v=Sg8x1rttBho&feature=youtu.be。

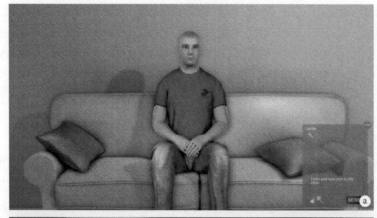

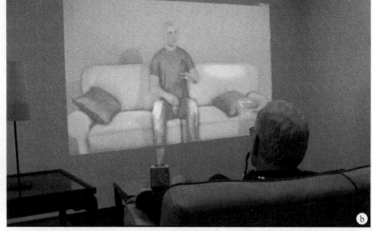

彩图

图 17.3　a.标准化虚拟患者——卡斯特罗中士；b.学员与 VSP 交互过程中的墙面投屏

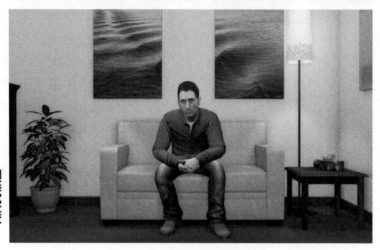

彩图

图 17.4　MILES 的虚拟患者

（三）用于医疗培训的标准化虚拟患者

随着一系列VSP实验原型的开发，该工具的应用及其技术进展却并未达到支持广泛性交互式角色对话训练所需的门槛，也就是说，VSP的发展已经进入了瓶颈期。限制试验性VSP系统进一步改进的因素有很多，主要因素之一是单个VSP的制作往往需要巨大的工作量。通常情况，单个VSP需要专业团队花费大约6个月的时间来进行制作，其中包括长达200小时的专业语言训练（Kenny et al. 2010）。此外，限制VSP系统发展的其他因素还包括用于理解学员问题的自然语言理解（natural language understanding，NLU）模块性能较低，以及在动画制作、拟声训练、唇形驱动及预设动画等方面的资源限制。在VSP的众多原型项目中，"贾斯汀娜"的NLU最大精准度为60%（Kenny et al. 2007），而其他系统接近75%。低水平的NLU表现容易导致训练对话过程中流畅度较低，最终导致不理想的交互结果。而据研究者推测，当NLU的精确程度接近90%时，才能够对临床访谈的互动性产生积极的作用。解决NLU精度问题的一个策略是放弃NLU。根据结构化访谈原理，虚拟化身在预置选项中择一进行回答不失为一种可行的方案。结构化模型包含线性结构、分支结构、解锁方式、基于状态机模式和基于逻辑模式等多种结构对话情况。结构化访谈可应用于患者访谈、代理访谈、咨询会议、对话困难、劝导对话等多种情况（图17.5，图17.6）。

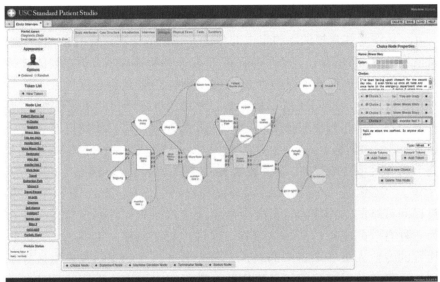

图 17.5　美国南加州大学标准患者选择聊天结构化虚拟患者创建工具　　彩图

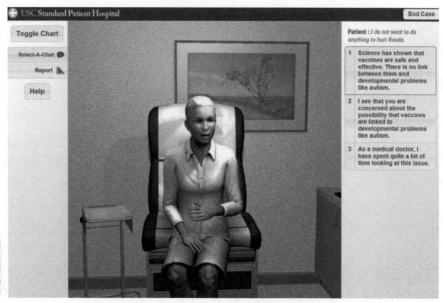

彩图

图 17.6 抗拒接种疫苗者的结构化虚拟患者（美国南加州大学标准患者）

结构化访谈模式能够保证学习者选择明确并可被恰当回应。评估是基于准确的数据，没有潜在的评估偏差。

当前，基于结构化虚拟患者的训练内容已经成功集成到上文所提到的MILES项目的常规训练当中。MILES项目的子方向之一ELITE-Lite已经为美国陆军所认可，并作为其常规训练的组成部分之一。根据已被认证的ELITE-Lite调查反馈报告，88.7%的受访者表明该工具在训练师和被训练人员之间能够提供充分的自然互动。87%的受试者表示这项培训体验颇具参与度并且十分有效。77%的受试者表示他们在使用ELITE-Lite后，对咨询过程有了更好的理解。大多数用户表示相较于讲座和演示文稿式的教学方法，他们更愿意接受ELITE-Lite所提供的训练。

另一个引人注目的结构化访谈原型是虚拟儿童证人（virtual child witness，VCW）。VCW是一个旨在评估庭审访谈技巧的虚拟人物（图17.7），其主要考察提问策略的选择能力，研究者希望通过该项研究观察虚拟人物是否能够成为一种有效的庭审访谈评估工具。通过比较专家和一组不久前完成法庭面试课程的专业人员在项目中的表现，研究者发现，专家的表现明显好于新手。另外，研究数据的分析结果还表明，进行多次结构化训练的受试者的训练效果显著提升（Leuski et al. 2006）。有趣的是，得益于SimCoach虚拟人物平台的在线交付机制和自动化动画创建系统，VCW的制作成本显著降低（Bitzer 1966）。

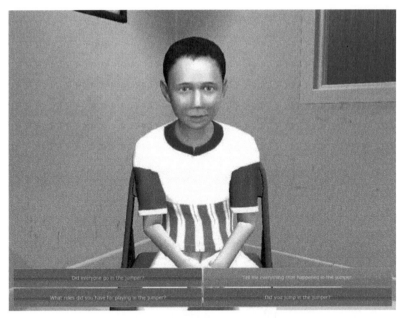

图 17.7　虚拟儿童目击者——一种结构化访谈原型　　　　彩图

尽管结构化访谈训练模式适用于诸多领域，但人们仍然希望可以使用VSP来模拟医学访谈训练。高成本与技术壁垒限制了角色扮演的标准化患者使用，而VSP在客观评估和可重复性方面的潜力巨大，因此如何降低成本成为其成功的关键所在。幸运的是，如今的技术进步正在逐步打破限制VSP开发成本的枷锁。USC标准患者（USC standard patient，USP）项目是一个免费开源的VSP社区（www.standardpatient.org）。它通过海量的语料资源来改善自然语言随机检索（natural language random access，NLRA），进而提供一种模仿与人类患者的典型对话（图17.8）。具体的改进内容包括创建在线的虚拟人物自动化工具、增强自然语言理解的NLU系统、通用的VSP分类系统，以及提供新的人机对话评估方法。SimCoach平台的在线虚拟人物自动化建模工具支持在线云服务。因此，SimCoach的VSP可以在当前主流的浏览器中运行，极大地减少了虚拟人物开发建模的工作量。

SimCoach平台可以自动执行语音动作、动画序列、唇形同步、非语言行为、自然语言理解集成和基于人工智能的交互管理。基于以上功能的相互配合，用户可以通过提供文本内容来创建新的虚拟人类，实现文字与图像的资源替换。SimCoach最初被用于VCW的训练，现在已经成为USP虚拟人物构建技术平台。

接下来需要解决的障碍是，传统的NLRA-VSP都是通过围绕一个特定的医疗问题或诊断来编制语言。通过编译好的问题与相关答案，创建培训的实例，每个虚拟人物的创建都需要重复这一劳动密集型的工作过程。然而，由于对偏离主题的问题缺乏有效的处理，导致这类VSP看起来不太灵活。标准患者项目采用了统一的医学分类（unified medical taxonomy，UMT）方法。无论患者的实际情况如何，UMT均提供更加通用的患者描述，这使得新的患者案例更加容易构建，并且能够提供相对固定的NLU训练模式。每个标准患者VSP都由完整统一的分类法进行表示。针对未编制的案例元素，UMT系统会按照年龄、性别的预设常规模型进行默认的信息回复。

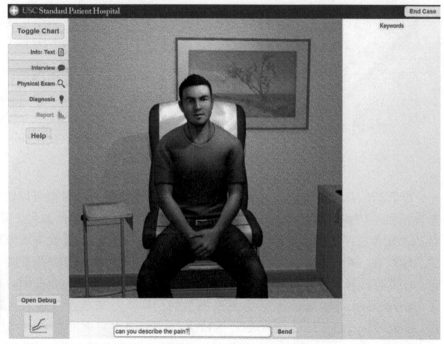

彩图

图 17.8　具有自然语言能力的VSP，允许学习者通过语音或打字输入方式进行自然提问

　　NLU是学员和患者之间流畅互动的主要障碍，为了解决这一问题，研究者创建了基于NLU的LEXI-Mark-1系统。LEXI聚焦于医学领域的语音识别与交互，极大地提升了自然语言理解能力。该系统与UMT紧密相关，包括词汇评估、概率评估、建模和内容匹配等模块。LEXI支持通过人工辅助和机器学习来提高性能，为UMT系统提供可训练升级的NLU功能。相较于传统针对特定情况编制的NLU系统，LEXI的深层目的是通过训练结果来进一步影响系统中所有案例，不断实现系统整体的迭代升级。对使用良好分类方法进行训练的LEXI进行测试，结果表明其准确率优于NLU（92%）。

　　除LEXI外，还有一种新的会话评估方法——INFERENCE-RTS。INFER-ENCE是一种基于游戏引擎开发的先进的评估方法，它能够实时分析人类的对话，并关联学员的言语行为和对UTM系统的影响。通过该系统，案例创作者在具体的案例创作中可使用评估标签来注释患者的话语。这些标签可以用来指示症状诊断信息的重要程度。标签广泛存在于UMT系统的各个分类项目中。INFERENCE的反馈干预系统可以总结概括学员的诊断表现，并向学员提供可以具体改进的任务列表、案例分类方法的可视化思维导图（图17.9）及学习曲线。总体来讲，INFERENCE是为提升初学者最近发展水平而开发设计的。未来的研究将进一步证实该系统的实用性和有效性。对通用疾病分类进行标记，并以思维导图的形式提供反馈，最终为访谈对话的自动化评估提供一个可行的解决方案。这种自动评估的准确性可以精确在几个百分点以内，在实际使用过程中已被证明具有显著的训练效果。

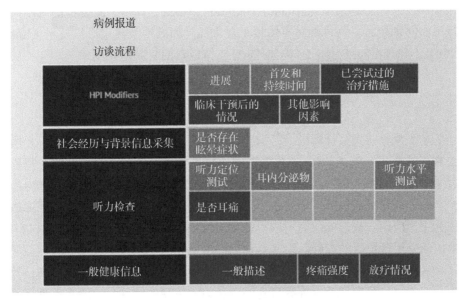

图 17.9　VSP 访谈思维导图

综合使用上述所有技术，最终能够得到一个较为完善的训练系统。该系统在保持易用性的同时，允许用户及时创建新的培训内容，并且为学习者和教学者提供训练评估反馈。不过目前，研究人员尚未进行必要的验证性研究，以评估最新的VSP系统对教学效果的影响。在不久的将来，以上研究资料将进行开源，有助于推进医学和心理教育的发展，并为之后的研究指明方向。如果这些综合技术被证明是有效的，那么对医疗和专业培训的深远影响或许值得我们拭目以待。

迄今为止，大多数VSP均在传统计算机平台部署运行。随着移动设备的日益普及，VSP的运行设备必将从传统计算机转向手机和平板电脑等移动设备。无论如何，目前在移动设备上适配VSP，其可用性依然存在诸多障碍。造成这些障碍的原因多基于人为因素而非技术因素。例如，人们会与VSP展开对话吗？会对着手机交谈吗？会在平板电脑上输入信息吗？手机和平板电脑的麦克风会受周围环境噪声的影响，可能导致更多的语音识别错误，造成不理想的互动效果。与之形成鲜明对比的是计算机拥有高性能的输入设备，也可以通过耳麦隔离进行声音信号的输入与输出。不过，结构化访谈的VSP则不受上述因素的限制，可以更容易地适配在移动设备上。

将VSP能力赋予类人机器人或训练师也是未来颇具前景的发展方向。这种能力可以极大提高人机交互的互动潜力。目前主要技术限制类似于上述移动设备所面临的问题，即语音识别。具体来说，机器人的语音识别系统可能依赖于远程技术。未来，远程识别系统（distant recognition zystem，DSR）需要提高对不同独立音源的鉴别能力，并可能需要依赖于麦克风阵列的声波波束形成技术（Lok et al. 2007）。目前的DSR水平还未达到能够支持成熟的VSP应用的水平。

四、结　论

从半个世纪前大型计算机设备构建的"伪交互"到如今创新型移动设备所带来的真正的技术变革，VR标准化患者的研发设计已经走过了很长的路。特别是在过去的15年中，VSP技术的进步及其在临床培训中的应用，在该领域内积淀了丰富的理论和实践经验。尽管取得了一定的进展，但VSP技术尚未在临床培训中成为主流应用。最近的研究所取得的积极结果，似乎足以改善和克服限制VSP技术广泛应用最重要的障碍。因此，我们都希望见证VSP技术在当代医疗教学培训领域大放异彩。未来，限制VSP技术推广应用的将不再是技术瓶颈，而是教育者的创新能力，只有充分发挥教育者的创造力和主观能动性，才能实现真正具有价值的VSP培训课程体系。

（秦建星　赵文涛　徐　勇　译）

参 考 文 献

Adamo, G. (2004). Simulated and standardised patients in OSCEs: Achievements and challenges 2–2003. *Medical Teacher, 25*(3), 262–270. https://doi.org/10.1080/0142159031000100300.

Artstein, R., Gandhe, S., Leuski, A., & Traum, D. R. (2008). Field testing of an interactive question-answering character. In *Proceedings of the European language resources association workshop on evaluation* (pp. 36–40). Marrakech.

Babu, S., Schmugge, S., Barnes, T., & Hodges, L. (2006). What would you like to talk about? An evaluation of social conversations with a virtual receptionist. In J. Gratch et al. (Eds.), *IVA 2006* (pp. 169–180). Berlin: Springer-Verlag. https://doi.org/10.1007/11821830_14.

Barrows, H. S., & Abrahamson, S. (1964). The programmed patient: A technique for appraising student performance in clinical neurology. *Journal of Medical Education, 39*, 802–805.

Benedict, N. (2010). Virtual patients and problem-based learning in advanced therapeutics. *American Journal of Pharmaceutical Education, 74*(8), 143–148. https://doi.org/10.5688/aj7408143.

Bickmore, T., & Cassell, J. (2005). Social dialogue with embodied conversational agents. In J. van Kuppevelt, L. Dybkjaer, & N. Bernsen (Eds.), *Advances in natural, multimodal dialogue systems*. New York: Kluwer Academic. https://doi.org/10.1007/1-4020-3933-6_2.

Bickmore, T., & Giorgino, T. (2006). Health dialog systems for patients and consumers. *Journal of Bio-medical Informatics, 39*(5), 556–571. https://doi.org/10.1016/j.jbi.2005.12.004.

Bickmore, T., Pfeifer, L., & Paasche-Orlow, M. (2007). Health document explanation by virtual agents. In Proceedings of the intelligent virtual agents conference, Paris. Springer.

Bitzer, M. (1966). Clinical nursing instruction via the PLATO simulated laboratory. *Nursing Research, 15*, 144–150. https://doi.org/10.1097/00006199-196601520-00009.

Bogolub, E. B. (1986). Tape recorders in clinical sessions: Deliberate and fortuitous effects. *Clinical Social Work Journal, 14*(4), 349–360. https://doi.org/10.1007/BF01892595.

Campbell, J., Core, M., Artstein, R., Armstrong, L., Hartholt, A., Wilson, C. et al. (2011, March 14–12). Developing INOTS to support interpersonal skills practice. IEEE aerospace conference, big sky, MT.

Cheek, W. (2012) Direct communications with breakaway ltd. via written survey. Retrieved from http://www.breakawayltd.com.

Collins, J. P., & Harden, R. M. (1999). The use of real patients, simulated patients and simulators in clinical examinations. Association for Medical Education in Europe Dundee. Retrieved Jan. 4, 2011, from http://www.medev.ac.uk/resources/features/AMEE_summaries/Guide13summaryMay04.pdf.

Cook, D. A., & Triola, M. M. (2009). Virtual patients: A critical literature review and proposed next steps. *Medical Education, 43*, 303–311. https://doi.org/10.1111/j.1365-2923.2008.03286.x.

Dev, P., & Heinrichs, W. (2012) Direct communications with clinispace/innovations in learning via written survey. Retrieved from https://www.clinispace.com.

Dunne, J. R., & McDonald, C. L. (2010). Pulse!!: A model for research and development of virtual-reality learning in military medical education and training. *Military Medicine, 175*(s1), 25–27.

Evans, D., Hearn, M. T., Uhlemann, M. R., & Ivey, A. E. (1989). *Essential interviewing: A programmed approach to effective communication* (3rd ed.). Pacific Brooks: Brooks/Cole Publishing Company.

Gratch, J., & Marsella, S. (2004). A domain independent framework for modeling emotion. *Journal of Cognitive Systems Research, 5*(4), 269–306. https://doi.org/10.1016/j.cogsys.2004.02.002.

Gratch, J., Rickel, J., Andre, E., Cassell, J., Petajan, E., & Badler, N. (2002). Creating interactive virtual humans: Some assembly required. *IEEE Intelligent Systems, 17*(4), 54–61. https://doi.org/10.1109/MIS.2002.1024753.

Kenny, P., Rizzo, A. A., Parsons, T., Gratch, J., & Swartout, W. (2007). A virtual human agent for training clinical interviewing skills to novice therapists. *Annual Review of Cybertherapy and Telemedicine, 5*, 81–89.

Kenny, P., Parsond, T., & Garrity, P. (2010, November 29–December 2). Virtual patients for virtual sick call medical training. Interservice/Industry training, simulation, and education conference, Orlando.

Lamb, M. E., Orbach, Y., Hershkowitz, I., Esplin, P. W., & Horowitz, D. (2007). Structured forensic interview protocols improve the quality and informativeness of investigative interview with children: A review of research using NICHD investigative interview protocol. *Child Abuse & Neglect, 31*(11-39), 1201–1231. https://doi.org/10.1016/j.chiabu.2007.03.021.

Leuski, A., & Traum, D. R. (2010, July 11–15). Practical language processing for virtual humans. In Proceedings of the twenty-second annual conference on innovative applications of artificial intelligence (IAAI-10), Atlanta.

Leuski, A., Kennedy, B., Patel, R., & Traum, D. R. (2006, November 27-30). Asking questions to limited domain virtual characters: How good does speech recognition have to be? In Proceedings of the 25th army science conference, Orlando.

Lok, B., Ferdig, R. E., Raij, A., Johnson, K., Dickerson, R., & Coutts, J. (2007). Applying virtual reality in medical communication education: Current findings and potential teaching and learning benefits of immersive virtual patients. *Journal of Virtual Reality, 43*(3–4), 185–195. https://doi.org/10.1007/s10055-006-0037-3.

McCauley, L., & D'Mello, S. (2006, August 21–23). A speech enabled intelligent kiosk. In J. Gratch et al. (Eds.), In Proceedings of the 6th annual intelligent virtual agents conference, Marina del Ray, CA (pp. 47–144). Berlin: Springer.

Morbini, F., DeVault, D., Sagae, K., Nazarian, A., Gerten, J., & Traum, D. R. (2013). FLoReS: A forward looking, reward seeking, dialogue manager. Submitted to the 13th annual SIGDIAL meeting on discourse and dialogue, Seoul.

Morency, L.-P., de Kok, I., & Gratch, J. (2008, October 20–22). Context-based recognition during human interactions: Automatic feature selection and encoding dictionary. In Proceedings of the 10th international conference on multimodal interfaces, Chania.

Parsons, T. D., Kenny, P., Ntuen, C. A., Pataki, C. S., Pato, M. T., & Rizzo, A. A. (2008). Objective structured clinical interview training using a virtual human patient. *Studies in Health Technology and Informatics, 132*, 357–362.

Prendinger, H., & Ishizuka, M. (2004). *Life-like characters – Tools, affective functions, and applications*. Berlin: Springer. https://doi.org/10.1007/978-3-662-08373-4.

Rickel, J., Gratch, J., Hill, R., Marsella, S., & Swartout, W. (2001, March 25–27). Steve goes to bosnia: Towards a new generation of virtual humans for interactive experiences. In Proceedings of the AAAI spring symposium on AI and interactive entertainment, Stanford University.

Rizzo, A. A., Kenny, P., & Parsons, T. (2011a). Intelligent virtual humans for clinical training. *International Journal of Virtual Reality and Broadcasting, 8*(3). Retrieved from http://www.jvrb.org/8.2011/.

Rizzo, A. A., Lange, B., Buckwalter, J. G., Forbell, E., Kim, J., & Sagae, K. (2011b). An intelligent virtual human system for providing healthcare information and support. *Studies in Health Technology and Informatics, 163*, 503–509.

Rossen, B., Cendan, J., & Lok, B. (2010, September 20-22). Using virtual humans to bootstrap the creation of other virtual humans. In Allbeck et al (Ed.), Proceedings of the international conference on virtual agents 2010, Philadelphia (LNAI6356, pp. 392–398).

Stevens, A., Hernandez, J., & Johnsen, K. (2005). The use of virtual patients to teach medical students communication skills. *American Journal of Surgery, 191*, 806–811. https://doi.org/10.1016/j.amjsurg.2006.03.002.

Swartout, W., Gratch, J., Hill, A. W., Marsella, S., Rickel, J., & Traum, D. (2006). Toward virtual humans. *AI Magazine, 27*(1), 96–108.

Swartout, W., Traum, D. R., Artstein, R., Noren, R., Debevec, P., Bronnenkant, K., et al. (2010). Ada and Grace: Toward realistic and engaging virtual museum guides. *Intelligent Virtual Agents*, 286–300.

Talbot, T. B. (2013). Balancing physiology, anatomy & immersion: How much biological fidelity is necessary in a medical simulation? Journal of Military Medicine.

Talbot, T. B., Sagae, K., John, B., & Rizzo, A. A. (2012). Sorting out the virtual patient: How to exploit artificial intelligence, game technology and sound educational practices to create engaging role-playing simulations. *International Journal of Gaming and Computer Mediated Simulations., 4*(4), 1–19.

Thiebaux, M., Marshall, A., Marsella, S., Fast, E., Hill, A., Kallmann, M., et al. (2008, May 12-73)

Smart body: Behavior realization for embodied conversational agents. In Proceedings of the Inter-national conference on autonomous agents and multi-agent systems (AAMAS), Estoril.

Traum, D. R., Marsella, S., Gratch, J., Lee, J., & Hartholt, A. (2008a, September 1–3). Multi-party, multi-issue, multi-strategy negotiation for multi-modal virtual agents. In Proceedings of the 8th international conference on intelligent virtual agents, Tokyo.

Traum, D. R., Marsella, S., Gratch, J., Lee, J., & Hartholt, A. (2008b). Multi-party, multi-issue, multi-strategy negotiation for multi-modal virtual agents. In Proceedings of the conference on intelligent virtual agents (pp. 117–130).

Triola, M., Feldman, H., Kalet, A. L., Zabar, S., Kachur, E. K., & Gillespie, C. (2006). A random-ized trial of teaching clinical skills using virtual and live standardized patients. *Journal of General Internal Medicine, 21*, 424–426. https://doi.org/10.1111/j.1525-1497.2006.00421.x.